Kohlhammer

Die Herausgeber

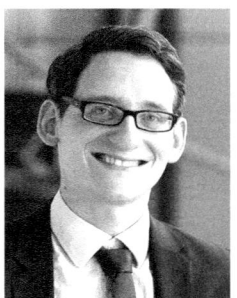

Arne Evers, Gesundheits- und Krankenpfleger, B. Sc. Gesundheit und Pflege, M. Sc. Pflegewissenschaft, Pflegedirektor im St. Josefs-Hospital Wiesbaden, berufspolitisch in versch. Verbänden und Gremien engagiert (Vorstand Katholischer Krankenhausverband Deutschland (KKVD), DBfK (Bundesarbeitsgruppe Pflegemanagement), Fachausschuss Personal und Organisation der DKG, Fachausschussmitglied Krankenhausfinanzierung Hessische Krankenhausgesellschaft), Kuratoriumsmitglied der B. Braun-Stiftung, mehrere Veröffentlichungen (Zeitschriftenartikel und Sammelbandbeiträge) und Vorträge zum Thema Pflegepersonalbemessung/-budget und weiterer Themen der Pflege.

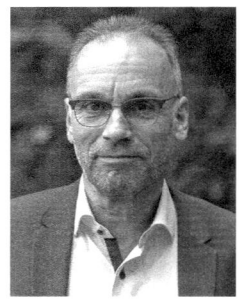

Hon.-Prof. Dr. Martin Pohlmann, Fachkrankenpfleger Intensivpflege, Dipl. Pflegepädagoge (FH) und Pflegewissenschaftler. Vorstand Landes-Caritasverband für Oldenburg e. V. und Leiter des Bereichs Gesundheit, Pflege und Rehabilitation, Honorarprofessor an der Hochschule Osnabrück, Mitglied in versch. Verbänden und Gremien (Fachausschuss Personal und Organisation der Deutschen Krankenhausgesellschaft (DKG), Beirat der Niedersächsischen Krankenhausgesellschaft (NKG), Vorstand Katholischer Krankenhausverband Deutschland (KKVD), Vorsitzender des Verwaltungsrates im Deutschen Istitut für angewandte Pflegeforschung (DIP), Mitglied der Ethikkommission für Berufe in der Pflege Niedersachsen, im Verband der Krankenhausdirektoren Deutschlands (VKD) und in der Deutschen Gesellschaft für Pflegewissenschaft).

Arne Evers/Martin Pohlmann (Hrsg.)

Personalbemessung in der Pflege

Zwischen Gesetz und Gestaltungsraum

Verlag W. Kohlhammer

Dieses Werk einschließlich aller seiner Teile ist urheberrechtlich geschützt. Jede Verwendung außerhalb der engen Grenzen des Urheberrechts ist ohne Zustimmung des Verlags unzulässig und strafbar. Das gilt insbesondere für Vervielfältigungen, Übersetzungen, Mikroverfilmungen und für die Einspeicherung und Verarbeitung in elektronischen Systemen.

Die Wiedergabe von Warenbezeichnungen, Handelsnamen und sonstigen Kennzeichen in diesem Buch berechtigt nicht zu der Annahme, dass diese von jedermann frei benutzt werden dürfen. Vielmehr kann es sich auch dann um eingetragene Warenzeichen oder sonstige geschützte Kennzeichen handeln, wenn sie nicht eigens als solche gekennzeichnet sind.

Es konnten nicht alle Rechtsinhaber von Abbildungen ermittelt werden. Sollte dem Verlag gegenüber der Nachweis der Rechtsinhaberschaft geführt werden, wird das branchenübliche Honorar nachträglich gezahlt.

Dieses Werk enthält Hinweise/Links zu externen Websites Dritter, auf deren Inhalt der Verlag keinen Einfluss hat und die der Haftung der jeweiligen Seitenanbieter oder -betreiber unterliegen. Zum Zeitpunkt der Verlinkung wurden die externen Websites auf mögliche Rechtsverstöße überprüft und dabei keine Rechtsverletzung festgestellt. Ohne konkrete Hinweise auf eine solche Rechtsverletzung ist eine permanente inhaltliche Kontrolle der verlinkten Seiten nicht zumutbar. Sollten jedoch Rechtsverletzungen bekannt werden, werden die betroffenen externen Links soweit möglich unverzüglich entfernt.

1. Auflage 2025

Alle Rechte vorbehalten
© W. Kohlhammer GmbH, Stuttgart
Gesamtherstellung: W. Kohlhammer GmbH, Heßbrühlstr. 69, 70565 Stuttgart
produktsicherheit@kohlhammer.de

Print:
ISBN 978-3-17-044415-7

E-Book-Formate:
pdf: ISBN 978-3-17-044416-4
epub: ISBN 978-3-17-044417-1

Inhalt

Geleitwort 11
Markus Mai

Vorwort und Erfahrungen der Herausgeber 15

1 **Perspektiven auf die Pflegepersonalbemessung** 17
   1.1 Gesundheitspolitische Einordnung: Vergangenheit, Gegenwart und Zukunft 17
      Martin Pohlmann & Arne Evers
      1.1.1 Private Trägerschaften, Lohnentwicklung und Fachkräftemangel 19
      1.1.2 Wie viele Pflegekräfte benötigen wir und woran bemisst sich die notwendige Anzahl? 22
      1.1.3 Probleme in der mangelhaften politischen Durchsetzungsfähigkeit der Pflege 26
      1.1.4 Zusammenfassung und Ausblick für die Zukunft 27
      1.1.5 Literatur 28
   1.2 Schlaglichter auf die Personalsituation in der Pflege aus berufspolitischer Perspektive 31
      Sandra Mehmecke
      1.2.1 Einleitung 31
      1.2.2 Gründe für die heutige Personalsituation in der Pflege 32
      1.2.3 Professionalisierung und Verbetriebswirtschaftung der Pflege 34
      1.2.4 Entlohnung in der beruflichen Pflege 36
      1.2.5 Qualifikationsmix in der beruflichen Pflege und die besondere Rolle von PeBeM 37
      1.2.6 Berufspolitische Herausforderungen 38
      1.2.7 Ist-Soll-Lücke und die Frage: Was bringt Personalbedarfsermittlung? 40
      1.2.8 Fazit 42
      1.2.9 Literatur 43
   1.3 Pflegepersonal – eine Kapazitäts- und Ressourcenanalyse 46
      Michael Isfort
      1.3.1 Der Arbeits- und Beschäftigungsmarkt der Pflege 46
      1.3.2 Arbeitsmarkt Pflege in der Gesamtbetrachtung 47
      1.3.3 Pflege im Sektor der Krankenhausversorgung 50
      Zwischenfazit 52
      1.3.4 Personalgewinnung aus anderen Sektoren 53

		1.3.5	Personalgewinnung aus dem Ausland	56
		1.3.6	Personalgewinnung durch Qualifizierung	59
		1.3.7	Fazit	63
		1.3.8	Literatur	65
	1.4		Implikationen eines Qualitätsverständnisses für die Pflegepersonalbemessung	66

Andreas Fierdag

		1.4.1	Die inhärenten Merkmale pflegerischer Leistung	67
		1.4.2	Kundenzufriedenheit als Ausgangpunkt der Anforderungen	69
		1.4.3	Die Wirksamkeit pflegerischen Handelns als Kundenanforderung	74
		1.4.4	Konsequenzen des Qualitätsverständnisses	78
		1.4.5	Literatur	79

2	**Pflegepersonalbemessung im Krankenhaus**			**82**
	2.1		Qualitätssicherungs-Richtlinie Früh- und Reifgeborene (QFR-RL)	82

Regina Thoma

		2.1.1	Hintergrund	82
		2.1.2	Versorgungsstufen und Mindestanforderungen	83
		2.1.3	Anforderungen an die pflegerische Personalausstattung	84
		2.1.4	Das Personalmanagementkonzept	87
		2.1.5	Die QFR-RL und das Pflegeberufegesetz	92
		2.1.6	Effekte des GBA-Beschlusses und Fazit	93
		2.1.7	Literatur	94
	2.2		Personaluntergrenzen in der Pflege – Sinn und Umsetzung einer Personalmindestbesetzung im Rahmen der Pflegepersonaluntergrenzen-Verordnung	95

Martin Pohlmann

		2.2.1	Die Entwicklung der Pflegepersonaluntergrenzen	96
		2.2.2	Weiterer Verlauf und Weiterentwicklung der Personaluntergrenzen	102
		2.2.3	Evaluation der Pflegepersonaluntergrenzen	105
		2.2.4	Zusammenfassung und Ausblick	110
		2.2.5	Literatur	111
	2.3		Das Pflegebudget	113

Heidi Köhler

		2.3.1	Pflegebudget – was ist das und woher kommt es?	113
		2.3.2	Rechtlicher Rahmen des Pflegebudgets und dessen Auslegung	115
		2.3.3	Die Berechnung und Abzahlung von Pflegebudgets	118
		2.3.4	Entscheidende Bedeutungen und Implikationen für leitende Pflegefachpersonen	121
		2.3.5	Kritik und Herausforderungen	123
		2.3.6	Fazit und Ausblick	124
		2.3.7	Literatur	125

2.4		Der Pflegepersonalquotient – (k)ein Instrument der Personalbemessung?	127
	Arne Evers		
	2.4.1	In einer Reihe mit anderen	127
	2.4.2	Die Bedeutung der Pflegelast, der Kehrwert und die Standortbezogenheit	128
	2.4.3	Zur Darstellung des PPQ	130
	2.4.4	Die (begrenzte) Aussagekraft	131
	2.4.5	Eine neue Untergrenze?	134
	2.4.6	Abschließende Beurteilung des PPQ	135
	2.4.7	Literatur	135
2.5		Die PPR 2.0 – ein Instrument aus der Pflege zur Personalbedarfsermittlung	136
	Ingo Böing		
	2.5.1	Die Pflegepersonal-Regelung (PPR) in den frühen 1990er Jahren	136
	2.5.2	Die PPR 2.0 wird entwickelt	138
	2.5.3	Die PPR 2.0 im Einsatz	142
	2.5.4	Weiterentwicklung der PPR 2.0	145
	2.5.5	Implementierung eines Instrumentes für Pädiatrie und die Intensivstation für Erwachsene	146
	2.5.6	Diskussion und Schlussfolgerung	148
	2.5.7	Literatur	148
2.6		Personalbemessung über Tarifverträge: Entlastung ist das Ziel	149
	Grit Genster		
	2.6.1	Versorgungsqualität und Personalausstattung: Zwei Seiten einer Medaille	150
	2.6.2	Krankenhausfinanzierung als Treiber der Personalunterdeckung	150
	2.6.3	Fehlanreizen begegnen	151
	2.6.4	Die Genese der Bewegung für mehr Personal und Entlastung im Krankenhaus	151
	2.6.5	Regelungsinhalte in Tarifverträgen für Entlastung (TV-E)	154
	2.6.6	Wirkung der Tarifverträge	158
	2.6.7	Literatur	159
2.7		Tarifverträge-Entlastung (TV-E) aus Sicht des Arbeitgebers	161
	Thomas van den Hooven & Niklas Gesthüsen		
	2.7.1	Bewertung des aktuellen Arbeitsmarkts	161
	2.7.2	Tarifvertrag Entlastung an den Universitätskliniken NRW (TV-E)	163
	2.7.3	Grundsätzliche Tarifsystematik	164
	2.7.4	Auswirkungen und Umsetzungsmanagement des TV-E	167
	2.7.5	Mehrbedarf an Pflegepersonal	168
	2.7.6	Mitarbeiterzufriedenheit	171
	2.7.7	Literatur	172

	2.8	Vorausschauende Dienstplanung im Hinblick auf strukturelle Vorgaben wie die Pflegepersonaluntergrenzen-Verordnung (PpUGV), Tarifvertrag-Entlastung (TV-E) oder Beschlüsse des Gemeinsamen Bundesausschusses (GBA)	173
		Jörg Benter	
		2.8.1 Personalbedarf aus Dienstzeit/-plan errechnen	173
		2.8.2 Externe Vorgaben zur Dienstplanung	175
		2.8.3 Zusammenfassung	181
		2.8.4 Literatur	182
	2.9	Personalvorgaben für die Pflegefachberufe in den GBA-Richtlinien – Eine andere Art der Personalbemessung?	182
		Heidi Köhler & Arne Evers	
		2.9.1 Übersicht der Richtlinien des G-BA mit Bezug auf Qualifikationsvorgaben der Pflegefachpersonen	183
		2.9.2 Unterschiede und Gemeinsamkeiten der Pflegepersonalvorgaben	184
		2.9.3 Fazit	193
		2.9.4 Literatur	194
3	**Pflegepersonalbemessung in der Langzeitpflege**		**195**
	3.1	Personalfragen in der ambulanten Pflege	195
		Andreas Büscher & Eva-Maria Gruber	
		3.1.1 Einführende Überlegungen zu Personalfragen in der ambulanten Pflege	195
		3.1.2 Personalentwicklungen in der ambulanten Pflege	196
		3.1.3 Ansätze zur Personalbedarfsplanung und -bemessung in der ambulanten Pflege	197
		3.1.4 Zusammenfassende Betrachtung der Erkenntnisse der Expert*inneninterviews	199
		3.1.5 Zusammenfassende Erkenntnisse aus der Zeiterfassung	200
		3.1.6 Integration der Ergebnisse	203
		3.1.7 Diskussion und Schlussfolgerungen	204
		3.1.8 Literatur	206
	3.2	Das neue Personalbemessungsinstrument in der stationären Langzeitpflege: Ausgangslage, Methodik, Ergebnisse und Umsetzung ...	207
		Heinz Rothgang	
		3.2.1 Ausgangslage	207
		3.2.2 Methodik zur Entwicklung des Personalbemessungsinstruments für vollstationäre Pflegeeinrichtungen	209
		3.2.3 Ergebnisse	212
		3.2.4 Gesetzliche Umsetzung	216
		3.2.5 Modellprojekt im Rahmen des Modellprogramms nach § 8 Abs. 3b SGB XI	217
		3.2.6 Fazit	220
		3.2.7 Literatur	221

3.3		Das PeBeM in der praktischen Anwendung	223
		Bernhard Bruns	
	3.3.1	Entwicklung eines neuen Personalbemessungsverfahrens und Festlegung von Maximalschlüsseln im § 113c SGB XI	225
	3.3.2	Anmerkungen zur Rothgang-Studie	229
	3.3.3	Ergebnisse des Personalbemessungsverfahrens – Auswirkungen auf die Stationäre Langzeitpflege	230
	3.3.4	Ausblick	234
	3.3.5	Literatur	235

4 Pflegepersonalbemessung in der Psychiatrie 237

4.1		Die Richtlinie des Gemeinsamen Bundesausschusses zur Personalausstattung in psychiatrischen und psychosomatischen stationären Einrichtungen (PPP-RL)	237
		Thomas Brobeil	
	4.1.1	Inhalte und Funktionsweise der PPP-RL	238
	4.1.2	Berufsgruppen, Ermittlung der Mindestvorgaben, Umsetzungsgrad für die Personalausstattung	241
	4.1.3	Schlussbemerkung	244
	4.1.4	Literatur	245
4.2		Pflege in der PPP-RL	245
		Martin Holzke	
	4.2.1	Mindestvorgaben für den Tag und Nachtdienst	247
	4.2.2	Anrechnungsmöglichkeiten anderer Berufsgruppen (Multiprofessionelle Teams in der psychiatrischen Versorgung)	249
	4.2.3	Pflegerischer Skill- und Grade-Mix in der PPP-RL	251
	4.2.4	Das Tätigkeitsprofil der Pflegefachpersonen in der PPP-RL	252
	4.2.5	Alternative Überlegungen zur PPP-RL	255
	4.2.6	Das Problem der PPP-RL am Beispiel der Personalvorgaben in der Alterspsychiatrie	256
	4.2.7	Gesamtbewertung der PPP-RL aus pflegerischer Perspektive	257
	4.2.8	Literatur	259
4.3		Die Abbildung des Pflegefachpersonals im Plattform-Modell – nach den Erkenntnissen aus dem EPPIK-Projekt	260
		Christian Hoellger & Peter Brückner-Bozetti	
	4.3.1	Einleitung	260
	4.3.2	Methodik/Vorgehen	262
	4.3.3	Ergebnisse	265
	4.3.4	Diskussion	273
	4.3.5	Limitationen	274
	4.3.6	Fazit	275
	4.3.7	Literatur	275

Abbildungsverzeichnis	277
Tabellenverzeichnis	279
Die Autoren und Autorinnen	281

Geleitwort

Markus Mai

Die Pflege ist ein unverzichtbarer Bestandteil unseres Gesundheitswesens und eine Stütze unserer Gesellschaft. Angesichts des demografischen Wandels und der zunehmenden Komplexität der Versorgungsbedarfe steht die Pflege vor erheblichen Herausforderungen. Eine zentrale Frage, die uns als Pflegeprofessionelle und Entscheidungsträger gleichermaßen beschäftigt, ist die der angemessenen Pflegepersonalbemessung. Wie können wir sicherstellen, dass stets genügend qualifiziertes Personal zur Verfügung steht, um die vielfältigen und komplexen Anforderungen unserer Patient*innen, Bewohner*innen und Klienten zu erfüllen?

Das vorliegende, umfassende Werk befasst sich mit der Personalbemessung in der Pflege. Kaum ein anderes Thema im Gesundheitswesen gestaltet sich so komplex und birgt gleichzeitig so große Chancen, wie die angemessene Personalplanung und -besetzung. Ist sie doch Grundlage für gute Arbeitsbedingungen und andererseits Voraussetzung für eine gute qualitativ angemessene Versorgung der Pflegeempfänger*innen. Personalbemessungsinstrumente sind gerade in Mangelsituationen eine ganz wichtige Grundlage um eine angemessene Allokation des vorhandenen Personals sicherzustellen damit auf der einen Seite erhebliche Versorgungslücken vermieden werden können und auf der anderen Seite Überversorgung verhindert wird. Sie können letztlich auch zu einer relativen Gleichverteilung der pflegebezogenen Belastungen beitragen. In mehreren Studien wurde die Auswirkung schlechter, nicht ausreichender Personalbesetzung auf die Qualität der Versorgung nachgewiesen. So steigt durch nicht ausreichende personelle Vorhaltung einerseits die Mortalität und andererseits die Anzahl der Komplikationsraten als auch die Zahl der Schäden durch »Nichthandeln« deutlich. Insbesondere Komplikationen, die aus mangelnder Hygiene hervorgehen und Komplikationen, die auf mangelnde Präventionsmaßnahmen zurückzuführen sind, steigen bei schlechter Personalbesetzung an. Häufig werden diese Komplikationen erst lange nach der defizitären Pflegeversorgung sichtbar, wenn es beispielsweise aufgrund geringer Mobilisierung während eines Krankenhausaufenthaltes zu einem Verlust an Selbstständigkeit und Lebensqualität durch individuell eingeschränkte Mobilität kommt.

Aus diesem Grund müssen Personalbedarfsmethoden auch in der Lage sein, die erforderliche Personalbemessung anhand der jeweiligen Versorgungsbedarfe zu ermitteln. Daneben müssen sie einfach in der Anwendung sein und dürfen nicht ein Übermaß an Bürokratie erzeugen. Der Aufwand muss immer in gutem Verhältnis zum jeweiligen Nutzen stehen sonst sind die Instrumente nicht für den Einsatz in der Pflegepraxis geeignet. Bestenfalls werden bereits vorhandene Daten zur Bemessung genutzt, so dass kein gesonderter Erhebungsaufwand anfällt. Eine wesentliche Voraussetzung dafür stellt die Digitaltauglichkeit des zugrundeliegenden Instrumentes dar.

Neben diesen nutzerbezogenen Faktoren müssen sie zuverlässig und valide sein. Das ist insbesondere dann wichtig, wenn sie zur aktiven Steuerung des Personaleinsatzes und/oder der Zuordnung von Pflegeempfänger*innen auf das eingesetzte Pflegepersonal genutzt werden sollen. Daher müssen sie so gestaltet sein, dass die Ergebnisse nicht durch unterschiedliche Personen verfälscht werden. Das jeweilige Verfahren oder Instrument muss also für die einschätzenden Pflegefachpersonen gut verständlich sein. Will ein Personalbemessungsinstrument nicht einfach eine vorgegebene Anzahl von Pflegefachpersonen verteilen, sondern eine konkrete Aussage zur relativen Zuordnung von Pflegezeit entsprechend vorhandenen Pflegebedarfen machen, so muss bei dessen Entwicklung auch eine Beziehung zwischen den je nach Pflegesituation erforderlichen personellen Anforderungen mit einfließen. Ein weiterer wichtiger Faktor ist die Vorhersehbarkeit möglicher Pflegebedarfe, die sich aus den jeweiligen Zuständen der Pflegeempfänger*innen ergeben. Aus dieser Vorhersagbarkeit kann dann eine Wahrscheinlichkeit abgeleitet werden, mit der ein zeitlicher Versorgungsbedarf eintritt. Nur wenn man auf diese Art und Weise ein Instrument entwickelt, ist es auch in der Lage aufgrund der vorliegenden Versorgungssituation die konkreten Versorgungsbedarfe prospektiv abzuleiten. Viele Personalbemessungsinstrumente orientieren sich jedoch an einer retrospektiven Perspektive, indem sie aus den Versorgungsbedarfen der Vergangenheit eine mögliche zukünftige Versorgungsperspektive ableiten.

Gut funktionierende Personalbemessungsinstrumente können zu einer Verbesserung der Arbeitsbedingungen beitragen. Daneben können sie dazu beitragen, die Arbeitsbelastung zu reduzieren und die Arbeitszufriedenheit zu erhöhen. Wenn sie sicherstellen, dass genügend Personal vorhanden ist, um die anfallenden Aufgaben zu bewältigen, tragen sie dazu bei, Stress und Überlastung zu verringern. Dies führt dann nicht nur zu einer höheren Zufriedenheit der Pflegekräfte, sondern auch zu einer besseren Pflegequalität. Voraussetzung hierzu ist jedoch, dass ihr Einsatz auch konsequent dazu führt, dass bei nicht ausreichend vorhandenem Personal auch die Belastung und mithin die Anzahl bzw. die Zusammensetzung der von den jeweiligen Pflegefachpersonen versorgten Pflegeempfänger*innen angepasst wird. Nur dann werden die eingesetzten Instrumente im Praxisfeld der Pflege auch akzeptiert. Ein derartig konsequenter Einsatz kann jedoch die schon kritische Versorgungssituation weiter destabilisieren, weil dann Versorgungslücken durch abgelehnte Versorgung entstehen können.

Der Einsatz von Personalbemessungsinstrumenten erfordert teilweise viel Zeit, welche dann jeweils in der direkten Pflegeversorgung der Pflegeempfänger*innen nicht zur Verfügung steht. Daher müssen wir uns zukünftig darauf verlassen dürfen, dass die weiterentwickelten und neuen Instrumente einerseits in der Anwendung einfach und zügig zu nutzen sind und andererseits auch die Vorhersagekraft so gut ist, dass die Personalverteilung zu den jeweiligen Pflegeempfänger*innen weitgehend pflegebedarfsorientiert erfolgt. Nur so kann eine Über- und Unterforderung der zugeordneten Personalressourcen weitgehend ausgeschlossen werden und gleichzeitig eine angemessene Pflegeversorgung gewährleistet werden.

Das vorliegende Werk beleuchtet diese und weitere Aspekte umfassend und differenziert. Die Autoren stellen unterschiedliche Ansätze und Modelle vor, die in verschiedenen Pflegekontexten Anwendung finden. Diese Vielfalt zeigt, dass es keine Einheitslösung gibt, sondern dass jedes Setting seine spezifischen Anforderungen hat, die berücksichtigt werden müssen. Dabei wird auch auf innovative Ansätze eingegangen, die neue Wege in der Personalbemessung aufzeigen und Impulse für die Weiterentwicklung geben.

Viele der vorgestellten Verfahren und Instrumente sind von normativer Natur und haben wenig mit der eigentlichen prospektiven Versorgungsbedarfslage zu tun. Dennoch geben sie in den eingesetzten Einrichtungen eine Orientierung zur Allokation des vorhandenen Personals. Wichtig wäre, dass die eingesetzten Personalbemessungsverfahren hinsichtlich ihrer Auswirkung auf die Pflegequalität untersucht werden.

Abschließend soll betont werden, dass die Diskussion um die richtige Personalbemessung ein kontinuierlicher Prozess ist, der ständige Evaluation und Anpassung erfordert. Die im Buch vorgestellten Ansätze und Modelle sind ein wichtiger Schritt in diese Richtung, doch es ist ebenso wichtig, dass wir weiterhin offen für neue Ideen und Entwicklungen bleiben. Die Pflege ist ein dynamisches Feld, das sich ständig weiterentwickelt, und es liegt an uns allen, diese Entwicklung aktiv mitzugestalten.

Ich danke den Herausgeber*innen, den Autor*innen und allen Beteiligten für ihre wertvolle Arbeit. Dieses Buch leistet einen bedeutenden Beitrag zur Weiterentwicklung der Pflegepraxis und des Pflegemanagements und bietet sowohl praxistaugliche Informationen als auch wissenschaftliche Hintergründe. Ich bin mir sicher, dass es den Leser*innen wertvolle Anregungen und Erkenntnisse für ihre tägliche Arbeit bietet.

Dr. Markus Mai, Präsident der Pflegekammer Rheinland-Pfalz

Vorwort und Erfahrungen der Herausgeber

Liebe Leserinnen und Leser,
wer sich mit der Pflegepersonalbemessung in Deutschland beschäftigt, wird vermutlich ziemlich schnell überfordert sein. Es gibt eine Vielzahl von Regelungen und die Thematik wird noch komplizierter, wenn man (fast) alle Sektoren in denen professionelle Pflege stattfindet, also Krankenhaus, Langzeitpflege und psychiatrische Pflege, betrachten möchte. Basierend auf diesem Sachverhalt ist somit das Ziel des Buches schon beschrieben, nämlich eine fundierte und differenzierte Übersicht zu den bestehenden Pflegepersonalbemessungsregeln in Deutschland zu geben.

Was zunächst relativ einfach klingt, entpuppt sich – um im modernen Sprachgebrauch zu bleiben – als »rabbit hole«, in dem man sich auch schnell verirrt. Daher ist dieses Buch mehr als nur eine Übersicht bestehender Gesetze und Verordnungen, die alleine für die Anwendung der Instrumente sicher nicht verständlich gewesen wären. Vielmehr war es uns im Buch ebenso wichtig auch die Vergangenheit, die Hintergründe und wo möglich auch die Zukunft in den Blick zu nehmen. Ganz bewusst haben wir uns für die bereits drei genannten Sektoren, Krankenhaus, Langzeitpflege und psychiatrische Pflege, entschieden und haben dies um ein Kapitel zu »Perspektiven auf die Pflegepersonalbemessung« ergänzt.

Dieses Buch ist daher ein Übersichtswerk, verbunden mit den relevanten Hintergründen sowie einem theoretischen Grundgerüst zu jedem Instrument. Dabei kann es trotzdem nur um Grundlagen gehen, denn alle Instrumente vollumfänglich zu erklären, wäre nicht besonders lesefreundlich und würde jeglichen Rahmen sprengen. Daher ist dieses Buch als Einstieg und als Übersicht der verschiedenen Instrumente angelegt.

Zwangsläufig ist diese Übersicht ggf. nicht mehr ganz aktuell, wenn Sie dieses Buch vor sich haben, denn – so wie jedes System – ist auch die Pflegepersonalbemessung von stetigen Veränderungen geprägt, was ja prinzipiell gut ist. An der einen oder anderen Stelle könnten sich daher bereits bei Drucklegung Veränderungen ergeben haben, obwohl wir sehr um Aktualität bemüht waren. Dennoch wird dieses Herausgeberwerk hilfreich sein, manches einfach nachzulesen oder wenn Sie beruflich, in der Lehre oder als Quereinstieg mit dem Thema beschäftigt sind, die Möglichkeit bieten, in die Themen hereinzukommen.

Auch wenn Sie persönlich von der »Pflegepersonalbemessung« betroffen sind und gerne verstehen wollen, was da eigentlich passiert und wie das alles funktioniert, bietet sich dieses Buch zur Meinungsbildung ebenso an.

Meinungsbildung ist auch ein gutes Stichwort, denn alle Autorinnen haben auch eine persönliche Note aus ihrer ganz persönlichen Perspektive und Betroffenheit eingebracht. Dass die dargestellten Perspektiven daher auch als Diskurs zu verstehen sind, ist uns ein wichtiges Anliegen. Daher sind verschiedene Beiträge dieses Buches zu dem gleichen Instrument so gestaltet, dass genau dieser Diskurs zum Vorschein kommt.

Es sei weiterhin auf ein paar Besonderheiten hingewiesen, die uns im gesamten Prozess aufgefallen sind und die es auch wert sind geteilt zu werden:

Es gibt in Deutschland wohl keine andere Berufsgruppe, die derart viele Regelungen hat, mit der das Ziel »ausreichende Personalausstattung« erreicht werden soll. Dabei liegt die Betonung auf *Soll*, denn das ist an der ein oder anderen Stelle durchaus in Frage zu stellen. Darauf folgt aber auch ein bürokratischer Aufwand, so dass in manchen – oder besser schlechtesten – Fällen viele verschiedene Daten für das gleiche Ziel gemeldet werden müssen, nur eben nochmals anders.

Das führt zu der nächsten Erkenntnis: Es gibt keinen Konsens in der Pflegepersonalbemessung. Die Systeme variieren zum Teil sehr stark, so dass nicht zu behaupten wäre, dass sich eine Methode durchgesetzt hätte. Auch der Grad der Operationalisierung, insbesondere was eigentlich gemessen wird und in welcher Art und Weise, verbunden mit dazugehörigen Sanktionsmechanismen sind sehr vielfältig.

Besonders deutlich wird dies in Krankenhäusern bzw. der Krankenhauspflege: Es gibt einen deutlichen Überhang im Vergleich zu den anderen Sektoren. Das zeigt sich auch im Buch, da dieser Bereich von sehr vielen Regelungen geprägt ist. Der Begriff der »Regelungswut« erscheint hier durchaus passend. Das andere Extrem stellt in diesem Zusammenhang die ambulante Pflege dar. Dort gibt es, vom Finanzierungssystem der Pflegedienste und daran gekoppelte Qualifikations- und Zeitvorgaben abgesehen, im Prinzip kaum Regelungen.

Viele Regelungen führen auch zu einer deutlichen Einschränkung in der Flexibilität des Personals bzw. der Personalplanung und am Ende läuft es häufig auf die Frage hinaus: Wo soll eigentlich das Pflegepersonal herkommen, welches durch die Instrumente errechnet wird?

Darauf geben die Instrumente selbstverständlich keine Antwort. Dies wäre dann auch Aufgabe der eigenen Berufsgruppe, der Politik und der gesamten Gesellschaft. Aus den Instrumenten der Personalbemessung wären aber idealerweise Rückschlüsse zu ziehen und weitere Maßnahmen abzuleiten: Zum Schutz der Patientinnen und Patienten und ebenso des Pflegepersonals, denn genau dafür gibt es ja eigentlich eine Pflegepersonalbemessung.

Am Ende dieses kurzen Vorworts bleibt festzuhalten, dass auch wir als Herausgeber keine Patentlösung für die ideale Pflegepersonalbemessung haben – das war aber auch nicht der Ansatz dieses Buches. Wir sind im Verlauf des Prozesses durchaus erstaunt gewesen, wie facettenreich, vielfältig, interessant und auch diskussionswürdig der Umgang mit der Pflegepersonalbemessung in Deutschland ist.

Es zeigt sich auf alle Fälle noch sehr viel Potenzial für die Pflegeforschung, was sicherlich einen Wunsch am Ende darstellt: Die Forschung zu Auswirkungen der Pflegepersonalbemessung in Deutschland muss vorangetrieben und gefördert werden. Über Effekte der Pflegepersonalbemessung innerhalb Deutschlands ist viel zu wenig bekannt, obwohl es sehr viele Instrumente gibt. Diesen Widerspruch anzugehen, wäre für eine pflegepolitische Agenda, und ebenso für die Berufsgruppe, verheißungsvoll.

Abschließend bedanken wir uns mehr als herzlich bei allen Autorinnen und Autoren, die dieses Übersichtswerk erst zu dem gemacht haben, was es ist. Sie alle haben mit ihrer Expertise eine Diskussion eröffnet, die sich zu lesen lohnt, besonders auch mit Blick über den eigenen Tellerrand hinaus. Ihnen als Leserinnen und Leser wünschen wir ebenso viel Freude beim Durchlesen und dass dieses Buch Ihnen für Ihr eigenes Wirken eine gute Unterstützung bietet.

Arne Evers und Martin Pohlmann

1 Perspektiven auf die Pflegepersonalbemessung

1.1 Gesundheitspolitische Einordnung: Vergangenheit, Gegenwart und Zukunft

Martin Pohlmann & Arne Evers

Es ist wahrlich keine neue Erkenntnis, dass die demographischen Effekte in unserer Gesellschaft zu einem deutlichen Anstieg von pflegebedürftigen Menschen führen werden (Statista, 2024/Bundesinstitut für Bevölkerungsforschung, 2024). Die Bevölkerung wird älter und das ist ja auch gut so. Gleichzeitig steigt die Anzahl der Älteren innerhalb der Bevölkerung. Damit nimmt auch die Zahl der Pflegebedürftigen deutlich zu und es ergibt sich ein steigender Bedarf an Pflegefachkräften. Das Statistische Bundesamt sieht einen zusätzlichen Bedarf bis zum Jahr 2049, der zwischen 280.000 und 690.000 Pflegekräften liegt (Statistisches Bundesamt, 2024a). Der Pflegereport der Bertelsmann Stiftung prognostiziert, dass die Zahl der Pflegebedürftigen bis 2030 um 50 % steigt. Zugleich nimmt die Zahl derjenigen ab, die in der Pflege arbeiten. Hinzu kommen stagnierende oder nicht auskömmliche Ausbildungszahlen und eine sehr geringe Quote akademischer Pflegekräfte (Statistisches Bundesamt, 2023a, 2023c; Wissenschaftsrat, 2023). Demnach ergibt sich je nach Berechnung verschiedener Szenarien eine Versorgungslücke von 260.000 bis zu 490.000 Vollzeitäquivalenten in der Pflege bis zum Jahr 2030 (Bertelsmann-Stiftung, 2012). Der Deutsche Pflegerat sprach von fast 500.000 Vollzeitkräften, die in der Pflege bis 2030 fehlen werden (Ärzteblatt.de, 2021).

Alles das ist seit langem bekannt und trotzdem könnte der Eindruck entstehen, dass erst seit kurzer Zeit das Risiko einer potentiell unzureichenden pflegerischen Versorgung der Bevölkerung als ernsthaftes gesellschaftsrelevantes Problem in den öffentlichen Fokus rückt.

Der steigende Bedarf an Pflegefachkräften trifft dabei auf einen Fachkräftemangel, der sicher kein branchenspezifisches Problem der Pflege ist. Die demografischen Effekte führen dazu, dass jetzt und in den nächsten Jahren die geburtenstarken Jahrgänge in Rente gehen und die geburtenschwächeren Jahrgänge diese Lücke nicht werden schließen können. Bis 2036 werden fast ein Drittel aller Beschäftigten (bezogen auf das Jahr 2021) das Rentenalter erreicht haben (Statistisches Bundesamt, 2022). Das ifo Institut ermittelte im August 2022 einen neuen Höchststand beim Fachkräftemangel. In beinahe jedem zweiten Betrieb in Deutschland fehlte es an Arbeitskräften. Immer mehr Unternehmen müssen ihre Geschäfte einschränken, weil sie nicht genug Personal finden (ifo Institut, 2022). Neuere Zahlen des ifo Institutes von März 2024 zeigen, dass der Fachkräftemangel leicht abgenommen hat. Dies soll aber lediglich konjunkturelle Gründe haben, so dass sich die Nachfrage nach Fachkräften nur kurzfristig verringert hat (ifo Institut, 2024). Alle Wirtschaftsbereiche, egal ob Industrie, Handwerk oder Dienstleistungsbranche, kämpfen somit mit dem Fachkräftemangel, der sich in den nächsten Jahren potentiell noch verschärfen wird.

Für den Pflegesektor ist die Lage aber insofern besonders prekär, weil bereits in der Vergangenheit aus ökonomischen und gesundheitspolitischen Gründen an Pflegekräften gespart wurde. Dies lässt sich eindrucksvoll am DRG-Fallpauschalensystem belegen, das ab dem Jahr 2003 für die deutschen Krankenhäuser als neues Vergütungssystem eingeführt wurde. Diese Umstellung hatte erhebliche Folgen für die Krankenhauslandschaft insgesamt, wirkte sich aber auch in besonderen Maße negativ für die Pflege im Krankenhaus aus. Die neue Systematik zur Kalkulation der Bewertungsrelationen auf Grundlage der durchschnittlichen Ist-Kosten hatte zur Folge, dass die Krankenhäuser, die mit ihren Personalkosten über dem Durchschnitt lagen, finanziell bestraft wurden und sich eine Unterbesetzung dagegen finanziell lohnte (Simon, 2020).

Die Einsparungen in der Pflege begannen schon deutlich vor der Konvergenzphase, denn der mit dem Fallpauschalengesetz beschlossene Zeitplan sah vor, dass die Kürzungen 2005 beginnen sollten und verteilt auf wenige Jahre, schrittweise erfolgen würden. Angesichts dieser Aussichten konnten Krankenhäuser, die erhebliche Budgetkürzungen zu erwarten hatten, nicht bis 2005 warten. Sie mussten bereits vorher damit beginnen, ihre Kosten zu senken. Der Pflegedienst war die größte Kostenart und insofern war es naheliegend, vor allem dort zu sparen (Simon, 2020).

Zwischen 1995 und 2008 wurden insgesamt rund 50 000 Vollkraftstellen in der Krankenhauspflege abgebaut (DIP, 2010). Im gleichen Zeitraum war die Anzahl der Vollzeitstellen im Ärztlichen Dienst von 101.590 auf 126.000 angestiegen und lag im Jahr 2022 bei 173.321 Vollzeitstellen im Ärztlichen Dienst (Statistisches Bundesamt, 2024 b). Sukzessive ist seit 2008 die Zahl der Pflegekräfte wieder angestiegen, hat aber erst im Jahr 2020 mit 362.844 Vollzeitstellen wieder die Besetzung von 1995 erreicht bzw. überschritten. Bis 2022 ist die Zahl der Pflege-Vollzeitkräfte auf 376.400 weiter leicht angestiegen (Wasem & Blase, 2023; IAQ, o. J.). Durch die Einführung der DRG reduzierte sich die Verweildauer der Patient*innen, wobei auch die Anzahl der Planbetten sank, bei gleichzeitig steigenden Fallzahlen. Für die Pflege im Krankenhaus bedeutete dies eine deutliche Arbeitsverdichtung, da bei kürzerer Verweildauer in kürzerer Zeit immer mehr Patientinnen und Patienten pflegerisch betreut werden mussten. Der Personalschlüssel änderte sich nicht im Verhältnis zur Arbeitsverdichtung. Eine internationale Analyse der Bertelsmann-Stiftung zeigte, dass deutsche Krankenhäuser im Vergleich zu anderen OECD-Staaten vergleichsweise wenige Pflegekräfte beschäftigen. Außerdem zeigte sich auch hier, dass die Belastung des Pflegepersonals im Krankenhaus deutlich zugenommen hat (Bertelsmann-Stiftung, 2017).

Im Bereich der Altenhilfe hat die Zahl der Pflegekräfte in den letzten Jahren stetig zugenommen. Zum Jahresende 2021 waren in Deutschland 442.900 Personen bei ambulanten Pflegeeinrichtungen beschäftigt. Das waren 134 % mehr als Ende 2001. Damals arbeiteten 189.600 Menschen bei ambulanten Pflegediensten. Die Zahl der Pflegebedürftigen, die von diesen Diensten zu Hause versorgt werden, ist im selben Zeitraum allerdings um 141 % gestiegen. Auch die Zahl der Beschäftigten in Pflegeheimen nahm binnen 20 Jahren zu, wenn auch nicht so deutlich. Sie stieg um 71 % von 475.400 Personen im Jahr 2001 auf 814.000 Personen im Jahr 2021. Im selben Zeitraum stieg auch die Zahl der hier betreuten Pflegebedürftigen. Dabei nahmen die vollstationär versorgten Personen um 31 % auf 793.000 zu (Statistisches Bundesamt, 2023).

Gleichzeitig ist aber auch die Zahl der Einrichtungen und der zu betreuenden pflegebedürftigen Menschen deutlich gestiegen

Die Zahl der ambulanten Pflegedienste ist innerhalb von 20 Jahren um fast die Hälfte gestiegen und Pflegebedürftige, die in Heimen versorgt werden, weisen oft einen höheren Pflegegrad auf (ebd., 2023). Somit zeichnet sich auch in der Altenhilfe ein deutlicher Zuwachs der Arbeitsbelastung ab.

In der stationären Altenpflege haben die Personalkosten unmittelbare Auswirkungen auf die Kosten für den Pflegeplatz. Die 1995 eingeführte Pflegeversicherung hat die Leistungsbeträge der Pflegekassen gesetzlich festgeschrieben, so dass diese gedeckelt sind. Kostensteigerungen tragen somit alleine die pflegebedürftigen Menschen, bzw., wenn diese dazu nicht in der Lage sind, die Angehörigen oder die Sozialhilfe. Damit erhöhen sich bei steigenden Personalkosten auch die Eigenanteile für die Bewohner*innen. Je geringer die Fachkraftquote bei den Pflegekräften und je billiger die Entlohnung der Pflegekräfte, desto größer war in der Vergangenheit der Wettbewerbsvorteil für die Pflegeeinrichtung. Gerade bei lokaler Konkurrenz mit anderen Anbietern war ein kostengünstiger Personaleinsatz wesentlich für Jahresüberschüsse oder Renditen.

Auch die ambulante Pflege ist stark ökonomisch geprägt. Hier ist letztlich jeder vereinbarte und dokumentierte Leistungskomplex mit einem Preisschild verbunden, so dass Pflege häufig nicht nach dem tatsächlichen Pflegebedarf ausgerichtet wird, sondern an einzelnen vereinbarten Pflegeleistungen. Hinzu kommt eine Trennung von Behandlungspflege und häuslicher Pflegehilfe. Behandlungspflege ist eine medizinische Pflegeleistung, die nur von medizinischem Personal oder examinierten Pflegekräften durchgeführt werden darf. Als Leistung des SGB V wird diese im Wesentlichen von den Krankenkassen bezahlt. Dies regelt der Gemeinsame Bundesausschuss (G-BA) in seiner Richtlinie zur häuslichen Krankenpflege nach § 92 Abs. 1 Satz 2 Nr. 6 und Abs. 7 SGB V. Der Richtlinie ist ein Leistungsverzeichnis über die verordnungsfähigen Leistungen der häuslichen Krankenpflege beigefügt. Über die einheitliche Versorgung mit häuslicher Krankenpflege hat der GKV-Spitzenverband nach § 132a Abs. 1 SGB V mit den für die Wahrnehmung der Interessen von Pflegediensten maßgeblichen Spitzenorganisationen auf Bundesebene unter Berücksichtigung der Richtlinie häusliche Krankenpflege des G-BA Rahmenempfehlungen beschlossen (GKV-Spitzenverband 2013).

Die häusliche Pflegehilfe wird nach SGB XI durch die Pflegeversicherung finanziert und kann von Pflegehilfskräften durchgeführt werden. § 36 SGB XI regelt Pflegesachleistungen: Pflegebedürftige der Pflegegrade 2 bis 5 haben bei häuslicher Pflege Anspruch auf körperbezogene Pflegemaßnahmen und pflegerische Betreuungsmaßnahmen sowie auf Hilfen bei der Haushaltsführung als Sachleistung (häusliche Pflegehilfe).

Neben den individuellen Bedürfnissen der zu pflegenden Person spielen also die Kosten und die Qualifikation des Pflegepersonals eine entscheidende Rolle und führen zu einem möglichst effektiven Personaleinsatz von Pflegekräften.

1.1.1 Private Trägerschaften, Lohnentwicklung und Fachkräftemangel

Ein Anbieterwettbewerb und die Ökonomisierung der Pflege waren somit politisch gewollt und auch ein Grund für das Engagement privater Akteure im Gesundheitswesen. Sie sahen eine Chance durch möglichst effektiven Personaleinsatz und häufig ohne verbindliche Tarifbindung kostengünstige Leistungen anzubieten und gleichzeitig auch Renditen für die privaten Investoren zu erzielen. Die Zahl der privaten Träger ist über die Jahre stark angestiegen. Waren es im Jahr 1999 etwas mehr als die Hälfte in privater Trägerschaft, so sind es im Jahr 2021 mehr als zwei Drittel (Statista, 2024). Bei den Pflegeheimen sind gut 40 % in privater Trägerschaft (Statistisches Bundesamt, 2021). Auth (2013) sieht in diesen Entwicklungen eine Formalisierung und Prekarisierung von Pflegearbeit. Der Wandel in der Trägerstruktur und die Konkurrenz freigemeinnütziger Träger mit privaten Trägern ohne Tarifbindung hätten zur Enttariflichung der tarifschwachen Pflegebranche geführt. Das Lohnniveau sei dadurch in der Pflege gesunken und die Lohnentwicklung blieb so unter dem gesamtgesellschaftlichen Durchschnitt.

Ökonomisierung und Arbeitsverdichtung in der Pflege haben erheblich dazu beigetragen, dass das Image der Pflege stark gelitten hat. Während in der Allgemeinbevölkerung generell zwar ein gutes Ansehen des Pflegeberufs besteht, welches vielfach mit Respekt und sozialem Einsatz verbunden wird, ändert sich das jedoch, wenn es konkret um die eigene berufliche Zukunft geht. So ist der Pflegeberuf im Rahmen der Berufswahl insbesondere bei jungen Menschen nicht unbedingt die erste Wahl. Innerhalb der Pflege wird der Beruf zwar als wichtig und sinnstiftend erlebt, jedoch negativ überschattet durch hohe Arbeitsbelastung und Stress, Fachkräftemangel sowie fehlende Wertschätzung (Maier et. al. 2023). Pflegebeschäftigte weisen zwar eine hohe intrinsische Motivation auf und sehen in Ihrer Arbeit einen wichtigen Beitrag für die Gesellschaft, Befragungsergebnisse belegen aber auch die hohen psychischen Belastungen in der Alten- und Krankenpflege, die sich negativ auf die eigene Gesundheit auf die Versorgungsqualität der Pflegebedürftigen auswirken (DGB/Ver.di, 2018).

Die Ausführungen machen deutlich, dass ein allgemeiner Fachkräftemangel auf einen Pflegesektor trifft, der über viele Jahre von Sparmaßnahmen im Pflegebereich geprägt war und dessen öffentliches Image für die Personalakquise nicht unbedingt förderlich ist. Gleichzeitig steigt die Zahl von pflegebedürftigen Menschen und somit der Bedarf an Pflegefachkräften. Die zunehmend drängende Frage, wie die zukünftige Versorgung von pflegebedürftigen Menschen sichergestellt werden und die Frage, wie man hierfür ausreichend und qualifizierte Pflegekräfte gewinnen kann, rückt deshalb scheinbar zunehmend in den Fokus der Politik und der öffentlichen Wahrnehmung.

Gesetze und Initiativen gegen den Fachkräftemangel

Mit dem Krankenhausentgeltgesetz (§ 4 Abs. 10 Satz 12) wurde für den Zeitraum von 2009 bis 2011 ein erstes Pflegesonderprogramm zur Umsetzung gebracht, um den Aufbau von Pflegestellen in Krankenhäusern finanziell zu unterstützen. Nach Angaben des GKV konnten damals gut die Hälfte der Krankenhäuser davon profitieren und es wurden über den dreijährigen Förderzeitraum 15.300 zusätzliche Stellen für Pflegekräfte geschaffen (GKV, 2013). Mit dem Krankenhausstrukturgesetz (KHSG) wurde ein zweites Pflegestellen-Förderprogramm eingerichtet. Im Förderzeitraum zwischen 2016 bis 2019 stellte die GKV rund 1,1 Milliarden Euro für den Aufbau von Pflegepersonalstellen zur Stärkung der unmittelbaren Patientenversorgung in Krankenhäusern zur Verfügung. Dieses Programm verpuffte allerdings weitestgehend und die Mittel wurden bei weitem nicht ausgeschöpft. Für alle vier Förderjahre wurde zwischen Krankenhäusern und Krankenkassen der Aufbau von etwa 10.100 Pflegepersonalstellen vereinbart. Im Bericht des GKV-Spitzenverbandes von 2021 geht aber hervor, dass tatsächlich nachweislich nur etwa 3.300 Vollzeitstellen mit Fachpersonal besetzt wurden (GKV-Spitzenverband, 2021). Die Deutsche Krankenhausgesellschaft (DKG) stellt dazu fest, dass das Fördervolumen wegen des leergefegten Arbeitsmarktes nicht hätte ausgeschöpft werden können (DKG, 2019).

Durch das Pflegepersonal-Stärkungsgesetz (PpSG) wurden 2019 Veränderungen in der Krankenhausfinanzierung und bei der Vergütung von vollstationären und teilstationären Leistungen vorgenommen. Ziel dieses Gesetzes war eine bessere Personalausstattung und bessere Arbeitsbedingungen in der Krankenpflege sowie der Altenpflege. Es handelte sich um eine umfangreiche Weiterentwicklung der bereits bestehenden Pflegestellenförderprogramme. Im Krankenhausbereich konnte jede zusätzliche geschaffene Stelle und jede aufgestockte Pflegestelle am Bett, die in der unmittelbaren Patientenversorgung eingesetzt wurde, vollständig und ohne Obergrenze zusätzlich refinanziert werden. 2020 wurde ein zweckgebundenes Pflegebudget zur Finanzierung der Personalkosten etabliert (§ 6a KHEntgG). Dies bedeutet eine erhebliche Änderung im bisherigen DRG-System, weil die Pflegepersonalkosten nun in einem eigenen Pflegebudget krankenhausindividuell verhandelt werden und somit aus dem DRG System ausgegliedert wurden. Pflegestellen ohne direkten Patientenbezug, z. B. im Funktionsdienst, wurden nicht in das Pflegebudget (▶ Kap. 2.3) überführt, sondern verbleiben in der DRG-Vergütung. Auch für den Bereich der Psychiatrie und Psychosomatik findet das Pflegebudget keine Anwendung.

Erste Analysen zu den Auswirkungen des Pflegebudgets zeigen, dass lange und schwierige Budgetverhandlungen zu deutlich verzögerten Auszahlungen führten, da es viele strittige Regelungen gibt. Die Ergebnisse zeigen, dass sich der Anteil des Pflegepersonals mit mindestens dreijähriger Berufsausbildung zwischen den Datenjahren für das Budget 2020 und 2021 nicht verändert. Auffällig ist allerdings, dass der Anteil der Altenpflegerinnen und -pfleger, die in den Kliniken über das Pflegebudget abgerechnet werden, gewachsen ist, während der Anteil der Gesundheits- und Krankenpflege sank (Hentschker/Goerdt/Scheller-Kreinsen, 2023). Diese Entwicklung zeigt, dass möglicherweise eine Sogwirkung vom Krankenhaus auf Altenpflegerinnen und -pfleger ausgeht und damit die ebenfalls angespannte Personalsituation in der Altenhilfe zusätzlich belastet. Das gilt in gleicher Weise auch für die Absolventinnen und Absolventen der neuen generalistischen Pflegeausbildung.

Außerdem wurde in das Pflegepersonal-Stärkungsgesetz (PpSG) auch der Pflegepersonalquotient in den § 137 SGB V aufgenommen, der ein Verhältnis zwischen Pflegepersonalausstattung und Pflegeaufwand durch das Institut für Entgeltkalkulation (INEK) ermittelt. Auch die Pflegepersonaluntergrenzen-Verordnung (PpUGV) wurde im Zuge des Pflegepersonal-Stärkungsgesetzes weiterentwickelt, um eine Mindestbesetzung von Pflegekräften in pflegesensitiven Bereichen sicherzustellen (▶ Kap. 2.2).

Im Bereich der stationären Altenhilfe konnte mit dem Pflegepersonal-Stärkungsgesetz seit Januar 2019 jede vollstationäre Pflegeeinrichtung Neueinstellung bzw. Aufstockung von zusätzlichen Pflegefachpersonen vornehmen. Die Reglung war nach Einrichtungsgröße gestaffelt. Eine Vollfinanzierung der Personalaufwendungen aus Mitteln der Gesetzlichen Krankenversicherung und der privaten Pflegepflichtversicherung sollte für die Pflegebedürftigen zu keiner finanziellen Mehrbelastung führen. Insgesamt sollten mit dem Sofort-Programm rund 13.000 zusätzliche Vollzeitstellen gefördert bzw. geschaffen werden. Diese zunächst beeindruckend wirkende Zahl relativiert sich aber schon vor dem Hintergrund, dass es in Deutschland über 13.000 stationäre Pflegeeinrichtungen gibt, so dass der durchschnittliche Personalaufwuchs bei maximal einer Vollkraft pro Pflegeeinrichtung gelegen hätte. Tatsächlich konnten nur 4.000 zusätzliche Kräfte gewonnen werden was lediglich 2.800 Vollzeitäquivalenten entspricht. Auch hierfür ist der Hauptgrund ein leergefegter Arbeitsmarkt, so dass selbst reguläre Stellen offenbleiben und natürlich erst recht zusätzlich zu schaffende Stellen (Sell, 2023).

Im Jahr 2019 wurde eine großangelegte Aktion gestartet, die durch das Bundesministerium für Gesundheit (BMG), das Bundesministeriums für Familie, Senioren, Frauen und Jugend (BMFSFJ) sowie des Bundesministeriums für Arbeit und Soziales (BMAS) initiiert wurden. Im Rahmen der sogenannten Konzertierten Aktion Pflege (KAP) haben sich Bund, Länder und alle relevanten Akteure in der Pflege im Juni 2019 verbindlich auf Ziele und konkrete Maßnahmen zur Verbesserung des Arbeitsalltags und der Arbeitsbedingungen von Pflegefachpersonen sowie zur Stärkung der Ausbildung in der Pflege verständigt. Im Dachgremium der KAP waren über 50 relevante Verbände. Interessensvertretungen und Gremien daran beteiligt. Hauptziel war die Stärkung der Attraktivität der Pflege und dies sollte durch mehr Pflegepersonal, Aufwertung des Pflegeberufes durch mehr Verantwortung sowie bessere Arbeitsbedingungen und Entlastung der beruflich Pflegenden erreicht werden. Hierzu wurden fünf Handlungsfelder definiert und dazu jeweils eine Arbeitsgruppe gebildet, in denen jeweils umfangreiche Maßnahmenpläne entwickelt und in einem umfassenden Bericht veröffentlicht wurden (BMG, 2019).

Der zweite Bericht zum Stand der Umsetzung der Vereinbarungen (BMG, 2021) kommt zu einem positiven Fazit bei der Umsetzung der vereinbarten Maßnahmen. Konkret wird auf mehr Personal in der Pflege, gestiegene Ausbildungszahlen in der neuen generalistischen Pflegeausbildung und gestiegene Löhne in der Pflege verwiesen. So sei die Zahl der sozialversicherungspflichtig Beschäftigten in der Pflege kontinuierlich gestiegen. Insgesamt hätten knapp 57.300 Auszubildende im Jahr 2020 mit der neuen generalistischen Pflegeausbildung begonnen. Die Zahl der begonnenen Pflegefachausbildungen habe um 13,5 % zugenommen. In der Altenpflege seien die Löhne um fast 16 %, in der Gesundheits- und Krankenpflege um fast 10 % gestiegen. Beim Deutschen Berufsverband für Pflegeberufe (DBfK) und bei der Gewerkschaft Verdi stößt der Bericht jedoch auf deutliche Kritik. Der DBfK wirft den Ministerien sogar vor, die Situation in den Pflegeberufen unverhältnismäßig zu beschönigen, weil der Bericht einem Realitätscheck nicht standhält. Christel Bienstein stellt deshalb fest, dass es nicht an Einsicht fehle, sondern es mangele am politischen Willen zur Durchsetzung von Veränderungen (Millich, 2021). Damit bleibt auch die *Konzertierte Aktion Pflege* deutlich hinter den Erwartungen und den tatsächlich notwendigen Veränderungen zurück.

Allerdings verweist der zweite Bericht zum Stand der Umsetzung der Vereinbarungen im Rahmen der KAP auch auf das Gesundheitsversorgungsweiterentwicklungsgesetz (GVWG). Hier wurde 2021 für Pflegefachpersonen in der Altenpflege eine Entlohnung nach Tarif beschlossen und ein bundeseinheitliches Personalbemessungsverfahren beschlossen (▶ Kap. 3.2, ▶ Kap. 3.3).

Auch für die Krankenhäuser soll ein wissenschaftlich fundiertes Personalbemessungsverfahren entwickelt und erprobt werden (▶ Kap. 2.5). Vollstationäre Pflegeeinrichtungen können durch das Personalbemessungsverfahren künftig insgesamt rund 17.300 zusätzliche Fachkraft- und rund 40.000 zusätzliche Hilfskraftstellen finanzieren. Ziel dieser Regelungen ist es vorrangig, die Arbeitsverdichtung in der Pflege zu verringern und die Entlohnungssituation zu verbessern. Diese Maßnahmen tragen somit laut dem Bericht (BMG, 2021) wesentlich zu der in der KAP angestrebten Verbesserung der Arbeitsbedingungen in der Pflege bei.

1.1.2 Wie viele Pflegekräfte benötigen wir und woran bemisst sich die notwendige Anzahl?

Wenn zusätzliche Stellen die Arbeitsverdichtung in der Pflege verringern sollen, drängt sich dabei fast zwangsläufig eine Frage auf, nämlich: wie viele Pflegekräfte benötigen wir eigentlich für eine bedarfsgerechte Versorgung in den verschiedenen Feldern der Pflege? Aus einer validen Antwort auf diese Frage ergäbe sich dann fast zwangsläufig die Überlegung, einen solchen Bedarf im Rahmen verbindlicher Vorgaben für die Pflegepersonalbemessung festzulegen.

Auch wenn die Frage auf den ersten Blick naheliegend und einfach zu stellen ist, merkt man bei genauerem Hinsehen, dass sie gar nicht einfach zu beantworten ist.

Unterschiedliche Sichtweisen

Hierfür gibt es mehrere Gründe:
Zunächst mal gibt es unterschiedliche Sichtweisen, die sich bei der Bemessung des notwendigen Pflegepersonalbedarfs fast diametral gegenüberstehen. Aus pflegerischer Sicht sollte der notwendige Pflegepersonalbedarf möglichst daran festgemacht werden, dass eine qualitativ hochwertige Pflege für alle Pflegeempfänger*innen und deren Angehörige zu jeder Zeit sichergestellt werden kann. Die Kostenträger, die die notwendigen finanziellen Mittel verwalten, verweisen allerdings eher auf das Wirtschaftlichkeitsgebot (§ 12, SGB V und § 29 SGB XI), so dass mit einem entsprechenden Personalschlüssel eine ausreichende und das notwendige Maß nicht überschreitende Pflege gewährleistet werden soll. Die beiden unterschiedlichen Sichtweisen zeigen, dass man für die Bemessung des Pflegepersonalbedarfs möglicherweise zwei Kennzahlen benötigt, nämlich eine Obergrenze, mit der eine qualitativ hochwertige Pflege zu jederzeit sichergestellt werden kann, und eine Untergrenze, mit der eine pflegerische Gefährdung der Patient*innen möglichst noch ausgeschlossen wird.

Tatsächlich wird dieser Überlegung ja auch Rechnung getragen, indem beispielsweise in der Pflegepersonaluntergrenzenverordnung (PPUVG) genau solche Untergrenzen festgelegt werden, oder eben Korridore zwischen Ober- und Untergrenze. Die notwendige Personalbemessung bewegt sich somit zwischen den Polen einer optimalen Pflege auf der einen Seite und einer gerade noch angemessenen Pflege auf der anderen Seite.

Ein zweiter Punkt in dieser Diskussion ist die Frage, ob sich die Personalbemessung an dem vermeintliche Notwendigen orientiert oder an dem, was realistisch umsetzbar ist. Hier kommen insbesondere die Leistungserbringer ins Spiel, die teilweise argumentieren, dass die Umsetzung von Personalvorgaben in bestimmten Bereichen objektiv unmöglich ist und dementsprechend Leistungen zurückgefahren werden müssen. Das zeitweise völlige Aussetzen von Personalvorgaben fand beispielsweise aus weitestgehend nachvollziehbaren Gründen während der Corona-Pandemie statt. Man hört solche Argumente aber auch deutlich in »normalen« Zeiten. So argumentiert beispielsweise die DKG mit Bettenschließungen im Intensivbereich, weil nur so die Pflegepersonaluntergrenzen sichergestellt werden können. Gleichzeitig wird die Anzahl der zur Verfügung stehenden Betten dadurch reduziert. Die Folge seien gesperrte Intensivstationen und Rettungsdienste, die intensivpflichtige Patient*innen nicht in nahegelegenen Krankenhäusern bringen können. Eine ähnliche Diskussion sehen wir seit Jahren im Bereich der Perinatalversorgung.

Die Umsetzung der Personalvorgaben durch den Gemeinsamen Bundesausschuss (GBA) im Rahmen der Früh- und Reifegeborenen-Richtlinie (QFR-RL) ist nur durch Ausnahmetatbestände für den Pflegeschlüssel für Frühgeborene mit einem Geburtsgewicht von 1500 g oder weniger möglich. Liegt ein solcher Ausnahmetatbestand vor, können Krankenhäuser die in der Richtlinie normierten Mindestanforderungen an den Pflegeschlüssel unterschreiten. Anderenfalls würde sich das bestehende Netz an Perinatalzentren in Deutschland potentiell deutlich dezimieren und es könnten Versorgungslücken in der Versorgung von Frühgeborenen entstehen.

Auch in der psychiatrischen Pflege wird diese unterschiedliche Perspektive mehr als deutlich, denn dort erstreckt sich ein Diskurs zur adäquaten Personalausstattung darüber, wie viel Therapie ein Mensch in einer psychiatrischen stationären Behandlung erhalten darf. Hier steht insbesondere der Begriff der »Leitliniengerechtigkeit«, also die Umsetzung einer adäquaten Therapie gemäß Leitline im Widerspruch zum bestehenden Kostendruck (▶ Kap. 4). In der stationären Altenpflege ist derzeit ein massiver Abbau der Angebotsstrukturen zu beobachten, da das Personal zur Aufrechterhaltung der entsprechenden Personalvorgaben nicht zur Verfügung steht. Für die neuen Vorgaben durch das PBEM-Verfahren gilt eine Übergangsfrist bis 01.07.2025. Derzeit wird in Landesrahmenverträgen durch landesrechtliche Regelungen eine Mindestpersonalausstattung definiert, die deutlich unter den Werten des PBEM-Verfahren liegt. Möglicherweise sollen so weitere Schließungen von Betten oder Abteilungen durch Unterschreiten von Personalvorgaben verhindert werden. Auch in der ambulanten Altenhilfe sowie in der ambulanten und stationären psychiatrischen bzw. psychosomatischen Versorgung ist zu beobachten, dass trotz eindeutiger Versorgungsnotwendigkeit lange Wartezeiten für die Betroffenen entstehen.

Diese Sichtweise verdeutlicht, dass der notwendige Personalbedarf nicht ausschließlich an Qualitätskriterien, sondern eher an der Versorgungsnotwendigkeit festmacht wird.

Probleme in der Methodik zur Festlegung von Personalkennzahlen

Für die Festlegung von Kennzahlen wäre es wünschenswert, dass es pflegewissenschaftliche Kriterien gibt, von denen sich entsprechende Kennzahlen ableiten lassen, dies ist allerdings nicht unbedingt einfach. Das fängt mit dem Erhebungszeitraum an: Wird ein Tag angeschaut oder – wie es ja im DRG-System üblich ist – eher der gesamte Fall? Zusätzlich stellt sich die Frage des »Fixpunktes« der Kennzahl: sollen die Kennzahlen mit Qualitätsergebnissen, z. B. die Verbesserung von Wundzuständen, verknüpft sein oder erfolgt eine Schweregrad-Adjustierung, sprich die Patient*innenwerden nach »Fallschwere« eingruppiert, so dass man eher »grob« einschätzt? Die Verknüpfung mit Qualitätsaussagen ist aber häufig sehr schwierig, da hierfür ggf. längere Zeiträume angesehen werden müssten, was im Bereich der Langzeitpflege einfacher umzusetzen wäre als in Kliniken mit sehr kurzen Verweildauern und stark wechselnden Zuständen der Patient*innen.

Eine interessante Kennzahl als weiteres mögliches Merkmal stellen auch die Pflegepersonaluntergrenzen dar: Diese sind derzeit nicht mit einem Aufwand des Patienten, einer Pflegefachkraft oder einer Qualitätsaussage verknüpft, sondern gehen von der Annahme aus, dass bei dem Vorhandensein einer bestimmten Anzahl an Pflegekräften negative Ergebnisse automatisch vermieden werden. Die Studienlage in Deutschland ist hierzu aber als äußerst marginal zu bewerten und wird darüber hinaus auch methodisch in Frage gestellt (z. B. Schreyögg & Milstein, 2016). Übertragungen aus dem Ausland sind häufig aufgrund der unterschiedlichen Qualifikationsniveaus und der Aufgabengebiete nicht adäquat möglich.

Bei dieser kurzen Darstellung von Schwierigkeiten bei der Messung pflegerischer Kennzahlen kommt erschwerend hinzu, dass die Settings in denen professionelle Pflege stattfindet, sehr variabel sind: zwischen einem Aufwachraum in einem Krankenhaus, einer psychiatrischen stationären Behandlung, einer neonatologischen Intensivversorgung und einer Pflege-Oase sind enorme Unterschiede im Aufwand, wie auch in der eigentlichen Leistungserbringung von dem, was eigentlich Pflege ist.

Weiterhin – und dies wird häufig vermischt – ergibt sich aus der Pflegepersonalbemessung nicht automatisch ein zu finanzierendes Pflegebudget (Pohlmann/Evers, 2021). Besonders zu klären wäre hier die Frage, mit welcher Qualifikation eine pflegerische Leistung erbracht werden soll. Nicht für jede Leistung ist eine dreijährige akademische Pflegefachperson notwendig, sondern es könnte auch die kostengünstigere Pflegehilfskraft sein. Entscheidend ist hier also die einrichtungsindividuelle Pflegeorganisation mit einem sinnvollen Grade- und Skill-Mix, also einer möglichst guten Mischung von verschiedenen Qualifikationen und Fähigkeiten bei einer gleichzeitig klaren Festlegung von Verantwortungen und Zuständigkeiten.

Wie am Beispiel des Weiterentwicklungsauftrags nach § 137l SGB V zu sehen, ist hierzu sogar ein wissenschaftlicher Auftrag vergeben worden, der klären soll, wie in das System der PPR 2.0 ein Skill- und Grade-Mix abgeleitet werden kann.

Scheitern bisheriger Versuche der Personalbedarfsbemessung

An dieser Stelle sei auch kurz auf die Vielzahl verschiedener Instrumente eingegangen, die nicht alle in diesem Buch ausführlich beschrieben werden. Die Unterschiedlichkeit der verschiedenen Ansätze lässt sich hier aber gut demonstrieren. Es zeigt sich außerdem, dass Versuche zur Personalbedarfsbemessung nicht neu sind, sich viele Instrumente aber entweder nicht bewährt oder nicht durchgesetzt haben.

Bereits 1992 wurde mit dem damaligen Gesundheitsstrukturgesetz eine Regelung über Maßstäbe und Grundsätze für den Personalbedarf in der stationären Krankenpflege, kurz Pflegepersonal-Regelung (PPR) in Kraft gesetzt. Die PPR führte zu einem Zuwachs von 21.000 Vollzeitkräften auf chirurgischen und internistischen Normalstationen. 1997 wurde die PPR gesetzlich wieder abgeschafft, da der notwendige Personalaufwuchs nicht durch die Gesetzliche Krankenversicherung (GKV) finanziert werden sollte. Als Grundlage für die interne Berechnung von Personalschlüsseln diente sie aber weiter in vielen Krankenhäusern (Verdi, o. J.).

Recht prominent ist auch das »Pflegerische Basis-Assessment« (BAss) zu nennen, bei dem –sehr verkürzt dargestellt – über ein Basis-Assessment ggf. OPS-Codes getriggert werden sowie eine Fallschwere, der »BAss-Nursing-Case-Index« ausgeleitet werden können. Dies würde Doppeldokumentation verhindern, die Bedeutung der Pflege im Abrechnungssystem vergrößern und es wäre auch kein ganz neuartiges Instrument zu implementieren (Profession Pflege, 2018). Wie festzustellen ist, ist der BAss bisher allerdings nicht als gesetzliche Vorgabe übernommen worden.

Andere Systeme wie beispielsweise die »Leistungserfassung in der Pflege« (LEP) oder das »elektrische Pflege-Assessment« (ePA) sind dahingehend durchaus in Deutschland etabliert und werden ebenso zur Messung der Auslastung eines Pflegedienstes genutzt, was einerseits am mittlerweile an vielen Stellen hohen Digitalisierungsgrad liegt sowie der Möglichkeit einen kompletten Pflegeprozess zu implementieren. Auch hier ist aber festzuhalten, dass beide Systeme weiterhin kommerzielle Produkte darstellen und keine gesetzliche Überführung stattgefunden hat.

Das leitet wiederum über zu einem Instrument über, welches derzeit mittels Gesetz erprobt wird, bei dem aber noch keine Implementierung erfolgt ist: Gemeint ist das System »INPULS« von Ingo Eck, beziehungsweise der Unversitätsklinik Heidelberg. Dieses Instrument – speziell für Intensivstationen und ähnliche Funktionseinheiten – wird derzeit in einem gesetzlichen Auftrag erprobt (▶ Kap. 2.5).

Ein prominentes und durchaus negatives Beispiel ist der mittlerweile eingestellte »Pflegekomplex-Maßnahmen-Score« (PKMS). Dieser funktionierte nach demselben Prinzip der Pflegepersonalregelung, das heißt, es wurden pflegerische Maßnahmen durchgeführt, daraus erfolgte eine Einstufung beziehungsweise war dies der Nachweis der Erfüllung von Kriterien, um hochkomplexe Pflegefälle abrechnen zu können. Soweit erstmal eine gute Idee, hochkomplexe Fälle separat zu vergüten. Die Schwierigkeit war allerdings, dass die Mittelverwendung der durch Pflegemaßnahmen erwirtschafteten Gelder nicht zwingend für den Pflegedienst refinanziert verwendet werden mussten, um beispielsweise einen Personalaufbau zu finanzieren. Vereinfacht gesagt: Die Pflege hat das Geld erwirtschaftet, ausgegeben wurde es aber oft für was Anderes (z. B. für den Erhalt oder Bau von Gebäudestrukturen, aufgrund einer unzureichenden Investitionsförderung der Länder). Dieser etwas polemisch dargestellte Sachverhalt verdeckt aber das Hauptproblem des PKMS: Es war ein sehr hoher Dokumentationsaufwand für eine eher geringe Zahl daraus resultierender erlösrelevanter Patienten. Der Aufwand und der Nutzen, unabhängig der Mittelverwendung, stand nicht durchgehend in einem sinnvollen Verhältnis, was beispielsweise auch mit hohen Prüfquoten des Medizinischen Dienstes zusammenhing.

1.1.3 Probleme in der mangelhaften politischen Durchsetzungsfähigkeit der Pflege

Obwohl es gute Ansätze gibt, landen diese nicht alle in der Gesetzgebung. Eher umgekehrt: Aktuell ist mit INPUS und in Abstrichen auch mit der PPR 2.0 und der Kinder-PPR möglich, Instrumente »aus der Profession für die Profession« in gesetzgeberische Prozesse zu integrieren.

Dabei zeigt sich aber auch weiterhin, dass im Vergleich zu anderen Ländern eine durchschlagsfähige pflegerische Organisation nicht in dem Maße akzeptiert ist, wie es in anderen Ländern vorkommt. Beispielhaft sei hier das Royal College of Nursing aus Großbritannien erwähnt. Es gibt den scherzhaften Spruch, wenn das »Royal College of Nursing (RCN) hustet, springt das englische Gesundheitssystem (National Health Service, NHS)«. Das liegt zum einen daran, dass das RCN eine Mischform aus Gewerkschafts- und Berufsverband und innerhalb des NHS stark eingebunden ist. Das RCN definiert darüber hinaus aber auch Qualitätsstandards und gibt sozusagen vor, was Pflege in Großbritannien ist und wie professionelle Pflegekräfte zu arbeiten haben.

Pflege ist in Deutschland allerdings insgesamt weder betrieblich noch überbetrieblich gut organisiert. Die Bertelsmann-Stiftung stellt in einer von ihr beauftragten Studie fest, dass nur knapp 24 % der Beschäftigten der Altenpflege in einem Betrieb mit betrieblicher Interessensvertretung tätig sind. Ohne eine betriebliche Interessensvertretung durch einen Betriebsrat oder Mitarbeitervertretung können Forderungen der Beschäftigten z. B. im Hinblick auf die Dienstplanung oder die Arbeitsorganisation nur eingeschränkt umgesetzt werden. Im Vergleich der Trägerstruktur zeigt die Studie, dass es bei privaten Trägern besonders selten eine betriebliche Interessensvertretung gibt (10,6 %), bei kirchlichen Trägern liegt der Anteil bei 38,5 %. Je größer der Betrieb ist, desto besser sind die Arbeitnehmer- und Arbeitnehmerinnen organisiert – d. h. in Krankenhäusern besser als in der stationären Altenpflege und in der stationären Altenpflege besser als in der ambulanten Altenpflege (Bertelsmann-Stiftung, 2018). Der Einfluss von Berufsverbänden und Interessensvertretungen der Pflege wird als gering eingeschätzt. Durch die Kleinteiligkeit der verschiedenen Akteure und gegensätzlichen Zielgruppen kann hier nicht von einer starken Organisation gesprochen werden (ebd., 2018).

In Ergänzung ist die schleppende Entwicklung von Pflegekammern zu nennen. Die etablierten Kammern in Rheinland-Pfalz und Nordrhein-Westfalen sind zwar gute Gesprächspartner in ihren Ländern, das hat jedoch nicht dazu geführt, dass es zu einer größeren Gründung von Pflegekammern in den anderen Bundesländern gekommen wäre. Wie das Beispiel Baden-Württemberg zeigt, hat selbst eine über 50 % liegende Zustimmungsquote nicht zur Gründung einer Kammer ausgereicht (Ministerium für Soziales, Gesundheit und Integration Baden-

Württemberg, 2024). Die Vereinigung der Pflegenden in Bayern dahingehend als Erfolgsmodell erscheinen zu lassen, wird der Diskussion um berufsständische Vertretungen auch nicht gerecht: Zu gering ist die Mitgliederquote, was auch in Bayern zu Diskussion um die Zukunft und der Ausrichtung führt (Bayerischer Landespflegerat, 2024; Milich & Lücke, 2024b).

Der Deutsche Pflegerat als Dachorganisation der Pflege- und Hebammenverbände wird indes stärker wahr- und in Anspruch genommen. Ausdruck dessen ist zum einen, dass der Deutsche Pflegerat eine größere, wenn auch noch nicht umfassende Rolle, im Gemeinsamen Bundesausschuss erhält (siehe u. a. Milich, 2024a). Mit dem nun vorliegenden Pflegekompetenzgesetz sollen weiterhin sogenannte »Dachorganisationen der Pflege« (man beachte die Mehrzahl) per gesetzlicher Verordnung definiert werden. Deren Aufgabe wird es dann zukünftig sein, »die Pflege« in gesetzgeberischen Prozessen zu repräsentieren sowie bei Forschungsvorhaben ansprechbar zu sein.

Hierzu wird beispielsweise in einem Forschungsprojekt ein »Scope of Practice« definiert, was der englischsprachige Begriff dafür ist, zu definieren, was die Aufgaben und Tätigkeitsgebiete von Pflegefachpersonen sind. Solche Definitionen – die Vorbehaltsaufgaben im § 4 Pflegeberufegesetz gehen in eben diese Richtung – können dann wiederum in weiteren Prozessen aufgegriffen werden.

Prinzipiell kann man kann bei den Dachorganisationen der Pflege aber nicht von einer »Ärztekammer light« sprechen, da die Rechtsformen unterschiedlich sind. Der Pflege aber über diesen Weg ein größeres Beteiligungsrecht zukommen zu lassen, unterstreicht den guten Willen des Gesetzgebers, mangels fehlender beruflicher Organisation dennoch diese Stimme berücksichtigen zu wollen.

Es lässt sich jedenfalls festhalten, dass es in den allermeisten Bundesländern an Strukturen für eine pflegerische Vertretung fehlt, was beispielsweise bei Diskussionen um eine Fachpflegequote als negativ bezeichnet werden kann. Ob die Pflege bei diesem heterogenen Bild von berufsständischen Vertretungen wirklich etwas erreichen kann und ob die zukünftigen Dachorganisationen der Pflege hier größere Durchschlagskraft entwickeln werden, erscheint auch weiterhin fraglich.

1.1.4 Zusammenfassung und Ausblick für die Zukunft

Die gesundheitspolitische Einordnung in diesem Kapitel zeigt die überwiegend negative Entwicklung im Bereich der Pflege, die sich seit Mitte der neunziger Jahre insbesondere bei der abnehmenden Entwicklung der Personalstellen in der Pflege und der zunehmenden Arbeitsverdichtung zeigt. Der demografische Wandel bringt einen steigenden Bedarf an Langzeitpflege mit sich, während es immer schwieriger wird, ausreichend Pflegefachpersonen zu gewinnen. Dies wird auch in der Öffentlichkeit zunehmend als gesellschaftsrelevantes Risiko erkannt.

Die Politik hat deshalb mit einer Vielzahl von Maßnahmen und Regelungen reagiert, die aber bestenfalls mäßig positive Veränderungen bewirkten und vielfach mit hohem zusätzlichem bürokratischem Aufwand verbunden sind. Allerdings konnte einem weiteren Stellenabbau mit zusätzlichen finanziellen Mitteln erfolgreich entgegengewirkt werden. Auch zeigen Investitionen im Bereich der Ausbildung und der Personalakquise aus dem Ausland durchaus Wirkung und haben zu einer Zunahme von Beschäftigten in der Pflege beigetragen. Der trotzdem noch bestehende Fachkräftemangel resultiert somit stark aus dem gestiegenen Pflegebedarf in der Gesellschaft, der aufgrund der Demographie auch zukünftig weiter stark zunehmen wird.

Die bislang bestehenden Konzepte zur Personalbemessung in der Pflege haben sich entweder nicht bewährt oder befinden sich noch in der Umsetzungsphase. Auch die

Berufsgruppe der Pflegefachpersonen hat bislang nur wenige durchsetzungsstarke Konzepte geliefert und hätte mit den derzeitigen berufsständigen Vertretungen auch nur einen sehr begrenzten politischen Einfluss.

Das soll aber gar kein pessimistisches Zukunftsbild zeichnen, schon gar nicht in der Pflegepersonalbemessung. Viel mehr zeigt diese kurze und sicherlich nicht komplett abschließende Einordnung, dass es in der Zukunft noch sehr viel zu tun geben wird! Ein Aspekt, der hier beispielsweise nur kurz angerissen wurde, ist die fehlende Forschungsförderung zu Auswirkungen von adäquaten oder inadäquaten Pflegepersonalausstattungen, dabei ergibt sich hier ein sehr großes Forschungsfeld.

Insbesondere bei Vorgaben und Richtlinien für eine adäquate Pflegepersonalausstattung wird es ganz grundlegend darauf ankommen, gute und für die Pflegekräfte zugewandte Regelungen zu finden, dies im Einklang mit weiteren Aufwertungen, beispielsweise in tariflichen Strukturen oder in Kompetenzübertragungen. Es gilt daher ganz allgemein, dass eine adäquate Pflegepersonalbemessung sehr wichtig, aber eben auch nicht alles ist. Das eine, hängt mit dem anderen zusammen. Maßgeblich, und dies wird im Verlauf der einzelnen Kapitel deutlich, gibt es eine Vielzahl an unterschiedlichen Maßnahmen zur Pflegepersonalbemessung – dies eben geprägt vom jeweiligen Sektor in dem Pflege stattfindet. Diese Vielzahl und Variabilität ist durchaus auch ein Ausdruck dafür, dass es in Deutschland unglaublich schwerfällt, Pflege als eigenständiges Tätigkeitsgebiet zu sehen, aufzuwerten und dann auch messbar zu machen – über Sektoren hinweg. Dabei geht es nicht darum, dass es verschiedene Instrumente gibt, sondern dass diese Instrumente in ihrer Anwendung und dem, was sie messen sollen, enorm voneinander abweichen.

Es zeigt aber auch: Der momentane Diskurs – den dieses Buch als Darstellung einer Zersplitterung vieler unterschiedlicher Verfahren ohne gemeinsamen Nenner der über »wie viel Pflegepersonal ist notwendig« hinausgeht – abbildet, ist gegebenenfalls grundlegender zu führen. »Welche Pflege erwartet die Bevölkerung in Deutschland?«, wäre beispielsweise eine gute Orientierungsfrage oder aber »Welche Gesundheitsleistungen soll die Bevölkerung durch Pflegekräfte mit welchen Kompetenzen erhalten?«

Dafür muss es Antworten geben, denen die Pflegepersonalbemessung folgen muss. Und das soll den Optimismus deutlich unterstreichen: Es ist viel getan bisher und es gibt auch in der Zukunft noch viel zu tun.

1.1.5 Literatur

Ärzteblatt.de (2021). *»Wir wissen, dass 2030 circa 500.000 Pflegekräfte fehlen werden«. Fünf Fragen an Christine Vogler*, Deutscher Pflegerat. Zugriff am 14.01.2025 unter https://www.aerzteblatt.de/nachrichten/128103/Wir-wissen-dass-2030-circa-500-000-Pflegekraefte-fehlen-werden

Auth, D. (2013). *Ökonomisierung der Pflege – Formalisierung und Prekarisierung von Pflegearbeit*, wsi-Mitteilungen 6, Wirtschafts- und Sozialwissenschaftliches Institut. Zugriff am 14.01.2025 unter https://www.wsi.de/data/wsimit_2013_06_auth.pdf

Bayerischer Landespflegerat (2024). *BLPR kritisiert die Verabschiedung des »Bayerischen Pflegendengesetz BayPfleG« und fordert die Aufnahme der Selbstverwaltung in das Heilberufe-Kammergesetz.* Zugriff am 14.01.2025 unter https://bayerischer-landespflegerat.de/blpr-kritisiert-verabschiedung-bayerischen-pflegendengesetz-baypfleg-und-fordert-die-aufnahme-der-selbstverwaltung-in-das-heilberufe-kammergesetz/

Bertelsmann-Stiftung (Hrsg.) (2012). *Themenreport »Pflege 2030« - Was ist zu erwarten – was ist zu tun?* Zugriff am 01.08.2024 unter https://www.bertelsmann-stiftung.de/de/publikationen/publikation/did/themenreport-pflege-2030

Bertelsmann-Stiftung (Hrsg.) (2018). *Strategien gegen den Fachkräftemangel in der Altenpflege.* Zugriff am 01.08.2024 unter https://www.bertelsmann-stiftung.de/fileadmin/files/Projekte/44_Pflege_vor_Ort/VV_Endbericht_Fachkraeftemangel_Pflege_Prognos.pdf

BMG/Bundesministerium für Gesundheit (Hrsg.) (2019). *Konstatierte Aktion Pflege, Vereinbarungen der Arbeitsgruppen 1-5.* Zugriff am 01.08.2024 unter https://www.bundesgesundheitsministe

rium.de/fileadmin/Dateien/5_Publikationen/Pflege/Broschueren/191129_KAP_Gesamttext__Stand_11.2019_3._Auflage.pdf
BMG/Bundesministerium für Gesundheit (2023). *Kurzpapier: Vorläufige Eckpunkte Pflegekompetenzgesetz.* Zugriff am 01.08.2024 unter https://www.bundesgesundheitsministerium.de/fileadmin/Dateien/3_Downloads/P/Pflegekompetenzreform/Kurzpapier_Vorlaeufige_Eckpunkte_PflegekompetenzG.pdf
BMG/Bundesministerium für Gesundheit (Hrsg.) (2021). *Konzertierte Aktion Pflege – Zweiter Bericht zum Stand der Umsetzung der Vereinbarungen der Arbeitsgruppen 1 bis 5.* Zugriff am 01.08.2024 unter https://www.bundesgesundheitsministerium.de/fileadmin/user_upload/KAP_Zweiter_Bericht_zum_Stand_der_Umsetzung_der_Vereinbarungen_der_Arbeitsgruppen_1_bis_5.pdf
Bundesinstitut für Bevölkerungsforschung/Bund-Länder-Demografieportal (2024). *Pflegebedürftige.* Zugriff am 01.08.2024 unter https://demografie-portal.de/DE/Fakten/pflegebeduerftige.html#:~:text=Unter%20der%20vereinfachenden%20Annahme%2C%20dass,auf%20fast%20sieben%20Millionen%20steigen
DGB/ver.di (Institut DGB-Index Gute Arbeit/ver.di – Vereinte Dienstleistungsgewerkschaft) (Hrsg.) (2018). *Arbeitsbedingungen in der Alten- und Krankenpflege - So beurteilen die Beschäftigten die Lage.* Zugriff am 01.08.2024 unter https://index-gute-arbeit.dgb.de/++co++fecfee2c-a482-11e8-85a5-52540088cada
Milich, N. (2024). *Bundesrat: Stimmrecht der Pflege im G-BA prüfen.* Die Schwester Der Pfleger (2024). Bundesrat: Stimmrecht der Pflege im G-BA prüfen. Zugriff am 21.03.2025 unter https://www.bibliomed-pflege.de/news/bundesrat-fuer-stimmrecht-der-profession-pflege-im-g-ba
Millich, N., Lücke, S. (2024). *Berufsständische Selbstverwaltung. Interview mit Kathrin Weidenfelder.* Die Schwester Der Pfleger, 9, 30–33. Zugriff am 11.04.2025 unter https://www.bibliomed-pflege.de/sp/artikel/51267-wer-weiter-ueber-den-richtigen-weg-diskutiert-hat-die-zeichen-der-zeit-nicht-erkannt
DKG/Deutsche Krankenhausgesellschaft (2019). *DKG zum Pflegestellen-Förderprogramm - Der Arbeitsmarkt für Pflegekräfte ist leergefegt, Pressemitteilung vom 19. Juli 2019.* Zugriff am 01.08.2024 unter https://www.dkgev.de/dkg/presse/details/der-arbeitsmarkt-fuer-pflegekraefte-ist-leergefegt/
GKV-Spitzenverband (2023). *Rahmenempfehlungen nach § 132a Abs. 1 SGB V zur Versorgung mit Häuslicher Krankenpflege vom 10.12.2013 i. d. F. vom 18.12.2023.* Zugriff am 01.08.2024 unter https://www.gkv-spitzenverband.de/media/dokumente/krankenversicherung_1/ambulante_leistungen/haeusliche_krankenpflege/20231218_Rahmenempfehlungen_132a_Abs.1_SGB_V_zur_Versorgung_mit_haeuslicher_Krankenpflege.pdf
GKV-Spitzenverbandes (2013). *Abschlussbericht des GKV-Spitzenverbandes zum Pflegesonderprogramm gemäß § 4 Abs. 10 Satz 12 KHEntgG (Förderjahre 2009 bis 2011) Berlin, 30.06.2013, Bericht an das Bundesministerium für Gesundheit.* Zugriff am 01.08.2024 unter https://gkv-spitzenverband.de/media/dokumente/krankenversicherung_1/krankenhaeuser/budgetverhandlungen/pflegesonderprogramm/KH_Pflegesonderprogramm_Abschlussbericht_2013_06_30.pdf
GKV-Spitzenverbandes (2021). *Zwischenbericht des GKV-Spitzenverbandes zum Pflegestellen-Förderprogramm in den Förderjahren 2016 bis 2019 an das Bundesministerium für Gesundheit, Berlin, 31.08.2021.* Zugriff am 01.08.2024 unter https://gkv-spitzenverband.de/media/dokumente/krankenversicherung_1/krankenhaeuser/budgetverhandlungen/pflegesonderprogramm/20210831_KH_Bericht_Pflegestellen-Foerderprogramm_2016-2019.pdf
Hentschker, C. Goerdt, G., Scheller-Kreinsen, D. (2023). *Das Pflegebudget der Krankenhäuser im dritten Jahr der Umsetzung: Analysen und Entwicklungen,* in: Klauber, J. et al. (Hrsg.). Krankenhaus-Report 2023 - Schwerpunkt: Personal (251-266). Berlin/Heidelberg: Springer. Zugriff am 11.04.2025 unter https://link.springer.com/chapter/10.1007/978-3-662-66881-8_16
IAQ/Institut Arbeit und Qualifikation der Universität Duisburg-Essen (o. J.). *Ärztliches Personal und Pflegepersonal in Krankenhäusern 1991 – 2022, in Sozialpolitik-aktuell.de.* Zugriff am 01.08.2024 unter https://www.sozialpolitik-aktuell.de/files/sozialpolitik-aktuell/_Politikfelder/Gesundheitswesen/Datensammlung/PDF-Dateien/abbVI32c.pdf
ifo Institut – Leibniz-Institut für Wirtschaftsforschung an der Universität München e. V. (2022). *Fachkräftemangel steigt auf Allzeithoch.* Zugriff am 01.08.2024 unter https://www.ifo.de/pressemitteilung/2022-08-02/fachkraeftemangel-steigt-auf-allzeithoch
ifo Institut – Leibniz-Institut für Wirtschaftsforschung an der Universität München e. V. (2024). *Mangel an Fachkräften hat leicht abgenommen.* Zugriff am 01.08.2024 unter https://www.ifo.de/fakten/2024-03-20/mangel-fachkraeften-hat-leicht-abgenommen
Isfort, M. et al. (2010). *Pflege-Thermometer 2009. Eine bundesweite Befragung von Pflegekräften zur Situation der Pflege und Patientenversorgung im Krankenhaus.* Hrsg. v.: Deutsches Institut für angewandte Pflegeforschung e. V. (dip), Köln. Zu-

griff am 07.02.2025 unter https://www.dip.de/fileadmin/data/pdf/material/dip_Pflege-Thermometer_2009.pdf

Maier, C. B. et al. (2023). *Das »Image« der Pflege: das Ansehen des Pflegeberufs in der Öffentlichkeit und bei Pflegefachpersonen.* in: Klauber, J. et al. (Hrsg.). *Krankenhaus-Report 2023 - Schwerpunkt: Personal* (49–57). Berlin/Heidelberg: Springer. https://doi.org/10.1007/978-3-662-66881-8_4

Millich, N. (2021). *Zweiter Umsetzungsbericht zum Stand der Konzertierten Aktion Pflege - »Unverhältnismäßige Beschönigung«.* Bibliomed Pflege, Zugriff am 07.02.2025 unter https://www.bibliomed-pflege.de/news/unverhaeltnismaessige-beschoenigung

Ministerium für Soziales, Gesundheit und Integration Baden-Württemberg (2024). *Quroum zur Errichtung einer Landespflegekammer verfehlt.* Zugriff am 01.08.2024 unter https://sozialministerium.baden-wuerttemberg.de/de/service/presse/pressemitteilung/pid/quorum-zur-errichtung-einer-landespflegekammer-verfehlt

Pohlmann, M., Evers, A. (2021). *Wie viele Pflegende braucht das Krankenhaus?* Neue Caritas, 8. Zugriff am 07.02.2025 unter https://www.caritas.de/neue-caritas/heftarchiv/jahrgang2021/artikel/wie-viele-pflegende-braucht-das-krankenhaus

Profession Pflege e.V. (2018). *Pflegerisches Basis-Assessment,* Zugriff am 01.08.2024 unter https://www.pro-pflege.eu/files/inhalte/downloads/BAss-Beschreibung_%2007.02.2018.pdf

Schreyögg, J.; Milstein, R. (2016). *Expertise zur Ermittlung des Zusammenhangs zwischen Pflegeverhältniszahlen und pflegesensitiven Ergebnisparametern in Deutschland.* Zugriff am 01.08.2024 unter https://www.bundesgesundheitsministerium.de/fileadmin/Dateien/5_Publikationen/Pflege/Berichte/Gutachten_Schreyoegg_Pflegesensitive_Fachabteilungen.pdf

Sell, S. (2023). *Vier Jahre und eine Pandemie später ... Was ist eigentlich aus den 13.000 neuen Vollzeit-Stellen für die stationäre Altenpflege geworden?* Aktuelle Sozialpolitik, Zugriff am 01.08.2024 unter https://aktuelle-sozialpolitik.de/2023/03/20/was-aus-den-13000-stellen-fuer-die-altenpflege-geworden-ist/

Simon, M. (2020). *Das DRG-Fallpauschalensystem für Krankenhäuser. Kritische Bestandsaufnahme und Eckpunkte für eine Reform der Krankenhausfinanzierung jenseits des DRG-Systems.* Working Paper Forschungsförderung der Hans Böckler Stiftung. Nr. 196. Zugriff am 01.08.2024 unter https://www.boeckler.de/de/faust-detail.htm?sync_id=HBS-007898

Statista (2024). *Anzahl der Pflegebedürftigen in Deutschland nach Versorgungsart im Zeitraum von 2017 bis 2060.* Zugriff am 01.08.2024 unter https://de.statista.com/statistik/daten/studie/1044785/umfrage/pflegebeduerftige-in-deutschland-nach-versorgungsart/

Statistisches Bundesamt (2022):, Grunddaten der Krankenhäuser 2021, Fachserie 12, Reihe 6.1.1, Grunddaten der Krankenhäuser - Fachserie 12 Reihe 6.1.1 - 2021 (destatis.de)

Statistisches Bundesamt/Destatis (2021). *Pflegestatistik – Pflege im Rahmen der Pflegeversicherung – Deutschlandergebnisse – 2021.* Zugriff am 01.08.2024 unter https://www.destatis.de/DE/Themen/Gesellschaft-Umwelt/Gesundheit/Pflege/Publikationen/Downloads-Pflege/pflege-deutschlandergebnisse-5224001219005.html

Statistisches Bundesamt/Destatis (2022). *12,9 Millionen Erwerbspersonen erreichen in den nächsten 15 Jahren das gesetzliche Rentenalter,* Pressemitteilung Nr. 330 vom 4. August 2022. Zugriff am 01.08.2024 unter https://www.destatis.de/DE/Presse/Pressemitteilungen/2022/08/PD22_330_13.html

Statistisches Bundesamt/Destatis (2023a). *Zahl der Beschäftigten in ambulanten Pflegediensten binnen 20 Jahren mehr als verdoppelt,* Pressemitteilung Nr. N029 vom 11. Mai 2023. Zugriff am 01.08.2024 unter https://www.destatis.de/DE/Presse/Pressemitteilungen/2023/05/PD23_N029_23.html

Statistisches Bundesamt/Destatis (2023b). *7% weniger neue Ausbildungsverträge in der Pflege im Jahr 2022,* Pressemitteilung Nr. 295 vom 27. Juli 2023. Zugriff am 01.08.2024 unter https://www.destatis.de/DE/Presse/Pressemitteilungen/2023/07/PD23_295_212.html

Statistisches Bundesamt/Destatis (2024a). *Bis 2049 werden voraussichtlich mindestens 280 000 zusätzliche Pflegekräfte benötigt;* Pressemitteilung Nr. 033 vom 24. Januar 2024. Zugriff am 01.08.2024 unter https://www.destatis.de/DE/Presse/Pressemitteilungen/2024/01/PD24_033_23_12.html

Statistisches Bundesamt/Destatis (2024b). *Krankenhäuser - Ärztliches und nichtärztliches Personal in Krankenhäusern.* Zugriff am 01.08.2024 unter https://www.destatis.de/DE/Themen/Gesellschaft-Umwelt/Gesundheit/Krankenhaeuser/Tabellen/personal-krankenhaeuser-jahre.html

Statistisches Bundesamt/Destatis (2024c). *3% mehr neu abgeschlossene Ausbildungsverträge in der Pflege im Jahr 2023,* Pressemitteilung Nr. 125 vom 27. März 2024. Zugriff am 01.08.2024 unter https://www.destatis.de/DE/Presse/Pressemitteilungen/2024/03/PD24_125_212.html

Ver.di - Vereinte Dienstleistungs-gewerkschaft (o. J.). *PPR 2.0 – was Du zur Pflegepersonalregelung wissen musst.* Zugriff am 07.02.2025 unter https://www.verdi.de/themen/gesundheit/++co++1beb381c-4665-11ed-ace9-001a4a160129

Wasem, J., Blase, N. (2023). *Die Personalentwicklung im Krankenhaus seit 2000.* In: Klauber, J. et al.

(Hrsg.). *Krankenhaus-Report 2023 - Schwerpunkt: Personal*, Heidelberg/Berlin: Springer. Zugriff am 07.02.2025 unter https://www.springermedizin.de/die-personalentwicklung-im-krankenhaus-seit-2000/25804922

Wissenschaftsrat (Hrsg.) (2023). *Perspektiven für die Weiterentwicklung der Gesundheitsfachberufe | Wissenschaftliche Potenziale für die Gesundheitsversorgung erkennen und nutzen*. Köln. Zugriff am 07.02.2025 unter https://doi.org/10.57674/6exf-am35

1.2 Schlaglichter auf die Personalsituation in der Pflege aus berufspolitischer Perspektive

Sandra Mehmecke

1.2.1 Einleitung

Professionelle Pflege schützt und verhindert Komplikationen, sie erhält die Lebensqualität von Menschen, rettet Leben und spart Geld.

Nach Buresh & Gordon (2006) müsste diese Feststellung am Anfang eines jeden Textes über die berufliche Pflege getroffen werden. Denn sie unterstreicht die unverzichtbare Rolle, die professionelle Pflege in der Gesundheitsversorgung spielt. Doch trotz dieser essenziellen Funktion wurden Pflegefachpersonen und ihre Leistungen lange Zeit weder von der Gesellschaft noch von politisch Entscheidungstragenden in Deutschland ausreichend (an-)erkannt. Das prägt die Situation der gesundheitlichen und pflegerischen Versorgung der Bevölkerung in allen Settings bis heute. Am Beispiel der Debatten und gesetzgeberischen Entscheidungen der vergangenen Jahre zu Fragen der Pflegepersonalbemessung und -Finanzierung lässt sich das gut illustrieren.

Das aktuelle Dilemma der Personalsituation in der beruflichen Pflege lässt sich vereinfacht und zusammenfassend so beschreiben: Im deutschen Gesundheitssystem (das Pflegesystem dabei immer eingeschlossen) wurde in der Vergangenheit oft und teils übermäßig an Personalstellen in der Pflege gespart. Für Pflegefachpersonen ist die Personalausstattung aber die zentrale Frage bei der Bewertung ihrer Arbeitsbedingungen: Eine schlechte Personalsituation ist einer der Hauptgründe für die Flucht aus patientennahen Bereichen oder gar ganz aus dem Beruf (Ahlstedt et al., 2018; Auffenberg & Heß, 2021). Wir befinden uns deshalb aktuell in einer Abwärtsspirale des Personalmangels und wissen, dass die Personallücke angesichts der demografischen Faktoren immer größer werden wird – und das nicht irgendwann, sondern jetzt. Die kommenden Jahre werden hiervon geprägt sein, mit allen Konsequenzen für die gesamte Bevölkerung hinsichtlich der Versorgungssicherheit und -qualität. Denn wir kennen aus zahlreichen internationalen Studien den Zusammenhang zwischen einer guten – und im Gegensatz dazu – einer schlechten Pflegepersonalausstattung und der Sicherheit von Patientinnen (u. a. Aiken et al., 2016; Simon, 2020; Winter et al., 2021; Wynendaele et al., 2019). Wir können deshalb abschätzen, dass schon heute mittlerweile nicht mehr allen Bürgerinnen eine ausreichend sichere Versorgung zur Verfügung steht und sich dies in den kommenden Jahren erheblich verschlimmern wird. Diese Befunde haben zwar auch die politisch Machthabenden vor einigen Jahren anerkannt, aber trotz vielfältiger politischer Maßnahmen in den letzten Jahren (zum Beispiel die Konzertierte Aktion Pflege (»KAP«) auf Bundesebene ab 2018 oder das Pflegepersonal-Stärkungsgesetz, »PpSG« im Jahr 2018) verschärft sich das Problem pflegerischer Unter- und Fehlversorgung in allen Bereichen weiter. Ein entscheidender Grund hierfür ist, dass auf der Seite der politisch Entscheidungstragenden der Wille und der Mut und auf der Seite der organisierten Pflegeberufe die gemeinsame Verständigung und die Durchsetzungskraft zu einer adäquaten Regelung der Personalbemessung und besonders einer Personalbedarfsermittlung[1] fehl(t)en.

Im Folgenden werden die Ursachen für die aktuelle personelle Situation in der beruflichen Pflege analysiert. Anschließend werden die berufspolitischen Herausforderungen beleuchtet. Am Beispiel der Debatten um die Einführung der neuen Pflegepersonal-Regelung (PPR 2.0) wird folgend ein grundlegendes Argument gegen jegliche Instrumente der Personalbedarfsermittlung – die Ist-Soll-Lücke – diskutiert. In einem abschließenden Fazit wird auf die Notwendigkeiten der Einigkeit und des Zusammenschlusses der Pflegefachpersonen sowie der Pflegepersonalbedarfsermittlung eingegangen.

1.2.2 Gründe für die heutige Personalsituation in der Pflege

Um zu verstehen, warum wir mit Blick auf die Personalsituation in der beruflichen Pflege in diese prekäre Situation gekommen sind und scheinbar nicht herausfinden, bietet sich ein kurzer Blick in die Entwicklungsgeschichte des Pflegeberufs an, die von vielfältigen Einflüssen geprägt ist. Von beruflicher Pflege wird allgemein erst ab der zweiten Hälfte des 19. Jahrhunderts gesprochen und die Aufteilung in Medizin und Pflege beziehungsweise in ärztliche und pflegerische Berufe ist in der uns bekannten Art erst gut 210 Jahre alt (Bartholomeyczik, 2010). Die Trennung entstand hauptsächlich bei der Aufteilung der Heilkunde in eine männliche, naturwissenschaftlich orientierte ärztliche Domäne und in eine weibliche pflegerische Domäne (auch: Steppe, 2000). Mit dem Aufstieg der naturwissenschaftlichen Medizin wurden alle nicht naturwissenschaftlich greifbaren Bereiche als unwissenschaftlich und damit bedeutungslos erklärt – und im Bereich der medizinischen Versorgung der Pflege zugewiesen. Nicht greifbar diesbezüglich waren die Subjektivität und die Wahrnehmung der Kranken mit ihren allgemeinen Bedürfnissen (Steppe, 2000). Die Pflege wurde so immer mehr mit der speziellen Aufgabe der Frau, der Haus- und Familienarbeit, gleichgestellt. Das ist bis heute prägend. Hinzu kommt der Aspekt der Ökonomisierung.

Ökonomisierung

Wenn hier über Ökonomisierung im deutschen Gesundheitswesen gesprochen wird, dann ist damit kein neues oder per se schlechtes Phänomen gemeint. Ökonomisierung meint den Versuch, die Kosten für Gesundheitsausgaben niedrig zu halten. Der Beginn der Ökonomisierung im Gesundheitswesen ist auch der Beginn der Institutionalisierung eines Systems gesundheitlicher Sicherung. Unter dem Begriff »Ökonomisierung« wird daneben jedoch vor allem die marktwirtschaftliche Ausrichtung diskutiert: Im Gesundheitswesen verbunden mit der Orientierung des gesundheitsbezogenen professionellen Handelns an seiner betriebswirtschaftlichen Nutzenoptimierung beziehungsweise Gewinnmaximierung (Bauer, 2006).

---

1 Die Begriffe »Personalbemessung« und »Personalbedarfsermittlung« werden häufig synonym verwendet, obwohl sie nicht bedeutungsgleich sind: Der Begriff Personalbedarfsermittlung steht für ein Verfahren, dass von einem definierten Arbeitszeitbedarf ausgeht und daraus den Bedarf an Personal rechnerisch ableitet. Personalbemessung bedeutet dagegen eine normative Setzung einer Personalbesetzung, die nicht auf einer Personalbedarfsermittlung aufbauen muss. Eine Personalbemessung muss nicht zwingend so erfolgen, dass sie den Personalbedarf deckt. Auch eine nicht bedarfsgerechte Festsetzung ist eine Personalbemessung, wie es bei den Pflegepersonaluntergrenzen (PpUG) der Fall ist (Simon, 2019).

Langzeitpflege

Im Bereich der Langzeitpflege müssen wir festhalten, dass innerhalb des Elften Sozialgesetzbuchs (SGB XI), das die Vorschriften für die soziale Pflegeversicherung enthält, die Finanzierung einer ausreichenden professionellen Pflege von vornherein gar nicht vorgesehen war. Stattdessen wurde und wird auf die Angehörigen von Menschen mit Pflegebedarf gesetzt und eben nicht auf eine professionelle medizinisch-pflegerisch-therapeutische Infrastruktur (Hasseler, 2023). Die Leistungen der Pflegeversicherung sind der Höhe nach begrenzt (»gedeckelt«). Pflegebedürftigkeit beziehungsweise Bedarfe der betroffenen Menschen jenseits der Regelungen der Pflegeversicherung, müssen betroffene Menschen selbst oder mit Unterstützung zum Beispiel durch die Sozialhilfe (»Hilfe zur Pflege«) finanzieren. Die beruflich erbrachte pflegerische Versorgung im Kontext der sozialen Pflegeversicherung kann wegen der begrenzt zur Verfügung stehenden Mittel von Beginn an als durchökonomisiert beschrieben werden. Dazu kommen marktwirtschaftliche Interessen. Im Bereich der stationären Langzeitpflege wird von einem »Pflegemarkt« als lukrativer Wachstumsmarkt gesprochen, mit der Chance auf dauerhaft gute Renditen mit »Sozialimmobilien« (Schulz-Nieswandt, 2020). Dabei ist durch den Kontrahierungszwang die bedarfsdeckungswirtschaftliche Sachzieldominanz zugunsten einer Formalzieldominanz des »for-profit-Wirtschaftens in diesem Feld der sozialen Daseinsfürsorge« (ebd., S. 47) gewichen.

Pflege im Krankenhaus

Im Krankenhausbereich hielt diese Form der Ökonomisierung ebenfalls spätestens Anfang der 1990er Jahre Einzug. Mit dem Gesundheitsstrukturgesetz (GSG) von 1993 wurde das seit 1972 der Krankenhausfinanzierung zugrunde liegende Selbstkostendeckungsprinzip durch ein leistungsorientiertes Vergütungssystem abgelöst. Seither galt eine Deckelung der Krankenhausbudgets. Diese Deckelung erreichte durch die Verschärfung des GSG ab 1996 auch die Pflege, denn die erst seit 1993 geltende Pflegepersonal-Regelung (PPR) wurde außer Kraft gesetzt und 1997 vollständig aufgehoben. Der Grund: Die PPR – ein Instrument, das die Patientinnen nach Alter, allgemeiner und spezieller Pflege unterschied und Minutenwerte zur Personalbemessung erfasste – hatte deutlich mehr Bedarf ermittelt, als erwartet (insgesamt wurden in knapp drei Jahren 21.000 Pflegestellen für Allgemeinstationen neu geschaffen). Kurz nach Abschaffung der PPR 1996 setzte ein deutlicher Stellenabbau im Pflegedienst ein. Das GKV-Gesundheitsreformgesetz im Jahr 2000 und das im Jahr 2002 in Kraft getretene Fallpauschalengesetz legten den Umstieg auf eine prospektive Finanzierung mit Diagnosis Related Groups (DRG) als Vergütungssystem fest. Ab 2004 war die Abrechnung mit Fallpauschalen verpflichtend und seit 2005 entstehen aus der Abrechnung mit Fallpauschalen Gewinne oder Verluste. Dieser deutliche Impuls in Richtung einer wettbewerblichen Ausrichtung hatte auch vermehrt Quersubventionierungen zur Folge. Der Anreiz, (Personal-)Kosten zu senken, um Gewinne zu erwirtschaften oder Verluste zu vermeiden, gepaart mit der unzureichenden Investitionsförderung der Länder, hat zu einer weiteren Forcierung des Abbaus von Pflegestellen geführt. Nach im Ergebnis erfolglosen Pflegestellenförderprogrammen ab 2009 und in der Bilanz wirkungslosen anderen Ansätzen, wie dem Pflegekomplexmaßnahmen-Score (PKMS) im Jahr 2010 (Abschaffung 2021), legte Ende 2017 die Einführung des § 137i im Fünften Sozialgesetzbuch (SGB V) immerhin die Grundlage für die Pflegepersonaluntergrenzen (PpUG). Mit dem Pflegepersonal-Stärkungsgesetz (PpSG) Ende 2018 wurde die Ausgliederung bestimmter Pflegepersonalkosten aus den DRG-Fallpauschalen und damit teils eine Rückkehr zum Selbstkostendeckungsprinzip zum 1. Januar 2020 beschlossen. Damit sind zwei jüngere Ansätze angesprochen, die in die richtige Richtung zielen, allein aber auch keine ausreichende Wirkung erzielen werden.

1.2.3 Professionalisierung und Verbetriebswirtschaftung der Pflege

Mit der Ökonomisierung des Gesundheitswesens ist allgemein eine Verbetriebswirtschaftung der Pflegearbeit in allen Bereichen und Settings einhergegangen (Friesacher, 2011). Hartmut Remmers charakterisiert diesen Umstand, mit Rückgriff auf Max Weber und Jürgen Habermas, als »Prozess der Kolonialisierung von Lebenswelten und professionellen Handlungssystemen«. Pflegerisches Handeln wird damit im Kern deformiert, denn die Erlebniswelt der Patientinnen und ihrer Angehörigen rückt aus dem Blickfeld. Die hieraus folgenden Pathologien sind heute für jeden sichtbar und erlebbar: Seit Einführung des SGB XI im Jahr 1995 sehen wir hier das Phänomen, dass berufliche Pflege der Gesetzmäßigkeit der industriellen Produktion folgend, mit tayloristischer Arbeitsteilung, etwa in Minutenpflege aufgegliedert wird (Hellige & Doege, o. J.).

Auch die Qualität der Pflegeleistungen wurde und wird heute überwiegend wirtschaftlich definiert (Friesacher, 2009). Die Professionalisierungsbestrebung der Pflegeberufe potenzierte dieses Phänomen zunächst sogar noch. Denn es wurde lange Zeit mit einem merkmalsorientierten Verständnis von Profession vordergründig auf Akademisierung und damit auf die Orientierung an wissenschaftlichem Regelwissen gesetzt. Vielleicht musste das im Zuge der Emanzipierung des Frauenberufs Pflege auch genauso sein. Es führte aber in den letzten Jahrzehnten erst einmal und unweigerlich zu einer Abwertung aller nicht explizit begründbaren Wissensformen (implizites Wissen, Intuition) und aller nicht rational-distanzierten Handlungen (Beziehungsarbeit, Kommunikation), welche jedoch eine professionelle Beziehungsgestaltung im Interaktionsberuf Pflege aus- beziehungsweise überhaupt erst möglich machen (Friesacher, 2008).

Mit der Orientierung an wissenschaftlichem Regelwissen ist unbestritten eine große Chance verbunden, denn es konnten und können praxisrelevante Pflegekonzepte zur Effektivitätssteigerung, Kontrollierbar-, Messbar- und Kalkulierbarkeit (beispielsweise Evidence-based Nursing) entwickelt und von der Pflege umgesetzt werden (Friesacher, 2011). Die Fokussierung auf die Sicherung von Qualität und im Sinne des Qualitätsmanagements auf eine effiziente Prozesssteuerung haben zudem betriebswirtschaftliche Steuerungsinstrumente und Konzepte hervorgebracht – wie den Pflegeprozess, das Disease Management, Case Management, Managed Care und viele weitere mehr (vgl. Friesacher, 2011). Diese folgen der Theorie der Kybernetik, also einem mathematisch-technischem Verständnis. Friesacher (ebd., S. 380) spricht in diesem Zusammenhang von einer »Kybernetisierung des Menschen«, die in der Konsequenz zu rein rationalem Handeln führt und das menschliche Element in der beruflichen Pflege schwinden lässt. Das setzt sich auch in der »verbetriebswirtschafteten« Sprache fort. Denn Kranke, Pflegebedürftige oder Sterbende sind – anders als Kund*innen oder Konsument*innen, auch leidend. Sie benötigen Unterstützung, Begleitung, manchmal einfach nur Nähe und Anwesenheit (Friesacher, 2009). Konzepte, die die Patient*innen oder Bewohner*innen aber als kritische Kund*innen verstehen, unterschlagen gerade das, was Krankheit und Pflegebedürftigkeit bedeuten und welche Bewältigungsleistungen damit verbunden sind.

Unbestreitbar sind empirisch ausgerichtete Fortschritte zur Qualitätssicherung der gesundheitlichen und pflegerischen Versorgung wichtig, sie dürften aber nicht ausschließlich lanciert werden. Denn das Pflegespezifische wird hierdurch zu einem Randphänomen und schwindet allmählich aus der berufspflegerischen Wirklichkeit (Friesacher, 2008). Dies beschreiben Pflegefachpersonen tatsächlich auch als einen Grund dafür, der patientennahen Versorgung den Rücken zu kehren oder kehren zu wollen. Schon im Jahr 2010 stellten Bernhard Braun und Kolleginnen diesbezüglich fest, dass ein Großteil der Pflegefachpersonen in einer Realität arbeitet, in der das, was sie als moralisch richtig empfinden, nicht ihrer Praxis entspricht (Braun et al., 2010). Aktuelle Untersuchungen kommen zu dem Schluss, dass das subjektive Erleben beruflich Pflegender, den Menschen mit Pflege- und Unterstützungsbedarf nicht gerecht werden zu können, weiter gestiegen ist (Auffenberg & Heß, 2021; Breinbauer, 2020; Höld et al., 2020).

In Bezug auf die Professionalisierungsstrategie der beruflichen Pflege setzt sich mittlerweile ein handlungsorientiertes Professionsverständnis innerhalb der pflegewissenschaftlichen Community durch. Vertreterinnen wie Sabine Bartholomeyczik (2010), Manfred Hülsken-Giesler (2010), Heiner Friesacher (2008) und viele weitere mehr, setzen sich schon länger für ein Professionsverständnis ein, das die innere Logik pflegerischen Handelns fokussiert. In diesem Verständnis setzt sich professionelles Pflegehandeln aus zwei sich ergänzenden Wissensformen und Handlungslogiken zusammen: Ein explizites, relativ abstraktes theoretisches Wissenschaftswissen, das zu rational-distanziertem Handeln nach Regeln und Standards führt und ein kontextgebundenes, am Einzelfall orientiertes, lebensweltlich gegründetes implizites Wissen, das in teilnehmendem und situativem Handeln mündet und hermeneutisches Fallverstehen bedingt (Friesacher, 2008). Hülsken-Gießler (2021) kritisiert mit Blick auf die Situation in der Langzeitpflege aber immer noch, dass sich die Pflegewissenschaft in Deutschland hauptsächlich darauf konzentriere, empirisch begründete Wirksamkeitsnachweise für Einzelinterventionen bereitzustellen, die allerdings die Pflegerealität häufig unterkomplex darstellen (Hülsken-Gießler, 2021).

Wichtig bei diesen Feststellungen ist, dass es nicht darum geht, eine Schuldzuweisung in Richtung einzelner Pflegewissenschaftlerinnen oder gar der organisierten Pflege[2] vorzunehmen. Vielmehr richtet sich die Kritik daran, dass es auch im Jahr 2024 immer noch kein Pflegeforschungsprogramm in Deutschland gibt. Das braucht es aber zwingend, um Pflegequalität wissenschaftlich zu fundieren und dabei die Komplexität pflegerischen Handelns im Blick zu behalten. Die Folgen eines bis heute fehlenden Pflegeforschungsprogramms sind, dass unter den allseits als prekär anerkannten Bedingungen, die Pflegepraxis beziehungsweise die Leistungen der Pflegefachpersonen nicht in ihrer Komplexität wahrgenommen werden. Zwar wird überwiegend zur Kenntnis genommen, dass Pflegefachpersonen ihren Arbeitsalltag häufig unter Zeitdruck erleben. Es wird aber nicht gesehen, dass ein adäquates situatives Handeln in kaum vorhersehbaren Situationen im Praxisalltag nur unter erschwerten Bedingungen möglich ist, nämlich durch die Rationierung anderer Leistungen.

Rationierung von Pflege- und Gesundheitsleistungen als tägliche Pflegeaufgabe

Nach Braun und Kolleginnen (2014) setzen Pflegefachpersonen bei Zeit- und Personalknappheit die Strategie ein, schneller zu arbeiten, mehrere Patientinnen gleichzeitig zu versorgen oder sie arbeiten über das eigentliche Schichtende hinaus (Braun et al., 2014). Die Rationierung wird definiert als:

»[…] die Zuteilung bzw. die Verteilung von knappen und begrenzt vorhandenen Gesundheitsgütern ebenso wie pflegerische und medizinische Maßnahmen unter der Bedingung, dass die Nachfrage größer ist als das Angebot« (Mack, 2001, S. 17).

---

[2] Mit dem Begriff »organisierte Pflege« sind die Zusammenschlüsse von Pflegefachpersonen in Pflegeberufsverbänden, Gewerkschaften und/oder Pflegeberufekammern und deren offizielle Positionierungen gemeint.

Die implizite Rationierung stellt (im Gegensatz zur expliziten Rationierung) die Leistungsbegrenzung oder -vorenthaltung ohne klar festgelegte objektive Kriterien auf der Mikroebene, ohne dass Patientinnen dies bewusst ist, dar (Mack, 2001). Die Erkenntnis, dass Pflegefachpersonen ihre Leistungen immer schon rationalisieren oder rationieren (müssen), ist nicht neu. Besonders sichtbar wird dies in Krisen akuten Personalnotstands, etwa an Wochenenden, wenn sich unvorhergesehen eine Kollegin krankmeldet oder ein Notfall eintritt und die übrigen Pflegefachpersonen entscheiden, auf welche Maßnahmen in diesen Situationen verzichtet wird. Auch planbare Situationen bedingen solcherlei Entscheidungen, zum Beispiel in der Urlaubszeit oder auch, wenn die Begleitung einer sterbenden Patientin ermöglicht werden soll (Schwerdt, 2005).

In der deutschsprachigen Forschungslandschaft kam dem Themenkomplex »Rationalisieren und Rationieren« besonders im Rahmen der Modernisierungsprozesse im Krankenhausbereich in den Nullerjahren größere Aufmerksamkeit zu. So bestätigten beispielsweise die Zahlen der Pflegethermometer 2007 und 2009 (Isfort et al.), dass Rationalisierung und Rationierung in deutschen Krankenhäusern stattfinden und dass zahlreiche Leistungen durch Pflegefachpersonen nicht mehr ausgeführt werden können. Zusammenfassender Befund des Pflegethermometers 2009 war sogar, dass direkte und dem Kernbereich der Pflegearbeit zugehörige Maßnahmen von einer fortschreitenden Rationierung betroffen sind (Isfort et al. 2009). Isfort kommt daher zu dem Schluss, dass das Rationieren eine tägliche Pflegeaufgabe geworden sein muss (Isfort, 2010). Die (implizite) Rationierung von Leistungen wird im Gutachten für das Jahr 2024 des Sachverständigenrats zur Begutachtung der Entwicklung im Gesundheitswesen und in der Pflege (SVR) als Konsequenz der zu niedrigen Personalbesetzung wieder hervorgehoben. Neben dem Umstand, dass fachlich notwendige Aufgaben vollständig entfallen oder nicht in erforderlicher Weise erbracht werden können, geht das Gutachten auch auf vermeidbare Schädigungen von Patientinnen und eine Gefährdung der Patientensicherheit als Folge ein (SVR, 2024).

Eine meiner Thesen hierzu ist, dass wohlmöglich politisch Entscheidungstragende lange Zeit davon ausgingen und ausgehen konnten, dass die Pflegefachpersonenals Angehörige eines typischen Frauenberufs diese Zustände schon mittragen und aushalten würden. Leider haben das viele Berufskolleginnen auch sehr lange und sehr still getan. Die diesbezüglich durchgängig individuelle Zurechnung von Verantwortung und »Versagen« auf die einzelne Pflegefachperson oder auf kleine Pflegeteams stellt in meinen Augen eine himmelschreiende Ungerechtigkeit dar, liegt der Grund doch mehr als offensichtlich im Versagen des Systems und der tatsächlichen Vorenthaltung einer angemessenen Personalausstattung.

1.2.4 Entlohnung in der beruflichen Pflege

Ursprünglich als Frauenberuf angesehen, war die Bezahlung von Pflegefachpersonenlange Zeit deutlich niedriger im Vergleich zu anderen Berufen. Die Pflege zählt zu den sogenannten Care-Berufen, die beruflich erbrachte Reproduktionsarbeit leisten. Obwohl die Reproduktionsarbeit die Grundlage für die Produktionsarbeit darstellt, erfährt sie im Vergleich wenig Anerkennung. Das schließt sowohl die finanzielle Vergütung als auch die gesellschaftlich-politische Geltung ein. Eckart (2004) führt dies darauf zurück, dass Care-Arbeit als typisch weiblich angesehen wird. Care-Berufe sind typische Frauenberufe (beispielsweise im Bereich Kindererziehung, Kranken- und Altenpflege) für die es, auch noch nach heutiger Auffassung Vieler, keiner speziellen Fähigkeiten bedarf. Care-Leistungen gelten im Sinne eines rein ökonomischen Verständnisses als unproduktiv. Denn anders als in der Industrie, die am Ende eines Produktionsvorganges etwa ein fertiges Auto vorzuweisen hat, liegt in der Care-Arbeit das

»Produkt« sozusagen im Handeln selbst und ist damit nur schwer greifbar. Zudem fehlt es hier an einer Sprache, was Care-Leistungen noch schwerer operationalisierbar und damit aus betriebswirtschaftlicher Sicht kaum abrechenbar macht. Einen Bärendienst hat der frühere Bundesminister Dr. Norbert Blüm der Berufsgruppe erwiesen, als er Ende der 1990er Jahre zur Einführung der Pflegeversicherung den Ausspruch »Pflegen kann jeder« prägte. Seither ist die Debatte um die Pflege als »Jedermannstätigkeit« immer wieder auch öffentlich geführt worden, was sicher auch die Tarif- und Gehaltsverhandlungen in diesem Bereich sehr lange mitgeprägt hat.

Zahlen des Statistischen Bundesamtes zum Gehaltsvergleich in Engpassberufen aus März 2024 belegen zwar, dass Pflegefachpersonen mittlerweile im Vergleich mit Beschäftigten anderer Ausbildungsberufe überdurchschnittlich gut verdienen. Demnach verdienten Vollzeitbeschäftigte Fachkräfte in der Altenpflege im Mittel 3.920 Euro brutto und in der Krankenpflege 4.067 Euro (Destatis 2024). Werden aber die Komplexität und Verantwortung der Aufgaben von Pflegefachpersonen zur Bewertung mit herangezogen, so wird ihre Arbeit im Vergleich, etwa mit Ingenieurinnen, nicht entsprechend honoriert. Das Institut Arbeit und Qualifikation (IAQ) an der Universität Duisburg-Essen führt hier den »Comparable Worth«-Index (CW-Index) an, der aufzeigt, dass die Bezahlung in der Pflege nicht im Einklang mit der tatsächlichen Arbeitsbelastung steht (Klammer et al., 2018). Die Komplexität der beruflichen Pflege wird also bis heute nicht anerkannt.

1.2.5 Qualifikationsmix in der beruflichen Pflege und die besondere Rolle von PeBeM

In der Diskussion um die Personalbemessung beziehungsweise Personalbedarfsermittlung in den Feldern beruflicher Pflege wird immer auch die Berücksichtigung von Qualifikationen unterhalb der Pflegefachausbildung diskutiert – früher eher aus wirtschaftlichen Erwägungen, heute mit Blick auf den Mangel an Fachpersonal überwiegend aus pragmatischen Gründen.

Bisher ist die Quote an Fachpflegepersonal (mindestens dreijährig ausgebildet nach dem Pflegeberufegesetz) in den Krankenhäusern im Vergleich zu den übrigen pflegerischen Berufsfeldern – vor allem der (teil-)stationären und ambulanten Langzeitpflege – hoch. Die geltenden Pflegepersonaluntergrenzen lassen auf den Krankenhausstationen bislang fünf bis 20% Hilfspersonal im Pflegedienst zu, je nach Fachbereich und Tageszeit. Laut Statistischen Bundesamt verfügten 89% der Beschäftigten im Pflegedienst der Krankenhäuser am 31.12.2020 über eine spezifische pflegerische Ausbildung, das heißt mindestens über eine anerkannte Pflegeassistenzausbildung (Destatis, 2022). Im Krankenhausbereich soll sich dieser hohe Standard perspektivisch zugunsten von mehr Assistenzpersonal und außerhalb der Pflegeberufe qualifizierten Personen verändern. Die mit dem Krankenhauspflegeentlastungsgesetz (KHPflEG) beschlossene Weiterentwicklung der PPR 2.0 sieht eine Erweiterung des Qualifikationsmix vor (§ 137l SGB V). Man könnte es auch so ausdrücken: Angesichts der in den nächsten Jahren zu erwartenden weiter abnehmenden Personalressourcen ist mit einer höheren Diversität der Qualifikationsniveaus auch im Bereich der Krankenhauspflege zu rechnen, die mit der PPR legitimiert werden soll.

Diesbezüglich könnte sich bei der einen oder dem anderen die Furcht vor Zuständen wie in der Langzeitpflege breitmachen. Denn in den nach dem SGB XI zugelassenen ambulanten und stationären Pflegeeinrichtungen arbeiteten Ende 2019 von den rund 1,2 Millionen Beschäftigten nur rund 425.000 mindestens dreijährig ausgebildete Fachpersonen (Destatis, 2020). Dies machte vor allem die sogenannte Fachkraftquote von »nur«

50 % in den Pflegeheimen möglich. Demnach musste jede zweite Pflegeperson eine entsprechende dreijährige Ausbildung nachweisen (HeimPersV § 5). Diese Quote konnten viele Einrichtungen in den vergangenen Jahren aber schon gar nicht mehr einhalten. Um diesen Umstand zu begegnen, wird gerade ein neues Verfahren zur Personalbemessung in vollstationären Pflegeeinrichtungen nach § 113c SGB XI eingeführt – das Personalbemessungsverfahren, kurz »PeBeM« und hiermit in den Bundesländern auch die Fachkraftquote von 50 % abgeschafft. Grundlage für dieses Verfahren ist ein Algorithmus, nach dem die Anzahl und Qualifikation der verfügbaren (und somit refinanzierbaren) Pflegepersonen berechnet wird. Die Anzahl wird zwischen einzelnen Pflegeeinrichtungen variieren – je nachdem, wie sich die Verteilung der Pflegegrade der Bewohner*innen in den Pflegeeinrichtungen darstellt (Rothgang, 2019; TT VA & DGP 2024). Eigentlich sollte es durch das PeBeM für die einzelnen Einrichtungen rechnerisch mehr Personal geben, auch wenn sich der Anteil der Pflegefachpersonen in einigen Einrichtungen reduzieren könnte. Erste Vereinbarungen in den Bundesländern, wie beispielsweise in Bayern, geben aber Anlass zur Annahme, dass die gewollten Entlastungswirkungen durch mehr Personal in einigen Einrichtungen durch Einsparungen an anderer Stelle wieder kompensiert werden sollen. Damit würde die Intention der neuen Personalbemessung tatsächlich konterkariert (TT VA & DGP 2024).

Der Think Tank Vorbehaltsaufgaben (TT VA) und die Deutsche Gesellschaft für Pflegewissenschaft (DGP) stellen in ihrer Handreichung zu den Vorbehaltsaufgaben in der Pflege zudem fest, dass sich Anzeichen dafür mehren, dass nicht die Steuerung von Pflegeprozessen zum Maßstab für die Organisations- und Personalentwicklung in stationären Pflegeeinrichtungen zu werden scheint, sondern eine als Funktionspflege zu bezeichnende Umsetzung des Personalbemessungsverfahrens um sich greift. Aus diversen Einrichtungen werde berichtet, dass Listen mit Einzelverrichtungen diesen einzelnen Qualifikationsstufen zugeordnet und Festlegungen getroffen werden, welches pflegerische Qualifikationsniveau für Personen welchen Pflegegrades Aufgaben übernehmen soll (TT VA & DGP 2024, S. 55). Damit würde sich der Befund, dass die berufliche Pflege im Bereich der Langzeitpflege gemäß der Gesetzmäßigkeit der industriellen Produktion mit tayloristischer Arbeitsteilung erfolgt, weiter potenzieren und die Berufsausübung für viele Pflegefachpersonen in diesem Setting noch unattraktiver machen. Dies wäre ein mahnendes Beispiel dafür, wie Personalbemessung in der Pflege nicht erfolgen sollte und damit auch eine Warnung für die Weiterentwicklung der PPR 2.0 in Hinblick auf den Qualifikationsmix. Es bleibt zu hoffen, dass die PeBeM am Ende überall so umgesetzt wird, wie es ihrer ursprünglichen Intention zugrunde liegt.

1.2.6 Berufspolitische Herausforderungen

Die berufliche Pflege als Akteurin im Gesundheitssystem war lange Zeit politisch entweder gar nicht oder nicht angemessen eingebunden oder die organisierte Pflege war sich uneinig. Beispiele für die Uneinigkeit finden sich zuhauf. Das fängt bei der Professionalisierungsstrategie und Fragen mit Bezug zur Pflegebildung und -Akademisierung an, geht weiter beim Thema Selbstverwaltung der beruflichen Pflege mittels Pflegeberufekammern und reicht bis zur Pflegepersonalbemessung beziehungsweise Pflegepersonalbedarfsermittlung. Eine Einigung selbst über Kernpositionen war innerhalb der organisierten Pflege über viele Jahre kaum möglich. In diesem Zusammenhang erlangte der Deutsche Pflegerat (DPR) in der jüngeren Zeit eine entscheidende Bedeutung. Durch die Bündelung der Interessen der Pflegefachpersonen und die Vertretung gegenüber der Bundespolitik hat der DPR dazu beigetragen, dass die berufliche Pflege eine andere Wahrnehmung in der Politik auf Bundesebene erlangt hat. Dennoch benötigt es unheimlich viel Zeit und Beharrlichkeit, um Veränderungen aus der Perspektive der professionellen Pflege durchzusetzen. Denn einerseits ist die Pflege als Berufsfeld sehr heterogen und auch der DPR muss unterschiedliche Interessen aus den eigenen Reihen vereinen. Und andererseits gibt es viele Lobbygruppen im Gesundheitswesen mit über viele Jahrzehnte gewachsenem politischen Einfluss, die ihre Interessen gegen die organisierte Pflege durchsetzen wollen und vorhandene Uneinigkeiten entsprechend auszunutzen wissen.

Für die Nichteinbindung beziehungsweise nicht ausreichende Einbindung in politische Prozesse war und ist bis heute der geringe Organisationsgrad von Pflegefachpersonen der wichtigste Faktor. Durch die unzureichende Organisation in Berufsverbänden und Gewerkschaften sowie der Nichtexistenz von Pflegeberufekammern in den meisten Bundesländern fehlen ausreichende Strukturen und Ressourcen für eine durchsetzungsstarke Interessenvertretung. Angelika Zegelin und Gabriele Meyer machen aus ihrem Frust hierüber keinen Hehl, was in den folgenden Sätzen zum Ausdruck kommt:

> »Tatsächlich mangelt es an einer sprechfähigen und durchsetzungsstarken Gruppe von gestaltungswilligen und verantwortungsübernahmebereiten Kolleginnen aus dem inneren Zirkel der Pflege. Pflege ist – zumindest in Deutschland – eine weitgehend unpolitische, schicksalsergebende und amorphe Gruppe ohne Definition ihrer zentralen Zielsetzung. Die sozialen Medien sind die »Klagemauer«; das Engagement in der Gewerkschaft und in Berufsverbänden hingegen, ist gemessen an den Mitgliederzahlen spärlich ausgeprägt« (Zegelin & Meyer 2021, S. 21).

Pflegefachpersonen organisieren sich nur in geringem Maße in Berufsverbänden oder Gewerkschaften – es wird heute von einem Organisationsgrad in der Altenpflege von etwa zwölf % in Gewerkschaften und in Berufsverbänden von ca. fünf % ausgegangen (Schroeder, 2018). Der Organisationsgrad skandinavischer Pflegefachpersonen ist dagegen mit 90 % schätzungsweise zehnmal so hoch wie hierzulande – die Mitglieder aller Berufsverbände sowie der Gewerkschaften zusammengerechnet (Heeser, 2021). Dies kann laut Lämmel und Kolleginnen (2020) u. a. daran liegen, dass neben der hohen Arbeitsbelastung und der erschwerten Vereinbarkeit von Familie und Beruf, der Bildungsgrad und das Ausbildungsniveau maßgeblich für die Beteiligung und das Zutrauen in das eigene Engagement sind (Schroeder, 2018). Auch deshalb wären eine Bildungsoffensive und weitere Angleichung des Ausbildungsniveaus in der Pflege an den europäischen Standard so wichtig.

Die organisierte Pflege muss bei all dem weiter gegen die Auffassung der beruflichen Pflege als »Jedermannstätigkeit« angehen und für die generelle Anerkennung der Komplexität ihrer Aufgaben werben – die im Übrigen durch die Zunahme an chronischen Erkrankungen und Pflegebedürftigkeit in der Bevölkerung in jüngerer Zeit stark gewachsen ist. Denn chronische Erkrankungen sind komplex in ihren Wechselwirkungen mit Biografie, Lebensbedingungen und Bewältigungsprozessen. Die Waage der medizinischen und pflegerischen Bedarfe bei chronisch Erkrankten neigt sich zunehmend in Richtung der pflegerischen Bedürfnisse (Schaeffer & Moers, 2000; Mehmecke et al., 2011), die zurzeit aber leider kaum erfüllt werden können.

Wir alle, nicht nur die berufliche Pflege, sondern die gesamte Bevölkerung, stehen derzeit durch die jahrzehntelange wettbewerbliche Ausrichtung des Gesundheitswesens unter Missachtung der Komplexität professionellen pflegerischen Handelns und gepaart mit einem aktuell immensen Einsparungsdruck der öffentlichen Haushalte und Sozialversicherungssysteme, vor umwälzenden Entwicklungsprozessen. Keine Einzelorganisation, die sich als Interessenvertretung der Pflegefachpersonen versteht, kann unter diesen Bedingungen allein tatsächliche Verbesserungen für die Berufsgruppe und die Patientinnen, Bewohner*innen, Klientinnen oder gar die gesamte Bevölkerung durchsetzen. Es braucht den Zusammenschluss von allen Organisierungswilligen in der beruflichen Pflege und Bündnisse mit allen, die ein Interesse an vernünftigen Zuständen in der Pflege- und Gesundheitsversorgung haben. Was es also unbedingt für eine Pflegepersonalbedarfsermittlung oder adäquate Pflegepersonalbemessung und für alle weiteren notwendigen politischen Vorhaben braucht, sind Einigkeit in der organisierten Pflege und Bündnispartnerinnen. Das zeigt das Beispiel PPR 2.0 mehr als eindrücklich.

Im Juli 2018 startete die damalige Bundesregierung die »Konzertierte Aktion Pflege« (KAP). Die Beteiligten verständigten sich auf die Entwicklung eines Pflegepersonalbemessungsverfahrens als schnelle Interimslösung. Der Deutsche Pflegerat (DPR), die Deutsche Krankenhausgesellschaft (DKG) und die Gewerkschaft Verdi hatten mit der PPR 2.0 fristgerecht einen gemeinsamen Vorschlag vorgelegt. Und diese Bündnispartnerinnen arbeiten auch im Jahr 2024 weiter in regelmäßigen Sitzungen und gemeinsamen Veranstaltungen daran, das gemeinsame Projekt »PPR 2.0« politisch durchzusetzen und in der Praxis adäquat zu implementieren.

Eine Binsenweisheit ist, dass Veränderungsprozesse immer zu Widerständen führen. Die verbindliche Einführung von Instrumenten der Personalbemessung und Personalbedarfsermittlung innerhalb der unterschiedlichen Settings beruflicher Pflege haben in den vergangenen Jahren Widerstände nicht nur unter politisch Entscheidungstragenden hervorgerufen, sondern auch Widerstände innerhalb der organisierten Pflege aufkommen lassen. Und das, obwohl verschiedenste Interessengruppen generell gegen Pflegepersonalbemessung in allen Settings lobbyieren – weil es voraussichtlich mehr Geld kosten wird und weil dann zu befürchten sei, dass andere Interessengruppen insgesamt weniger Finanzmittel für sich reklamieren könnten. Diese Mechanismen gilt es zu durchbrechen – mit noch mehr Einigkeit der organisierten Pflege untereinander und mit Bündnissen zu all jenen, bei denen eine adäquate Gesundheitsversorgung der Bevölkerung auch an erster Stelle steht.

Ganz grundsätzlich braucht es eine Neujustierung der Aufgaben und Zuständigkeiten zwischen den Gesundheitsprofessionen (DBfK, 2021), um wirklich die Patient*innen, die Bewohner*innen oder Klient*innen mit ihren individuellen Bedürfnissen in den Mittelpunkt zu stellen. Dabei geht es um die Erweiterung speziell pflegerischer Verantwortung zur Sicherstellung einer bedarfs- und kompetenzgerechteren Gesundheitsversorgung und nicht um die Entlastung von Ärztinnen oder Konkurrenz zu ihnen. Mit den vorgelegten Eckpunkten für ein Pflegekompetenzgesetz Ende 2023 gibt es einen Fingerzeig der Bundespolitik in diese richtige Richtung (DBfK, 2023; DPR, 2024).

1.2.7 Ist-Soll-Lücke und die Frage: Was bringt Personalbedarfsermittlung?

In der Anfang 2024 weiter anhaltenden Diskussion um die Einführung der neuen Pflegepersonal-Regelung (PPR 2.0) für den Pflegedienst der Krankenhäuser, wird auch von einigen politisch Entscheidungstragenden als Argument gegen die bundesweit verbindliche Nutzung dieses Instruments der Personalbedarfsermittlung angeführt, dass die hieraus resultierenden Daten eine sehr große Lücke zwischen der gegenwärtigen Personalbesetzung (Ist) und einer bedarfsgerechten Personalausstattung (Soll) sichtbar machen würden. Die Debatte um die Ist-Soll-Lücke führt zu beträchtlichen Verzögerungen im aktuellen Prozess der Einführung der PPR 2.0 und hatte schon in den 1990er Jahren letztlich zur Abschaffung der »alten« PPR geführt.

Provokant auf den Punkt gebracht wirkt der Wunsch nach Nichteinführung der PPR 2.0 wie eine prophylaktische Verdrängung nach dem Motto: »Was ich nicht sehe, ist auch nicht da«. Daneben werden in der Debatte auch hanebüchene Argumente ins Feld geführt. Zum Beispiel, dass die Unzufriedenheit des Pflegepersonals weiter steigen könnte, wenn die PPR 2.0 ein großes Gap zwischen dem Ist und Soll sichtbar mache. Dadurch drohe eine verstärkte Abwanderung von Pflegepersonal aus den Kliniken. Es braucht hier nicht betont werden, dass die Pflegefachpersonen in den Kliniken ihre Situation kennen und das Ausmaß der Unterbesetzung und chronischen Arbeitsüberlastung seit Jahren täglich in ihrem Arbeitsalltag selbst erleben. Seit Jahren gibt es bereits Arbeitszeitreduzierungen zum Schutz der eigenen Gesundheit sowie Wechsel in patientenferne Bereiche oder gar Kündigungen. Die Argumentation, man solle besser keine PPR 2.0 einführen, weil dadurch das Ausmaß der Unterbesetzung sichtbar würde, ist nichts anderes als der Vorschlag zu verhindern, dass das wahre Ausmaß der Unterbesetzung und Arbeitsüberlastung auch für andere sichtbar wird (siehe auch: Simon, 2022).

Wer die Einführung der PPR 2.0 verhindern will, verkennt eine nicht zu unterschätzende symbolische Dimension dieser Frage. Die Pflegefachpersonen in den Krankenhäusern wissen um ihre Lage. Die Frage ist, ob die Politik bereit ist, das dramatische Ausmaß der Unterbesetzung auch sichtbar zu machen und damit die täglichen Leistungen der Pflegefachpersonen anzuerkennen. Wenn durch den Einsatz der PPR 2.0 eine große Lücke sichtbar würde, würde dadurch auch das Ausmaß der Leistungen der Pflegefachpersonen sichtbar. Die Sichtbarmachung des Ausmaßes ist insofern zugleich auch eine Anerkennung der Leistungen des Pflegepersonals. Wer die Sichtbarmachung des wahren Ausmaßes verweigert, verweigert den Pflegefachpersonen damit die Anerkennung für ihre täglichen außerordentlichen Anstrengungen, mit denen sie die Folgen der Unterbesetzung nicht bei den Patientinnen anzukommen versuchen (ebd.).

Die gegen die Einführung der PPR 2.0 gerichtete Argumentation hätte auch Relevanz für die Weiterentwicklung des Instrumentariums nach § 137l SGB V. Ein weiterentwickeltes Instrument dürfte nicht so konstruiert werden, dass es in der Lage wäre, das wahre Ausmaß der Unterbesetzung zu ermitteln und anzuzeigen. Das wäre dann aber kein Instrument zur Personalbedarfsermittlung, sondern ein Instrument zur bewussten Täuschung über den tatsächlichen Personalbedarf. Ein solches Vorhaben wäre ein schwerwiegender Verstoß gegen den Gesetzesauftrag (ebd.).

Wer immer mit dem Gedanken spielt, die PPR 2.0 nicht einzuführen, weil dies eine große Lücke zwischen Personalbestand und Personalbedarf offenlegen könnte, sollte sich vor allem auch dessen bewusst sein, dass diese Überlegung letztlich dazu führt, der beruflichen Pflege im Krankenhaus aber vor allem den Patientinnen eine bedarfsgerechte Personalausstattung zu verweigern. Das neue Verfahren nach den §§ 137k und 137l SGB V wird die Maßstäbe für die Personalausstattung im Pflegedienst der Krankenhäuser setzen. Wer bereits vor dessen Einführung dafür plädiert, kein Verfahren einzuführen, dass eine bedarfsgerechte Personalausstattung aufzuzeigen in der Lage ist, signalisiert, dass keine nachhaltige Verbesserung der Arbeitsbedingungen von Pflegefachpersonen in Kliniken und keine Verbesserung der Versorgungssituation für Patientinnen zu erwarten sind. Dies wäre ein höchst fatales Signal an die Pflege im Krankenhaus, das – wenn es in der Pflege ankommt – im Grunde nur eine Folge haben kann: Pflegefachpersonen, die eine fachlich gute Pflege leisten wollen, haben im Krankenhaus keine Perspektive mehr. Nicht die Einführung der PPR 2.0 stellt eine Gefahr für die Sicherstellung einer ausreichenden Pflege im Krankenhaus dar, sondern Gedankenspiele, der Pflege den Einsatz eines Instrumentes zu verweigern, das eine bedarfsgerechte Personalausstattung aufzuzeigen in der Lage ist (Simon, 2022).

Sicher kann und muss man über die Eignung der verschiedenen Verfahren zur Personalbedarfsermittlung nicht nur für den Pflegedienst der Krankenhäuser diskutieren und kann man auch die PPR 2.0 und andere Instrumente kritisch sehen. Dies darf jedoch nicht zur Folge haben, ihre Einführung zu versagen, es kann lediglich Anlass sein, sie zu verbessern.

Gegen die Einführung eines Verfahrens der Personalbedarfsermittlung wird von einigen Akteuren der Gesundheitspolitik auch angeführt, es sei ohnehin nicht möglich, dass die Einrichtungen auf dem Arbeitsmarkt das fehlende Pflegepersonal gewinnen. Dem ist entgegenzuhalten, dass dies kein Argument gegen eine echte Personalbedarfsermittlung sein kann, da die Schließung der Lücke zwischen aktuellem Personalbestand und dem Personalbedarf nicht nur durch Gewinnung und Einstellung zusätzlichen Personals, sondern auch durch Reduzierung der Arbeitsbelastung beispielsweise durch zeitweilige Bettensperrungen und Reduzierung der Fallzahlen erreicht werden kann. Zudem zeigen Daten der Krankenhausstatistik, dass es sehr wohl möglich ist, deutlich mehr Pflegepersonal für die Krankenhäuser zu gewinnen, als dies in der Vergangenheit der Fall war. Eine Analyse neuerer Daten der Krankenhausstatistik ergab, dass 2019 in den Krankenhäusern ca. 22.000 Pflegefachpersonen mehr als im Vorjahr eingestellt wurden (Simon, 2021). Dies war die höchste jährliche Steigerungsrate seit 30 Jahren.

1.2.8 Fazit

In der Analyse kann mit Blick auf das Gesundheitswesen und die Situation der Pflegefachpersonen festgestellt werden, dass es schon längst nicht mehr »fünf vor zwölf« ist. Wir sehen, dass eine gute und angemessene Versorgung mit Pflege- und Gesundheitsleistungen heute nicht mehr allen Bürger*innen zur Verfügung steht, und wir wissen, dass sich die Situation in naher Zukunft noch verschärfen wird. Für den Zustand der gesundheitlichen und pflegerischen Versorgung ist heute prägend, dass in der Vergangenheit die Leistung der Pflegefachpersonen weder von der Gesellschaft noch von politisch Entscheidungstragenden ausreichend (an-)erkannt worden sind. Darunter leiden Pflegefachpersonen sowie sämtliche Bürger*innen in ihrer Rolle als Patient*innen beziehungsweise Pflegeempfänger*innen.

Den Ballast der historischen Entwicklung als »Frauenberuf« haben die heutigen Angehörigen der Pflegeberufe mit Blick auf die durchschnittliche Bezahlung zwar fast abgeschüttelt. Das liegt wohl aber hauptsächlich daran, dass Pflege zu den Engpassberufen zählt. Eine echte Anerkennung der Komplexität der Leistungen im beruflichen Pflegealltag fehlt bis heute. Das schließt die Würdigung des bislang nicht betriebswirtschaftlich operationalisierbaren pflegeprofessionellen Handelns ein. Insgesamt werden aber vor allem die Komplexität des pflegerischen Handelns und die Verantwortung nicht entsprechend gewürdigt.

Heute wirkt überwiegend ein verbetriebswirtschaftliches Denken bis in die pflegerische Interaktion mit den Patientinnen hinein. Das bedeutet aber, dass wichtige Arbeitsformen der Pflegeberufe, wie die Wohlbefindensarbeit, Gefühlsarbeit und Biografiearbeit, die schon immer unter dem Mangel an »Sichtbarmachung« litten, jedoch für eine gelingende Pflegebeziehung zentral sind, verloren gehen (Friesacher, 2011). Meiner Einsicht nach müssen sich die Pflegefachpersonen nicht zwangsläufig der Logik des Marktes mit seiner zweckrationalen Vernunft unterwerfen, um sich als Profession zu legitimieren. Der Vorschlag lautet, dass sie sich nicht der Ökonomisierung leibeigen machen, indem sie sich nur die Frage nach den Kosten stellen (lassen). Die organisierte Pflege muss dagegen erklären, welchen Preis die Gesellschaft bei dem Verzicht auf professionelle Pflegeleistungen zu zahlen hat. Denn das verdeutlicht, wie zentral und wertvoll auch viele, bislang »unsichtbare« Leistungen der beruflichen Pflege sind. Argumente, wie: »Für Beziehungsarbeit ist kein Geld da«, oder: »Pflegerische Sorge sollen Angehörige oder freiwillige Helfer übernehmen, da das Gesundheitswesen ohnehin chronisch unterfinanziert ist«, wie es Dörner (2006) empfiehlt, greifen viel zu kurz und negieren die Bedeutung von pflegeprofessionellen Leistungen. Denn diese beruflich erbrachte Sorgearbeit ist gesellschaftliche Grundlagenarbeit, insbesondere in Bezug auf den demografischen Wandel – und sie schützt Leib und Leben. Wir wissen aus diversen Studien, dass Pflegefachpersonen zentral für die Patientensicherheit sind. Das Sachverständigengutachten 2024 fasst dementsprechend zusammen, dass sich im Pflegebereich in Anbetracht eklatanter Personalengpässe Tendenzen finden, Stellen von Pflegefachpersonen durch Pflegeassistent*innen oder anders Qualifizierte zu ersetzen – das dies aber laut internationaler Studienlage mit schlechteren Outcomes und mit einer erhöhten Sterblichkeit von Patientinnen einhergeht (SVR, 2024).

Wie kann eine Lösung aussehen? Stellen wir uns als Berufsgruppe, als organisierte Pflege dazu ganz ehrlich folgende Fragen: *Wollen wir eine gute Versorgung für wenige – oder wollen wir eine schlechtere Versorgung für viele erreichen?*

Das zumindest würde die aktuelle Situation und politischen Debatten am ehesten adäquat abbilden. Meine Antwort wäre eine Alternative: Lasst uns alle gemeinsam darum bemühen, allen Menschen in unserem Land eine sichere Versorgung zukommen zu lassen. Dieser Weg impliziert die Einführung, konsequente Anwendung und Weiterentwicklung von Instrumenten der Pflegepersonalbedarfsermittlung in allen Settings und Bereichen, in denen Pflegefachpersonen tätig sind.

1.2.9 Literatur

Ahlstedt, C., Lindvall, C. E., Holmström, I. K. et al. (2018). *What makes registered nurses remain in work? An ethnographic study.* International Journal of Nursing Studies, 89, 32–38. Zugriff am 12.02.2024 unter https://doi.org/10.1016/j.ijnurstu.2018.09.008

Aiken, L. H., Sloane, D., Griffiths, P. et al. (2016). *Nursing skill mix in European hospitals: cross-sectional study of the association with mortality, patient ratings, and quality of care.* BMJ Qual Saf; 26, 559–568. Zugriff am 12.02.2024 unter https://qualitysafety.bmj.com/content/26/7/559

Auffenberg, J., Heß, M. (2021). *Pflegekräfte zurückgewinnen – Arbeitsbedingungen und Pflegequalität verbessern. Bericht zur Studie »Ich pflege wieder, wenn …« der Arbeitnehmerkammer Bremen und des SOCIUM der Universität Bremen.* Zugriff am 12.02.2024 unter https://media.suub.uni-bremen.de/bitstream/elib/4712/1/Bericht_zur_Studie_Ich_pflege_wieder_wenn_Langfassung.pdf

Bartholomeyczik, S. (2010). *Professionelle Pflege heute. Einige Thesen.* In: Kreutzer, S. (Hrsg.). *Transformationen pflegerischen Handelns. Institutionelle Kontexte und soziale Praxis vom 19. Bis 21. Jahrhundert* (S. 133-154). Osnabrück: V & R unipress.

Bauer, U. (2006). *Die sozialen Kosten der Ökonomisierung von Gesundheit.* Bundeszentrale für politische Bildung (Hrsg.). Zugriff am 12.04.2024 unter: https://www.bpb.de/shop/zeitschriften/apuz/29905/die-sozialen-kosten-der-oekonomisierung-von-gesundheit/

Bischoff, C. (1997). *Frauen in der Krankenpflege. Zur Entwicklung von Frauenrolle und Frauenberufstätigkeit im 19. und 20. Jahrhundert.* 3., überarb. u. erweiterte Aufl. Frankfurt am Main/New York: Campus.

Braun, B., Klinke, S., Müller, R. (2010). *Auswirkungen des DRG-Systems auf die Arbeitssituation im Pflegebereich von Akutkrankenhäusern.* Pflege & Gesellschaft, 15 (1), 5-19.

Braun, B., Darmann-Finck, I., Stegmüller, K. et al. (2014). *Gutachten zur Situation der Pflege in hessischen Akutkrankenhäusern.* Zugriff am 12.04.2024 unter: https://www.forum-gesundheitspolitik.de/dossier/PDF/Hessen-Gutachtenn-final-1.pdf

Breinbauer, M. (2020). *Arbeitsbedingungen und Arbeitsbelastungen in der Pflege. Eine empirische Untersuchung in Rheinland-Pfalz.* Wiesbaden: Springer VS.

Bundesregierung (Hrsg.) (2019). *Konzertierte Aktion Pflege. Vereinbarungen der Arbeitsgruppen 1 bis 5.* Zugriff am 12.02.2024 unter: https://www.pflegebevollmaechtigter.de/files/upload/pdfs_allgemein/KAP_Vereinbarungstexte.pdf

Buresh, B., Gordon, S. (2006). *Der Pflege eine Stimme geben*. Bern: Hogrefe.

DBfK, Deutscher Berufsverband für Pflegeberufe (2021). *Positionspapier: Weiterentwicklung der Primärversorgung und Aufgabenverteilung unter den Gesundheitsprofessionen.* Zugriff am 12.04.2024 unter: https://www.dbfk.de/media/docs/newsroom/dbfk-positionen/Weiterentwicklung-Primaerversorgung-2021-11.pdf

DBfK, Deutscher Berufsverband für Pflegeberufe (2023). *Pflegekompetenzgesetz kann großer Wurf werden. DBfK zum Eckpunktepapier des Bundesgesundheitsministeriums.* Zugriff am 12.04.2024 unter: https://www.dbfk.de/de/newsroom/pressemitteilungen/meldungen/2023/Eckpunktepapier-Pflegekompetenzgesetz.php

Destatis, Statistisches Bundesamt (2020). *Pflegestatistik 2019. Pflege im Rahmen der Pflegeversicherung. Deutschlandergebnisse.* Zugriff am 12.04.2024 unter: https://www.destatis.de/DE/Themen/Gesellschaft-Umwelt/Gesundheit/Pflege/Publikationen/Downloads-Pflege/pflege-deutschlandergebnisse-5224001199004.html

Destatis, Statistisches Bundesamt (2022). *Zahl der Beschäftigten im Pflegedienst in Kliniken binnen zehn Jahren um 18 % gestiegen.* Zugriff am 24.04.2024 unter: https://www.destatis.de/DE/Presse/Pressemitteilungen/2022/05/PD22_N026_2313.html

Destatis, Statistisches Bundesamt (2024). *Engpassberufe: Pflegefachkräfte verdienten im April 2023 überdurchschnittlich.* Zugriff am 12.04.2023 unter: https://www.destatis.de/DE/Presse/Pressemitteilungen/2024/03/PD24_121_62.html

DPR, Deutscher Pflegerat (2024). *Anmerkungen des Deutschen Pflegerates e. V. (DPR) zu den »Vorläufigen Eckpunkten Pflegekompetenzgesetz«.* Zugriff am 12.04.2024 unter https://deutscher-pflegerat.de/download/240118_dpr_bmg_eckpunktepapier_pflegekompetenzgesetz.pdf

Dörner, K. (2006). *Auswirkungen des gesellschaftlichen Wandels auf die Pflege oder Umprofessionalisierungsrichtlinien für die Pflegenden, insbesondere für die pflegerisch Leitenden auf allen Ebenen.* Psych. Pflege, 12 (4), 183–190.

Eckart, C. (2004). *Fürsorgliche Konflikte. Erfahrungen des Sorgens und die Zumutungen der Selbständigkeit.* ÖZS, 29 (2), S. 24-40.

Friesacher, H. (2008). *Das Konzept der Gouvernementalität.* In: Remmers, H. (Hrsg.). *Theorie und Praxis pflegerischen Handelns* (S. 112-131). Göttingen: V&R Unipress.

Friesacher, H. (2009). *Ethik und Ökonomie. Zur kritisch-normativen Grundlegung des Pflegemanagements und der Qualitätsentwicklung.* Pflege & Gesellschaft, 14(1), 5–23.

Friesacher, H. (2011). *»Vom Interesse an vernünftigen zuständen…«- Bedeutung und konstitutive Elemente einer kritischen Theorie der Pflegewissenschaft.* Pflege, 24(6), S. 373-388.

Hasseler, M. (2023). *SGB XI: Neustart mit Care Share 13?* Interview in BKK Magazin 2023 (3). Zugriff am 12.04.2024 unter: https://www.bkk-dachverband.de/fileadmin/Artikelsystem/Magazin/2023/Heft_3/BKK_03_2023_a.pdf

Heeser, A. (2021). *Organisationsgrad in der Pflege: Ganz schön ernüchternd.* kma - Klinik Management aktuell, 26(05), 30–34.

Hellige, B.; Doege, M. (o. J.). *Carearbeit in Zeiten des Neoliberalismus.* Veröffentlichung in Vorbereitung.

Höld, J., Späth, J., Kricheldorff, C. (2020). *Was macht sie glücklich? Arbeitszufriedenheit der professionellen Pflegekräfte.* Zeitschrift für Gerontologie und Geriatrie, 53(7), 655–662.

Hülsken-Gießler, M. (2021). *Professionskultur und Berufspolitik in der Langzeitpflege.* In: Brandenburg, H., Güther, H. (Hrsg.). *Lehrbuch Gerontologische Pflege* (S. 163-176). Bern: Hogrefe.

Isfort, M., Klostermann, J., Gehlen, D., Siegling, B. (2014). *Pflege-Thermometer 2014. Eine bundesweite Befragung von leitenden Pflegekräften zur Pflege und Patientenversorgung von Menschen mit Demenz im Krankenhaus.* Deutsches Institut für angewandte Pflegeforschung (dip) e. V. (Hrsg.). Zugriff am 12.04.2024 unter https://www.dip.de/fileadmin/data/pdf/projekte_DIP-Institut/Pflege-Thermometer_2014.pdf

Isfort, M., Weidner, F., Neuhaus, A. et al. (2010). *Pflege-Thermometer 2009. Eine bundesweite Befragung von Pflegekräften zur Situation der Pflege und Patientenversorgung im Krankenhaus.* Deutsches Institut für angewandte Pflegeforschung (dip) e. V. (Hrsg.). Zugriff am 12.04.2024 unter https://www.dip.de/fileadmin/data/pdf/material/dip_Pflege-Thermometer_2009.pdf

Isfort, M. (2010): *Pflegepersonalbemessung im Krankenhaus – oder zur Beharrlichkeit der Normativität.* Pflege & Gesellschaft. 15 (1), 20–33.

Klammer, U., Klenner, Ch., Lillemeier, S. (2018). *»Comparable Worth«. Arbeitsbewertungen als blinder Fleck in der Ursachenanalyse des Gender Pay Gaps?* WSI Study, No. 14. Zugriff am 12.04.2023 unter https://www.econstor.eu/bitstream/10419/225437/1/wsi-study-14.pdf

Klie, Th. (2024). *Pflegereport 2024. Beiträge zur Gesundheitsökonomie und Versorgungsforschung (Band 47).* DAK-Gesundheit (Hrsg.). Zugriff am 25.04.2024 unter https://caas.content.dak.de/caas/v1/media/64750/data/42a02e597e07646cc80c0ddbd1382a8f/dak-pflegereport-2024-ebook.pdf

Lämmel, N., Riedlinger, I., Reiber, K. (2020). *Interessenvertretung in der Pflege – zu komplex um Arbeitsbedingungen mitzugestalten?* Zugriff am 24.04.2024 unter https://publikationen.sozio

logie.de/index.php/kongressband_2020/article/view/1453/1544

Mack, E. (2001). *Rationierung im Gesundheitswesen – ein wirtschafts- und sozialethisches Problem.* Ethik in der Medizin, 2001 (13), 17– 32.

Mehmecke, S., Ohler, C., Ahting, M. et al. (2011). *Handlungsautonomie und Eigenständigkeit für die Pflege. Zukunftsorientierte Prozesse anstoßen*. Pflegezeitschrift, 64(3), 136.

Remmers, H. (2010). *Transformationen pflegerischen Handelns. Entwurf einer theoretischen Erklärungsskizze*. In: Kreutzer, S. (Hrsg.). *Transformationen pflegerischen Handelns. Institutionelle Kontexte und soziale Praxis vom 19. bis 21. Jahrhundert* (S. 33-66). Osnabrück: V & R unipress.

Rothgang, H., Fünfstück, M., Kalwitzki, Th. (2019). *Personalbemessung in der Langzeitpflege.* In: Jacobs, K., Kohlmey, A., Greß, S. et al. (Hrsg.). *Pflege-Report 2019. Mehr Personal in der Langzeitpflege – aber woher?* (S. 147–157). Berlin/Heidelberg: Springer.

SVR, Sachverständigenrat zur Begutachtung der Entwicklung im Gesundheitswesen und in der Pflege (2024). *Gutachten 2024. Fachkräfte im Gesundheitswesen. Nachhaltiger Einsatz einer knappen Ressource*. Zugriff am 25.04.2024 unter https://www.svr-gesundheit.de/fileadmin/Gutachten/Gutachten_2024/Gutachten_2024_barrierefrei.pdf

Schaeffer, D., Moers, M. (2000). *Bewältigung chronischer Krankheit - Herausforderungen für die Pflege*. In: Rennen-Allhoff, B., Schaeffer, D. (Hrsg.). *Handbuch Pflegewissenschaft*, (S. 447–473). Weinheim: Juventa.

Schroeder, W. (2018). *Interessenvertretung in der Altenpflege*. Wiesbaden: Springer VS.

Schulz-Nieswandt, F. (2020). *Der Sektor der stationären Langzeitpflege im sozialen Wandel. Eine querdenkende sozialökonomische und ethnomethodologische Expertise*. Vallendarer Schriften der Pflegewissenschaft, Bd. 5. Wiesbaden: Springer VS.

Schwerdt, R. (2005). *Die Bedeutung ethischer und moralischer Kompetenz in Rationalisierungs- und Rationierungsentscheidungen über pflegerische Interventionen*. Zeitschrift für Gerontologie und Geriatrie, 38 (4), 249–255.

Simon, M., Sharma, N., Gerfin, M. (2020). *Pflegepersonal und unerwünschte Ereignisse in Schweizer Akutspitälern: Auswertung von Daten des Bundesamtes für Statistik.* Zugriff am 12.02.2024 unter: https://sbk-asi.ch/assets/Dokumente-PDF/03_Pflege_Arbeit/Arbeit/2020_01_13_V2_Pubvers_Datenanalyse_Pflegeinitiative_SBK_01_Analyse-Simon.pdf

Simon, M. (2019). *Zur geplanten Entwicklung eines neuen Instrumentes für die Personalbedarfsermittlung im Pflegedienst der Krankenhäuser.* Zugriff am 12.04.2024 unter https://f5.hs-hannover.de/fileadmin/HsH/Fakultaet_V/Bilder_Dateien/UEber_uns/Personen/Simon__2019__Zur_angekuendigten_Entwicklung_eines_neuen_Instrumentes_fuer_die_Personalbemessung_im_Pflegedienst.pdf

Simon, M. (2021). *Pflegepersonal in Krankenhäusern: Eine Analyse neuerer Entwicklungen auf Grundlage der Daten der Krankenhausstatistik und der Arbeitsmarktstatistik*. Zugriff am 12.04.2024 unter https://f5.hs-hannover.de/fileadmin/HsH/Fakultaet_V/Bilder_Dateien/UEber_uns/Personen/Simon__2021__Pflegepersonal_in_Krankenha__usern_-_neuere_Entwicklungen.pdf

Simon, M. (o. J.). *Anmerkungen zur aktuellen Diskussion über eine Personalbemessung im Pflegedienst der Krankenhäuser*. Veröffentlichung in Vorbereitung.

Steppe, H. (2000). *Das Selbstverständnis der Krankenpflege in ihrer historischen Entwicklung*. Pflege, 13(2), 77–83.

Think Tank Vorbehaltsaufgaben (TT VA) & Deutsche Gesellschaft für Pflegewissenschaft e.V. (DGP) (2024). *Vorbehaltsaufgaben der Pflege – Pflegewissenschaftliche und pflegerechtliche Grundlegung und Einordnung*. Zugriff am 24.04.2024 unter https://dg-pflegewissenschaft.de/wp-content/uploads/2024/03/Vorbehaltsaufgaben-_Broschuere-DGP-1.pdf

Winter, V., Dietermann, K., Schneider, U., Schreyögg, J. (2021). *Nurse staffing and patient-perceived quality of nursing care: a cross-sectional analysis of survey and administrative data in German hospitals*. BMJ Open, 11 (11), e051133.

Wynendaele H., Willems R., Trybou J. (2019). *Systematic review: Association between the patient-nurse ratio and nurse outcomes in acute care hospitals*. Journal of Nursing Management, 27 (5), 896–917. Zugriff am 12.02.2024 unter: https://pubmed.ncbi.nlm.nih.gov/30801808/

Zegelin, A., Meyer, G. (2021). *Pflegen kann jede*r!* Pflege Zeitschrift, 74(4), 20–23.

1.3 Pflegepersonal – eine Kapazitäts- und Ressourcenanalyse

Michael Isfort

Mit der Einführung der PPR 2.0 sind Hoffnungen und Erwartungen der Pflegefachpersonen in den Krankenhäusern verknüpft. Eine Personalbemessung wird verbunden mit einer bedarfsgerechten Personalausstattung, einer Zubemessung von Personalstellen aufgrund von erfassten Merkmalen des Aufwands von Patientinnen und Patienten. Damit einher geht die Hoffnung auf eine spürbare Entlastung bei verdichteten Arbeitsprozessen sowie einem Zugewinn an zeitlichen Ressourcen für die Patientinnen- und Patientenversorgung.

Angesichts eines gut dokumentierten Arbeitsdrucks in den Kliniken ist dies vordergründig nur mit einem weiteren Personalaufbau zu realisieren, so die PPR 2.0 als ein Instrument wahrgenommen werden soll, die die Pflege im Krankenhaus nachhaltig stützt. Leistet die PPR 2.0 dies nicht oder können bemessene und quantifizierte weitere Personalkapazitäten seitens der Krankenhäuser nicht angeworben und realisiert werden, wird dies zu einem entscheidenden Akzeptanzverlust in der Erfassung bei Pflegefachpersonen führen und letztlich zu einem Vertrauensverlust gegenüber dem Instrument. In der Folge würde zu einer Erosion der Verlässlichkeit der ermittelten Werte kommen und nachfolgend diskutiert werden, dass sich die PPR 2.0 in der Bedeutung für die tatsächliche Steuerung und Einsatzplanung als ungeeignet erweisen könnte.

Bislang erfolgen die Diskussionen rund um die PPR 2.0 überwiegend bezogen auf die zeitliche Realisierung der Einführung; sie nehmen die inhaltliche Ausgestaltung und die Güte der Entwicklung und Erprobung auf. Der politische und strategische Nutzen für die Berufsgruppe der Pflegefachpersonen wird vielfach in der Argumentation der Befürworter in den Vordergrund gerückt. Gegner fokussieren den Aufwand der Einführung, Schulung und Dokumentation und melden Zweifel bezogen auf die Sinnhaftigkeit an.

In Ergänzung und zur Versachlichung der Diskussion erfolgt im Rahmen dieses Kapitels eine Analyse über die Möglichkeiten und Grenzen der prinzipiellen Realisierung zusätzlicher Personalkapazitäten. Dabei wird auf Basis bestehender Daten zum Arbeits- und Beschäftigungs- und Ausbildungsmarkt in der Pflege sowie zu weiteren Kennzahlenentwicklungen eine Abschätzung zur Realisierung von Personalkapazitäten vorgenommen. Dabei werden drei zentrale Ansatzpunkte auf Basis vorliegender Daten analysiert und bewertet. Dies ist einerseits die Möglichkeit, Pflegefachpersonen aus anderen Sektoren für die Arbeit im Krankenhaus zu gewinnen, die Möglichkeit, Pflegefachpersonen aus Drittstaaten anzuwerben und zu integrieren und die Möglichkeit, durch Ausbildung Pflegefachpersonen zu beschäftigen.

1.3.1 Der Arbeits- und Beschäftigungsmarkt der Pflege

Pflege ist ein Mangelberuf. Dies kann als vielfach empirisch belegt angenommen werden (Bundesagentur für Arbeit, 2023a). Zyklisch erfolgen nicht nur prospektive Personalbedarfseinschätzungen zur Pflege (Rothgang et al., 2012; Statistisches Bundesamt [Destatis], 2023a), sondern auch sektorenspezifische Analysen und Prognosen zur Entwicklung der Pflegebedürftigkeit in Deutschland, die entscheidend Einfluss haben wird auf die Personalbedarfe in der ambulanten sowie der teil-/vollstationären Versorgung (Destatis, 2023b). Diese wiederum korrespondieren mit dem Krankenhausbereich. Dabei sind aus Sicht der Krankenhäuser nicht ausschließlich die Fragen des Wettbewerbs um Pflegekräfte bedeutsam; vielfach sind auch die Erfolge in Krankenhäusern davon abhängig, ob und in welcher Zeitspanne Patientinnen und Patienten in das ambulante oder stationäre System der pflegerischen Versorgung überführt werden können oder nicht (Deutsches Krankenhausinstitut e. V. [DKI], 2023). Sich zu vergegenwärtigen, wie Kapazitäten und Entwicklungen sind, muss demnach im strategischen Interesse jeder Personalführung im Krankenhaus sein.

Einführend soll zunächst eine Gesamterfassung der Kapazität des Beschäftigungsbereichs der Pflege in Deutschland in der Entwicklung vorgestellt werden.

1.3.2 Arbeitsmarkt Pflege in der Gesamtbetrachtung

In einem ersten Schritt werden die in Deutschland sehr heterogen verteilten Entwicklungen der sozialversicherungspflichtig Beschäftigten mit einer Qualifizierung ab der Ebene der Fachpflegenden (dreijährig) betrachtet. Helferinnen und Helfer sind in dieser Betrachtung ausgeschlossen. Grundlage ist die Ausweisung der sozialversicherungspflichtig Beschäftigten nach Berufen (klassifiziert nach der Klassifikation der Berufe KldB 2010) der Bundesagentur für Arbeit zum Juni eines jeden Jahres (Bundesagentur für Arbeit, Vorläufige Ausgabe 2021). Angegeben ist die Anzahl der Beschäftigten in der Pflege insgesamt, unabhängig vom Volumen der Beschäftigung oder dem Wirtschaftszweig/Versorgungssektor oder der einzelnen beruflichen Qualifizierung (Bundesagentur für Arbeit -Statistik/Statistik-Service Südwest, persönl. Mitteilung, 2024). Inkludiert sind somit Gesundheits- und Krankenpflegende, Gesundheits- und Kinderkrankenpflegende, Altenpflegende sowie Pflegefachmänner und -frauen. Als Betrachtungszeitraum der Entwicklung werden die Jahre 2013 bis 2023 einbezogen. Das Gesamtvolumen der (Fach) qualifizierten Pflegenden stieg zwischen 2013 und 2023 von 1,02 Millionen auf 1,18 Millionen Beschäftigte in Deutschland an.

Die Pflege insgesamt ist damit ein Wachstumssegment und Beschäftigungsmotor. Der Fachkräftemangel in diesem Bereich wird also nicht ausgelöst durch einen Rückgang in der Beschäftigtenzahl, sondern er besteht aufgrund steigender Bedarfe (z. B. aufgrund des Ausbaus des ambulanten und stationären Versorgungssystems) und einer Nachfrage, die sich zunehmend entkoppelt hat von der Angebotsseite der Qualifizierung und Beschäftigungsentwicklung. Aus arbeitsmarktpolitischer Sicht ist dies eine wichtige Botschaft, die für die Pflege werbend eingesetzt werden kann, denn sie zeigt auf, dass Investitionen, Maßnahmen und Qualifizierungen in diesem Bereich zu einer nachfolgenden Beschäftigung mit einer hohen Beschäftigungsgarantie führen.

Insgesamt zeigt sich in den meisten Bundesländern ein deutliches Wachstum in der betrachteten Zeitperiode (▶ Abb. 1.1). Eine Ausnahme stellt hier Bremen dar. Die Kennzahlen blieben gegenüber dem Ausgangswert tendenziell konstant. In allen anderen Bundesländern sieht man einen deutlichen Aufwuchs innerhalb von 10 Jahren, der jedoch, je nach Größe der Länder, sehr unterschiedlich ausgeprägt ist. Sind in NRW gegenüber der Beschäftigung von vor 10 Jahren insgesamt 55.526 neue Personen hinzugekommen, so sind es im Saarland 1.947. Die Unterschiedlichkeit der Beschäftigungsdynamik zeigt sich jedoch nicht nur in der numerischen, sondern auch in der prozentualen Entwicklung. Stieg die Zahl der Beschäftigten in Pflegeberufen ohne Helferinnen und Helfer in NRW um 24,2 %, so ist im Kontrast dazu in Schleswig-Holstein eine deutlich geringere Zunahme um 9,4 % zu beobachten. Überwiegend finden sich in Deutschland in den Ländern relative Zunahmen zwischen 11 und 19%. Für Bremen kann ein minimaler Rückgang um 0,3 Prozent festgehalten werden. Da es sich um stichtagsbezogene Daten zum Juni eines Jahres handelt, sind jahresbezogene Schwankungen nicht sichtbar und minimale Abweichungen können eher als Kennzeichen einer Stabilität angenommen werden.

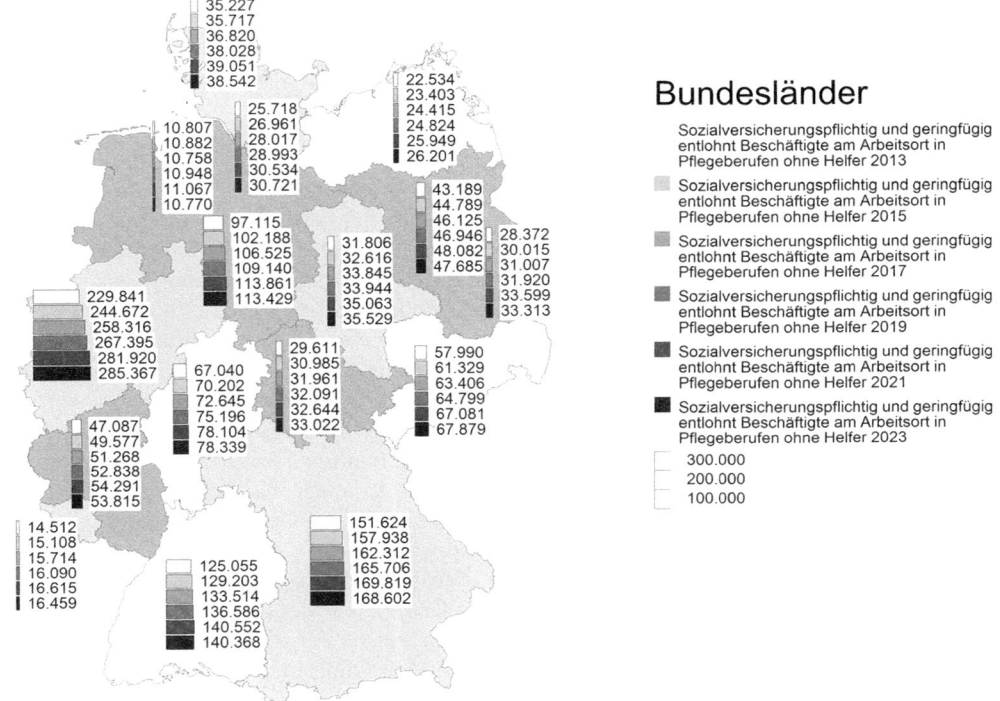

Abb. 1.1: Entwicklung der Beschäftigung in Pflegeberufen 2013 bis 2023 (Eigene Grafik auf Datengrundlage einer Sonderabfrage bei der Bundesagentur für Arbeit/Statistik-Service)

Als eine »Nebendebatte« kann an dieser Stelle festgehalten werden, dass der befürchtete »Pflexit«, ein massenhafter Austritt aus den Pflegeberufen im Rahmen der Corona-Pandemie zwischen 2020 und 2022, ausgeblieben ist. Dies wurde in 2024 auch durch andere Analysen untermauert (Kunaschk & Stephan, 2024).

Unterschiedliche Indikatoren der Arbeitsmarktstatistik und Arbeitsmarktanalyse verweisen auf die vollständige Auslastung bzw. fehlende Kapazitäten auf dem Arbeitsmarkt. So liegt einerseits die Relation der offen gemeldeten Stellen zu den arbeitslos gemeldeten Personen mit den entsprechenden Qualifikationen auf einem Niveau, das die Nachfrageseite untermauert und aus Sicht arbeitssuchender Pflegefachpersonen eine Auswahl ermöglicht. Berücksichtigt werden muss hierbei, dass nicht alle Einrichtungen ihre offenen Stellen melden (Ministerium für Arbeit, Gesundheit und Soziales des Landes Nordrhein-Westfalen, 2019; Vereinigung der Pflegenden in Bayern [VdPB], 2021), sodass die tatsächliche Anzahl der offenen Stellen in den Einrichtungen deutlich oberhalb von denen liegt, die in statistischen Berichten ausgewiesen werden (können). Somit ist regional mit einer noch höheren Relation zu rechnen, als sie mit statistischen Bestandsdaten ermittelt werden können.

Zugleich lassen sich kalkulatorisch die Arbeitslosenquoten für die Pflege berechnen. Diese liegen in Deutschland verteilt rund um den Wert eines Prozents.

Tab. 1.1: Ausgewählte Indikatoren der Arbeitsmarktanalyse (Eigene Berechnungen auf Datengrundlage einer Sonderabfrage bei der Bundesagentur für Arbeit/Statistik-Service)

Bundesland	Auf eine arbeitslos gemeldete Person kommen x offen gemeldete Arbeitsstellen im Jahresdurchschnitt in 2023	Arbeitslosenquote in qualifizierten Pflegeberufen in 2023
Baden-Württemberg	2,3	0,8
Bayern	3,6	0,7
Berlin	0,9	1,3
Brandenburg	2,7	1,0
Bremen	3,2	1,2
Hamburg	0,6	1,0
Hessen	1,5	1,1
Mecklenburg-Vorpommern	2,2	1,0
Niedersachsen	2,7	0,9
Nordrhein-Westfalen	1,7	1,1
Rheinland-Pfalz	3,1	0,8
Saarland	3,2	0,9
Sachsen	2,8	0,7
Sachsen-Anhalt	1,8	0,9
Schleswig Holstein	3,2	1,0
Thüringen	2,4	0,7

Eine Arbeitsmarktreserve kann vor diesem Hintergrund bei den Pflegeberufen nicht festgestellt werden. Kalkulatorisch bestehen Arbeitsmarktreserven ab einem Prozentwert von über zwei. Dies wird aktuell in keinem Bundesland erreicht und wurde in einer detaillierteren Betrachtung der Zeiträume zwischen 2013 und 2023 in keinem Bundesland beobachtet.

Die Pflege zeigt sich damit als ein beschäftigungsstabiler Berufsbereich mit einer dauerhaften Vollbeschäftigung.

Diese Ausgangslage gilt es zu berücksichtigen bei der Frage nach einer Realisierung zusätzlicher Kapazitäten zur Umsetzung von weiteren Personalbedarfen. Aus dem Bestand heraus erscheint dies aktuell nicht möglich zu sein, ohne, dass wettbewerblich zwischen den

Sektoren Verschiebungen erzeugt werden, die wiederum Auswirkungen auf die Gesamtversorgung haben.

1.3.3 Pflege im Sektor der Krankenhausversorgung

Nachfolgend sollen die jüngeren Entwicklungen der Beschäftigung von Pflegefachpersonen im Krankenhausbereich vorgestellt werden. Die Gesundheitsberichterstattung des Bundes (gbe-bund.de) weist bezogen auf unterschiedliche Differenzierungsmöglichkeiten die nachfolgenden Daten der Krankenhausstatistik (Grunddaten der Krankenhäuser) aus:

In 2022 waren in Deutschland insgesamt 443.306 Gesundheits- und Krankenpflegende sowie 48.135 Gesundheits- und Kinderkrankenpflegende in Krankenhäusern beschäftigt. Im Rahmen einer Neuordnung der Krankenhausstatistik werden seit dem Jahr 2018 auch Altenpflegende mit in die Berufsdifferenzierung aufgenommen. Für das Jahr 2022 werden 22.261 Altenpflegende angegeben.

Gegenüber dem Ausgangsjahr 2018 sind bis 2022 die nachfolgenden Entwicklungen zu beobachten:

- Zunahme der Gesundheits- und Krankenpflegenden um 24.630 Personen
- Zunahme der Gesundheits- und Kinderkrankenpflegenden um 7.612 Personen
- Zunahme der Altenpflegenden (dreijährig) um 14.116 Personen

In der Summe stieg der Personalbestand (Kopfzahl) der fachqualifizierten Pflegenden damit innerhalb von vier Jahren um 46.358 Personen an. Damit wird deutlich, dass bereits in den vergangenen Jahren und auch im Zeitraum der Pandemie ein erheblicher Aufwuchs an Pflegefachpersonen in Krankenhäusern stattgefunden hat. Erklärend können hier die Umsetzung der Personaluntergrenzenverordnungen in ausgewählten Fachbereichen und die Einführung des Pflegebudgets im Rahmen des Pflegepersonal-Stärkungs-Gesetzes mit einer Ausgliederung der Personalkosten aus dem DRG-System angeführt werden. Damit verbunden wurde die Einführung eines Pflegebudgets als Selbstkostendeckungsprinzip ab 2020 (Klauber, Wasem, Beivers & Mostert, 2023). Umsetzungen des Entlastungstarifs Pflege werden in den großen Universitätskliniken zu weiteren personellen Bedarfen führen, sodass hier ggf. mit einem weiteren Stellenaufbau gerechnet werden kann. Dies müsste sich in den Daten der nachfolgenden Krankenhausstatistiken abbilden.

Zu beobachten ist auch, dass der Anteil der in Vollzeit beschäftigten Pflegefachpersonen in den letzten Jahren leicht sinkt. Dies ist kein plötzlicher, sondern ein tendenziell eher schleichender, aber beständiger Prozess. Aus einer Darstellung des Statistischen Bundesamtes (Statistisches Bundesamt/Destatis, 2024b) kann ermittelt werden, dass in 2022 bereits 50,8 % der Gesundheits- und Krankenpflegenden in Teilzeit beschäftigt sind. Gegenüber dem Jahr 2028 ist dies eine weitere Steigerung (48,1 %). Bei den Gesundheits- und Kinderkrankenpflegenden liegt der Anteil der Teilzeitbeschäftigung bei 60,2 % (gegenüber 57,6 % in 2018). Bei den Altenpflegenden liegt der Anteil der in Teilzeit Arbeitenden in 2022 demgegenüber lediglich bei 37,3 %.

Neben der Betrachtung der Kopfzahl der Beschäftigten ist auch die Entwicklung der berechneten Vollkräfte (Vollzeitäquivalente) von Bedeutung, die in der Gesundheitsberichterstattung des Bundes zur Verfügung gestellt werden. Hier erfolgt eine Berechnung auf Basis der Klassifizierung der Personalgruppen, die dem Personalkostenbereich »Pflegedienst« zugeordnet werden; eine differenzierte Erfassung der einzelnen Berufsgruppen kann mangels Datendifferenzierung nicht vorgenommen werden. Für 2022 werden insgesamt 376.444 umgerechnete Personalstellen in den Krankenhäusern im Pflegedienst bei den direkten Beschäftigungsverhältnissen ausgewiesen. Gegenüber dem vorpandemischen Jahr 2019 entspricht dies einer Zunahme um 31.037 Stellen im Pflegedienst. Additiv kommen hier noch 5.677 zusätzliche Vollkräfte hinzu, die ohne direktes Beschäftigungsverhältnis dem Bereich des Pflegedienstes zugerechnet werden.

In der längerfristigen Beobachtung sieht man insbesondere zwischen 2000 und 2008 eine Reduzierung der Stellen im Pflegedienst, die in der Folge mit steigenden Kennzahlen dazu führte, dass 2018 der Stellenbestand im Pflegedienst in etwa wieder dem von 2000 entsprach. Ab 2018 sind deutliche Steigerungen im zweistelligen prozentualen jährlichen Aufbau zu verzeichnen.

Eine Berufsdifferenzierung soll auf Basis der Kennzahlen der Berufsgruppen nachfolgend vorgestellt werden. Hierbei handelt es sich um die Berufsgruppen im Krankenhaus, die dem Pflegedienst zugerechnet werden (Statistisches Bundesamt/Destatis, 2024b). Ausgewiesen werden hier, wie eingangs, die Anzahl der jeweiligen Personen und nicht die Vollkräfte. Ausgeschlossen sind in dieser Darstellung z. B. Gesundheits- und Krankenpflegende des Funktionsdienstes (71.121) oder des Medizinisch-technischen Dienstes (7.062) oder anderer Wirtschaftsbereiche des Krankenhauses.

Somit geben diese Daten eher Auskunft über die Entwicklung der Kopfzahl der Berufsgruppen, die überwiegend in die Versorgung eingebunden sind müssten.

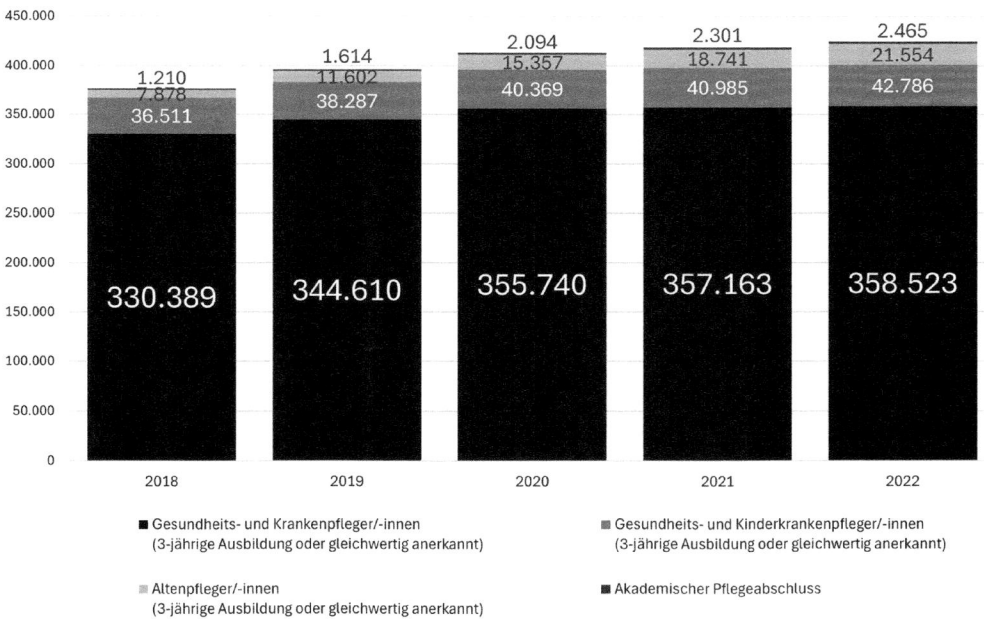

Abb. 1.2: Entwicklung der Anzahl der Pflegefachpersonen nach Berufsgruppen im Pflegedienst 2018 bis 2022 (eigene Grafik nach Destatis, o.J.)

Auch in dieser Analyse werden die steigenden Beschäftigtenkennzahlen in der Pflege deutlich. Der größte Beschäftigtenbereich ist der der Gesundheits- und Krankenpflegenden.

Pflegefachpersonen mit einem akademischen Abschluss sind weiterhin eine Ausnahme, gleichwohl auch in diesem Bereich leichte Steigerungen in den Krankenhäusern im

Pflegedienst zu verzeichnen sind. Bei den Gesundheits- und Kinderkrankenpflegenden fällt die Stagnation zwischen 2020 und 2021 auf; die Altenpflegenden sind ein beständig wachsender Bereich, der aufweist, dass die Krankenhäuser als direkte Konkurrenten zu den teil- und vollstationären Einrichtungen der Altenpflege zu betrachten sind, wenn es um die Personalressourcen geht.

Zwischenfazit

Als Zwischenfazit kann festgehalten werden, dass die Anzahl der Beschäftigten in der Pflege nicht nur insgesamt, sondern insbesondere sektoriell im Krankenhaus zugenommen hat.

In der Summe zeigen die Analysen der Grunddaten der Krankenhäuser auf, dass bisherige Instrumente, wie die Einführung des Pflegebudgets oder die der Personaluntergrenzen, bereits zu einem hohen Beschäftigungsimpuls im Bereich der Pflege geführt haben.

In die Debatte rund um die Einführung der Personalbemessung fließen die vorliegenden Kennzahlen als Argumente gegen eine Einführung einer PPR 2.0 mit ein, denn es zeigt sich nachweislich, dass auch ohne konkrete (Personal)Bemessung eine positive Entwicklung stattfinden kann, wenn veränderte Rahmenbedingungen hinreichende Anreize setzen. Dieses Argument ist nicht einfach von der Hand zu weisen; vielmehr erfordert es umfassende Analysen und Datengrundlagen, wenn die PPR 2.0 vor dem Hintergrund diskutiert wird, dass durch die Einführung eine zusätzliche und zielgenaue Stärkung der Pflege im Krankenhaus erfolgen soll.

Es gilt zu beleuchten, warum die bisherigen Entwicklungen offenbar keine Entlastung und spürbare Veränderung für die Pflegefachpersonen erzielen konnten. Ansatzpunkte der möglichen Erklärung gibt es. So ist denkbar, dass die steigenden Ausfallzeiten des Pflegepersonals einer direkten Wirkung entgegenstehen (Badura, 2023). Ebenso kann es sein, dass additive und unterstützende Leistungen für Pflegefachpersonen (z. B. Stationssekretariat, Assistenzpersonal bei Cateringaufgaben, Hilfe beim Auffüllen von Pflegeutensilien, Hol- und Bringedienste etc.) angesichts der Personalkostenstrukturen abgebaut bzw. umgebaut wurden. Findet hier eine Rückverlagerung der Aufgabenbereiche in die Pflege statt, so kann zusätzliches Personal nur kompensatorisch, nicht aber strukturell aufbauend eingesetzt werden und führt nicht zu einer personellen Entlastung.

Diese wichtigen Fragen müssen seitens der Pflegeprofession selbst beantwortet werden, um Ursachen und Wirkungen klar zu konturieren. Dies würde die Legitimität einer weiteren instrumentellen Intervention (Einführung der PPR 2.0) zur Stärkung der Pflege im Krankenhaus nachhaltig untermauern.

Deutlich wurde auch: Ein Aufbau an Personalressourcen mittels existierender Fachkräfte auf dem Arbeitsmarkt ist vor dem Hintergrund der bestehenden Vollbeschäftigung nicht zu erwarten, denn es bestehen bundesweit und länderspezifisch keine Reserven. Demnach können die nachfolgenden Strategien betrachtet werden, um die pflegerische Versorgung in den Krankenhäusern weiter auszubauen:

- Reduzierung der Krankenhausstrukturen insgesamt mit einer damit einhergehenden besseren Personalausstattung der verbleibenden Einrichtungen
- Gewinnung zusätzlicher Fachkräfte aus anderen Versorgungssektoren
- Gewinnung zusätzlicher Fachkräfte aus dem Ausland
- Stärkung der Qualifizierung durch Ausbau der Ausbildungsplätze

Teile dieser Optionen sollen in den nachfolgenden Ausführungen auf Basis von Datengrundlagen betrachtet und diskutiert werden. Die möglichen »Wirkungen« der Krankenhausreform werden an dieser Stelle nicht näher betrachtet. Dies erfordert eingehende eigene Analysen und Folgeabschätzungen.

1.3.4 Personalgewinnung aus anderen Sektoren

Die Option, Pflegefachpersonen aus dem ambulanten und/oder dem teil- und vollstationären Sektor zu gewinnen, sind keine neue Idee, sondern werden beständig verfolgt und mündeten bereits vor einigen Jahren in teils hohen Prämien- und Anreizsystemen mit konkurrierenden Anwerbeverfahren. Die damit verbundenen Gefahren, z. B. einer Prämienspirale oder einer Destabilisierung der nachsorgenden Einrichtungsstrukturen, müssen ernsthaft diskutiert werden und würden eher zu kurz- als zu langfristigen Erfolgen im Sinne einer Sicherung der Personalstrukturen für die regionale Versorgung führen. Die Einbettung in übergreifende regionale Versorgungsallianzen sowie die kooperative Anwerbung mit regionalem Bezug könnten hier den Blick von der einzelnen Einrichtung hin zur regionalen Versorgungssicherung lenken.

Überwiegend aber bestehen Partikularinteressen seitens der Akteure und der Handlungsdruck ist hoch. Er verhindert ein partizipatorisches und gemeinsames Wirken im Sinne einer regionalen Versorgungssicherung.

Unzureichend betrachtet werden aktuell die tatsächlichen Gegebenheiten, denn es fehlt vielfach an Daten, z. B. zur konkreten Wechselbereitschaft von Pflegefachpersonen, und damit zum realen Potenzial, das für ein Krankenhaus gewonnen werden kann.

Für die Pflege können insgesamt drei zentrale Merkmale der »Treue« beschrieben und empirisch untermauert werden:

- Die Ortstreue (Pflegefachpersonen weisen nur eine geringfügige räumliche Mobilität zwischen Wohn- und Arbeitsort auf)
- Die Sektorentreue (Pflegefachpersonen bleiben auch bei Neuverträgen überwiegend in dem Sektor beschäftigt, in dem sie vorher tätig waren)
- Die Berufstreue (Pflegefachpersonen weisen eine gegenüber anderen Berufen nicht nennenswerte höhere Berufswechselquoten auf; Überwiegend sind langjährige unterbrechungsfreie Beschäftigungszeiten beobachtbar)

Diese drei Treuebegriffe für Pflegefachpersonen gilt es im Personalmanagement zu berücksichtigen, und die Kenntnis um diese Bereiche schützt vor der Ernüchterung von (teuren) Kampagnen oder Maßnahmen der Anwerbung, die ohne diese Faktoren ggf. zu großflächig oder zu wirklichkeitsfremd initiiert und eingesetzt werden.

Für einzelne Bundesländer liegen mittlerweile empirische Analysen zur regionalen Fachkräftemobilität vor (Isfort & Klie, 2023; Ministerium für Arbeit, Gesundheit und Soziales des Landes Nordrhein-Westfalen, 2023; VdPB, 2024). Dazu wurden kleinräumig Daten der Pflegefachpersonen nach Wohn- und Arbeitsorten analysiert. Regional konnten Profile entwickelt werden, die die Quoten der Ortstreue von Pflegefachpersonen berechnen oder auch Wechselströmungen (z. B. von Landkreisen in benachbarte kreisfreie Städte) berechnen und visualisieren. Untermauert wurden die Analysen durch Befragungen von Einrichtungen unterschiedlicher Art bezogen auf die Fragestellung, aus welchem räumlichen Umkreis Pflegefachpersonen in der Einrichtung tätig sind.

Ohne diese Ergebnisse umfassend vorstellen zu können, lassen sich generelle Tendenzen beschreiben.

Eine berufliche Mobilität beschränkt sich überwiegend auf die Nachbarlandkreise oder kreisfreien Städte. Als zentraler Mobilitätsradius kann eine Distanz von rund 20 Kilometer angenommen werden bzw. eine maximale Wegezeit von rund 30 Minuten zwischen Wohn- und Arbeitsort. Abweichungen davon gibt es, aber die Mehrheit der Pflegefachpersonen in »normalen« fachbezogenen Einsatzgebieten (z. B. ohne Lehrende an Schulen oder Leitungen von Abteilungen) weisen diese Merkmale auf.

Näher betrachtet werden soll der zweite Aspekt, der den Bezug zur Kapazität von Pflegefachpersonen aus anderen Versorgungssektoren darstellt. Dazu können Mover-Stayer-Betrachtungen durchgeführt werden, also die Betrachtung von Strömungen zwischen Sektoren und Bindungen in den Sektoren. Analysiert wurden Daten der sozialversicherungspflichtig beschäftigten Pflegefachpersonen aus dem Jahr 2022 (Statistik der Bundesagentur für Arbeit, Auftragsnummer 349017). Dazu werden die begonnenen und beendeten Arbeitsverhältnisse von beruflich Pflegefachpersonen (ohne Helferinnen und Helfer) im Jahreszeitraum betrachtet. Diese werden nach Wirtschaftszweigen typologisiert und analysiert.

So können für die großen Versorgungsbereiche der Krankenhäuser, ambulanten Dienste und teil-/vollstationären Einrichtungen (inkl. Einrichtungen der Eingliederungshilfe und Wohngruppen) Wechselströmungen betrachtet werden.

In der Definition der Bundesagentur für Arbeit wird ein begonnenes Beschäftigungsverhältnis gezählt, wenn eine Anmeldung mit »wegen Beginn einer Beschäftigung« im Rahmen des Meldeverfahrens zur Sozialversicherung durch den Arbeitgeber erfolgt. Ein beendetes Beschäftigungsverhältnis wird gezählt, wenn eine Abmeldung mit »wegen Ende einer Beschäftigung« abgegeben wird (Bundesagentur für Arbeit, o. J.). Dabei wird ein beendetes und sowie ein begonnenes Beschäftigungsverhältnis auch dann gezählt, wenn eine Weiterbeschäftigung bei im Voraus befristeten Arbeitsverhältnissen weitergeführt wird. Ebenso kann es bei häufigen Wechseln einer Person zu Mehrfachnennungen kommen, sodass die Gesamtzahl der Wechsel nur annäherungsweise der Anzahl der Personen entspricht, die im Jahresverlauf eine berufliche Veränderung vorgenommen haben. Ein Wechsel wird auch dann klassifiziert, wenn innerhalb der gleichen Trägerschaft bzw. der gleichen Organisation, unterschiedliche Betriebskennziffern existieren.

Im vorliegenden Datensatz wurden die Gesamtanmeldungen und Wechsel für das Jahr 2022 in Deutschland aufgenommen. Zusammengefasst werden die Pflegefachpersonen der Gesundheits- und Krankenpflege, der Gesundheits- und Kinderkrankenpflege und der Altenpflege. Der Umfang der Beschäftigung fließt nicht ein, bzw. kann nicht näher analysiert werden. In der vorliegenden Analyse werden die Auszubildenden nicht mit aufgenommen, sodass ein Wechsel von der Ausbildung in die Beschäftigungsübernahme an dieser Stelle nicht eingeschlossen ist.

Zu berücksichtigen ist, dass in 2022 noch Auswirkungen der Corona-Pandemie existierten, sodass die Daten als eine Momentaufnahme zu verstehen sind und keine generellen Tendenzen darstellen. Die Visualisierung erfolgt mittels eines Sankey-Diagramms (▶ Abb. 1.3), wie es z. B. auch bei politischen Analysen zu Wechselwähleranalysen verwendet wird. Linksseitig aufgenommen ist die Anzahl der Personen, die aus einem spezifischen Sektor stammen und in diesem beschäftigt waren (entspricht dem Potenzial der Abmeldung wegen Ende der Beschäftigung). Die einzelnen Strömungslinien markieren die Bewegung in Richtung der rechten Seite (Anmeldung wegen Beginn einer Beschäftigung). Die Stärke der Linien nimmt die Anzahl der Personen auf, die entlang dieser beiden Richtungen in Bewegung waren. Erfolgt ein Wechsel von links nach rechts innerhalb des gleichen Betätigungsbereichs (z. B. Krankenhaus), wird von einem »intrasektoriellen« Wechsel ausgegangen. Werden Sektorengrenzen überschritte (z. B. vom Krankenhaus in die ambulante Pflege), so wird von einem »intersektoriellen« Wechsel ausgegangen.

In der Gesamtheit der begonnenen und beendeten Beschäftigungen in der Pflege im Jahr 2022 wurden seitens der Bundesagentur für Arbeit 164.535 Berufswechsel festgestellt. Die Beschäftigungsstatistik der Bundesagentur für Arbeit weist zum Juni im Jahr 2022 insgesamt 1.142.422 qualifizierte Alten- und

Gesundheits- und Krankenpflegende und Gesundheits- und Kinderkrankenpflegende aus. Der Anteil der Pflegefachpersonen, die im Jahr 2022 eine berufliche Veränderung vorgenommen haben, liegt demnach annäherungsweise bei 14,4 %. Im Umkehrschluss kann davon ausgegangen werden, dass in der Gesamtheit rund 85,6 % der Pflegefachpersonen keinen intra- oder intersektoriellen Wechsel vornahmen. Sie weisen eine stabile Beschäftigung auf. Dieser erste Orientierungswert ist für die nachfolgenden weiteren Analysen bedeutsam, um die Potenziale einzuschätzen.

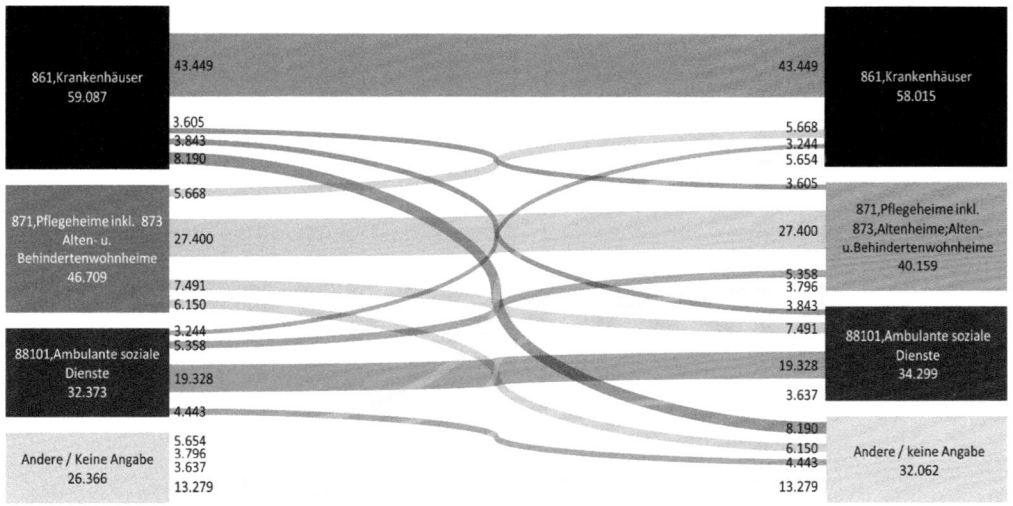

Abb. 1.3: Intra- und intersektorieller Wechsel der Pflegefachpersonen in 2022 (eigene Darstellung nach der Statistik der Bundesagentur für Arbeit, Auftragsnummer 349017)

Im Sankey-Diagramm sieht man für den Krankenhaussektor, dass insgesamt für 59.087 Personen aus diesem Sektor eine Beendigung des Beschäftigungsverhältnisses erfasst wurde. Die Krankenhausstatistik weist für den Personalbestand im Jahr 2022 insgesamt 513.702 dreijährig qualifizierte Personen aus. Gemessen an der Anzahl der dreijährig examinierten Pflegefachpersonen aus diesem Sektor kann eine Quote der betrieblichen Beendigungen der Arbeitsverhältnisse von 11,5 % für 2022 berechnet werden. Betrachtet man den Strömungsfluss der Pflegefachpersonen, die in 2022 ein Beschäftigungsverhältnis beendigt haben, so münden von den 59.087 Personen 43.449 wieder im gleichen Sektor ein (durch Neueinstellung oder Weiterbeschäftigung nach Auslauf eines befristeten Vertrags). Der intrasektorielle Wechsel stellt dabei insgesamt keinen Zugewinn an Personalressourcen dar. Für einzelne Krankenhäuser kann dies zwar der Fall sein (Zugewinne an Personal); in der Gesamtheit aber ist dies für den Krankenhaussektor neutral zu betrachten, der im Jahr 2022 insgesamt nicht von den Berufswechseln und Sektorenströmungen profitieren konnte, sondern sich lediglich stabil halten konnte (58.015 − 59.087 = -1.072 in der Wechselbilanz in 2022). Betrachtet man jenseits der sektoriell verbleibenden Personen, die Personen, die tatsächlich beruflich intersektorielle Grenzen in 2022 aus dem Krankenhaus heraus überschritten haben, so liegt dieser Anteil bei 3,0 %, der als tatsächliches Fluktuationspotenzial eingeschätzt werden muss. Dies ist ein Hinweis auf eine große »Haltequote« der Krankenhäuser insgesamt und ein Hinweis auf die beschriebene Sektorentreue der Pflegefachpersonen.

Von den Personen, die eine intersektorielle Abwanderung aus dem Krankenhaus durchgeführt haben, sieht man eine größere Hinwendung in den nicht näher differenzierten Bereich »andere, keine Angabe«. Dies können gleichermaßen Leiharbeitsfirmen sein wie Medizinproduktehersteller, Pharmaindustrie, ärztliche Praxen oder auch Bildungseinrichtungen der Pflege. Der Anteil liegt gemessen an der Gesamtanzahl der Pflegefachpersonen im Krankenhaus bei 1,6 % für das Jahr 2022. In der Betrachtung der Zuströme sieht man in einem »Gegenstromprinzip« aus diesem Bereich 5.654 Personen, die in den Krankenhaussektor einmünden und vorher in einem der nicht näher klassifizierten Wirtschaftsbereiche gearbeitet haben. Die »reale« Fluktuation reduziert sich in der Differenz der beiden Werte auf 2.536 Personen oder 0,5 % der Beschäftigten.

Aus dem Krankenhaus gingen 3.843 Personen in die Versorgung bei einem ambulanten Pflegedienst. Diesen stehen im Gegenstrom 3.244 Pflegefachpersonen gegenüber, die aus einem ambulanten Dienst einmündeten.

Betrachtet man diese Dimensionen und die weiteren Analysen der Strömungen insgesamt, so scheinen zentrale Beobachtungen möglich:

- Es findet kein »Ausverkauf« der ambulanten Pflege durch die Krankenhäuser statt. Dazu sind die »Gewinne« in 2022 (und vorher auch in 2021) zu gering, als dass sie versorgungsrelevant erscheinen.
- Es kann beobachtet werden, dass auch in den anderen Sektoren die intrasektorielle Bewegung dominiert und Krankenhäuser hier keinesfalls davon ausgehen können, »Magneten« zu sein.
- In der Gesamtbilanz der wechselbereiten Pflegefachpersonen im Jahr 2022 konnten sich die Krankenhäuser nicht als Gewinner platzieren

Für die angeführte Diskussion im Rahmen der Einführung der PPR 2.0 kann daraus abgeleitet werden, dass auf Basis möglicher zusätzlicher (gemessener) Bedarfe der Krankenhäuser keine Ableitung erfolgen kann, bezogen auf eine Realisierung am Arbeits- und Beschäftigungsmarkt. Die Fluktuation insgesamt ist in der Pflege überschaubar, die Wechselbereitschaft erfolgt überwiegend intrasektoriell und bezieht man die regionalen Mobilitätsanalysen und weiteren Wissensbestände mit ein, so bleibt das An- und abzuwerbende Potenzial wahrscheinlich eher gering. Kurzfristige oder deutliche Personalsteigerungen bedürfen einer erheblichen konzeptionellen und inhaltlichen Arbeit, die sich nicht aus der Darlegung offener Stellen ergeben.

1.3.5 Personalgewinnung aus dem Ausland

Als eine mögliche Strategie der Minderung des Fachkräftemangels in der Pflege wird die Anwerbung von Pflegefachpersonen aus dem Ausland betrachtet (PflStudStG; Schulz, 2022). Die komplexe Debatte um strukturierte Konzepte der Auswahl, Eingliederung und der Personalbindung können im Rahmen dieses Beitrags nicht ausgeführt werden (Rand & Larsen, 2019).

Betrachtet werden soll die aus der Strategie bislang erkennbare Wirkung des Potenzials. Im Rahmen der Realisierung zusätzlicher Personalstellen für den Pflegebereich im Krankenhaus. Betrachtet wird dazu die Anzahl der Zustimmungen zur Arbeitsaufnahme der Pflegefachpersonen aus Drittstaaten mit der Qualifikation Krankenpflege (Bundesagentur für Arbeit & Statistik, Sonderabfrage 352332) (▶ Abb. 1.4). Hier ist davon auszugehen, dass ein großes Potenzial auch im Krankenhaussektor beschäftigt und qualifiziert worden ist (im Gegensatz zu den Zulassungen zur Arbeitsaufnahme im Beruf der Altenpflege).

Als Personen aus Drittstaaten sind dabei Pflegefachpersonen aus dem Ausland ohne EU-Staaten und die weiteren EWR-Staaten (Island, Liechtenstein, Norwegen) sowie die Schweiz klassifiziert. Daten zu den Zulassungen werden bei der Bundesagentur für Arbeit geführt und wurden im Rahmen einer Sonderauswertung beim Statistik-Service der Bundesagentur in Auftrag gegeben (Statistik-Service Südwest, Auftragsnummer 337616).

Einführend soll die Entwicklung der Kennzahlen für den Bereich der Krankenpflege ab 2017 vorgestellt werden. Es liegen zwar auch nennenswerte Daten aus früheren Jahren vor, numerisch aber kann ab 2017 eine entsprechende Entwicklung festgestellt werden.

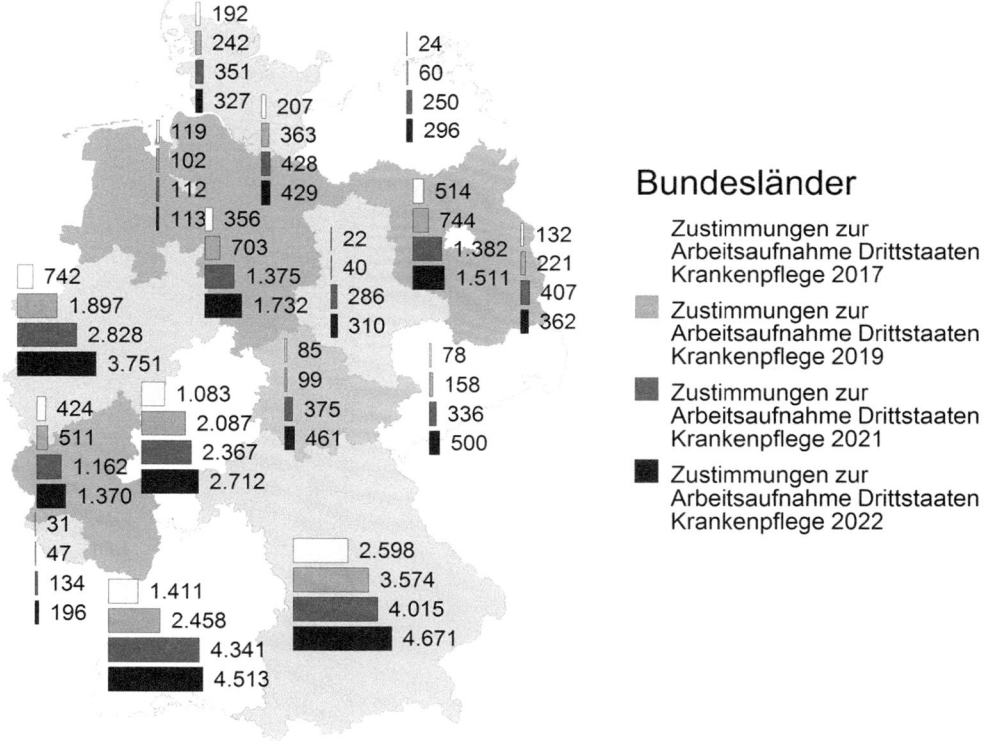

Abb. 1.4: Entwicklung der Zulassungen zur Arbeitsaufnahme Krankenpflegender aus Drittstaaten (eigene Grafik auf Datengrundlage der Bundesagentur für Arbeit, Sonderabfrage Statistik-Service, Auftragsnummer 352332)

Insgesamt kann für die Bundesländer und die Stadtstaaten eine sehr heterogene Entwicklung festgestellt werden. Dabei fällt auf, dass in allen Bundesländern eine positive Entwicklung im Sinne einer Zunahme der Anzahl der Zulassungen zu beobachten ist. Dies ist auch in den Jahren der Pandemie zwischen 2019 und 2022 zu beobachten, wobei der Zeitpunkt einer Zustimmung zur Arbeitsaufnahme nicht gleichgesetzt werden kann, mit dem Zeitpunkt des Zuzugs nach Deutschland. Hier können unterschiedliche Zeiträume vorhanden sein, die durch Verfahren der Anerkennung, der Angleichungskurse, der Sprachkurse etc. bestimmt werden können.

Numerisch sind es vor allem die großen Bundesländer Bayern, Baden-Württemberg und Nordrhein-Westfalen, die eine höhere Anzahl der Zustimmungen zur Arbeitsaufnahme von Pflegefachpersonen aufweisen. Hier sind große Aktivitäten sichtbar. Zu betrachten ist hier auch Hessen, wo eine große Anzahl an Zulassungen zu beobachten ist.

Kennzahlen über den konkreten Verbleib der aus Drittstaaten zugelassenen Pflegefachpersonen in der Langzeitbeobachtung liegen nicht vor, sodass die Daten aus den einzelnen Jahrgängen nicht additiv im Sinne eines Gesamtpotenzials betrachtet werden können, das aus den unterschiedlichen Jahren resultiert. Rückzüge in das Herkunftsland sowie die Migration in andere Länder sind hier ebenso denkbar wie ein Berufswechsel oder auch die Aufnahme von Studiengängen etc. Dies ist eine substanzielle Limitierung bei der Betrachtung und der Analysemöglichkeit.

Bedeutsam erscheint die Betrachtung auf einer kleinräumigeren Basis, auf der der Landkreise und kreisfreien Städte. Sie verweisen darauf, dass das Potenzial durch ausländische Pflegekräfte innerhalb der Bundesländer sehr ungleich verteilt ist und dass es deutliche Zentrumsbildungen gibt.

Gemeint ist, dass entweder (auch in kleineren Landkreisen und kreisfreien Städten) hohe Aktivitäten durch einzelne Träger bestehen. Dabei kann es auch vorkommen, dass die vor Ort qualifizierten Pflegefachpersonen aus den Drittstaaten nicht für den eigenen regionalen Ort als Einsatzort vorgesehen sind, sondern, dass es sich um ein größeres Ausbildungszentrum handeln kann, von wo ausgehend die zugelassenen Pflegefachpersonen aus Drittstaaten in andere Einrichtungen gehen. Betrachtet werden muss trotz dieser Einschränkung die Anzahl der Zulassungen der Pflegefachpersonen aus Drittstaaten auch vor dem Hintergrund des jeweiligen Arbeitskräftepotenzials in der regionalen Beobachtung. Hier spielt die Frage, wie groß der Anteil der ausländischen Pflegefachpersonen an dem Gesamtpotenzial der sozialversicherungspflichtig Beschäftigten in der Region ist, eine zentrale Rolle.

Bundesweit konnten für 2022 insgesamt 23.908 Zulassungen erfasst werden (▶ Abb. 1.5). Ihnen stehen 821.985 sozialversicherungspflichtig beschäftigte Gesundheits-, Kranken- und Kinderkrankenpflegende gegenüber, sodass sich ein rechnerischer arbeitsmarkrelevanter Anteil von 2,9 % ergibt.

Regional aber variieren die Anteile von 0 % bis 30,8 % und verdeutlichen die enorme Heterogenität. Auf der Verteilungskarte nach Werteklassen wird deutlich, dass insgesamt in Bayern, Hessen und Baden-Württemberg höhere Anteile zu beobachten sind, die in Teilen auch arbeitsmarktrelevant erscheinen können.

In 100 von insgesamt 400 untersuchten Landkreisen und kreisfreien Städten, lag der Anteil der im Jahr 2022 durch Drittstaaten zugelassenen Pflegefachpersonen bei bis zu einem Prozent. Die Ressourcen, die hier gewonnen werden konnten, können nicht als arbeitsmarktwirksam klassifiziert werden.

Erhöht man den prozentualen Anteil auf bis zu 3 % (einschließlich 3,0), so ergeben sich insgesamt 284 Landkreise und kreisfreien Städte, in denen eine geringe Ressource erfasst werden kann. In 59 von 400 untersuchten Landkreisen lag der Anteil bei über 5 %, wobei von 19 der 59 »Spitzenreiter« kreisfreie Städte waren, die damit überrepräsentiert sind.

Bezogen auf die Fragestellung, ob die Pflegefachpersonen aus dem Ausland für die Krankenhäuser aktuell eine Ressource darstellen, die für den weiteren Aufbau ergänzender Ressourcen genutzt werden könnten, lautet die Antwort, dass dies punktuell und auch je nach Region möglich sein kann, aber weiterhin überwiegend stark limitiert erscheint. Generell betrachtet und insbesondere in ländlichen Räumen finden sich nur geringe Ressourcen, sodass eine Erhöhung des Personalbestands durch ergänzendes Personal aus Drittstaaten bei Krankenhäusern nur mit einem hohen eigenen Engagement realisiert werden kann. Auch hier wird es nicht darauf ankommen, dass offene Stellen berechnet und ausgewiesen werden können, sondern, dass konzeptionell alle Phasen der Begleitung und der Integration und nachfolgenden Kulturation (nicht nur in den Berufsalltag) mitgestaltet werden.

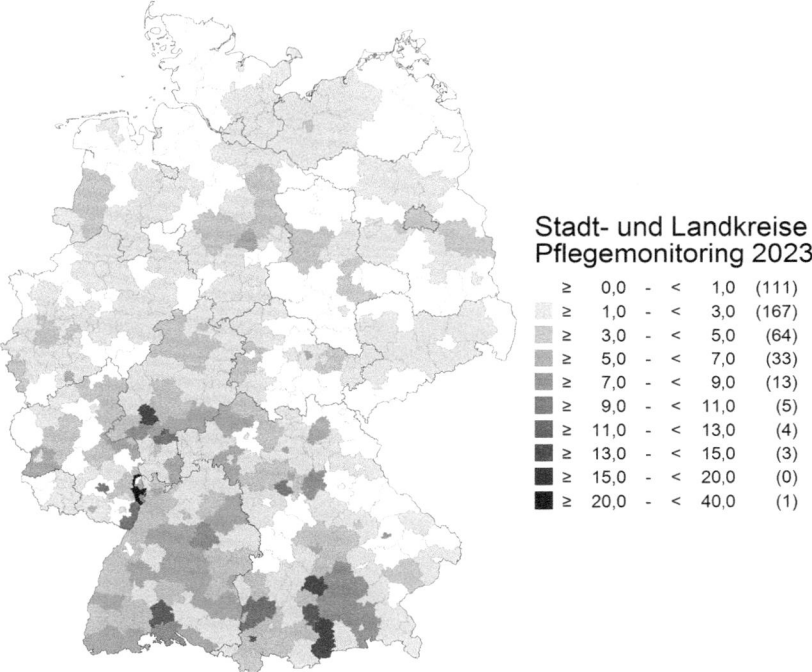

Abb. 1.5: Anteile der Zulassungen zur Arbeitsaufnahme Krankenpflegegender aus Drittstaaten an der Gesamtzahl der sozialversicherungspflichtig Beschäftigter Krankenpflegender 2022 (eigene Grafik auf Datengrundlage der Bundesagentur für Arbeit, Sonderabfrage Statistik-Service, Auftragsnummer 352332)

1.3.6 Personalgewinnung durch Qualifizierung

Als dritte strategische Überlegung soll betrachtet und analysiert werden, ob sich auf der Basis der beruflichen Qualifizierung Ressourcen ergeben, mit denen ein weiterer Personalausbau in den Krankenhäusern realisiert werden kann, so Kennzahlen der PPR 2.0 dies erforderlich machen.

Dazu werden Daten der Statistik nach der Pflegeberufe-Ausbildungsfinanzierungsverordnung analysiert, die zum Zeitpunkt der Erstellung des Kapitels bis zum Jahr 2022 vorlagen (Destatis, 2023c). Ausgangspunkt sind die Daten zu den neu abgeschlossenen Ausbildungsverträgen zur Qualifizierung als Pflegefachmann/Pflegefachfrau. Ihnen gegenübergestellt werden Daten zur altersdemografischen Verteilung von Pflegefachpersonen (Bundesagentur für Arbeit, 2023b). Aus beiden Datenbereichen lässt sich eine Prognose zur Entwicklung der beruflichen Einmündung und des Renteneintritts von Pflegefachpersonen berechnen.

Für die Pflegeausbildung kann zum gegenwärtigen Zeitpunkt beschrieben werden, dass erste Erfahrungen in der Umsetzung des Pflegeberufegesetzes gemacht wurden und ein erster Zyklus an Auszubildenden die Ausbildung durchlaufen hat. Aktuell liegen noch keine systematischen veröffentlichten Kennzahlen zur Erfolgsquote der Ausbildung vor. Die Anzahl der vorzeitigen Vertragslösungen im ersten Jahr werden in der Statistik nach der Pflegeberufe-Ausbildungsfinanzierungsverordnung mit aufgenommen und weisen auf Abbrüche im ersten Jahr von bundesweit um die 8 % hin.

Insgesamt ist anzunehmen, dass sich erst nach einer Phase der Konsolidierung in den kommenden Jahren ableitbare Kennzahlen ergeben werden. Die ersten Jahrgänge waren nicht nur durch die Corona-Pandemie mit Schulschließungen und einer Ad-hoc-Digitalisierung der Ausbildung verbunden; hier wirken auch Ein- und Umsetzungsschwierigkeiten veränderter Lehrpläne mit ein (schulinterne Curriculumentwicklungen, neue Vertragspartnerschaften etc.) sowie auf Seiten der Praxispartner die Etablierung hinreichender Ressourcen der Praxisanleitung. Diese multiplen Störvariablen werden auch auf Schwankungen in den Daten Auswirkungen haben.

Was bislang jedoch sicher beschrieben werden kann, sind die Entwicklungen der Auszubildenden zum Stichtag 31.12. mit neu abgeschlossenen Ausbildungsverträgen (ohne die im Ausbildungsjahr erfassten vorzeitigen Vertragslösungen).

Hier zeigen sich in Deutschland schwankende Kennzahlen, die 2020 (53.610) niedriger ausfielen als 2021 (56.259) und 2022 wieder in etwa auf das Niveau von 2020 (52.134) zurückgingen (▸ Abb. 1.6). Inwieweit hier auch positive Mitnahme-Effekte der Corona-Pandemie im Jahr 2021 eine Rolle spielen (z. B. Schließungen im Einzelhandel und im Gaststättengewebe sowie im Hotelgewerbe etc.) kann nicht genauer benannt werden. Bundeslandbezogen zeigen sich die jeweiligen Entwicklungen wie in ▸ Abb. 1.6 abgebildet.

Die vorliegenden Kennzahlen können verwendet werden, um unter einer modellhaften Annahme die weitere Entwicklung annäherungsweise zu prognostizieren. Dabei sind die Schwankungen der Gewinnung der Auszubildenden eine Kenngröße, die nicht stabil vorhergesagt werden kann.

Zahlreiche Faktoren wirken auf die Qualifizierung und die Möglichkeit, Pflegefachpersonen auszubilden, ein. Dies sind neben Fragen des Images des Berufs insgesamt z. B. die personellen und räumlichen Kapazitäten in den Bildungseinrichtungen vor Ort. Darüber hinaus ist entscheidend, wie sich die Anzahl der Absolventinnen und Absolventen aus allgemeinbildenden Schulen entwickelt, die über eine schulische Eingangsqualifizierung für den Pflegeberuf verfügen. Wirtschaftliche und arbeitsmarktpolitische Entwicklungen, wie z. B. der Fachkräftemangel in anderen Berufen, wirken ebenso ein. Diese beeinflussenden Faktoren können an dieser Stelle nicht weiter diskutiert und dargelegt werden. Es bedarf jedoch einer intensiven Beschäftigung mit den Themenfeldern, um frühzeitig und regional auf Änderungen reagieren zu können (z. B. auf fehlende Abiturientinnen- und Abiturientenjahrgänge aufgrund der Umstellung von G8 auf G9 in einzelnen Bundesländern in den Jahren 2025 und 2026).

Im nachfolgenden Modell (▸ Abb. 1.7) werden die Kennzahlen der Ausbildungsstatistik aus 2022 fortgeschrieben und als Status Quo-Annahme verwendet. Das Modell berücksichtigt dabei die nachfolgenden Annahmen und Herangehensweisen:

1.3 Pflegepersonal – eine Kapazitäts- und Ressourcenanalyse

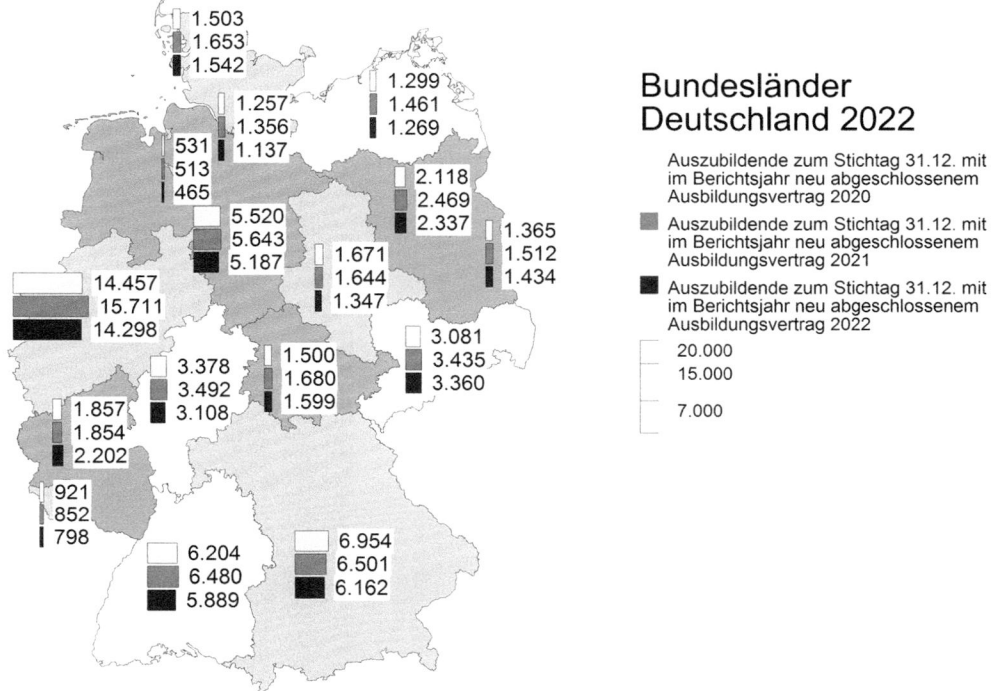

Abb. 1.6: Neu aufgenommene Auszubildende Pflegefachmann/Pflegefachfrau (eigene Berechnungen nach Statistisches Bundesamt, 2021 & Statistisches Bundesamt, 2024b)

- Grundlage des Modells sind die Kennzahlen der Ausbildung nach der Ausbildungsstatistik des Bundes (Statistisches Bundesamt, 2024a). Diese geben einen Hinweis zur Anzahl der möglichen Absolventinnen und Absolventen eines Jahrgangs, die jedoch erst im Folgejahr vollumfänglich auf dem Arbeitsmarkt wirken. So werden die Ausbildungskennzahlen aus dem Jahr 2020 vollumfänglich arbeitsmarktwirksam im angepassten Modell für das Jahr 2024 aufgenommen.
- Zur Kalkulation der möglichen Berufseintritte werden die Kennzahlen der Auszubildenden zum Stichtag 31.12. mit im Berichtsjahr neu abgeschlossenen Ausbildungsverträgen verwendet. Hier sind die vorzeitigen Vertragslösungen aus dem jeweiligen Jahr bereits exkludiert, sodass in dem angepassten Modell mit einer angenommenen Erfolgsquote bzw. weiteren Verbleibsquote in der Ausbildung von 80 % gerechnet wird. In der Gesamtheit wird damit eine Brutto-Netto-Erfolgsquote von 72 % der in die Ausbildung eingehenden Auszubildenden angenommen, die in der Regelzeit ihre Ausbildung absolvieren. Das entspricht in etwa den Analysen zu Ausbildungserfolgen in NRW. (Von 100 Auszubildenden lösen acht ihren Vertrag vorzeitig im ersten Jahr, weitere 20 % werden angenommen, die nachfolgend aus der Ausbildung ausscheiden oder diese nicht in der Regelzeit mit einem Examen abschließen).
- Die aktualisierten Kennzahlen der altersbezogenen Gruppen mit dem Erfassungszeitpunkt Juni 2023 werden verwendet, um die Berufsaustritte in den Folgejahren zu kalku-

lieren. Dabei wird angenommen, dass die Pflegefachpersonen bis zum 65. Lebensjahr im Arbeitsprozess bleiben. Das ist eine eher optimistische Annahme, sodass bei vorzeitigen Austritten ggf. höhere Ausstiegsanteile denkbar sind. Die Kennzahlen aus der Altersgruppenstatistik verweisen einerseits auf einen starken Abbruch der Beschäftigtenkennzahlen ab dem 63. Lebensjahr. Kompensierend jedoch ergeben sich auch Hinweise auf Personen, die über das 65. Lebensjahr hinaus arbeiten.

- Aus einer Studie zur Berufseinmündung und Berufsverbleib von Pflegefachpersonen in Nordrhein-Westfalen wird eine Berufseinmündungsquote der erfolgreichen Absolventinnen und Absolventen von 80 % angenommen. Dies fließt als kalkulatorische Grundlage ein bei der Berechnung der tatsächlich arbeitsmarktwirksamen Kräfte (Isfort, Gessenich & Tucman, 2022)

Aus den Annahmen ergibt sich das nachfolgende prognostische Modell (▶ Abb. 1.7) der Gegenüberstellung der Berufseinmündung zu den rentenbedingten Berufsaustritten für Deutschland:

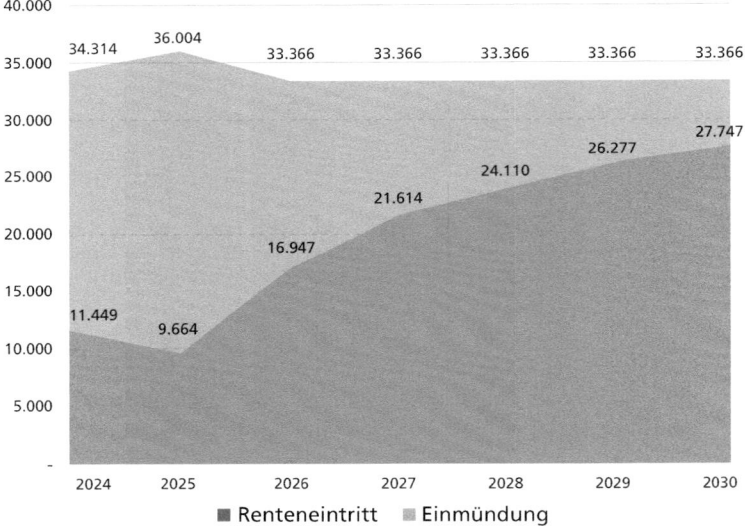

Abb. 1.7: Modell der Prognose zur Berufseinmündung und zu Berufsaustritten von Pflegefachpersonen (eigene Berechnungen)

Wie im Modell deutlich erkennbar, werden die berufsdemografischen Entwicklungen bereits in naher Zukunft stark wirken. Liegt die Kennzahl für 2025 noch bei unter 10.000 Pflegefachpersonen, die ausscheiden und durch Qualifizierung ersetzt werden müssen, so steigt die Anzahl bundesweit bereits 2026 auf rund 17.000 und 2027 auf über 21.600 Personen. Bis 2030 ist mit einer weiteren Zunahme an ausscheidenden Pflegefachpersonen zu rechnen, die durch die Qualifizierung ersetzt werden müssen. Geht man von den modellhaften Annahmen aus, so kann nach Exklusion der nicht erfolgreich abschließenden Personen und denen, die nach der erfolgreichen Prüfung nicht in den Beruf einmünden, von einem annäherungsweisen Potenzial von rund 33.366 Personen ausgegangen werden. Hier werden sich Schwankungen der kommenden Jahre niederschlagen, aber als eine Annäherung und unter Einbezug von plausiblen Annahmen und empirischen Daten kann die Kenngröße kalkulatorisch verwendet werden.

Die Differenz bildet das Delta, den Bereich, der zur Verfügung steht, um den Ausbau des bestehenden Pflegesystems weiter voranzubringen und/oder um die Personalausstattung in den Einrichtungen jeweils so zu verändern, dass die Pflegefachpersonen eine spürbare Entlastung ihrer Arbeitssituation erfahren können. Weisen die Daten für die aktuelle Situation und für 2025 noch Kapazitäten aus (jeweils ein Delta von über 22.850 bzw. rund 26.340), so sinkt dieses bereits 2026 auf rund 16.500 und nachfolgende auf 11.750 und 9.250.

Setzt man diese Zahl in Relation zur aktuellen Anzahl der Beschäftigten in der Gesundheits-, Kranken-, Kinderkranken- und Altenpflege aus dem Jahr 2023 (1.142.422 sozialversicherungspflichtig Beschäftigte), so ergeben sich hier kalkulatorische Reserven, die von 2 % in 2024 auf 1 % in 2027 sinken und nachfolgend unter einem Prozent des Beschäftigungsvolumens insgesamt liegen.

Damit liegen auch auf dieser Seite keine kalkulatorischen Größen vor, aus denen sich ein Ausbau oder eine weitere personelle Steigerung der Personalstrukturen direkt ableiten lassen. In bereits absehbarer Zeit werden die vorhandenen Ressourcen der Ausbildung vollumfänglich aufgewendet werden müssen, um das ausscheidende Personal zu ersetzen. Ein struktureller oder sektorieller Aufbau scheint hier weder für den Krankenhausbereich noch für den stationären Altenpflegebereich (in dem mit dem PeBeM eine Personalbemessung realisiert wird) möglich.

1.3.7 Fazit

Die Einführung der Pflege-Personalregelung 2.0 mag aus einer pflegepolitischen Perspektive heraus ein wichtiger Beitrag zur Professionsentwicklung sein. Hier geht es auch um die Deutungshoheit, wie Pflege im Krankenhaus verantwortlich und transparent erfasst und begründet werden kann. Dass die Pflege hier eine Eigenständigkeit markiert und eigene Verfahren dazu auf den Weg bringen will, ist verständlich. Dazu kann ein Instrument in der Tat hilfreiche Daten und Ansätze liefern und sehr wohl kann die interne sowie die externe Argumentation für eine pflegerische Beachtung bei der Kostenverteilung untermauert werden.

Anzunehmen aber ist, dass die PPR 2.0 nur dann stabil und erfolgreich in der Praxis breitflächig eingesetzt werden kann, wenn die Pflegefachpersonen vor Ort auf Basis ihrer Erfassungen und Kalkulationen eine Anpassung der Personalausstattung erfahren. Tun sie es nicht, wird die Datenerfassung und die Qualität der Daten abnehmen und das Instrument auf der Steuerungsebene in den Pflegedirektionen zunehmend mit ad-hoc-theoretischen Konstanten unterfüttert werden müssen (z. B. ermittelte PPR 2.0 Kalkulation -20 % als Grundannahme). Diese Entwicklung hat die erste Form der PPR klar genommen und im System ist diese Problematik den Akteurinnen und Akteuren in den Direktionen gut bekannt. Die Gefahr der Wiederholung dieser Erfahrungen ist real.

Mit der vorliegenden Analyse wird explizit keine pflegewissenschaftliche Fundamentalkritik an dem Instrument oder dem Einsatz selbst formuliert – dazu bedarf es einer anderen Zugangsweise. Es müssen die theoretischen und methodischen Auseinandersetzungen mit dem Verfahren und den Konstruktionsprinzipien erfolgen und die Frage diskutiert werden, wie gemessene Bedarfe an die Qualität der Leistungserbringung gekoppelt und operativ geprüft und eingelöst werden. Darüber hinaus fehlt bislang der eindeutige Nachweis dafür, dass die pflegerische Arbeit im Krankenhaus überwiegend durch die Bedarfsseite der Patientinnen und Patienten strukturiert und beansprucht wird. Ethische

Diskussionen der Gerechtigkeit der Versorgung sind dabei ebenso in den Blick zu nehmen wie gesundheitsökonomische Fragen danach, was Pflege real zu leisten imstande ist oder wo Begrenzungen trotz vorhandener Bedarfe gezogen werden müssen. All dies sind Diskurse, die von der Pflege auch in Richtung Gesellschaft adressiert werden müssen.

Im vorliegenden Beitrag wurde eine andere Annäherung gewählt: die des »Faktenchecks« bezogen auf die Ressourcenfrage, so die Etablierung der PPR 2.0 mit einer zusätzlichen Kapazitätserfassung an Pflegepersonal einhergeht. Neben den Fragen der Finanzierbarkeit ist es von zentraler Bedeutung, sich frühzeitig und argumentativ damit auseinanderzusetzen, dass eine wichtige Frage gelöst werden muss: Wenn mehr Personal bemessen wird, woher kommt dieses?

Geprüft wurden auf der Basis der aktuell zur Verfügung stehenden Daten drei unterschiedliche Ansätze der Personalgewinnung für das Krankenhaus: die Abwerbung aus anderen Sektoren, die Anwerbung aus anderen Ländern und die Qualifizierung durch Ausbildung.

Zum aktuellen Stand kann für alle drei möglichen Ansätze festgestellt werden, dass erwartbare Potenziale eher gering als hoch einzuschätzen sind. Krankenhäuser sind nicht die Magnete, die sie gerne wären – es überwiegt eine Stabilität der Arbeit in den Sektoren. Die Gewinnung von Personal aus dem Ausland ist nicht nur ressourcen- sondern auch arbeitsintensiv. Trotz all der Bemühungen der vergangenen Jahre zeigen sich in der Summe nur begrenzt arbeitsmarktwirksame Effekte. Diese sind überwiegend zentrumsbezogen und regional verankert, sodass es keine generelle Strategie für z. B. ländliche Räume darstellt. Zu groß ist die Lücke der Landkreise und kreisfreien Städte, in denen die Gewinnung aus dem Ausland nicht nur aktuell keine Rolle spielt, sondern auch zukünftig eher einer untergeordnete bleiben wird. Die dritte Strategie, die der Qualifizierung, weist angesichts der letzten Jahrgänge der Ausbildung, die für die Pflegeausbildung gute Jahrgänge waren, darauf hin, dass in naher Zukunft alle vorhandenen Ressourcen zum Erhalt, nicht aber zum Ausbau eingesetzt werden müssen.

Es wird mit einer hohen Wahrscheinlichkeit und trotz einer PPR 2.0 keinen schnellen weiteren Aufbau von Pflegefachpersonen in den Krankenhäusern geben. Der Zugewinn der vergangenen Jahre, der ohne Bemessung vollzogen wurde, wird in der Dynamik nicht weiter erreicht werden können, weil die Ressourcen dazu nicht zur Verfügung stehen. Die Steigerung der Ausbildung, sowie das additive Hinzufügen von hochschulisch qualifizierten Personen wäre unkritisch und wünschenswert, so es gelingt, hier erfolgreich zu sein. Ebenso kann ggf. die Perspektive der Ausbildungsvisa eine größere Wirkung für die Pflege erzielen als die der Integration bereits qualifizierter Pflegefachpersonen aus Drittstaaten.

Problematisch erscheint der Weg der Abwerbung von Pflegefachpersonen aus anderen dringend benötigten Versorgungsbereichen. Sollte dies anders als bislang und besser als bislang gelingen, so geht es zu Lasten anderer Versorgungssysteme, wie der teil-/vollstationären oder der ambulanten Versorgung. So werden in der mittelfristigen Betrachtung für die Krankenhäuser erhebliche Drehtüreffekte und Halteprozesse bei genau den aufwendigen Patientinnen und Patienten produziert, die nur begrenzt eine medizinische weitere Behandlung erfahren müssen. Die weitere Behandlung in den Krankenhäusern in Ermangelung an nachsorgenden Einrichtungen würde zu einer weiteren Bedarfssteigerung an Pflegepersonal auf Basis der gemessenen PPR 2.0 Daten führen; das notwendige Personal müsste wiederum genau dort gewonnen werden, wo diese Bedarfe eigentlich gedeckt werden sollen und nicht mehr können. Es droht ein Perpetuum-PPR-Mobile.

Strategisch bedeutsam erscheint es, diese Argumente der Begrenzung der Ressourcen frühzeitig mit in die Diskussionen vor Ort aufzunehmen. So können Erwartungen eingeordnet werden und es kann vor zu hohen Erwartungen und Enttäuschungen rechtzeitig und argumentativ gewarnt werden, um ein Scheitern der Initiative einer Personalbemessung für die Pflege und in der Pflege zu verhindern.

1.3.8 Literatur

Badura, B. (2023). *Fehlzeiten-Report 2023. Zeitenwende - Arbeit gesund gestalten.* Berlin, Heidelberg: Springer.

Bundesagentur für Arbeit (Hrsg.) (o. J.). *Methodische Hinweise zum Thema Beschäftigung.* Zugriff am 11.04.2025 unter https://statistik.arbeitsagentur.de/DE/Navigation/Grundlagen/Methodik-Quali taet/Methodische-Hinweise/BST-Meth-Hinweise/BST-Meth-Hinweise-Nav.html

Bundesagentur für Arbeit (Hrsg.) (Vorläufige Ausgabe 2021). *Klassifikation der Berufe 2010 – überarbeitete Fassung 2020. Band 2: Definitorischer und beschreibender Teil.* Nürnberg. Zugriff am 14.04.2025 unter https://statistik.arbeitsagentur.de/DE/Statisctic-Content/Grundlagen/Klassifikati onen/Klassifikation-der-Berufe/KldB2010-Fassung2020/Printausgabe-KldB-2010-Fassung2020/Gene rische-Publikationen/KldB2010-PDF-Version-Band 2-Fassung2020.pdf?__blob=publicationFile&v=11

Bundesagentur für Arbeit (Hrsg.) (2023a). *Arbeitsmarktsituation im Pflegebereich (Berichte: Blickpunkt Arbeitsmarkt Mai 2023).* Nürnberg.

Bundesagentur für Arbeit (Hrsg.) (2023b). *Sozialversicherungspflichtig Beschäftigte am Arbeitsort in ausgewählten Pflegeberufen der Klassifizierung der Berufe KldB 2010 nach Alter und Wirtschaftszweigen. Sonderabfrage Statistik-Service Südwest.* Frankfurt a. M.

Bundesagentur für Arbeit & Statistik (Hrsg.) *Statistik über die Arbeitsgenehmigungen-EU und Zustimmungen. Methodenbericht.* Zugriff am unter https://statistik.arbeitsagentur.de/DE/Statisher-Content/Grundlagen/Methodik-Qualitaet/Meth odenberichte/Beschaeftigungsstatistik/Generi sche-Publikationen/Methodenbericht-AG-EU-Zustimmungen.pdf?__blob=publicationFile&v=7

Bundesagentur für Arbeit -Statistik/Statistik-Service Südwest (2024). *Sozialversicherungspflichtig Beschäftigte am Arbeitsort in ausgewählten Pflegeberufen der Klassifizierung der Berufe KldB 2010 nach Alter und Wirtschaftszweigen; Auftragsnummer 350658 (Digitale Datentabellen).*

Deutsches Krankenhausinstitut e. V. (Hrsg.) (2023). *Krankenhaus Barometer. Umfrage 2023.* Düsseldorf.

Isfort, M., Gessenich, H. & Tucman, D. (2022). *Berufseinmündung und Berufsverbleib in der Pflege in NRW. Eine Analyse der Einstiegs-, Bindungs- und Haltefaktoren im Berufsfeld der Pflege einschließlich der Ermittlung relevanter Gehaltsstrukturen und -daten.* Köln: Deutsches Institut für angewandte Pflegeforschung (dip) e. V.

Isfort, M. & Klie, T. (2023). *Monitoring Pflegepersonalbedarf Baden-Württemberg 2022.* Deutsches Institut für angewandte Pflegeforschung (dip) e. V. & AGP Sozialforschung (Hrsg.). Köln/Freiburg.

Klauber, J., Wasem, J., Beivers, A. & Mostert, C. (Hrsg.) (2023). *Krankenhaus-Report 2023. Schwerpunkt: Personal.* Berlin, Heidelberg: Springer Berlin / Heidelberg.

Kunaschk, M. & Stephan, G. (2024). *Pflegeberufe und Covid-19-Pandemie: Befürchtete Kündigungswelle ist ausgeblieben.* Institut für Arbeitsmarkt- und Berufsforschung (IAB) (Hrsg.). Nürnberg. https://doi.org/10.48720/IAB.KB.2402

Ministerium für Arbeit, Gesundheit und Soziales des Landes Nordrhein-Westfalen (Hrsg.) (2019). *Landesberichterstattung Gesundheitsberufe NRW 2017.* Düsseldorf. Zugriff am 07.02.2025 unter https://broschuerenservice.mags.nrw/mags/shop/landesberichterstattung-gesundheitsberufe-nordr hein-westfalen-2017.%7C686?l_page=2

Ministerium für Arbeit, Gesundheit und Soziales des Landes Nordrhein-Westfalen (Hrsg.) (2023). *Landesberichterstattung Gesundheitsberufe NRW 2023.* Düsseldorf. Zugriff am 14.04.2025 unter https://broschuerenservice.mags.nrw/mags/shop/MAGS_LbG_-2023_Gesamtbericht.pdf%7C2093

Rand, S. & Larsen, C. (2019). *Herausforderungen und Gestaltung betrieblicher Integration von Pflegefachkräften aus dem Ausland. Einblicke aus der Krankenhauspraxis.* Working paper Forschungsförderung (Hans-Böckler-Stiftung (Hrsg.). Düsseldorf. Zugriff am 07.02.2025 unter https://www.boeckler.de/de/faust-detail.htm?sync_id=HBS-007114

Rothgang, H., Müller, R., Unger, R. (2012). *Themenreport »Pflege 2030«. Was ist zu erwarten – was ist zu tun?.* Bertelsmann-Stiftung (Hrsg.) Gütersloh: Bertelsmann-Stiftung.

Schulz, S. (2022). *Fachkräftemigrationsmonitor 2022. Fachkräfteengpässe von Unternehmen in Deutschland, Trends und Potenziale zum Zuzug ausländischer Fachkräfte.* Bertelsmann Stiftung (Hrsg.). Gütersloh.

Statistisches Bundesamt (Hrsg.) (o. J.). *Grunddaten der Krankenhäuser.* Zugriff am 16.04.2025 unter https://www.destatis.de/DE/Themen/Gesellschaft-Umwelt/Gesundheit/Krankenhaeuser/Publikatio nen/_publikationen-innen-grunddaten-kranken haus.html

Statistisches Bundesamt (Hrsg.) (2021). *Berufliche Schulen - Fachserie 11 Reihe 2 - Schuljahr 2020/2021.* Zugriff am 14.04.2025 unter https://www.destatis.de/DE/Themen/Gesellschaft-Umwelt/Bildung-Forschung-Kultur/Schulen/Publikationen/Downloads-Schulen/berufliche-schulen-2110200217005.html

Statistisches Bundesamt (Hrsg.) (2023a). *Pflegekräftevorausberechnung - Deutschland und Bundesländer. Berichtszeitraum 2024-2070 (Report EVAS-Nummer: 12421).* Wiesbaden.

Statistisches Bundesamt (Hrsg.) (2023b). *Pflegevorausberechnung - Deutschland und Bundesländer. Berichtszeitraum 2022-2070 (Report EVAS-Nummer: 12421, 22421).* Wiesbaden.

Statistisches Bundesamt (Hrsg.) (2023c). *Statistik nach der Pflegeberufe-Ausbildungsfinanzierungsverordnung 2022.*

Statistisches Bundesamt (Hrsg.) (2024a). Statistik nach der Pflegeberufe-Ausbildungsfinanzierungsverordnung (Report EVAS-Nummer 21241). Zugriff am 14.04.2025 unter https://www.statistischebibliothek.de/mir/receive/DESerie_mods_00007707

Statistisches Bundesamt (Hrsg.) (2024b). Statistik nach der Pflegeberufe-Ausbildungsfinanzierungsverordnung 2023. Zugriff am 14.04.2025 unter https://www.destatis.de/DE/Themen/Gesellschaft-Umwelt/Bildung-Forschung-Kultur/Berufliche-Bildung/Publikationen/Downloads-Berufliche-Bildung/statistischer-bericht-pflegeberufe-ausbildungsfinanzierung-vo-5212401237005.html

Vereinigung der Pflegenden in Bayern (Hrsg.) (2021). *Monitoring Pflegepersonalbedarf Bayern 2020.* München. Zugriff am 14.04.2025 unter https://www.vdpb-bayern.de/wp-content/uploads/2021/10/210929_Pflegemonitoring_Bayern.pdf

Vereinigung der Pflegenden in Bayern (Hrsg.) (2024). *Monitoring Pflegepersonalbedarf Bayern 2023.* München. Zugriff am 14.04.2025 unter https://www.vdpb-bayern.de/wp-content/uploads/2024/01/240115-Monitoring-Pflegepersonalbedarf-Bayern-2023-VdPB.pdf

1.4 Implikationen eines Qualitätsverständnisses für die Pflegepersonalbemessung

Andreas Fierdag

Es ließe sich sagen, die ursprünglichste aller Sichten auf die Personalbemessung der Pflege müsse die des Qualitätsmanagements sein. Warum? Weil das Qualitätsmanagement konsequent dort ansetzt, wo eine Organisation seine ursprünglichste Legitimation erhält: Bei den Kund*innen – im Falle der Pflegeberufe bei den Patient*innen, Pflegeheimbewohner*innen, Kurzzeitpflegegast, Pflegedürftigen. Wenn es einer Organisation, gleichgültig welcher Branche, nicht gelingt, die Ansprüche und Anforderungen ihrer Kund*innen zu kennen und ihre Wertschöpfung auf sie auszurichten, ist sie langfristig nicht existenzfähig. Die Bereitschaft der Kund*innen zur Vergütung der Leistung würde früher oder später schwinden und damit auch die Existenzgrundlage der Organisation.

Es gibt Ausnahmen, insbesondere wenn die Vergütung nicht direkt von den Kund*innen geleistet oder mitbestimmt wird, wie z. B. im Falle von Subventionen oder Gebührenordnungen. Im Gesundheits- und Pflegewesen fügt sich gleich ein ganzes Geflecht an Regelungen und Institutionen zwischen die direkte Beziehung der Leistungserbringenden und ihrer Kund*innen bzw. zwischen die der Pflegefachpersonen und der Pflegeempfänger*innen. Verschiedenste Kostenträger wie Krankenkassen, Ersatzkassen, Sozialhilfeträger, Rentenversicherer, Kommunen, Länder u. v. m. sind an der Finanzierung von Leistungen und Investitionen beteiligt und entscheiden im Rahmen von gesetzlichen, untergesetzlichen oder vertraglichen Regelungen mit.

Die Pflegepersonalbemessung kann somit nicht allein an der Wertschöpfung für die Kund*innen bzw. Pflegeempfänger*innen ausgerichtet werden. Gleichwohl sollte hier der Ausgangspunkt für alle beteiligten Instanzen liegen. Die Ausrichtung an der Wertschöpfung für die Pflegeempfänger*innen ist ein legitimes Ideal, auf das sich praktisch alle berufen, die ihre eigenen Interessen im Kontext der Pflege von Menschen legitimieren möchten.

Im Qualitätsmanagement stellt dieses Ideal – die Wertschöpfung für die Leistungsnehmer – die übergeordnete Mission einer Organisation (Krankenhaus, Rehabilitationsklinik, Pflegeheim, ambulanter Pflegedienst, Kurzzeitpflegeeinrichtung) dar. Im Alltag der Leistungserbringer kann dieses Ideal helfen, den oft durch Regulierung, Bürokratie und Komplexität der Strukturen verstellten Blick auf das Wesentliche immer wieder aufs Neue zu fokussieren. Mit dieser Aussicht lohnt es sich, die Perspektive des Qualitätsmanagements auch hinsichtlich der Pflegepersonalbemessung einzunehmen.

In den nachfolgenden Abschnitten soll versucht werden, die Personalbemessung aus der Perspektive des Qualitätsmanagements, hier beispielhaft vorwiegend auf das Krankenhaussetting fokussiert, zu verstehen. Dabei soll ein tieferes, auch auf andere Pflegesettings übertragbares, Verständnis von pflegerischer Qualität und seiner Implikationen für die Personalbemessung erörtert werden.

1.4.1 Die inhärenten Merkmale pflegerischer Leistung

Der Qualitätsbegriff hat im Qualitätsmanagement eine jahrzehntelange Entwicklung erfahren. Während noch in den 1970er Jahren kaum mehr als der Verwendungszweck einer Ware ausschlaggebend war, um in einem ungesättigten Markt Absatz zu erzielen, kamen im Laufe der wirtschaftlichen Entwicklung bis heute weitere Anforderungen hinzu, wie Sicherheit, Servicequalität, Einhaltung von Lieferterminen, kostenloser Transport, um die Kundenzufriedenheit zu steigern und im Markt zu bestehen (Benes & Groh, 2017; Rothlauf, 2001). Die Weiterentwicklung des Qualitätsbegriffs über die Jahrzehnte mündet in die Qualitätsdefinition der ISO 9000-2015-11 (DIN e. V. 2015, S. 39): Demnach ist Qualität der

»Grad, in dem ein Satz inhärenter *Merkmale* [...] eines *Objekts* [...] *Anforderungen* [...] erfüllt« (Hervorhebungen wie im Original).

Diese Definition ist nicht unumstritten. Insbesondere die Einschränkung auf »inhärente« Merkmale wirft Kritik auf.

Inhärente Merkmale sind solche, die einer Einheit (z. B. Produkt oder Dienstleistung) *innewohnen* (DIN e. V., 2015). Inhärente Merkmale sind nicht austauschbar, ohne dadurch die Beschaffenheit der Einheit zu verändern (z. B. Farbe, Gewicht, Größe). Im Gegensatz dazu sind *zugeordnete* Merkmale veränderbar, ohne direkt Einfluss auf die Beschaffenheit einer Einheit zu nehmen (ebd.). Ein Produkt kann unter unterschiedlichen Markennamen verkauft werden, aber dennoch völlig identisch sein, so dass es sich nur durch die Bezeichnung unterscheidet, und vielleicht durch unterschiedlich angesetzte Preise (vgl. Hensen, 2022).

Sommerhoff (2021) hält das Prinzip der Inhärenz für heutige Produkte für zu stark einschränkend. Auch die alleinige Ausrichtung auf Anforderungen hält er für zu eng begriffen, weil zumindest in Bezug auf Innovationen Bedürfnisse adressiert werden, zu denen der Kunde noch keine Anforderungen formulieren könne. Zudem sieht er eine gesamtgesellschaftliche Dimension, wie z. B. Nachhaltigkeit, die in den Anforderungen aus Kundensicht nicht hinreichend Berücksichtigung fänden. Sommerhoff schlägt eine abgewandelte Definition vor:

»Qualität ist der Grad, in dem ein Satz von Merkmalen Anforderungen und Bedürfnisse erfüllt sowie eine günstige Gesamtbilanz für die Gesellschaft erzeugt« (ebd., S. 21).

Votsmeier & Jacob (2021) gehen auf diesen Vorschlag ein. Sie geben zu bedenken, dass, wenn zugeordnete Merkmale, wie der verlangte Preis oder gesellschaftliche Forderungen, wie die Herstellungsbedingungen, zur Beurteilung der Qualität eines Produktes herangezogen werden, dass dann eine eindeutige Bewertung der Qualitätsfähigkeit oder Qualität nicht mehr möglich sei. Sie verdeutlichen dies an einem Beispiel und fragen, ob der Preis für eine Kiste Wasser, wenn er bei 1,99 EUR, bei 10,99 EUR oder geschenkt bei 0,00 EUR läge, von positiver oder negativer Bedeutung für die Beurteilung der Qualität des Produkts sei. Anders ausgedrückt, nur die inhärenten Merkmale je Kiste Wasser ermöglichen einen objektiven Vergleich und stellen klar, welche Qualität der Kunde erwirbt. Der Preis selbst gibt keine Auskunft über die Beschaffenheit des Wassers und seiner Behältnisse. Der zugeordnete Preis könnte sogar eine Höherwertigkeit suggerieren, die nicht zutrifft.

Votsmeier & Jacob (2021) ziehen ein pragmatisches Fazit. Sie halten die Definition der ISO 9000 zur Nutzung in Konformitätsbewertungsverfahren für geeignet und sinnvoll. In Verbindung mit gesellschaftlichen Anforderungen und Zielen könne diese Form von Qualitätsverständnis öffentliche Diskussionen unbenommen unterstützen, z. B. um Aspekte wie Umweltqualität, Lebensqualität und – sie nennen explizit auch – Pflegequalität zu stärken und den Stellenwert von Qualität in der Gesellschaft sichern.

Bezogen auf die Qualität der Pflege ist die Unterscheidung zwischen inhärenten und zugeordneten Merkmalen durchaus anwendbar. Die Qualifikation einer Pflegefachfrau mit anerkannter Fachweiterbildung in Intensiv- und Anästhesiepflege ist streng genommen ein zugeordnetes Merkmal. Hinter dieser begrifflichen Zuordnung verbergen sich die eigentlich inhärenten Merkmale, wie z. B. ihr Wissen über die Sauerstoffsättigung im Blut und die Fähigkeit, ein Beatmungsgerät sicher anzuwenden. Auf diese inhärenten Merkmale kommt es an, wenn es um die Qualität der Arbeit der Intensivpflegefachkraft geht. Ob sie ihre Fähigkeiten und ihr Wissen im Rahmen einer Fachweiterbildung erworben hat oder sich auf andere Weise angeeignet hat, ist für die inhärenten Merkmale prinzipiell unerheblich. Entscheidend ist, ob sie vorhanden sind und sie die Anforderungen erfüllen, die für die Pflege der Patient*innen erforderlich sind. Die beurkundete Qualifikation ist ein zugeordnetes Merkmal. In der Benotung per Zeugnis spiegelt sich hingegen der überprüfte Grad wider, inwieweit der benoteten Person die angestrebten inhärenten Merkmale zu eigen geworden sind.

Das Beispiel weitergedacht bedeutet, dass die Qualifikation als zugeordnetes Merkmal ein Indiz für die zu erwartende Qualität der Leistung der qualifizierten Person ist. Aber sie ist kein Garant dafür, dass die einmalig geprüften und benoteten (gemessenen) inhärenten Merkmale unverändert vorhanden bleiben. Wenn eine qualifizierte Pflegeperson bestimmte Fähigkeiten lange Zeit nicht abrufen musste, weil sie mit entsprechenden Patient*innen lange Zeit nicht befasst war, können Routinen verloren gehen und Wissen vergessen werden. Ebenso können sich die Anforderungen verändern, wie z. B. durch neue Technologie, auf die die ursprüngliche Qualifizierung noch nicht vorbereiten konnte. Dann müssen neue Fähigkeiten und neues Wissen erworben werden. Dann gilt es, sich neue inhärente Merkmale anzueignen, unabhängig davon, ob eine Qualifikation vorliegt oder bescheinigt wurde.

Die inhärenten Merkmale pflegerischer Leistung bilden wichtige strukturelle Voraussetzungen des Pflegepersonals. Diese gilt es bei der Personalbemessung im Blick zu haben. Wenn z. B. die Zuordnung einer Qualifikation aus vielleicht legitimen politischen Erwägungen geändert wird, indem z. B. die schulischen Zugangsvoraussetzungen oder die Anerkennung von Qualifikationen anderer Länder erleichtert werden, um die Versorgungssicherheit gewährleisten zu können oder den Arbeitsdruck des Pflegepersonals zu mindern, dann sollte dabei nicht aus den Augen verloren werden, ob die erforderlichen inhärenten Merkmale zur Erfüllung der Anforderungen an die Pflege noch gewährleistet werden oder nicht.

Ebenso können Qualifizierungen in anderen Ländern über dem Standard in Deutschland liegen. Die Ausbildungen bzw. Hochschulausbildungen unterscheiden sich trotz Harmonisierungsanstrengungen von Land zu Land sowohl im Europäischen Hochschulraum (47 Mitgliedsstaaten[3]) als auch in der Europäischen Union, der Schweiz und dem Vereinigten Königreich (Lahtinen et al. 2014). Besondere Befugnisse, wie z. B. die Verschreibung von Arzneimitteln oder die fortgesetzte Verschreibung von Arzneimitteln mit oder ohne Spezialausbildung sowie mit oder ohne ärztliche Beteiligung, nehmen weltweit zu und haben auch in Europa Einzug in pflegeberufliche Verantwortungsbereiche gefunden (Koezen et al., 2011, Maier & Aiken, 2016, Maier, 2019). Maier (2019) sieht einen Mangel an Forschung über die Ausbildungsanforderungen, die Qualität und die Ergebnisse der Verschreibung durch Pflegekräfte, deren Treiber u. a. in einem Mangel an Ärzten, höheren Bedarfen der Patienten, ineffektiver interprofessioneller Arbeitsteilung wie auch höherer Ausbildungsstandards für Pflegefachpersonen gesehen werden, um einzelne Annahmen zu nennen. Wenn sich die Anforderungen in Deutschland in ähnlicher Weise ändern, würde ein Um-Labeling ohne Anpassung der inhärenten Merkmale der Qualifizierung aller Voraussicht nach neue Unsicherheiten sowohl für die Pflegeberufe als auch für die Pflegebedürftigen hervorbringen (vgl. De Baetselier, 2021).

Mit der Unterscheidung von inhärenten Merkmalen und zugeordneten Merkmalen lässt sich die Diskussion über die Angemessenheit der Pflegepersonalbemessung auf ihre ursprüngliche Wirksamkeit in Bezug auf die zu erfüllenden Anforderungen besser objektivieren. Jedoch ergeben die inhärenten Merkmale ohne eine Bindung an die zu erfüllenden Anforderungen noch keine Qualität. Die Anforderungen zu bestimmen, ist Gegenstand der folgenden Ausführungen.

1.4.2 Kundenzufriedenheit als Ausgangpunkt der Anforderungen

Im Qualitätsmanagement ist der Kunde der zentrale Adressat für die Entwicklung wertschöpfender Produkte oder Dienstleistungen. Der Kundenbegriff im Gesundheitswesen ist viel diskutiert worden. Insbesondere die Inzweifelstellung, dass ein Patient im Gesundheitswesen souveräne Entscheidungen treffen könne, hält sich zum Teil bis heute. Hensen (2022) vertritt dagegen die Argumentation, dass sich der Kundenbegriff im Gesundheitswesen aus verschiedenen Gründen sogar anbiete. So sieht er in dem Kundenbegriff eine Aufwertung des Patienten, der weniger einer paternalistischen Interventionslogik folge, sondern als Leistungsempfänger zum aktiven Nachfrager werde, der mit Rechten und Ansprüchen ausgestattet sei. Er hält zugleich die Erwartung von einer vollständigen Kundensouveränität generell für überhöht, die im Übrigen auch auf andere Dienstleistungen oder Konsumgüter nicht zutreffe. Hensen bezeichnet stattdessen den Begriff Kunde als »Terminus technicus des Qualitätsmanagements«, der sowohl institutionell als auch personenbezogen die vielfältigen Rollen und Funktionen im Gesundheitswesen miteinschließe.

Es gibt zwei Ausgangspunkte zur Klärung der Kundenanforderungen in Bezug auf die Qualität pflegerischer Leistungen. Ausgehend vom Erfahrungs- und Wissensdefizit, das den Patienten oder die Patientin i. d. R. als Laien kennzeichnet, ist die Wissensbasis der pflege-

---

3 Abzüglich des Vatikanstaates und Liechtenstein, in denen keine Pflegeberufe ausgebildet werden.

rischen Disziplin eine Quelle zur Identifizierung der Anforderungen. Insbesondere die Wirksamkeit pflegerischen Handelns hinsichtlich der Gesundheit und der gesundheitsrelevanten Alltagsbewältigung des Patienten, wenn verfügbar gestützt auf wissenschaftliche Erkenntnisse (vgl. Krell, 2017; Darmann-Fink, 2013), bilden den Kern pflegeprofessioneller Leistung. Hier muss folglich auf das Spezialwissen der pflegerischen Disziplin zurückgegriffen werden.

Die andere Quelle zur Bestimmung der Anforderungen der Kund*innen sind diese selbst. Die Zufriedenheit der Patient*innen ist hier der Gradmesser, inwieweit die inhärenten Merkmale der pflegerischen Leistungen die Kundenforderungen erfüllen.

Es mag einfach anmuten, Kundenanforderungen zusammenzustellen und für relevant zu erklären. Doch so einfach, wie es scheint, ist es nicht. Patientenzufriedenheit ist seit Jahrzehnten Gegenstand wissenschaftlicher Auseinandersetzung und die Spezifizierung auf pflegerische Qualität ist vielschichtig.

Die Entwicklung der Patientenzufriedenheit in der Forschung

Anhand der Anzahl an Publikationen in Pubmed zum Suchbegriff »patient satisfaction« veranschaulicht Lorenz (2022) die zunehmende Bedeutung der Patientenzufriedenheit in der Forschung. Neben der Effizienz in der Versorgung wird in den 1950er Jahren insbesondere die Beziehung der Pflegefachpersonen zu den Patient*innen sowie die Arzt-Patienten-Beziehung thematisiert. In den 1960er und 1970er Jahren wird die Patientenzufriedenheit bereits als ein wichtiger Teilaspekt der medizinischen Ergebnisqualität (Donabedian, 1966) selbst bezeichnet. In den 1980er Jahren wird Patientenzufriedenheit zunehmend ein betriebswirtschaftlicher Faktor der Kundenbindung, zu der die empirische Soziologie die Instrumente liefert. In den 1990er Jahren richtet sich die empirische Forschung zur Patientenzufriedenheit auf alle medizinischen Leistungsbereiche. Schließlich sieht Lorenz (2022) in der Einführung der Fallpauschalen in den 2000er und 2010er Jahren einen zunehmenden ökonomischen Konkurrenzdruck aufkommen, der die Messung der Patientenzufriedenheit wichtig für das erfolgreiche Bestehen im Gesundheitsmarkt mache. Überdies habe der Gesetzgeber gezielt Anreize gesetzt, die Rolle der Patient*innen als Kund*innen und seine Rechte zu stärken. Vor diesem Hintergrund vollzieht sich ein Anstieg der Zahl der Publikationen zum Thema »patient satisfaction« von zu Beginn der 1990er Jahre von noch unter 1000 bis zu über 9000 Publikationen im Jahr 2020.

Die möglichen Dimensionen von Patientenzufriedenheit, die wissenschaftlich untersucht oder für Zwecke des Qualitätsmanagements erhoben werden, sind vielfältig und uneinheitlich. Lorenz (2022) zieht nach eingehender Literaturrecherche das Fazit, dass es eine allgemeingültige Definition nicht geben könne. Schon der allgemeine Zufriedenheitsbegriff lässt sich in Subarten wie stabilisierende Zufriedenheit, progressive Zufriedenheit oder Pseudozufriedenheit und andere aufgliedern, um nur einige Beispiele zu nennen[4] (Neugebauer & Porst, 2001). Und auch in der Konkretisierung hin zur Patientenzufriedenheit ist kein allgemeingültiges Muster auszumachen. Viele Autoren beziehen sich auf Blum (1998), der in Anwendung auf seine Untersuchung der Patientenzufriedenheit bei ambulanten Operationen einen sehr differenzierten Überblick über die unterschiedlichsten Perspektiven auf die Patientenzufriedenheit gibt. Er greift dabei auf zwei zentrale Modelle der Patientenzufriedenheit zurück:

---

4 Hier sei nur dargestellt, dass sich der Zufriedenheitsbegriff weiter auffächern lässt, ohne tiefer auf die Beispiele eingehen zu wollen. Neugebauer & Porst (2001) geben einen zusammenfassenden Überblick und beziehen sich u. a. auf Bruggemann (1974, S 283 f).

Das Evaluationsmodell und das Diskrepanzmodell.

Facetten der Patientenzufriedenheit

Das *Evaluationsmodell* besagt, dass der Patient selbst evaluiert, was er in Bezug auf die Behandlung und den Leistungsanbieter als zufriedenstellend oder unbefriedigend bewertet. Dabei werden einzelne Aspekte und Sequenzen im Verlauf der Versorgung separat betrachtet und ergeben ein multidimensionales Gemisch aus Zufriedenheitsaspekten (Blum, 1998):

- Technische Qualität – im Sinne von medizinischer oder pflegerischer Kompetenz und medizintechnischer Leistungsfähigkeit.
- Psychosoziale Qualität – wie etwa Freundlichkeit, Mitgefühl und sorgfältige Aufklärung.
- Zugänglichkeit – die sich in Öffnungszeiten, Wartezeiten oder auch Parkmöglichkeiten widerspiegelt.
- Räumlich-technische Ausstattung – z. B. die Zimmerausstattung, die Sauberkeit oder die sanitären Anlagen.
- Behandlungserfolg – gemessen an dem erwarteten oder angestrebten Behandlungsziel.
- Versorgungskontinuität – inwiefern mehr oder weniger Brüche in der Versorgung zwischen unterschiedlichen Leistungsanbietern und Einrichtungen entstehen.
- Finanzierung – sofern direkte finanzielle Beziehungen bestehen, z. B. bei Selbstzahlern oder nicht versicherten Zusatzleistungen.
- Verfügbarkeit – z. B. die wohnortnahe Versorgung und das Leistungsspektrum an einem Standort.

Die Pflegerische Qualität ist in diesen Zufriedenheitsaspekten nur implizit enthalten, lässt sich aber explizit und differenzierter erfassen.

Blume et al. (2024) entwickeln den Patients' Experience of Nursing Quality in Acute Hospitals (PENQuAH)-Fragebogen, den sie aus 24 verschiedenen deutsch- oder englischsprachigen Befragungsinstrumenten mit insgesamt 635 mehr oder weniger unterschiedlichen Items zu Aspekten der Pflegequalität ableiten. Zudem extrahieren sie weitere 135 Qualitätsmerkmale aus Experteninterviews. Die so zusammengeführten 770 Items werden auf 32 Pflegequalitätsfragen sowie eine offene und neun soziodemographische Fragen konzentriert. Der Fragebogen ist psychometrisch getestet und bewertet folgende 15 Kategorien pflegerischer Qualität im Krankenhaus inklusive des pflegerischen Entlassmanagements (aus dem Englischen übersetzt durch den Autor):

- Zugang zu Pflege
- Zeit für Pflege
- Individualisierte Pflege
- Pflegerische Versorgung in Bezug auf die Behandlung einer Erkrankung oder eines Zustandes
- Kommunikation und Information
- Pflege in Bezug auf persönliche Grundbedürfnisse und Hygiene
- Entlassmanagement
- Emotionale Unterstützung
- Einbeziehung von besonderen Bezugspersonen in die Pflege
- Freundlicher und respektvoller Umgang
- Vertrauen in Pflegekräfte
- Allgemeine Bewertung der Pflege
- Beratung und Begleitung der Patienten
- Nutzung formeller und informeller Unterstützung nach Entlassung
- Pflegesensible Ergebnisindikatoren aus Patientensicht (Beschwerden) nach Entlassung

Die 15 Kategorien können zur Fokussierung des *Evaluationsmodells* (Blum, 1998) auf pflegerische Qualität herangezogen werden. Blume et al. (2024) beabsichtigen mit ihrem Fragebogen, eine breite Perspektive auf die durch Patient*innen wahrgenommene Pflegequalität zu erfassen, die wenig Zeit und Aufwand in der Erhebung erfordert. Sie gehen davon aus, dass Forscher für ein feingliedrigeres Interesse an der Patientenwahrnehmung direkter Pflegehandlungen weitere Untersuchungen durchführen sollten.

Die Variabilität der Patientenzufriedenheit

Mit dem *Diskrepanzmodell* (Blum, 1998) werden die verschiedenen Zufriedenheitsaspekte einem individuellen Maßstab gegenübergestellt. Der Maßstab setzt sich zusammen aus einem subjektiv vorausgeahnten Qualitätsniveau (*Erwartung*), dem subjektiv gewünschten Qualitätsniveau (*Anspruch*) und einer individuellen Priorisierung der Wichtigkeit der Zufriedenheitsaspekte (*Werte*). Dabei führt eine große Diskrepanz zwischen der tatsächlichen Qualität und den subjektiven Erwartungen und Ansprüchen nicht zwangsläufig zu einer hohen oder geringen Zufriedenheit. Eine große Diskrepanz kann für die Zufriedenheit folgenlos sein, wenn das betreffende Merkmal in der persönlichen Wertehierarchie der Patient*innen weit unten im Sinne von unbedeutend angesiedelt ist. Umgekehrt kann schon eine geringe Diskrepanz zwischen den Erwartungen und Ansprüchen und den tatsächlich erlebten Merkmalen große Unzufriedenheit auslösen, wenn die Merkmale sehr hoch in der Wertehierarchie der einzelnen Patient*innen stehen.

Erwartet ein Patient von einer Pflegefachfrau beispielsweise, dass sie ihn im Behandlungsverlauf kompetent informiert und orientiert, wird dieses Merkmal dann einen großen Einfluss auf seine Zufriedenheit haben, wenn es hoch in seiner persönlichen Wertehierarchie steht. Stehen andere Merkmale, wie Behandlungserfolg, Sonderausstattung einer Wahlleistungsstation, Termintreue im Behandlungsverlauf höher in seiner Wertehierarchie, wird die orientierende und informierende Leistung der Pflegefachfrau einen geringeren Einfluss auf die Zufriedenheit der Patient*innen haben.

Die konstanten inhärenten Qualitätsmerkmale der Leistung einer Pflegefachfrau können demnach die Anforderungen der Kund*innen mal mehr, mal weniger erfüllen, denn die Anforderungen in Form ihrer Erwartungen, Ansprüche und Wertehierarchie variieren von Patient zu Patient.

Hinzu kommt eine gewisse Instabilität der Erwartungen, Ansprüche und Werte der Patienten. Bei geringer Diskrepanz zwischen dem Erlebten und den persönlichen Maßstäben können die dadurch entstehenden kognitiven Dissonanzen umgedeutet werden, so dass der Einfluss auf die Zufriedenheit gering bleibt. Kleine Fehlleistungen werden wohlwollend dem Arbeitsaufkommen zugeschrieben oder sprachliche Barrieren mit besonderer Freundlichkeit verrechnet. Der Patient verändert in der konkreten Situation also seine Maßstäbe in Abhängigkeit zu dem Erlebten. Erst bei größerer Dissonanz, die nicht mehr umgedeutet werden kann, äußert der Patient größere Unzufriedenheit (Blum, 1988).

Somit führen die inhärenten Merkmale pflegerischer Leistungen – würden sie konstant verwirklicht werden – nicht zu immer gleichen Zufriedenheitswerten. Analog zu diesem Verständnis werden in Benchmarkverfahren zur Patientenzufriedenheit gleichartige Fachabteilungen verschiedener Krankenhäuser miteinander verglichen. Die Erwartungen, Ansprüche und Werte der Patient*innen einer geburtshilflichen Abteilung unterscheiden sich tendenziell von denen einer onkologischen oder einer orthopädischen Abteilung. Um bewerten zu können, wie vergleichsweise gut oder weniger gut eine Zufriedenheitsbefragung einer Abteilung ausfällt, sollte sie mit gleichartigen Abteilungen verglichen werden, weil hier am ehesten gleiche Erwartungen, Ansprüche und Werte vorliegen.

Gleiches gilt nicht minder für die Zufriedenheitsbestimmung in Bezug auf pflegerische Leistungen. Die Erwartungen, Ansprüche und Werte unterscheiden sich dabei nicht nur zwischen verschiedenen Behandlungskontexten, sondern auch in unterschiedlichen Pflegesettings.

Die Patientenzufriedenheit in spezifischen Pflegesettings

Die pflegerischen Settings, in denen jeweils unterschiedliche Maßstäbe aus Sicht der Patient*innen zur Geltung kommen, sollen hier exemplarisch die Weite des Spektrums andeuten.

Müller-Staub et al. (2008a, 2008b) veröffentlichen eine Patientenzufriedenheitserhebung im Notfallzentrum eines Schweizer Universitätsspitals. 114 Patient*innen antworten schriftlich auf eine Befragung zu ihrer Zufriedenheit mit der erhaltenen Pflege. Die Autoren beschränken sich auf Patienten, die nicht stationär verlegt, sondern ambulant versorgt werden, weil es ihren Angaben zufolge zu dieser Zielgruppe zuvor keine Untersuchungen gibt. Es werden die Zufriedenheitsdimensionen *Interaktion*, *Einbezug* und *Wissen* erfragt und zudem Zustände der Patient*innen festgestellt, wie *Angst*, *Unsicherheit*, *Schmerzen*, *Atemnot*, *Übelkeit*, *Durst* und *Hunger*. In allen Bereichen werden Auffälligkeiten offenbar. Besonders positiv wird das Erkennen von Schmerzen, Atemnot, Übelkeit sowie die Wirksamkeit der dazu unternommenen Pflegemaßnahmen bewertet. Faktoren wie Unsicherheit, Angst, Hunger und Durst erhalten deutlich geringere Zufriedenheitswerte. Aus diesen und weiteren Feststellungen werden verschiedene Maßnahmen abgeleitet. Ein Teil der Maßnahmen richtet sich auf die elektronische Dokumentation und die Erweiterung des Pflegeassessments nach der NANDA-NIC-NOC-Taxonomie. Andere Maßnahmen haben die Schulung des Pflegepersonals zum Gegenstand und richten sich auf die Interaktionsfähigkeiten und den diagnostischen Prozess sowie die klinische Urteilsbildung durch das Pflegepersonal. Aus der gezielten Erhebung in diesem spezifischen pflegerischen Setting mit einer spezifischen Patientenzielgruppe, die neben der Zufriedenheit auch weitere Faktoren beinhaltet, werden Veränderungen der inhärenten Merkmale der Pflege sowie der Instrumente der Pflege abgeleitet und an die Anforderungen der Patient*innen angepasst. Die Faktoren Unsicherheit, Angst, Hunger und Durst kristallisieren sich als besondere Anforderungen heraus, die vor der Untersuchung in dem Notfallzentrum des Schweizer Universitätsspitals kaum als besonders relevant für die pflegerische Qualität erkannt werden.

Ein anderes Pflegesetting nehmen Fąfara & Krakowiak-Burdzy (2024) zum Gegenstand ihrer Forschung. Sie finden in polnischen und internationalen wissenschaftlichen Fachzeitschriften zwischen 2010 und 2018 keine wissenschaftlichen Berichte über die Patientenzufriedenheit mit der Pflege während der Nachtschicht. Sie widmen sich somit erstmals dieser Fragestellung und untersuchen die Zufriedenheit mit und das Erleben der Pflege in der Nacht und befragen 585 Patient*innen eines Krankenhauses in Rzeszów in Polen. Sie verwenden einen für Aspekte der Nachschicht selbst entwickelten Fragebogen sowie die Newcastle Satisfaction with Nursing Scale (Thomas et al., 1996) in einer polnisch adaptieren Version (Gutysz-Wojnicka & Dyk, 2007). Fąfara & Krakowiak-Burdzy (2024) stellen fest, dass ihre Messungen der Pflegequalität bei Nacht einen signifikanten Einfluss auf die allgemeine Zufriedenheit mit der Pflege und ihr Erleben haben. In Ausführung therapiebedingter und allgemeinpflegerischer Tätigkeiten durch Pflegefachfrauen in der Nacht zeigen sich die Items *Bereitschaft, mit den Patient*innen zu reden* und *Wünsche in Bezug auf die Nachtruhe erfüllen* als die wichtigsten Faktoren für die Bewertung der Pflegequalität aus Patientensicht. Die Autoren empfehlen, Faktoren der Pflegequalität in der Nacht und die darauf bezogenen Erwartungen der Patient*innen in die Bemühungen zur

Qualitätsverbesserung in Krankenhäusern mit einzubeziehen.

Übertragen auf deutsche Krankenhäuser stellt sich die Frage, welche Faktoren der Pflege der Nachtschicht hier einen ausschlaggebenden Einfluss auf das Erleben der Pflegequalität insgesamt haben. Unter der Annahme, die Ergebnisse von Fąfara & Krakowiak-Burdzy (2024) wären auf deutsche Krankenhäuser übertragbar, wäre zu klären, welche inhärenten Merkmale der Pflegekräfte oder ihrer Arbeitsbedingungen die Anforderung *Bereitschaft mit den Patient*innen zu reden* und *Erfüllung von Wünschen für die Nachtruhe* erfüllen können. Relevante inhärente Merkmale könnten beispielsweise die Personalbesetzung für ausreichend Zeit für die Patient*innen sowie die Ausbildung entsprechender kommunikativer Kompetenzen sein. Aber auch eine gute medizinische Vorbereitung, z. B. in Bezug auf ärztlich verordnete Bedarfsmedikation, wären eine Voraussetzung, um *Wünsche für die Nachtruhe erfüllen* zu können.

Die beiden Beispiele zeigen, dass in unterschiedlichen Pflegesettings jeweils unterschiedliche Anforderungen aus Kundensicht relevant sind. Dem Evaluationsmodell folgend haben die Patient*innen jeweils eigene, subjektive Erwartungen, die, dem Diskrepanzmodell folgend, in Abhängigkeit ihrer jeweils subjektiven Prioritäten in den unterschiedlichen Settings jeweils zu anderen Zufriedenheitsbewertungen führen können. Wollen Pflegefachpersonen eine hohe Patientenzufriedenheit erzielen, kommt es darauf an, die Erwartungen sowohl in der individuellen Patientenversorgung als auch die typischen Erwartungen im jeweiligen Pflegesetting zu kennen, um sie gezielt adressieren zu können. Zugleich ist aus diesen Kenntnissen abzuleiten, welche inhärenten Merkmale sowohl der Mitarbeiter*innen als auch der strukturellen Voraussetzungen sicherzustellen sind, um zu einem anzustrebenden Grad den Anforderungen gerecht werden zu können.

Der professionelle Anspruch der Pflegefachpersonen speist sich jedoch nicht allein aus der Zufriedenheit der Patient*innen und der Erfüllung ihrer settingtypischen oder jeweils individuellen, mitunter vielleicht auch überhöhten, Erwartungen. Die fachkundige Kompetenz der Pflegefachpersonen unterscheidet sie von Laien oder anderen Professionen. Deshalb ist ein weiterer Maßstab für pflegerische Qualität das Outcome bzw. die Wirksamkeit professioneller Pflege für die pflegerischen Kund*innen.

1.4.3 Die Wirksamkeit pflegerischen Handelns als Kundenanforderung

Im Krankenhaus, mehr als in anderen Bereichen professioneller Pflege, gerät das Outcome von Pflege etwas in den Hintergrund hinter den primären Anlass einer Krankenhausbehandlung, also der medizinischen Behandlung. Hinzu kommt ein Effekt, der nicht wenige pflegerische Outcomes nach dem Kano-Modell in die Kategorie Basisanforderung einordnen lässt (vgl. Kano et al., 1984).

Wirksamkeit pflegerischen Handelns in Bezug auf Patientensicherheit

Nach dem Kano-Modell, das an Aktualität bis heute nichts eingebüßt hat (vgl. Löfgren et al., 2011; Cao et al., 2024), gibt es fünf Kategorien von Qualitätsmerkmalen, von denen hier drei zur Erläuterung pflegerischer Qualität herangezogen werden.

- *Attraktive Qualitätsmerkmale*: Es gibt attraktive Qualitätsmerkmale, die nicht erwartet werden, aber Begeisterung und damit hohe Zufriedenheit hervorrufen, wenn sie zutreffen. Wenn sie nicht zutreffen, werden sie nicht vermisst und haben keinen Einfluss auf die Zufriedenheit.

- *Eindimensionale Qualitätsmerkmale*: Zwischen diesen Merkmalen und der Zufriedenheit der Kund*innen besteht eine eindimensionale Beziehung, d. h., treffen die Qualitätsmerkmale zu, haben sie einen positiven, treffen sie nicht zu, haben sie einen negativen Effekt auf die Kundenzufriedenheit. Auf dieser Ebene wird der Marktwettbewerb zwischen Konkurrenten ausgefochten. Merkmale dieser Kategorie finden sich zu einem wesentlich Teil in den vorangegangen Abschnitten zur Kundenzufriedenheit.
- *Must-be Qualitätsmerkmale*: Damit sind Basisanforderungen gemeint, die als selbstverständlich angesehen werden und folglich keinen Einfluss auf die Zufriedenheit haben, solange sie gegeben sind, die jedoch Unzufriedenheit hervorrufen, wenn ihr Fehlen in Erscheinung tritt.

Zu der Must-be-Kategorie zählen insbesondere pflegerische Outcomes, die auf die Patientensicherheit ausgerichtet sind, sich aber zumeist der vordergründigen Aufmerksamkeit der Kund*innen und mitunter auch der Politik entziehen. Deshalb ist Forschung notwendig, um diese für die Gesundheit der Patient*innen existenziell wichtige Dimension pflegerischer Qualität sichtbar zu machen (vgl. z. B. Sachverständigenrat zur Begutachtung der Entwicklung im Gesundheitswesen, 2023).

So untersuchen Oner et al. (2020) in einer systematischen Übersichtsarbeit 39 ausgewählte Studien aus 3.633 Artikeln aus den Jahren 1997 bis 2017, um herauszufinden, welche Qualitätsindikatoren *pflegesensitiv* sind und welche Wirkung sie zeigen. Neben anderen finden sie in der Kategorie Patient-Outcomes folgende Indikatoren:

- Mortalität
- Schock/Herzstillstand
- Failure to Rescue (FTR, Tod infolge einer potenziell behandelbaren Komplikation)
- Noskomiale Infektionen (Harnwegsinfektionen, nosokomiale Pneumonien, Wundinfektionen, nosokomiale Sepsis, Atemwegsinfektionen, allgemeine/undefinierte Infektionen)
- Tiefe Beinvenenthrombose/Lungenembolie
- Patientenstürze
- Patientenstürze mit Verletzung
- Fehler bei der Verabreichung von Medikamenten
- unerwünschte Arzneimittelwirkungen
- physische freiheitsentziehende Maßnahmen
- Verweildauer
- Druckgeschwüre
- Patienten-/Familienzufriedenheit

Abgesehen von der *Patienten-/Familienzufriedenheit* beinhalten alle hier aufgelisteten pflegesensitiven Indikatoren unerwünschte Outcomes, deren Vermeidung für die Patient*innen als Basisanforderung gilt. Wenn die unerwünschten Outcomes eintreten, entsteht Unzufriedenheit. Wichtiger: Sie beinhalten eine Schädigung der Gesundheit der Patienten, wenn es nicht gar ihren Tod zur Folge hat. Dass sie pflegesensitiv sind, also nachweislich von professionell Pflegefachpersonen beeinflusst werden (Hakami et al., 2023), dürfte den meisten Patient*innen erst bewusst werden, wenn sie sich den Risiken ausgesetzt sehen oder die unerwünschten Outcomes erleben und in diesem Kontext den Anteil der Pflegefachpersonen erkennen. Unabhängig von der Wahrnehmung der Patienten bildet die Vermeidung und Prävention dieser Outcomes eine Patientenanforderung an die Pflegefachpersonen, für die es die geeigneten inhärenten Merkmale der Pflegefachpersonen selbst und ihrer Arbeitsbedingungen vorzuhalten gilt.

Neben diesen wichtigen, aber eher verborgenen Outcomes pflegerischer Leistung gibt es weitere Anforderungen, die erst offenbar werden, wenn aus Sicht der Patient*innen der Versorgungsbedarf ermittelt wird.

Unerfüllte Anforderungen an pflegerische Leistung

Pflegerische Outcomes entstehen durch vielfältige pflegerische Handlungen. Die alltägliche Pflege und ihre Routinen haben einen großen Anteil an der Patientenzufriedenheit und der Patientensicherheit. Zudem gibt es Bedarfe für pflegerische Leistungen, die für die Gesundheit und Alltagsbewältigung von bestimmten Zielgruppen wesentlich sind.

Eine wichtige Zielgruppe pflegerischer Leistung bilden Menschen, die an Krebs erkrankt sind. Krebs ist mit Abstand die zweithäufigste Todesursache in Deutschland (Statistisches Bundesamt, 2024). Jedes Jahr erkranken in Deutschland über 500.000 Menschen neu an Krebs, mit steigender Tendenz. Das Lebensrisiko jemals im Leben an Krebs zu erkranken liegt 2019 bei Frauen bei 44,5 %, bei Männern bei 52,1 %. 2020 leben 4.537.900 Menschen in Deutschland, die in den letzten 25 Jahren eine Krebserkrankung erlitten haben (RKI & GEKID, 2023).

Allein die Zahl der betroffenen Menschen ist ein Grund, sich pflegerisch dieser Zielgruppe besonders zuzuwenden. Wie die Statistiken zeigen, steigt die Zahl der Menschen, die eine Krebserkrankung überleben und mit ihnen das Interesse an den besonderen Anforderungen an die Pflege dieser Zielgruppe.

Mullan (1985) beschreibt nach eigenem Überleben drei Phasen der Cancer Survivorship (hier knapp umrissen):

- Die *Akute Survivor-Phase* beginnt mit der Diagnosestellung und ist von der akuten Behandlung geprägt. Angst und Schmerzen sind ein anhaltendes Thema dieser Phase.
- Die *Erweiterte Survivor-Phase* ist geprägt von der Konsolidierung nach der akuten Behandlung, ggf. mit intermittierender Therapie und regelmäßigen Kontrollen. In dieser Phase schwebt die Angst vor einem Rezidiv.
- In der *Dauerhaften Survivor-Phase* ist der Krebs zunächst besiegt, auch wenn die Unbeschwertheit von vor der Diagnosestellung nicht wiederkehrt. In manchen Fällen bleiben Probleme bestehen, z. B. hinsichtlich der Arbeit, der Fertilität, manche psychischen und körperlichen Spätfolgen der Behandlung (ebd.).

Während Mullan schon im Jahr 1985 erklärt, man würde einen Krebserkrankten mit Hilfe modernster Technik wie einen Ertrinkenden aus dem Wasser ziehen, den Überlebenden dann aber hustend und stotternd liegen lassen, als hätte man alles getan (Mullan, 1985, S. 273), nimmt das Institute of Medicin (IOM) (Hewitt et al., 2006) 20 Jahre später den Faden in den USA auf und entwickelt in einem Bericht mit meiner ausführlichen Analyse ein umfassendes Programm zur Verbesserung der Situation Krebsüberlebender in der erweiterten Survivor-Phase. Es stellt klar, dass für Patient*innen in der akuten Behandlungsphase und in der palliativen Phase sowie am Lebensende eine gute Versorgung gewährleistet ist, jedoch die Krebsbetroffenen in der Erweiterten Survivor-Phase kaum auf eine gesundheitliche Versorgung zurückgreifen können.

In Deutschland findet die Versorgung von Langzeitkrebsüberlebenden 2017 erstmals im Nationalen Krebsplan als ein in 2018 aufzunehmendes Thema Erwähnung (BMG, 2017). Inzwischen liegt ein Empfehlungspapier der *AG »Langzeitüberleben nach Krebs« im Nationalen Krebsplan* vor, in dem die Absicht erklärt wird, dass »die onkologische Fachpflege für die Behandlung einzelner relevanter Krankheitsfolgen einbezogen« werden soll (AG LONKO des Nationalen Krebsplans, 2021, S. 17). Warum die Autoren der pflegerischen Disziplin diese eng umrissene Nische zuweisen, erschließt sich aus dem Text nicht. Dem gegenüber gibt der Bericht des US-amerikanischen Institute of Medicine (IOM) (Hewitt et al., 2006) ausführlichere Informationen über den Stand der Pflegewissenschaft, auch in Europa und Australien, und leitet daraus ohne einschränkende Setzungen Möglichkeiten pflegerischer Versorgungsangebote ab, bis hin zu Pflegefachfrauen-geleiteter Nachsorge oder Pflegefachfrauen-geleiteter Case Management-Programme.

Welche Anforderungen sich aus Sicht der Patient*innen an onkologische Pflegekräfte stellen, untersuchen z. B. Bashkin et al. (2023) in Israel nach der Methode der Grounded Theory mittels semistrukturierter Interviews von 16 Krebsüberlebenden, ergänzt durch 22 Interviews anderer Berufsgruppen im onkologischen Team. Vier Themen für onkologische Pflege gehen aus ihrer Analyse hervor:

- Patientenbeteiligung am Versorgungsplan – geteilte Information und gemeinsame Entscheidung
- Emotionale Unterstützung
- Kontinuität der Versorgung – vom Patienten oder der Patientin im Krankenhaus bis zu den Überlebenden in der Gemeinde
- Versorgungsmanagement

Die Patient*innen sehen die Entscheidungsfindung über ihre Behandlung als einen komplexen Prozess, in dem sie Unterstützung benötigen, um alles zu verstehen und mitentscheiden zu können. Die Themen reichen von der akuten Medikation über den Behandlungsplan bis zu administrativen, finanziellen und sozialen Aspekten. Die onkologische Pflegefachkraft ist in dieser Phase eine wichtige Ressource, die den Gesamtüberblick hält und zum Verständnis der Patient*innen beiträgt.

Die Patient*innen betonen die Rolle der onkologischen Pflegefachkraft in Bezug auf die emotionale Unterstützung über alle Stadien der Erkrankung, von der Diagnose über die Tests und Behandlungen bis zur Erholungsphase mit Nachsorge und Rückkehr in den Alltag.

Das Thema Kontinuität der Versorgung bezieht sich auf den Übergang vom Krankenhaus in die Gemeinde, die als unkoordiniert und als Versorgungsbruch erlebt wird. In der Nachsorgephase besteht nur Kontakt zum Arzt, aber nicht mehr zur onkologischen Pflegefachkraft. Die Patient*innen wünschen sich eine onkologisch kompetente pflegerische Versorgung auch in der Gemeinde, z. B. um dann so informiert zu sein, wie noch im Krankenhaus und damit sie die spezifischen Bedürfnisse erkennt, den Behandlungsplan kontrolliert und ggf. Kontakt mit dem Krankenhaus aufnimmt, wenn Klärungsbedarf besteht.

In Bezug auf das Versorgungsmanagement sehen die Patient*innen die onkologische Pflegefachkraft als Navigator durch die anfänglich vielen Behandlungen. Sie gibt einen Überblick über die beteiligten Ärzte und Therapeuten, über psychologische oder familienbezogene Faktoren sowie über die Ernährung. Die Krebsüberlebenden sehen die onkologische Pflegefachkraft als Behandlungsmanager. Sie betonen die Wichtigkeit des Arztes, vertrauen aber zugleich auf die Expertise der onkologischen Pflegefachkraft, schätzen ihre bessere Zugänglichkeit und Erreichbarkeit und ihre Fähigkeit, Informationen, Anweisungen und Rat zu geben (Bashkin et al. 2023). Diese Wahrnehmung der Patient*innen korrespondiert mit den Vorschlägen des IOM zu Pflegefachfrauen-geleiteter Nachsorge oder Pflegefachfrauen-geleiteter Case Management-Programme (Hewitt et al., 2006).

In Deutschland gibt es eine pflegerische Versorgung, die über die Krankenhausphase hinaus auch in der Erweiterten Survivor-Phase wirksam ist, nur selten. Mersmann (2015) untersucht ein solches Angebot an einem norddeutschen Krankenhaus, das spendenfinanziert unter der Bezeichnung »Alltagslotse« (Mersmann, 2015, S. 27) eingerichtet wurde. Ziel des Angebots ist es, für Krebsüberlebende einen erfolgreichen Wiedereintritt in den durch Erkrankung und Behandlungsfolgen beinträchtigen Alltag zu ermöglichen. Bereits während der akuten Suvivor-Phase im Krankenhaus nimmt die Alltagslotsin Kontakt zu den Patient*innen auf und vermittelt notwendige Kompetenzen. Sie setzt die Betreuung bis in die Erweiterte oder gar Dauerhafte Survivor-Phase in der häuslichen Umgebung fort. Mersmann kommt in ihrer Untersuchung zu ähnlichen Ergebnissen wie Bashkin et al. (2023). Sie kommt zu dem Schluss, dass die Patient*innen einen klaren Versorgungsbedarf durch qualifizierte Pflegefachkräfte sehen.

Während das Angebot einer Cancer Survivor-Versorgung durch Pflegefachpersonen im Deutschen Gesundheits- und Pflegewesen bisher nur marginal existiert, ist das Cancer Nursing Education Framework der European Oncology Nursing Society (EONS, 2022) bereits von dem Thema Cancer Survivorship durchdrungen. Für den Bedarf der Krebspatienten, die sich nicht mehr in akuter Behandlung oder Rehabilitation befinden, die nicht palliativ versorgt werden und die sich nicht in der Sterbephase befinden, aber dennoch schwere Beeinträchtigungen in ihrem Alltag bewältigen müssen, besteht ein Versorgungsdefizit in Deutschland. Um dieses Versorgungsdefizit zu beheben, müssen die Anforderungen der Cancer Survivor ermittelt werden, um ohne voreinschränkende Setzungen die inhärenten Merkmale der Unterstützungsangebote zu bestimmen und zu implementieren.

Dieses Beispiel zeigt, dass ausgehend von den Anforderungen der Pflegebedürftigen oder Patient*innen bisher unberücksichtigte Bedarfe in die Personalbedarfsplanung einfließen müssen. Es zeigt zudem, dass andere Lösungen notwendig werden können, als sektorspezifische Personalbedarfsplanungen ermöglichen. Die Überwindung von Sektorengrenzen zwischen Krankenhaus und anschließender Versorgung im ambulanten Sektor kann für bestimmte Zielgruppen maßgeblich sein (vgl. Bashkin et al., 2023). Eine Personalbedarfsermittlung, die nicht in der Lage wäre, sich den Bedarfen der Zielgruppen anzupassen, könnte ein Hindernis für den Anspruch der Bevölkerung auf eine bedarfsgerechte pflegerische Qualität werden.

1.4.4 Konsequenzen des Qualitätsverständnisses

Die pflegerische Disziplin kann angesichts hier beispielhaft vorgestellter Forschungsergebnisse darlegen, welchen Ansprüchen und Anforderungen sie aus Sicht der Pflegebedürftigen bzw. Patient*innen bzw. Kund*innen gegenübersteht. Während die Kundenzufriedenheit primär, aber nicht nur, unter Wettbewerbsaspekten Wirkung entfaltet, bildet die Wirksamkeit pflegerischer Leistung einen essenziellen Anspruch mit Folgen für die Gesundheit oder gar das Leben der Patienten. Darüber hinaus existieren bisher ausgeblendete Versorgungsdefizite, die durch pflegerische Leistung adäquat beantwortet werden können, wie das Beispiel Cancer Survivorship zeigt.

Der Nationale Gesundheitsplan des Bundesministeriums für Gesundheit offenbart, dass der Blick über den nationalen Horizont hinaus notwendig ist, um Versorgungsdefizite und Potentiale pflegerischer Leistung im deutschen Gesundheits- und Pflegewesen zu erkennen und auf die Agenda zu setzen. Die Perzeption internationaler Forschungsliteratur zu Themen der Pflege erweitert den Horizont und ermöglicht zugleich die Verdichtung des Konzepts Pflegequalität in seinen verschiedenen Facetten, Dimensionen und Settings. Die Forschung hierzu sowie zu den erforderlichen Bedingungen sollte auch in Deutschland fortgesetzt und vertieft werden.

In diesem Kapitel wird das Qualitätsverständnis für Pflegequalität und manche daraus resultierenden Probleme punktuell mit Beispielen unterlegt. Was hier nicht betrachtet wird, sind die Lösungen. Die Pflegepersonalbedarfsbemessung ist eine wichtige Voraussetzung für die Pflegequalität. Die alleinige Lösung ist sie nicht. Wenn es nicht mehr gelingt, die ermittelten Zahlen mit Menschen zu besetzen, deren inhärenten Merkmale die Anforderungen der Pflegebedürftigen erfüllen, dann kann dieser Zustand als Pflegepersonalnotstand bezeichnet werden, der nicht nur durch eine Überforderung des noch vorhandenen Pflegepersonals gekennzeichnet ist, sondern der zugleich ein Pflegeversorgungsnotstand für die Bevölkerung ist und angesichts des demografischen Wandels derzeit zu eskalieren droht.

Um Lösungen über die Pflegepersonalbedarfsmessung hinaus zu finden, sollte auf Forschung und internationale Erkenntnisse und die besondere Kompetenz der pflegerischen Disziplin nicht verzichtet werden. Die Entdeckung der Magnet-Krankenhäuser ist auf eine Studie in den 1980er Jahren zurückzuführen, als ein schwerwiegender Pflegepersonalnotstand in den US-amerikanischen Krankenhäusern beklagt wurde. Es wurden 41 Krankenhäuser entdeckt, die Pflegepersonal – entgegen des allgemeinen Trends – wie ein Magnet anzogen und hielten. Weitergehende Untersuchungen zeigten, welche Bedingungen für dieses Phänomen verantwortlich waren. Die Personalbesetzung war ein Faktor von insgesamt 14 (Haller et al., 2018), ein klarer Hinweis darauf, dass neben der Pflegepersonalbedarfsbemessung weitere Potentiale zu heben sind, damit die bemessenen Zahlen am Ende auch mit Pflegepersonal gefüllt werden können[5].

Die Sichtweise des Qualitätsmanagements mit seiner klaren Ausrichtung auf die Anforderungen der Kund*innen, Patient*innen, Pflegeheimbewohner*innen, Kurzzeitpflegegäste, Pflegedürftige, Krebsüberlebende in den vielfältigen Settings pflegerischer Leistung und dem klaren Fokus auf die inhärenten Merkmale des Pflegepersonals möge die Entwicklung der Instrumente zur Pflegepersonalbedarfsbemessung grundlegend inspirieren oder aber kritisch infrage stellen. Sie möge helfen, in der Komplexität aller Anstrengungen für die Pflegepersonalbedarfsbemessung das Wesentliche nicht aus den Augen zu verlieren.

1.4.5 Literatur

AG LONKO des Nationalen Krebsplans (2021). *»Langzeitüberleben nach Krebs« im Nationalen Krebsplan. Unterarbeitsgruppe »Bedarfsgerechte Versorgungsmodelle«. Empfehlungspapier.* Zugriff am 28.05.2024 unter https://www.bundesgesundheitsministerium.de/fileadmin/Dateien/3_Downloads/N/Nationaler_Krebsplan/Empfehlungspapier_UAG_Versorgungsmodelle_AG_LONKO_bf.pdf

Bashkin, O., Asna, N., Amoyal, M, Dopelt, K. (2023). *The Role of Nurses in the Quality of Cancer Care Management. Perceptions of Cancer Survivors and Oncology Teams.* Semin Oncol Nurs. 39(4), 151423. doi: 10.1016/j.soncn.2023.151423

Benes, G. M. E., Groh, P. E. (2017). *Grundlagen des Qualitätsmanagements*, 4. erw. Aufl., München: Carl Hanser.

Blum, K. (1998). *Patientenzufriedenheit bei ambulanten Operationen. Einflussfaktoren der Patientenzufriedenheit und Qualitätsmanagement im Krankenhaus.* Weinheim. München: Juventa.

Blume, K. S., Kirchner-Heklau, U., Winter, V. et al. (2024). *Measuring patients' experience of nursing quality in acute hospitals: review of existing scales and development and psychometric validation of a new scale.* BMJ Open. 2;14(2):e072838. doi: 10.1136/bmjopen-2023-072838

BMG (Bundesministerium für Gesundheit) (2017). *Nationaler Krebsplan – Handlungsfelder, Ziele, Umsetzungsempfehlungen und Ergebnisse.* Bonn: Bundesministerium für Gesundheit. Zugriff am 28.05.2024 unter https://www.bundesgesundheitsministerium.de/fileadmin/Dateien/5_Publikationen/Praevention/Broschueren/Broschuere_Nationaler_Krebsplan.pdf

Cao, M., Peng, Y., Han, M. et al. (2024). *Optimizing nursing services for orthopaedic trauma patients. a holistic approach through the SERVQUAL and Kano models.* https://doi.org/10.21203/rs.3.rs-3964127/v1.

De Baetselier, E., Dilles, T., Batalha, L. M. et al. (2021). *Perspectives of nurses' role in interprofessional pharmaceutical care across 14 European countries: A qualitative study in pharmacists, physicians and nurses.* PLoS One. 27;16(5):e0251982. https://doi.org/10.1371/journal.pone.0251982

---

5 Im Jahr 2020 wurde das Projekt *Magnet4Europe* für einen vierjährigen Zeitraum aufgelegt, an dem 60 europäische Krankenhäuser, davon 20 deutsche, teilnehmen, um die Übertragbarkeit des Magent-Konzepts auf Europa für den pflegerischen und ärztlichen Bereich zu evaluieren.

DIN e. V. (Hrsg.) (2015). *DIN EN ISO 9000:2015-12 – Qualitätsmanagementsysteme – Grundlagen und Begriffe*. Deutsche und Englische Fassung, Berlin: Beuth

Donabedian, A. (1966). *Evaluating the quality of medical care*. Milbank Quarterly, 44(3), 166–206, Nachdruck: Milbank Quarterly, 2005; 83(4), 691-729 https://doi.org/10.1111/j.1468-0009.2005.00397.x

EONS (European Oncology Nursing Society) (2022). *EONS Cancer Nursing Education Framework*. Brüssel: European Oncology Nursing Society. Zugriff am 28.05.2024 unter https://cancernurse.eu/wp-content/uploads/2022/09/Framework-FINAL_August_2022.pdf

Fąfara, A., Krakowiak-Burdzy, A. (2024). *Caring and therapeutic services. a patient's opinion on experience and satisfaction with night nursing care*. European Journal of Clinical and Experimental Medicine. 22(1), 147–153. https://doi.org/10.15584/ejcem.2024.1.30.

Gutysz-Wojnicka, A., Dyk, D. (2007). *The Newcastle Satisfaction with Nursing Scale (NSNS)*. Nursing Problems/Problemy Pielęgniarstwa, 15(2), 133–138.

Haller, K., Berends, W., Skillin, P. (2018). *Organizational culture and nursing practice. The Magnet Recognition Programm ® als a framework for positive change*. Revista Médica Clínica Las Condes. 29(3), 328–35. https://doi.org/10.1016/j.rmclc.2018.03.005.

Hakami, A., Fazal, H., Bakheet, A. et al. (2023). *Nursing Research Priorities based on the Nurse-sensitive Indicators. Scoping Review*. The Open Nursing Journal. 17. https://doi.org/10.2174/18744346-v17-e230508-2023-29.

Hensen, P. (2022). *Qualitätsmanagement im Gesundheitswesen, Grundlagen für Studium und Praxis*. 3. Aufl., Wiesbaden: Springer Gabler.

Hewitt, M., Greenfield, S., Stovall, E., (Hrsg.) (2006). *From Cancer Patient to Cancer Survivor: Lost in Transition*. Washington, DC: National Academies Press. https://doi.org/10.17226/11468.

Kano, N., Seraku, F., Takahashi, F., Tsuji, S. (1984). *Attractive quality and Must Be quality, Hinshitsu*. Journal of the Japanese Society for Quality Control. 14(2), 147-156. https://doi.org/10.20684/quality.14.2_147

Krell, J. (2018). *Die Entwicklung professioneller Handlungskompetenz durch das Lösen von Problemen in der stationären Krankenpflege. Ansatzpunkte für Praxisanleiter/innen und anderes betriebliches Bildungspersonal*. Dissertation. München: Technische Universität München.

Kroezen, M., van Dijk, L., Groenewegen, P. P., Francke, A. L. (2011). *Nurse prescribing of medicines in Western European and Anglo-Saxon countries: a systematic review of the literature*. BMC Health Serv Res. 27(11), 127. https://doi.org/10.1186/1472-6963-11-127.

Lahtinen, P., Leino-Kilpi, H., Salminen, L. (2014). *Nursing education in the European higher education area – variations in implementation*. Nurse Education Today. 34(6), 1040-7 https://doi.org/10.1016/j.nedt.2013.09.011

Löfgren, M., Witell, L., Gustafsson, A. (2011). *Theory of attractive quality and life cycles of quality attributes*. The TQM Journal. 23(2), 235-46. https://doi.org/10.1108/17542731111110267

Lorenz, S. (2022). *Die Prämedikationsambulanz Analyse der Prozessqualität, Patientenzufriedenheit und Präoperativen Angst*. Dissertation Fachbereich New Public Health der Universität Osnabrück, Wiesbaden: Springer.

Maier, C. B. (2019). *Nurse prescribing of medicines in 13 European countries*. Hum Resour Health. 9;17(1), 95. https://doi.org/10.1186/s12960-019-0429-6

Maier, C. B., Aiken, L. H. (2016). *ask shifting from physicians to nurses in primary care in 39 countries: a cross-country comparative study*. Eur J Public Health. 26(6), 927–934. https://doi.org/10.1093/eurpub/ckw098

Mersmann, M. (2015). *Der Übergang vom Krebspatienten zum Krebsüberlebenden. Eine pflegewissenschaftliche Untersuchung der Versorgungssituation von Krebsüberlebenden*. Masterarbeit. Osnabrück: Universität Osnabrück.

Mullan, F. (1985). *Seasons of survival: reflections of a physician with cancer*. N Engl J Med. 25;313(4), 270–273. https://doi.org/10.1056/NEJM198507253130421

Müller-Staub, M., Meer, R., Briner, G. et al. (2008a). *Erhebung der Patientenzufriedenheit im Notfallzentrum eines Schweizer Universitätsspitals: Konzept und Ergebnisse (Teil 1)*. Pflege. 21(3), 172–179. https://doi.org/10.1024/1012-5302.21.3.172

Müller-Staub, M., Meer, R., Briner, G. et al. (2008b). *Erhebung der Patientenzufriedenheit im Notfallzentrum eines Schweizer Universitätsspitals: Vorkommen von Angst, Unsicherheit, Belastung, Schmerz, Atemnot, Übelkeit, Durst und Hunger sowie Zusammenhänge zur Patientenzufriedenheit (Teil 2)*. Pflege. 21(3), 180–188. https://doi.org/10.1024/1012-5302.21.3.180

Neugebauer, B., Porst, R. (2001). *Patientenzufriedenheit: ein Literaturbericht, Veröffentlichungsversion (ZUMA-Methodenbericht, 2001/07)*. Mannheim: Zentrum für Umfragen, Methoden und Analysen. Zugriff am 30.05.2024 unter https://nbn-resolving.org/urn:nbn:de:0168-ssoar-48754-1

Oner, B., Zengul, F. D., Oner, N. et al. (2020). *Nursing-sensitive indicators for nursing care: A systematic review (1997-2017)*. Nurs Open. 8(3), 1005–1022. https://doi.org/10.1002/nop2.654

Kleine, J., Maier, C. B., Köppen, J., Busse, R. (2023). *Magnet®-Krankenhäuser. Eine Chance für Deutschland?* In: Klauber, J., Wasem, J., Beivers, A., Mostert, C. (Hrsg.). *Krankenhaus-Report 2023. Schwerpunkt: Personal.* (S. 107–117). https://doi.org/10.1007/978-3-662-66881-8

RKI (Robert Koch-Institut) (Hrsg.) & GEKID (Gesellschaft der epidemiologischen Krebsregister in Deutschland e. V.) (Hrsg.) (2023). *Krebs in Deutschland für 2019/2020.* Berlin: Robert Koch-Institut. https://doi.org/10.25646/11357

Rothlauf, J. (2001). *Total Quality Management in Theorie und Praxis.* München: Oldenburg.

Sachverständigenrat zur Begutachtung der Entwicklung im Gesundheitswesen (2023). *Resilienz im Gesundheitswesen. Wege zur Bewältigung künftiger Krisen. Gutachten 2023.* Berlin: Medizinisch Wissenschaftliche Verlagsgesellschaft.

Sommerhoff, B. (2021). *Nachhaltig ist eure Qualität aber nicht! - Ein neuer Qualitätsbegriff.* QZ 66(1), 20-21.

Statistisches Bundsamt (2024). *Anzahl der Todesfälle nach den häufigsten Todesursachen in Deutschland in den Jahren 2020 bis 2022.* Zugriff am 27.05.2024 unter https://de.statista.com/statistik/daten/studie/158441/umfrage/anzahl-der-todesfaelle-nach-todesursachen/

Thomas, L. H., McColl, E., Priest, J. et al. (1996). *Newcastle satisfaction with nursing scales: an instrument for quality assessments of nursing care.* Qual Health Care. 5(2):67-72. https://doi.org/10.1136/qshc.5.2.67

Votsmeier, T., Jacob, J. (2021). *Brauchen wir einen »modernen« Qualitätsbegriff?*, QZ 66(1), 22–24.

2 Pflegepersonalbemessung im Krankenhaus

2.1 Qualitätssicherungs-Richtlinie Früh- und Reifgeborene (QFR-RL)

Regina Thoma

2.1.1 Hintergrund

Die medizinische und pflegerische Versorgung von Früh- und kranken Reifgeborenen stellt hohe Anforderungen an die Standards der neonatologischen Fachabteilungen in Kliniken, denn die Qualität der Versorgung während der Geburt und in den ersten Lebenswochen ist entscheidend für den Outcome und die Entwicklung dieser vulnerablen Patientengruppe. Frühgeborene, also Kinder, die vor der 37. Schwangerschaftswoche geboren werden, haben ein höheres Risiko für Komplikationen und Langzeitfolgen, das mit zunehmender Unreife und geringerem Gewicht steigt. Um diesen Kindern eine bestmögliche und sichere Versorgung zu gewährleisten, wurde die Qualitätsrichtlinie für Früh- und Reifgeborene (QFR-RL) erstellt.

Die QFR-RL des Gemeinsamen Bundesausschusses (G-BA) in Deutschland zielt darauf ab, die Versorgungsqualität von Neugeborenen zu verbessern, insbesondere von Frühgeborenen und kranken Reifgeborenen. Das Ziel ist es, die Säuglingssterblichkeit und Komplikationsrate zu verringern sowie die Struktur-, Prozess- und Ergebnisqualität in Krankenhäusern sicherzustellen, um allen betroffenen Kindern die bestmögliche Behandlung und Pflege zukommen zu lassen.

Die Richtlinie des Gemeinsamen G-BA über Maßnahmen zur Qualitätssicherung der Versorgung von Früh- und Reifgeborenen trat in ihrer ersten Version am 01.01.2006 in Kraft. Die wesentlichen Aspekte der Qualitätsrichtlinie umfassen strukturelle Anforderungen wie die Verfügbarkeit spezialisierter Fachkräfte und angemessener technischer Ausstattung, personelle Anforderungen bezüglich Mindestanforderungen an das Personal, Prozessqualität durch Vorgaben für medizinische Abläufe, Dokumentation und Datenübermittlung zur Qualitätssicherung sowie Qualitätssicherungsmaßnahmen zur regelmäßigen Überprüfung und Verbesserung der Versorgungsqualität.

Die Richtlinie fördert auch die Zusammenarbeit zwischen verschiedenen Einrichtungen wie Geburtskliniken und spezialisierten Neonatologie-Zentren. Die aktuelle Version ist die 38., die am 01.01.2025 in Kraft getreten ist. In den Änderungen werden regelmäßig neue politische und medizinische Gegebenheiten berücksichtigt, wie z. B. die Covid-Pandemie und das aktuelle Pflegeberufegesetz.

Der G-BA aktualisiert diese Richtlinien regelmäßig auf Basis neuer Erkenntnisse aus Wissenschaft und Praxis, um das Wohl der betroffenen Kinder zu gewährleisten und ihre Überlebenschancen sowie gesundheitliche Entwicklung langfristig zu sichern.

2.1.2 Versorgungsstufen und Mindestanforderungen

Um eine angemessene medizinische und pflegerische Betreuung für Neugeborene sicherzustellen, werden Aufnahme- und Zuweisungskriterien für Schwangere mit Risikokonstellationen festgelegt. Die Betreuung erfolgt in vier Versorgungsstufen, von Perinatalzentrum Level 1 bis Geburtsklinik, je nach Schwere der Risiken und medizinischen Bedürfnisse wie eine zu erwartete Frühgeburt, Gestationsalter und spezifischen medizinischen Bedingungen. Die QFR-RL legt Mindestanforderungen an strukturelle Voraussetzungen, personelle Anforderungen und Prozessabläufe fest, um eine qualitativ hochwertige Betreuung zu gewährleisten. Dies beinhaltet Vorschriften zur Verfügbarkeit von Fachpersonal rund um die Uhr, zur technischen Ausstattung und zur interdisziplinären Zusammenarbeit. Spezifische Zuweisungskriterien und Mindestanforderungen sind in ▶ Tab. 2.1 kurz zusammengefasst.

Die Anforderungen an medizinische Ausstattung und Personal steigen mit zunehmender Komplexität der Fälle von Stufe IV bis Stufe I. Schwangere Frauen und ihre Neugeborenen werden entsprechend ihrem Risiko und Bedarf in die passende Versorgungsstufe eingewiesen.

Die folgende Tabelle gibt eine Übersicht der verschiedenen Stufen und stellen die jeweiligen Mindestanforderungen dar (▶ Tab. 2.1).

Tab. 2.1: Zuweisungskriterien und Mindestanforderungen der einzelnen Versorgungsstufen (eigene Zusammenstellung)

Versorgungsstufe	Zuweisungskriterien	Mindestanforderungen
I: Perinatalzentrum Level 1	• Schwangere mit erwartetem Frühgeborenen < 1250 g oder < 29+0 SSW • Drillinge < 33+0 SSW oder mehr als drei Mehrlinge • Schwangere mit pränatal diagnostizierten Erkrankungen, die unmittelbare spezialisierte intensivmedizinische Versorgung des Neugeborenen erfordern	• Ärztliche Leitung durch Fachärzte mit Spezialisierung in Geburtshilfe/Perinatalmedizin und Neonatologie • Hebammenhilfe rund um die Uhr im Kreißsaal • Neonatologische Intensivpflegeplätze mit entsprechender Ausstattung • Verfügbarkeit von Kinderchirurgie und weiteren Fachdisziplinen • Sicherstellung einer professionellen psychosozialen Betreuung, strukturiertes Entlassmanagement sowie einer sozialmedizinischen Nachsorgeeinrichtung
II: Perinatalzentrum Level 2	• Schwangere mit erwartetem Frühgeborenen zwischen 1250 g bis 1499 g oder zwischen 29+0 bis 31+6 SSW • Schwangere mit schweren schwangerschaftsassoziierten Erkrankungen (z. B. HELLP-Syndrom), oder Wachtumsretardierung des Fetus < 3. Perzentils	• Ähnlich wie bei Level 1, jedoch weniger strenge Anforderungen an die Anzahl der Intensivpflegeplätze und die Verfügbarkeit bestimmter Fachdisziplinen
III: Perinataler Schwerpunkt	• Schwangere mit erwartetem Frühgeborenen ≥ 1500 g und zwischen 32+0 bis ≤ 36+6 SSW	• Ärztliche Versorgung durch Pädiater, nicht zwingend mit neonatologischer Spezialisierung

Tab. 2.1: Zuweisungskriterien und Mindestanforderungen der einzelnen Versorgungsstufen (eigene Zusammenstellung) – Fortsetzung

Versorgungsstufe	Zuweisungskriterien	Mindestanforderungen
IV: Geburtsklinik	• Schwangere ab der vollendeten 37. SSW ohne zu erwartende Komplikationen	• Möglichkeit zur notfallmäßigen Beatmung für Früh- und Reifgeborene • Kooperation mit einer Kinderklinik für spezialisierte Versorgung • Grundversorgung für Geburtshilfe ohne spezialisierte neonatologische Intensivversorgung • Verlegung in höhere Versorgungsstufen bei auftretenden Komplikationen

In der QFR-RL werden Mindestanforderungen (MA) und weitere Qualitätsanforderungen (WQA) unterschieden. Die Mindestanforderungen sind jederzeit zu erfüllen. Bei Nichterfüllung entfällt der Vergütungsanspruch nach dem Krankenhausentgeltgesetz für den Zeitraum der Nichterfüllung. Bei Nichterfüllung weiterer Qualitätsanforderungen ist der Standort dazu verpflichtet, diese so schnell wie möglich wieder einzuhalten.

2.1.3 Anforderungen an die pflegerische Personalausstattung

Die Pflege in den Perinatalzentren ist von großer Bedeutung und erfordert hochqualifiziertes Personal. Es werden hohe Ansprüche an die Personalausstattung gestellt. Diese Anforderungen umfassen folgende Punkte:

• Qualifikation des Pflegepersonals (MA)
Das Pflegepersonal muss speziell ausgebildet sein, um Früh- und Reifgeborene zu versorgen. Dazu gehört eine abgeschlossene Ausbildung als Gesundheits- und Kinderkrankenpfleger*in oder als Pflegefachfrau/-mann mit Vertiefung Pädiatrie. Es sind mindestens 1260 Stunden praktische Erfahrung in der neonatologischen oder pädiatrischen Akutversorgung während oder nach der Berufsausbildung nachzuweisen. Pflegefachfrauen/-männer ohne Vertiefung Pädiatrie oder Gesundheits- und Krankenpfleger*innen dürfen nur nach einer abgeschlossenen Fachweiterbildung pädiatrische Intensivpflege in den Perinatalzentren eingesetzt werden, jedoch darf ihr Anteil im Team maximal 15 % betragen. Auch für die pflegerische Verantwortlichen gibt es Vorgaben: die Stationsleitung muss eine Qualifikation zur Leitung eines Bereichs (Weiterbildung oder Hochschulstudium) besitzen und ab dem 01.01.2029 ist für die Stationsleitung eine abgeschlossene Fachweiterbildung in der pädiatrischen Intensivpflege verpflichtend.

• Fachweiterbildungsquote (MA)
In Level 1 Perinatalzentren müssen 40 % (in Level 2 Zentren 30 %) des Teams eine Weiterbildung in pädiatrischer Intensivpflege besitzen. Pflegekräfte in Weiterbildung zählen mit einem Faktor von 0,5 zur Quote. Auch Gesundheits- und Kinderkrankenpfleger*innen ohne Fachweiterbildung können einbezogen werden, wenn sie bis zum 01.01.2017 mindestens fünf Jahre Erfahrung auf einer neonatologischen Intensivstation nachweisen können, davon mindestens drei Jahre zwischen dem 01.01.2010 und 01.01.2017.

- Schichtbesetzung (WQA)
  In jeder Schicht soll zur Sicherung der Versorgungsqualität mindestens eine weitergebildete Pflegefachkraft eingesetzt werden.
- Pflegepersonalschlüssel (MA)
  Grundsätzlich muss für je zwei Früh- und Reifgeborene jederzeit eine qualifizierte Pflegefachkraft (s. Qualifikation des Pflegepersonals) verfügbar sein (1:2 Betreuung). Es sind zwei Ausnahmen definiert:
  1. Pflegerische 1 zu 1 Betreuung bei
     - allen Frühgeborenen mit einem Gewicht < 1.000g in den ersten 72 Lebensstunden
     - kardiorespiratorisch instabile Patienten
     - am Tag einer größeren Operation
     - Austauschtransfusion, ECMO-Therapie
     - Hypothermiebehandlung in den ersten 24 Stunden
     - Sterbebegleitung
  2. Pflegerische 1 zu 4 Betreuung bei
     - Kontinuierliches Monitoring von EKG, Atmung und/oder Sauerstoffsättigung
     - Sauerstofftherapie
     - Magen oder Jejunalsonde, Gastrostoma, Stomapflege
     - Infusion
     - Phototherapie
  Jederzeit wird in den Tragenden Gründen (G-BA, 2015, S. 4) wie folgt definiert:

»Zu jedem Zeitpunkt (24 Stunden täglich) [muss] dieses Personal am Patienten bzw. an der Patientin tätig werden können [...]. Im Falle von ungeplanten Neuaufnahmen muss unverzüglich, aber spätestens zur nächsten Schicht, dem vorgegebenen Schlüssel entsprechend [das Personal verfügbar sein].«

- Schichtdokumentation
  Die Erfüllung der Pflegepersonalvorgabe der Richtlinie sind schichtbezogen zu dokumentieren und bei Abweichungen müssen entsprechende Maßnahmen eingeleitet werden.
- Personalmanagementkonzept
  Bei Nichterfüllung sind Maßnahmen zur Gegensteuerung zu ergreifen. Ein Konzept für den Umgang mit ungeplanten Neuaufnahmen oder Personalausfällen ist vorzuhalten, um den Personalschlüssel schnellstmöglich wiederherzustellen.
- Meldewesen
  Abweichungen des Personalschlüssels sind zu dokumentieren und unverzüglich mitzuteilen. In der jährlichen Strukturabfrage sind die benötigten und tatsächlich eingesetzten qualifizierten Pflegekräfte schichtgenau zu melden.

In Perinatalzentren ist der Personalschlüssel einzuhalten.

In der aktuellen Version sind gestufte Übergangsregelungen definiert, um den Zentren Zeit zu geben, genügend qualifiziertes Personal auszubilden und weiterzubilden. Laut derzeit geltender Richtlinie müssen die Mindestanforderungen beim pflegerischen Personaleinsatz im Jahr 2025 in 90 % der Schichten erfüllt sein. Im Jahr 2026 steigt der Anteil der zu erfüllenden Schichten auf 95 % und ab dem 01.01.2027 muss eine Erfüllungsquote von 100 % erreicht werden. Die Personalausstattung ist vom Vergütungsausfall nicht betroffen.

Abweichungen des Personalschlüssels

Die Vorgaben des Personalschlüssels schreiben die genaue Schichtbesetzung mit qualifizierten Pflegekräften vor. Wenn ein Zentrum diesen Schlüssel nicht erfüllt, liegt ein Verstoß vor, der unverzüglich zu melden ist und zu einem klärenden Dialog führt. Dieser Dialog dient dazu, die Ursachen für die Probleme zu analysieren, Transparenz zu schaffen und gemeinsam Lösungsstrategien zu entwickeln, um eine hohe Versorgungsqualität sicherzustellen. Dabei ist die Versorgungsstruktur der

Regionen zu betrachten. Im Fokus stehen dabei die Förderung der Aus- und Weiterbildungsmaßnahmen, um qualifiziertes Personal zu gewinnen.

Der Prozess des klärenden Dialogs umfasst mehrere Schritte, darunter die Meldung an den G-BA mit Angabe der Gründe, die Analyse durch die Landesarbeitsgemeinschaft (LAG), die Einrichtung einer Fachgruppe, die Vereinbarung von Zielen zwischen dem Lenkungsgremium und dem betroffenen Perinatalzentrum, die Festlegung einer Frist zur Zielerreichung und die Überprüfung der Umsetzung. Bei Nichterfüllung der vereinbarten Ziele können Konsequenzen folgen. Nach Abschluss des klärenden Dialogs wird über den Fortschritt berichtet und gegebenenfalls werden weitere Maßnahmen geprüft.

Der klärende Dialog gilt bis zum 31.12.26 nach erfolgter Meldung. Eine Verlängerung ist derzeit nicht geplant. Im Jahr 2022 (G-BA, 2024) befanden sich laut Berichten der Lenkungsgremien 61 % (insgesamt 128) der Perinatalzentren im klärenden Dialog aufgrund von Personalengpässen. Die Hauptgründe für Schwierigkeiten bei der Umsetzung waren Personalausfälle und erhöhtes Patientenaufkommen. Besonders herausfordernd bezüglich der Besetzung freier Stellen war die Arbeitsmarktsituation mit einem Mangel an qualifiziertem Personal. Dies wird auch als zukünftige Herausforderung angesehen. Erst nach Abschluss der klärenden Dialoge kann eine Bewertung des Umsetzungsstands und der Qualitätsanforderungen in den Bundesländern erfolgen. Der G-BA plant, Beratungen zu konkretisieren und mögliche Maßnahmen wie eine Anpassung der Richtlinie zu prüfen (ebd.). Es ist entscheidend, dass die Ursachen für die Nichterfüllung der Personalvorgaben identifiziert und angegangen werden, um sicherzustellen, dass Perinatalzentren in der Lage sind, eine angemessene Versorgungs- und Pflegequalität zu gewährleisten.

Der G-BA beschreibt auch Ausnahmen, den sogenannten Ausnahmetatbestand. Dieser ist für unvorhersehbare Situationen und Arbeitsspitzen, die es Krankenhäusern erlauben, von den Mindestanforderungen abzuweichen. Der Ausnahmetatbestand kann bei kurzfristig krankheitsbedingten sowie kurzfristig schwangerschaftsbedingten Personalausfällen von mehr als 15 % des in einer Schicht mindestens vorzuhaltenden Personals oder unerwarteten Zugängen von mehr als zwei Frühgeborenen mit einem Geburtsgewicht unter 1500 g innerhalb einer Schicht geltend gemacht werden.

Die Personalvorgaben sind jedoch schnellstmöglich wieder zu erfüllen, spätestens jedoch zu Beginn der nach Ablauf von 48 Stunden beginnenden Schicht. Zudem sind die Zentren verpflichtet, das Vorliegen der Voraussetzungen eines Ausnahmetatbestandes unverzüglich den zuständigen Landesverbänden der Krankenkassen und den Ersatzkassen nachzuweisen und in der Strukturabfrage anzugeben. Der Ausnahmetatbestand wird nicht als Verstoß betrachtet und führt daher nicht zu einem klärenden Dialog.

Neben den Meldungen bezüglich der Abweichung vom Personalschlüssels haben die Zentren noch weitere Veröffentlichungspflichten.

Veröffentlichungspflichten und Strukturprüfungen durch den Medizinischen Dienst

Die Zentren in den Versorgungsstufen I bis III sind verpflichtet jährlich ihre Daten für eine Strukturabfrage beim Institut für Qualitätssicherung und Transparenz im Gesundheitswesen (IQTIG) einzureichen. Diese Abfrage basiert auf Selbstauskünften der Einrichtungen. Der G-BA bietet auf seiner Webseite (https://www.g-ba.de/richtlinien/41/, Zugriff am 20.01.2025) verschiedene Servicedokumente an, darunter Dokumente zur Strukturabfrage, Checklisten für das Nachweisverfahren, ein Musterformular zur Dokumentation von Fallzahlen und Personaleinsatz, ein einheitliches Berichtsformat zur Standortbeschreibung und ein Verzeichnis der Landesverbände der Krankenkassen und Ersatzkassen zur Meldung von Abweichungen des Personalschlüssels.

Diese jährliche Abfrage zielt darauf ab, zu überprüfen, ob die strukturellen und personellen Anforderungen in den Einrichtungen erfüllt werden. Die Ergebnisse werden in einem Bericht zusammengefasst und standortbezogen auf der Internetseite www.perinatalzentren.org veröffentlicht. Diese Seite fungiert als Informationsportal für werdende Eltern, die ein Frühgeborenes erwarten. Dort können Eltern die Versorgungsqualität der deutschen Perinatalzentren vergleichen und Informationen zur Qualität der Versorgung durch das neonatologische Behandlungsteam erhalten.

Eltern haben die Möglichkeit, mithilfe einer Postleitzahlensuche die Perinatalzentren in ihrer Nähe zu filtern und risikoadjustierte Informationen zu Level, Fallzahlen und Qualitätsindikatoren (Überleben und Überleben ohne schwerwiegende Erkrankungen wie Nekrotisierende Enterokolitis, schwere Hirnblutungen, schwere Retinopathie, Bronchopulmonale Dysplasie) zu erhalten. Die Risikoadjustierung ist ein statistisches Verfahren, das Faktoren wie vorgeburtliche Risiken, Sterbefälle, Komplikationen und Verlegungen berücksichtigt, um faire Vergleiche zwischen den Perinatalzentren zu ermöglichen. Die Selbstauskünfte der Perinatalzentren werden durch Strukturprüfungen durch den Medizinischen Dienst überprüft und stellen somit eine valide Informationsquelle dar.

Der Medizinische Dienst (MD) hat das Recht, die Angaben der Einrichtungen vor Ort auf ihre Richtigkeit zu überprüfen. Die geprüfte Einrichtung hat alle erforderlichen Unterlagen zur Überprüfung der Strukturangaben auf Verlangen vorzulegen. Der MD untersucht vor Ort die strukturellen und personellen Gegebenheiten der Einrichtung. Einrichtungen, die sich in einem klärenden Dialog befinden, werden hinsichtlich ihrer pflegerischen Personalsituation nicht überprüft. Bei Einrichtungen, die nicht im klärenden Dialog stehen, sind auch folgende Unterlagen bezüglich der pflegerisch-personellen Vorgaben miteinbezogen:

- Dienstpläne der Pflegekräfte für den Prüfzeitraum: Monatlich aufgeschlüsselt mit Namen der Pflegekräfte, Qualifikation und Stellenanteil
- Qualifikationsnachweise wie Berufsabschlüsse (mit Führung der Berufsbezeichnung), Nachweis von 1260 Stunden Einsatz in direkter neonatologischer oder pädiatrischer Versorgung für Pflegefachfrauen/-männer mit Vertiefungseinsatz »pädiatrische Versorgung«, Fachweiterbildungsnachweise »Pädiatrische Intensivpflege«, Nachweise laufender Weiterbildungen in »Pädiatrischer Intensivpflege«, Nachweise über Berufserfahrung (Arbeitsverträge), Nachweis eines Leitungslehrgangs oder vergleichbaren Hochschulstudiums für pflegerische Stationsleitung
- Schichtbezogene Dokumentation zu Patientenfallzahlen und Personaleinsatz im Prüfzeitraum
- Patientenakten aller behandelten Kinder im Prüfzeitraum
- Nachweise zu geltend gemachten Ausnahmetatbeständen
- Nachweis des Personalmanagementkonzepts mit Planungsschlüssel

Da das Personalmanagementkonzept einen wesentlichen Baustein darstellt, wird dies in Folge detaillierter vorgestellt.

2.1.4 Das Personalmanagementkonzept

Das Personalmanagementkonzept ist zu verschriftlichen und sollte nachvollziehbar sein. Es ist ausreichend Personal vorzuhalten, um auch auf ungeplante Ereignisse – Änderungen im individuellen Patientenzustand, Personalausfälle und Notfallsituationen – reagieren zu können (G-BA, 2017). Im Konzept sollten der Pflegeschlüssel für die weiteren Patient*innen sowie die Kriterien für Intensivtherapie und -überwachung festgehalten werden.

Der Personalbedarf auf neonatologischen Intensivstationen ist schichtaktuell zu ermitteln. Je nach Bettenauslastung, Betreuungsintensität und Belegungsspitzen variiert dieser Bedarf. Bei Belegungsspitzen ist mit einem überdurchschnittlich hohen Personalbedarf zu rechnen, während bei Belegungstälern ein entsprechend niedrigerer Bedarf besteht. Die Bedarfe gleichen sich im Zeitverlauf an, sodass die Bedarfsermittlung auf Basis der Durchschnittsbelegung erfolgen kann (Blum, 2016). Die Einrichtungen sind angehalten jedoch ausreichend Personal vorzuhalten, um Belegungsspitzen auszugleichen, da die Personalvorgaben »jederzeit« erfüllt sein müssen. Die entsprechenden Maßnahmen sollten im Personalmanagementkonzept festgehalten sein.

Ein solches Konzept sollte Flexibilität bieten, qualifiziertes Personal aus anderen Abteilungen zu rekrutieren oder auf Abruf verfügbares Personal einzusetzen, falls erforderlich. Alternativ könnte es notwendig sein, Patient*innen mit geringerem Pflegebedarf in andere Bereiche des Krankenhauses zu verlegen. Dies erfordert eine schnelle und effektive Reaktion der Stationen auf unvorhersehbare Veränderungen im Patientenaufkommen und den damit verbundenen Pflegeanforderungen (Patry et al., 2014).

In den verschiedenen Einrichtungen werden folgende Maßnahmen zur Deckung des erhöhten Personalbedarfs bei Belegungsspitzen angewendet (Blum, 2016):

- Frühzeitige Anpassung der Dienstpläne an die voraussichtliche Belegung
- Abruf von Personal aus dem Frei
- Rufbereitschaftsdienste
- Anordnung von Mehrarbeit/Überstunden
- Stationsinterne Umschichtung von Pflegepersonal
- Abruf von qualifiziertem Pflegepersonal aus anderen Fachabteilungen
- Einsatz von Honorarkräften/Zeitarbeit

Neuerungen durch die Änderungen ab 01.01.2025

Eine große Änderung, die Einfluss auf das vorzuhaltende pflegerische Personal hat ist der Einschluss aller Patienten, die im Perinatalzentrum betreut werden. In den vorangegangenen Versionen, wurden nur die Patient*innen mit einem Geburtsgewicht unter 1500g eingeschlossen. Alle anderen wurden als »sonstige Patienten« deklariert.

Die Betreuungsintensität hängt von der Eingruppierung der Patient*innen mit einem Geburtsgewicht unter 1500 g in die Kategorien »Intensivtherapiepflichtig«, »Intensivüberwachungspflichtig« sowie der »weitere Patienten« ab.

In der Richtlinie gibt es keine Definition für »Intensivtherapiepflichtig« oder »Intensivüberwachungspflichtig«. Die S1-Leitlinie der Deutschen Gesellschaft für perinatale Medizin »Empfehlungen für die strukturellen Voraussetzungen für die perinatologische Versorgung in Deutschland« von 2015 orientierte sich an den Empfehlungen der British Association for Perinatal Medicine (BAPM) und schlug eine Kategorisierung in Intensivtherapie-Patient*innen (1 zu 1 Betreuung), Intensivüberwachungs-Patient*innen (1 zu 2 Betreuung) und Neugeborenen-Spezialpflege-Patient*innen (1 zu 4 Betreuung) vor (Blum, 2016). Die einzelnen Kriterien sind in der folgenden Tabelle (▶ Tab. 2.2) dargestellt.

Gemäß den Tragenden Gründen kann für die Personalplanung auf diese Leitlinie zurückgegriffen werden (G-BA, 2015, 2017). Die Leitlinie wurde 2021 als S2k-Leitlinie aktualisiert. Die neuen »Empfehlungen für die strukturellen Voraussetzungen der perinatologischen Versorgung in Deutschland« weichen von dem bisherigen Kriterienkatalog ab. Diesen Empfehlungen trägt der Beschluss nun Rechnung, indem er erstmalig die Kriterien für den Betreuungsschlüssel in die Richtlinie aufnimmt. Als weiteres Argument wird in den tragenden Gründen (G-BA, 2024 b) auf die Empfehlung zur Struktur und Ausstattung von Intensivstationen der Deutschen Interdisziplinären Vereinigung für Intensiv- und Notfallmedizin (DIVI v. 30.11.2010, erstellt von G. Jorch u. a.) verwiesen. Auch dort wird ein Pflegepersonalschlüssel von 1:2 bzw. von 1:1 bei besonders gefährdeten Kindern angeregt. Inwieweit die Einführung der Kinderintensiv-PPR 2.0 eine Rolle gespielt hat, lässt sich nicht beurteilen.

Tab. 2.2: Kriterien Intensivtherapie/Intensivüberwachung/Neugeborenenspezialpflege nach S1-Leitlinie (gültig bis 2021) in Anlehnung an den Empfehlungen der BAPM (eigene Zusammenstellung)

Kategorie	Merkmale
Intensivtherapie-Patienten	• Endotracheale Beatmung • Nicht-invasive druckunterstützte Beatmung (z. B. NIPPV, NHFOV, CPAP) bei Frühgeborenen mit einem aktuellen Gewicht < 1.000 g Interventionstag 1-3 • Nabelvenen- oder -arterienkatheter, peripherer Arterienkatheter • Tag einer Operation, einer Austauschtransfusion, Dialyse oder ECMO-Therapie • Therapeutische Hypothermie • Kontinuierliche Insulin-, Prostaglandin-, Katecholamin- oder Opiatinfusion (Interventionstag 1-3) • Thoraxdrainage, Schlürf-(Repogle-)Sonde bei Ösophagusatresie, intraoperativ gelegte Magensonde bei operativer Ösophagusatresiekorrektur, inkompletter Bauchdeckenverschluss, externe Ventrikeldrainage (Interventionstag 1-3) • Barrierepflege bei multiresistenten Keimen, sofern keine Kohortierung möglich ist
Intensivüberwachungs-Patienten	• Nicht-invasive druckunterstützte Beatmung (nicht aber Flow-Brille/Sonde) • Zentraler Katheter, Tracheostoma, suprapubischer Katheter, Nasochoanal-Röhrchen, kontinuierliches aEEG-Monitoring (Interventionstag 1-3) • Thoraxdrainage, Schlürf-(Repogle-)Sonde, intraoperativ gelegte Magensonde nach operativer Ösophagusatresie, inkompletter Bauchdeckenverschluss bei Bauchwanddefekten, externe Ventrikeldrainage (nach Interventionstag 3) • Kontinuierliche Insulin-, Prostaglandin-, Katecholamin- oder Opiatinfusion (nach Interventionstag 3) • Barrierepflege, sofern keine Kohortierung möglich ist • Medikamentös behandelter neonataler Drogenentzug
Neugeborenen-Spezialpflege	• Alle anderen hospitalisiert Neugeborenen mit mindestens 4-stündiger Dokumentation der Vitalparameter • Kontinuierliches Monitoring von EKG, Atmung und/oder Sauerstoffsättigung • Sauerstofftherapie • Magen-, Jejunalsonde oder Gastrostoma • Infusion über einen peripher venösen Zugang • Phototherapie • Stomapflege

2 Pflegepersonalbemessung im Krankenhaus

Personalschlüssel »weitere Patienten«

Ein großer Kritikpunkt der älteren Versionen war die Versorgung der »weiteren Patienten«. Für die Versorgung von Patienten, die nicht unter die Richtlinie fielen (Frühgeborene mit einem Geburtsgewicht über 1500 g sowie Frühgeborene mit einem Geburtsgewicht unter 1500 g, für die die Kriterien der Intensivtherapie und Intensivüberwachung nicht zutreffen), wird der Einsatz von qualifizierten Pflegekräften in ausreichender Anzahl entsprechend dem tatsächlichen Pflegebedarf gefordert, ohne näher darauf einzugehen, wie sich die ausreichende Zahl definiert. Diese Unklarheit spiegelt sich in der Strukturabfrage des Erfassungsjahres 2022 wider. Es wurde abgefragt, welche Anzahl von Pflegekräften für die Versorgung der nicht früh- und reifgeborenen Kinder, die nicht unter die Richtlinie fallen, eingesetzt werden. Bei der Abfrage wurden die Kinder in die Kategorien »Intensivtherapiepflichtig«, »Intensivüberwachungspflichtig« und »Sonstige Patienten« unterteilt. Im Strukturbericht zeigte sich, dass auch bei den Kindern über 1500 g Geburtsgewicht, die den Kriterien der Intensivtherapie oder Intensivüberwachung zugeordnet werden konnten, in den meisten Zentren ebenfalls ein Personalschlüssel von 1:1 bzw. 1:2 angewandt wurde. Bei der Gruppe der sonstigen Patient*innen zeigte sich, dass in über 50 % der Level 1-Häuser ein Betreuungsschlüssel von mindestens 1:4 vorliegt, während nur in 28 % der Fälle der Betreuungsschlüssel > 1:4 ist. In den Level 2-Perinatalzentren hingegen wird bei 37 % den Häusern eine Betreuung mit einem Schlüssel von über 1:4 durchgeführt (IQTIG, 2023). Der angewandte Personalschlüssel wird in den Abbildungen graphisch dargestellt.

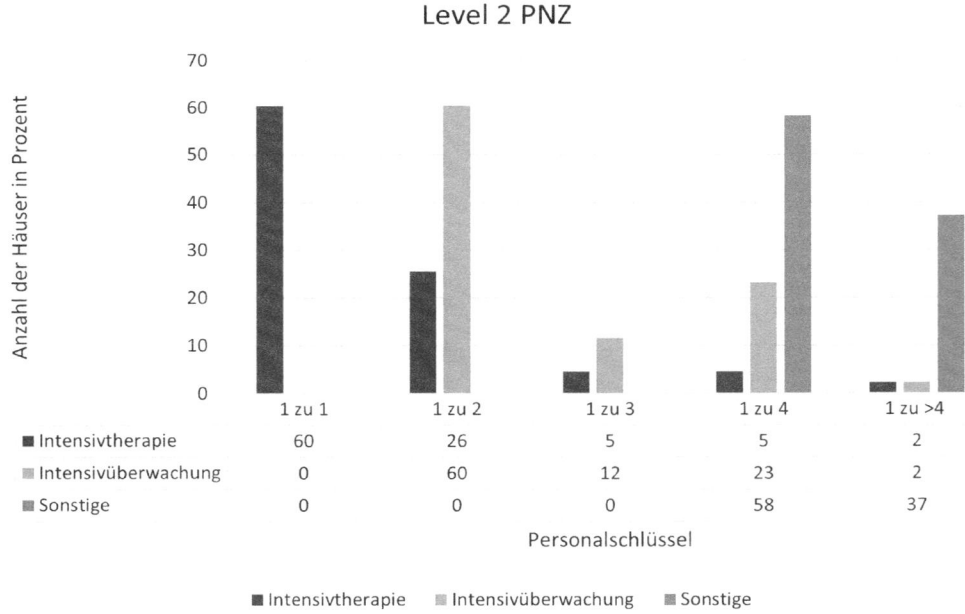

Abb. 2.1: Personalschlüssel »weiterer« Patient*innen in den Level 2 PNZ (nach IQTIG, 2023; eigene Darstellung)

2.1 Qualitätssicherungs-Richtlinie Früh- und Reifgeborene (QFR-RL)

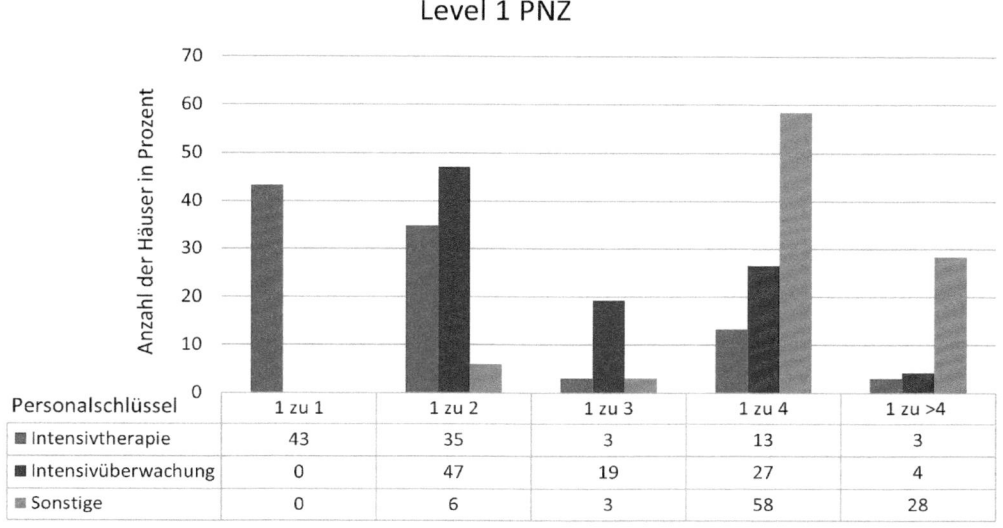

Abb. 2.2: Personalschlüssel »weiterer« Patient*innen in den Level 1 PNZ (nach IQTIG, 2023; eigene Darstellung)

Einen möglichen Anhaltspunkt bot die Pflegepersonaluntergrenzen-Verordnung (PpUGV). Dort werden Mindestpersonalausstattungen für pflegesensible Bereiche vorgeschrieben. In der pädiatrischen Intensivmedizin beträgt das Verhältnis Patient zu Pflegefachkraft in der Tagschicht 2 zu 1 und in der Nachtschicht 3,5 zu 1. Seit dem 01.01.2022 gelten für den pflegesensiblen Bereich der neonatologischen Pädiatrie Pflegepersonaluntergrenzen von 3,5 zu 1 in der Tagschicht und 5 zu 1 in der Nachtschicht. Einrichtungen der Versorgungsstufen I bis IV könnten dem Bereich der neonatologischen Pädiatrie zugeordnet werden (Bayrische Krankenhausgesellschaft e. V., 2022), jedoch gilt weiterhin die Abgrenzungsregelung, dass die PpUGV-Vorgaben nicht in Bereichen gelten, die die Mindestanforderungen an die perinatologische Versorgung erfüllen (intensivtherapiepflichtige/intensivüberwachungspflichtige Frühgeborene < 1500 g Geburtsgewicht).

Für Situationen ohne konkrete Personalschlüsselvorgaben in der QFR-RL sollte nach Rechtsauslegung der Deutschen Krankenhausgesellschaft (DKG) das Kriterium »ausreichend« so ausgelegt werden, dass die Vorgaben der PpUGV gelten (Bayerische Krankenhausgesellschaft e. V., 2022). Das bedeutet, je nachdem ob die Perinatalzentren dem Bereich der pädiatrischen Intensivmedizin oder der neonatologischen Pädiatrie zugeordnet sind, gelten die entsprechenden Vorgaben der PpUGV. Die Einrichtungen sind angehalten im Personalkonzept Angaben dazu machen, welcher Pflegeschlüssel für die weiteren Patient*innen angewandt wird, und diese Informationen ist in der Strukturabfrage dem G-BA gegenüber offenzulegen (G-BA, 2017).

Diese Überlegungen entfallen mit Rechtsgültigkeit der 38 Version. Die Zentren, deren Personalschlüssel von dem 1:1 bzw. 1:2 abgewichen sind, werden nun einen höheren

Personalbedarf feststellen können. Die Vorgaben zur pflegerischen Personalausstattung betrifft auch die Qualifikation der Pflegekräfte. Die QFR-RL wurde im Zuge des Pflegeberufegesetzes angepasst.

2.1.5 Die QFR-RL und das Pflegeberufegesetz

Das Pflegeberufegesetz (PflBG) reformierte die Ausbildung in der Pflege in Deutschland und trat am 1. Januar 2020 in Kraft. Es vereint die bisherigen Ausbildungen in der Altenpflege, Krankenpflege und Kinderkrankenpflege zu einer generalistischen Pflegeausbildung. Alle Pflegefachkräfte absolvieren eine gemeinsame Ausbildung, die sie für die Arbeit in allen Bereichen der Pflege qualifiziert. Das Gesetz zielt darauf ab, eine breite Basis an theoretischem Wissen zu vermitteln, um angehende Pflegefachkräfte auf die vielfältigen Anforderungen vorzubereiten. Es gibt zwei Möglichkeiten für angehende Pflegefachkräfte, sich auf die Versorgung von Kindern und Jugendlichen zu spezialisieren: durch eine Vertiefung im Bereich »pädiatrische Versorgung« oder durch den Abschluss nach der alten Ausbildungsverordnung als Gesundheits- und Kinderkrankenpflegerin.

In Bezug auf das neue Pflegeberufegesetz musste der G-BA die Richtlinien anpassen, um die Qualifikationen auf den Stationen festzulegen. Der G-BA stellt sich die Frage, ob die generalistische Pflegeausbildung ausreicht, um bestimmte Qualitätsstandards zu erfüllen, insbesondere im Bereich der Kinderonkologie, Kinderkardiologie und Neonatologie (May, 2022). Vertreter verschiedener Organisationen wie der GKV-Spitzenverband und die DKG äußerten unterschiedliche Ansichten zur erforderlichen Qualifikation des Pflegepersonals. Es gab Diskussionen über die Notwendigkeit von Zusatzqualifikationen und Bedenken hinsichtlich einer möglichen Verknappung von Fachkräften. Die DKG und der Deutsche Pflegerat sehen eine Überregulierung und Benachteiligung von Pflegefachfrauen/-männern (Bee, 2020).

Pflegefachfrauen/-männer mit Vertiefung in der pädiatrischen Versorgung haben die Möglichkeit, in Perinatalzentren eingesetzt zu werden, wenn sie nachweisen können, dass sie mindestens 1260 Stunden praktische Erfahrung in der neonatologischen oder pädiatrischen Akutversorgung absolviert haben. Diese Anforderung kann sowohl während als auch nach Abschluss der Ausbildung erfüllt werden. Die Dokumentation der geleisteten Stunden erfolgt üblicherweise im Rahmen der Ausbildungsnachweise, die regelmäßig für jeden Abschnitt der praktischen Ausbildung erstellt werden. Falls die erforderlichen Stunden nicht während der Ausbildung gesammelt wurden, können auch Nachweise aus einschlägiger Berufstätigkeit, wie beispielsweise auf Kinderstationen, in Form von Dienstplänen oder Arbeitgeberbescheinigungen akzeptiert werden.

Hochschulisch ausgebildete Pflegefachkräfte können ebenfalls in neonatologischen Intensivstationen eingesetzt werden, sofern sie die erforderlichen Voraussetzungen erfüllen. Der G-BA betont, dass die geforderten 1260 Stunden vor dem Einsatz im Pflegedienst nachgewiesen werden müssen, um die Qualität der Versorgung sicherzustellen (G-BA, 2023).

Pflegefachfrauen/-männer ohne Vertiefung in der pädiatrischen Versorgung können dennoch eingesetzt werden, wenn sie eine Weiterbildung im Bereich »Pädiatrische Intensivpflege« oder »Pädiatrische Intensiv- und Anästhesiepflege« oder eine vergleichbare Weiterbildung gemäß landesrechtlichen Regelungen absolviert haben. Durch den Abschluss solcher Weiterbildungen kann nach Auffassung des G-BA ein Niveau erreicht werden, das dem fachlichen Standard der Ausbildung entspricht. Die Voraussetzungen für die Teilnahme an einer Fachweiterbildung gemäß den Empfehlungen der Deutschen Krankenhausgesellschaft (DKG) sind eine Tätigkeit von mindestens sechs Monaten in

Vollzeit in dem entsprechenden Fachgebiet nach Erteilung der Berufserlaubnis (DKG, 2022). Das bedeutet, dass Pflegefachfrauen/-männer ohne Vertiefung in der Pädiatrie mindestens 2,5 Jahre nicht auf den Pflegeschlüssel angerechnet werden können.

Der Deutsche Pflegerat fordert eine sofortige Anerkennung des Berufsabschlusses Pflegefachfrau/-mann im Rahmen der Arbeit des G-BA (Deutscher Pflegerat e. V., 2022). Der G-BA greift durch Beschlüsse in die Berufsausübung der Pflegeprofession ein und versucht, durch Richtlinien Vertiefungseinsätze für die generalistische Pflegeausbildung vorzuschreiben, was dazu führt, dass Pflegefachkräfte nicht in pädiatrischen Versorgungsbereichen eingesetzt werden können. Die Präsidentin des Deutschen Pflegerats kritisiert, dass der G-BA wiederholt die im Pflegeberufegesetz geregelten Kompetenzen von Pflegefachpersonen nicht ausreichend berücksichtigt und stattdessen Teile der praktischen Ausbildung neu regelt. Dies wird als grundgesetzwidrig bewertet, da der G-BA unzulässig in die Berufsausübungsfreiheit eingreift und die Gesetzgebungskompetenz des Bundes unterläuft (Deutscher Pflegerat e. V., 2022).

2.1.6 Effekte des GBA-Beschlusses und Fazit

Die Auswirkungen des G-BA-Beschlusses werden in der Praxis kontrovers diskutiert. Der hohe bürokratische Aufwand für die detaillierte Schichtdokumentation wird oft als ineffizient wahrgenommen und kann zu Unzufriedenheit unter den Mitarbeiter*innen führen (Albrecht, 2020). Zudem gibt es Umsetzungsprobleme, insbesondere bei der Einhaltung der pflegerischen Personalvorgaben in Perinatalzentren. Level-1-Zentren haben dabei größere Schwierigkeiten als Level-2-Zentren, die Anforderungen zu erfüllen. Die Erfüllungsquoten variieren stark, wobei einige Einrichtungen die Vorgaben nur teilweise erreichen (IQTIG, 2023). Seit der Einführung der Personalvorgaben sind mehr als 80 % der Einrichtungen teilweise mehrfach im klärenden Dialog (DKG, 2024). Dem steht im Widerspruch, dass die Versorgungsqualität im internationalen Vergleich in Deutschland sehr hoch ist. Hat die hohe Nichterfüllung der Richtlinie damit keinen Einfluss auf die Versorgungssituation? In Analysen zeigt sich des Weiteren, dass die vollständige Einhaltung des Pflegeschlüssels und der Versorgungsqualität nicht im Zusammenhang stehen (DKI, 2024).

Studien zeigen, dass der Pflegepersonalmangel die Versorgung von Neugeborenen beeinträchtigt, insbesondere auf neonatologischen Intensivstationen. Dies führt zu reduzierter Bettenkapazität, erhöhter Bettenauslastung und sogar zu temporären Abmeldungen von der Versorgung. Die Verschiebung von Personalressourcen gemäß den Richtlinien führt zu Unterversorgung anderer IntensivPatient*innen und belastet den öffentlichen Rettungsdienst (Fichtner et al.,2023; Kleeberg et al., 2020). Der Fachkräftemangel hat bereits zu Schließungen von Perinatalzentren geführt, was die Erreichbarkeit für Schwangere beeinträchtigen kann (Albrecht, 2020). Die Level-1-Zentren konzentrieren sich oft auf größere Städte und Universitätskliniken, was regionale Unterschiede in der Versorgung zur Folge hat.

Trotz dieser Herausforderungen gibt es auch positive Effekte des G-BA-Beschlusses. Die Pflegearbeit wird aufgewertet, Weiterbildungsmöglichkeiten werden ausgeweitet, der Personalaufwand wird transparent und die interdisziplinäre Zusammenarbeit wird gefördert (ebd.). Eine höhere Personalausstattung kann auch dazu beitragen, die Ausbreitung von Infektionen zu reduzieren (Schuà, 2022). Die QFR-RL des G-BA legt grundlegende Anforderungen fest, um eine hochwertige Versorgung von Neugeborenen sicherzustellen. Insbesondere die angemessene pflegerische Personalausstattung ist von großer Bedeutung für die Qualitätssicherung. Die Veröffentlichungspflichten tragen zur Transparenz bei und ermöglichen eine regelmäßige Überprüfung der Einhaltung der Richtlinien, um die Versorgung kontinuierlich zu verbessern.

Ein effektives Personalmanagementkonzept, das den Bedarf an Personal je nach Bettenauslastung und Betreuungsintensität sowie Belegungsspitzen abdeckt ist entscheidend, um eine angemessene Versorgung sicherzustellen. Somit soll auch eine prospektive Personalplanung sichergestellt werden, was für alle Beteiligten (Mitarbeitende und Patient*innen) von Nutzen ist.

Die Anpassungen an gesetzliche Änderungen, wie das Pflegeberufegesetz zeigen, dass die QFR-RL dynamisch ist und sich den aktuellen Entwicklungen anpasst. Eine große Kritik an der Überarbeitung von 2024 durch die Deutschen Krankenhausgesellschaft (2024) ist, dass die Anforderungen der Richtlinie über die Empfehlungen der AWMF-Leitlinie hinausgehen und somit nicht evidenzbasiert sind. Auch werden die Personalanforderungen als nicht erfüllbar beschrieben. Als Begründung werden u. a. der Fachkräftemangel, der sich durch den Ausschluss von Pflegefachpersonen ohne Vertiefung Pädiatrie, demografischer Wandel (hohe Anzahl an Pflegefachpersonen, die in den Ruhestand gehen) und die erhöhten Krankenstände seit der Pandemie verschärft haben. In statistischen Berechnungen ist es unwahrscheinlich, dass die Anforderungen dauerhaft erfüllt werden können. Trotz Herausforderungen wie bürokratischem Aufwand und Fachkräftemangel gibt es positive Effekte wie eine Aufwertung der Pflegearbeit und Senkung der Infektionszahlen. Diese Richtlinie hat sich zum Ziel gesetzt, die Qualität der Versorgung von Früh- und Reifgeborenen kontinuierlich zu verbessern und ihnen somit die bestmöglichen Startchancen ins Leben zu ermöglichen.

2.1.7 Literatur

Albrecht, A. (2020). *Der G-BA Beschluss und seine Folgen für die Perinatalzentren.* Pflegezeitschrift, 73(5), 10–13. https://doi.org/10.1007/s41906-020-0692-0

Bayerische Krankenhausgesellschaft e. V. (Hrsg.). (2022). *Abgrenzung zwischen der QFR-RL und der PpUGV im pflegesensitiven Bereich »Neonatologische Pädiatrie«* Mitteilung der Bayrischen Krankenhausgestllschaft Nr.16/2022 – 125 vom 07.02.2022 Zugriff am 17.03.2025 unter https://www.bkg-online.de/bkg-intern/bkg-mitteilungen/details/abgrenzung-zwischen-der-qfr-rl-und-der-ppugv-im-pflegesensitiven-bereich-neonatologische-paediatrie

Bee (2020). *G-BA passt Anforderungen an Pflegekräfte in fünf spezialisierten Bereichen an.* Ärzteblatt.de, .21.12.2020. Zugriff am 07.02.2025 unter https://www.aerzteblatt.de/nachrichten/119537/G-BA-passt-Anforderungen-an-Pflegekraefte-in-fuenf-spezialisierten-Bereichen-an

Blum, K. (2016). *2. Perinatalbefragung zur pflegerischen Strukturqualität. Gutachten des Deutschen Krankenhausinstituts im Auftrag des Deutschen Krankenhausgesellschaft.* Deutsches Krankenhaus Institut (Hrsg.). Düsseldorf. Zugriff am 24.04.2024 unter https://www.dki.de/fileadmin/publikationen/2016_09_08_zweite_perinatalbefragung_finale_fassung_1_.pdf

Deutsche Gesellschaft für Perinatale Medizin e. V. (Hrsg.) (2021). *Empfehlungen-strukturelle-Voraussetzungen-perinatologische-Versorgung-Deutschland.* [S-2k], [AWMF Registry No. 087/001. Zugriff am 17.03.25 unter https://register.awmf.org/assets/guidelines/087-001l_S2k_Empfehlungen-strukturelle-Voraussetzungen-perinatologische-Versorgung-Deutschland__2021-04_01.pdf

Deutscher Pflegerat e. V. (Hrsg.) (2022). *G-BA greift durch Beschlüsse in die Berufsausübung der Profession Pflege ein. Deutscher Pflegerat fordert eine sofortige Anerkennung der Berufsabschlusses Pflegefachmann/ Pflegefachfrau im Rahmen der Arbeit des G-BA.* Pressemitteilung. Zugriff am 12.02.2025 unter https://deutscher-pflegerat.de/profession-staerken/pressemitteilungen/g-ba-greift-durch-beschluesse-in-die-berufsausuebung-der-profession-pflege-ein

DKG (Hrsg.) (2022). *DKG-Empfehlung zur pflegerischen Fachweiterbildung. n den Fachgebieten Pflege in der Endoskopie, Intensiv- und Anästhesiepflege, Pflege in der Nephrologie, Notfallpflege, Pflege in der Onkologie, Pflege im Operationsdienst, Pädiatrische Intensiv- und Anästhesiepflege, Pflege in der Psychiatrie, Psychosomatik und Psychotherapie.* Zugriff am 11.02.2025 unter https://www.dkgev.de/fileadmin/default/Mediapool/2_Themen/2.5._Personal_und_Weiterbildung/2.5.11._Aus-_und_Weiterbildung_von_Pflegeberufen/Pflegerische_Weiterbildung/DKG_Empfehlung_.pdf

Fichtner, D., Flemmer, A. W., Fischer, U. et al. (2023). *Gefährdet der Pflegepersonalmangel auf* neonatologischen Intensivstationen die Versorgungssicherheit Neugeborener? Das Projekt »Maria und Josef«. Bundesgesundheitsblatt, Gesundheitsforschung, Gesundheitsschutz, 66(9), 1019–1029. https://doi.org/10.1007/s00103-023-03749-6

G-BA (Hrsg.) (2015). *Tragende Gründe. zum Beschlussentwurf des Gemeinsamen Bundesausschusses über eine Änderung der Qualitätssicherungs-Richtlinie Früh- und Reifgeborene: Änderung der Anlagen 2 und 3*. Zugriff am 11.02.2025 unter https://www.g-ba.de/downloads/40-268-3391/2015-09-17_QFR-RL_Aenderung-Anlagen2-3_TrG.pdf

G-BA (Hrsg.) (2017). *Tragende Gründe. Zum Beschluss des Gemeinsamen Bundesausschusses über eine Änderung der QualitätssicherungsRichtlinie Früh- und Reifgeborene: Einführung eines § 10 sowie Änderungen in der Anlage 3*. Zugriff am 11.02.2025 unter https://www.g-ba.de/downloads/40-268-4567/2017-08-17_QFR-RL_Strukturabfrage_TrG.pdf

G-BA (Hrsg.). (2023). *Tragende Gründe. zum Beschluss des Gemeinsamen Bundesausschusses über eine Änderung der Qualitätssicherungs-Richtlinie Früh- und Reifgeborene (QFR-RL): Änderung des Beschlusses vom 17. Dezember 2020*. Zugriff am 11.02.2025 unter https://www.g-ba.de/downloads/40-268-9296/2023-02-16_QFR-RL_Aenderung-Beschluss-17-12-2020_TrG.pdf

G-BA (Hrsg.). (2024). *Beschluss des Gemeinsamen Bundesausschusses über die Veröffentlichung der übergreifenden Berichtsteile der Berichte zum klärenden Dialog der Lenkungsgremien 2022 nach § 8 Abs. 11 QFR-RL sowie einer Kommentierung. Kommentierung des Gemeinsamen Bundesausschusses zu den Berichten der Lenkungsgremien über den »Klärenden Dialog« nach § 8 Abs. 11 QFR-RL zum 15. April 2023 (Erfassungsjahr 2022).* Zugriff am 24.04.24 unter https://www.g-ba.de/downloads/39-261-6524/2024-03-21_QFR-RL_Berichte-klaerender-Dialog-EJ-2022.pdf

IQTIG (Hrsg.) (o.J.). *Perinatalzentren*. Zugriff am 14.04.2025 unter https://perinatalzentren.org/

IQTIG (Hrsg.) (2023). *Strukturabfrage gem. QFR-RL. Ergebnisse zum Erfassungsjahr 2022.* erstellt im Auftrag des Gemeinsamen Bundesausschusses. Zugriff am 24.04.24 unter https://perinatalzentren.org/fileadmin/strukturabfragen-berichte/IQTIG_Strukturabfrage-QFR-RL_EJ-2022_2023-08-31.pdf

Kleeberg, M., Beckmann, M., Fusch, C. et al. (2020). *Qualitätssicherungsrichtlinie Früh- und Reifgeborene des Gemeinsamen Bundesausschusses als Qualitätsrisiko?* Zeitschrift für Geburtshilfe und Neonatologie, 224(5), 281–288. https://doi.org/10.1055/a-1167-8488

May (2022). Streit um Qualitätsvorgaben an generalistische Pflegeausbildung. *Ärzteblatt.de,* 03.05.22. Zugriff am 24.04.24 unter: https://www.aerzteblatt.de/nachrichten/133853/Streit-um-Qualitaetsvorgaben-an-generalistische-Pflegeausbildung

Patry, C., Schindler, M., Reinhard, J. et al. (2014). *A gap between Need and Reality: Neonatal Nursing Staff Requirements on a German Intensive Care Unit.* Pediatric Reports, 6(1), 5186. https://doi.org/10.4081/pr.2014.5186

Schuà, N. (2022). *Führt eine wegweisende strukturelle Veränderung der Personalstrukturen auf neonatologischen Intensivstationen zu einer Verbesserung der Versorgung von Frühgeborenen? Analyse an einem Perinatalzentrum der höchsten Versorgungsstufe Cnopfsche Kinderklinik Nürnberg, Abteilung Neonatologie*. Dissertation. Friedrich-Alexander-Universität, Erlangen-Nürnberg. Zugriff am 24.04.24 unter https://open.fau.de/handle/openfau/19677

2.2 Personaluntergrenzen in der Pflege – Sinn und Umsetzung einer Personalmindestbesetzung im Rahmen der Pflegepersonaluntergrenzen-Verordnung

Martin Pohlmann

Zum 1. Januar 2019 wurden in deutschen Krankenhäusern Untergrenzen für die Anzahl von Pflegepersonen verbindlich festgelegt. In diesem Kapitel werden die Entstehungsgeschichte und der aktuelle Stand zu den Pflegepersonaluntergrenzen beschrieben. Es zeigt sich, dass die Einführung von Untergrenzen gut zu begründen ist und damit hohe Erwartungen zur Qualitätsverbesserung in der Pflege verbunden waren. Es wird aber auch deutlich, dass das Verfahren in der Entwicklung und Umsetzung erhebliche Schwächen aufweist und somit aus Sicht der Pflegpraxis kaum positive Effekte hat. Trotz dieser kritischen Einschätzung soll auch in Zukunft an Personaluntergrenzen für Pflegepersonal im Krankenhaus festgehalten werden.

2.2.1 Die Entwicklung der Pflegepersonaluntergrenzen

Im Dezember 2014 legte eine Bund-Länder-Arbeitsgruppe Eckpunkte zur Krankenhausreform vor. Die Ergebnisse bildeten vor allem die Grundlage für das Krankenhausstrukturgesetz (KHSG), welches im Dezember 2015 vom Deutschen Bundestag verabschiedet wurde. Dadurch wurde unter anderem auch ein Pflegestellenförderprogramm mit insgesamt 660 Millionen Euro, die über drei Jahre verteilt waren, zur Umsetzung gebracht.

Gleichzeitig wurde in der Bund-Länder AG beschlossen, eine Expertinnen- und Expertenkommission aus Praxis, Wissenschaft und Selbstverwaltung beim Bundesgesundheitsministerium anzusiedeln. Dieses sollte bis spätestens Ende des Jahres 2017 prüfen, ob im DRG-System oder über ausdifferenzierte Zusatzentgelte ein erhöhter Pflegebedarf von demenzkranken, pflegebedürftigen oder behinderten Patientinnen und Patienten und der allgemeine Pflegebedarf in Krankenhäusern sachgerecht abgebildet werden. Abhängig vom Prüfergebnis sollten Vorschläge unterbreitet werden, wie die sachgerechte Abbildung von Pflegebedarf im DRG-System oder über ausdifferenzierte Zusatzentgelte erfolgen kann. Zudem sollte sich die Kommission der Frage widmen, auf welche Weise die tatsächliche Verwendung der nach Ablauf des Pflegestellen-Förderprogramms zur Verfügung gestellten Finanzmittel für die Finanzierung von Pflegepersonal sichergestellt werden könnte (BMG, 2014). Die Expertenkommission »Pflegepersonal im Krankenhaus« nahm am 1. Oktober 2015 ihre Arbeit auf.

Arbeit der Expertenkommission »Pflegepersonal im Krankenhaus« und Gutachten von Schreyögg und Milstein

Einer der Kommissionsmitglieder war Jonas Schreyögg, Inhaber des Lehrstuhls für Betriebswirtschaftslehre an der Universität Hamburg, der während der Arbeit der Expertenkommission »Pflegepersonal im Krankenhaus« zwei Gutachten erstellte. Direkt durch die Expertenkommission erhielt er den Auftrag für eine Expertise zur Quantifizierung der Pflegezahlen in Deutschland sowie zum Überblick über normative Bestimmungen des Pflegebedarfes in ausgewählten OECD-Ländern. Das Gutachten kommt zu dem Ergebnis, dass sich eine genaue Quantifizierung der in Krankenhäusern tätigen Pflegekräfte als schwierig erweist und sich im internationalen Vergleich anhand von OECD Daten, die Vergleichsbasis der Daten aus den Mitgliedsstaaten sehr heterogen ist (Schreyögg/Milstein, 2016a).

Gleichzeitig verweist das Gutachten auf verbindliche Pflegemindestquoten, die in bestimmten Leistungsbereichen bereits existieren – beispielsweise in der Neonatologie – und die analog dazu für andere Leistungsbereiche eingeführt werden könnten. Zweitens sei die Entscheidung bezüglich der Regulierung zu treffen. Hier wäre es nötig, mehr Fälle mit einem hohen Pflegebedarf zu erfassen. Als dritte Variante wird allerdings die verbindliche Festlegung von Mindestverhältniszahlen empfohlen.

> »Damit bleibt als dritte Variante der Regulierung die verbindliche Festlegung einer Mindestverhältniszahl. Um sicherzustellen, dass ein politisch beabsichtigter Aufwuchs an Pflegekräften die größtmögliche Wirkung zur Erhöhung der Versorgungsqualität entfaltet, wäre die letztgenannte Variante eine mögliche Option. Eine Festle-

gung von Mindestverhältniszahlen für alle Fachabteilungen eines Krankenhauses könnte jedoch erhebliche zusätzliche Mittel erfordern. Gleichzeitig deutet die Literatur darauf hin, dass deutliche Unterschiede in den Fachabteilungen in Bezug auf die Relevanz der Personalverhältniszahlen für die Versorgungsqualität existieren. Daher könnten in Deutschland in einem ersten Schritt Leistungsbereiche identifiziert werden, die besonders sensibel für eine Unterbesetzung von Pflege sind bzw. in denen ein Aufwuchs von Pflegekräften nachweislich die Versorgungsqualität in besonderem Maße positiv beeinflusst.« (Schreyögg/Milstein, 2016a, S. 38).

Damit werden durch Schreyögg bereits hier die Grundlagen von pflegesensitiven Bereichen und Personaluntergrenzen beschrieben. Darauf aufbauend wurde Schreyögg vom Bundesgesundheitsministeriums der Auftrag erteilt, in einer Folgeexpertise zu erarbeiten, welche Fachabteilungen besonders sensitiv für eine Unterbesetzung der Pflege sind. In dieser Expertise sollten besonders pflegesensitive Bereiche durch eine primär datenbasierte Identifizierung ermittelt werden. Hierzu wurden neben dem Betreuungsverhältnis von Pflegefachpersonen zu Patient*innen weitere patienten- und fachabteilungsspezifische Charakteristika, wie beispielsweise die Anzahl an Notfällen und die Zahl an Einweisungen und Entlassungen bzw. Verlegungen (»Turnover«), herangezogen (Schreyögg/Milstein, 2016b).

Auf der Basis internationaler Literatur wurden insgesamt 12 sogenannte pflegesensitiven Ergebnisindikatoren (PSEI) identifiziert, deren Abhängigkeit von der Anzahl an Pflegefachpersonen bereits untersucht wurde. Diese wurden entsprechend der Deutschen Kodierrichtlinien mit der jeweils entsprechen ICD-10-Kodierung verbunden, die im Rahmen der Leistungsdokumentation von Behandlungsfällen im Krankenhaus erfolgt, damit gleiche Krankenhausfälle einheitlich verschlüsselt und derselben DRG zugeordnet werden (▶ Tab. 2.3).

Tab. 2.3: Untersuchte PSEIs und ihre Kodierung (Schreyögg/Milstein, 2016 b, 6 f.; vereinfachte Darstellung)

Pflegesensitiven Ergebnisindikatoren (PSEI)	ICD-10-Kodierung
1. Dekubitus	L 89
2. Harntraktinfektion	N39.0; T83.5
3. Im Krankenhaus erworbene Pneumonie	U69.00
4. Thrombose der Vene der Beine	I80.1; I80.2; I26.8;I26.9; I82.8
5. Geschwür, Gastritis, Gastrointestinale Blutung	K25-K25.3; K25.9; K26-K25.3; K26.9; K27-K27.3; K27.9; K28-K25.3; K28.9; K29.0; K29.1; K29.6; K22.8
6. Sepsis	A40; A41; A49.9; A49; A49.9; R57.2; R65.0 – R65.3; R65.9
7. Schock/Herzstillstand	I46.0; I46.1; I49.9; R09.2; R57.0; R57.1; R57.9; OPS8771
8. Komplikationen des zentralen Nervensystems	F05.9; F43.2; F43.9; F44.88; R40.1; R40.2
9. Infektion der Operationswunde	T79.3; T81.3; T81.4
10. Lungenversagen	J18.2; J95.1; J95.2; J96.0; J80
11. Physiologische/metabolische Entgleisung	E11.10; E11.11; E10.10; E10.11; E86; E87.0- E87.8; T81.1; R34
12. Mortalität	Entlassgrund 07/0791

Für die weitere Analyse wurden die Abrechnungsdaten der Krankenhäuser gemäß § 21 KHEntgG mit den strukturierten Qualitätsberichten nach § 137 SGB V auf der Ebene der Institutionskennzeichen der Krankenhäuser, dem Entlassstandort und der Fachabteilung sowie dem betreffenden Jahr zusammengeführt. Auf diese Weise konnten fachabteilungsbezogene Daten mit der in den Qualitätsberichten genannten Personalbesetzung in Verbindung gebracht werden. Die Intensivabteilungen wurden ausgeschlossen.

Schreyögg/Milstein (2016b) haben dadurch insgesamt 15 Fachabteilungen als pflegesensitiv identifiziert, die in drei Gruppen klassifiziert wurden. Erstens Fachabteilungen mit einer starken Signifikanz der Personalbelastungszahlen in der überwiegenden Anzahl an PSEIs. Hierbei handelt es sich beispielsweise um die Fachabteilungen Innere, Geriatrie, Allgemeine Chirurgie und Neurologie. Die zweite Gruppe wies eine geringere Signifikanz der Personalbelastungszahlen auf, oder es traten nur in einer sehr reduzierten Zahl PSEIs auf. Exemplarisch wären dies die Fachabteilungen Hämatologie und Gastroenterologie. In der dritten Gruppe ließ sich für weitere Fachabteilungen keine Signifikanz von PSEIs ausmachen. Diese sind daher auch nicht in der Tabelle (▶ Tab. 2.3) enthalten. Zu dieser Gruppe zählen die folgenden Fachabteilungen Kardiologie, Nephrologie, Endokrinologie, Pneumologie, Rheumatologie, Lungen- und Bronchialheilkunde, Plastische Chirurgie, Thoraxchirurgie und Nuklearmedizin.

Das Gutachten analysiert des Weiteren, wo höhere Personalstärken zu weniger Komplikationen – also pflegesensitiven Ergebnisindikatoren (PSEI) – führen würden. Dabei werden zwei Szenarien beschrieben. Bei Verwendung der Dezilgrenze würden die »schlechtesten« zehn Prozent die Personalaustattung auf das Niveau der restlichen 90 Prozent bringen. Die Hochrechnung auf dieser Basis würde für alle Krankenhäuser in Deutschland einen personellen Mehrbedarf von 5.616 bis 6.043 Vollzeitstellen in der Pflege auslösen. Orientiert man sich an der Quartilsgrenze und hebt die 25 % mit der schlechteren Personalausstattung auf das Niveau der restlichen 75 %, ergibt die Hochrechnung lediglich einen Mehrbedarf von 1.222 bis 1.315 Vollzeitstellen (Schreyögg/Milstein, 2016b)

Die Gutachten von Schreyögg/Milstein (2016a, 2015b) waren somit auch ein wesentliches Ergebnis der Expertenkommission »Pflegepersonal im Krankenhaus«. Zweieinhalb Jahre nach Ihrer Berufung stellte der damalige Bundesgesundheitsminister Hermann Gröhe (CDU) im März 2017 zusammen mit Gesundheitsexperten der großen Koalition und der Länder Schlussfolgerungen aus den Beratungen der Expertenkommission »Pflegepersonal im Krankenhaus« vor.

Der zentrale Punkt war, dass in Krankenhausbereichen, in denen dies aus Gründen der Patientensicherheit besonders notwendig ist, künftig Pflegepersonal-Untergrenzen festgelegt werden sollten, die nicht unterschritten werden dürfen. Die Vertragsparteien auf Bundesebene – Deutsche Krankenhausgesellschaft (DKG), Spitzenverband Bund der Krankenkassen (GKV-SV) unter Beteiligung des Verbandes der Privaten Krankenversicherung (PKV) – wurden gesetzlich beauftragt, geeignete Personaluntergrenzen in pflegesensitiven Bereichen, unter Einbeziehung von Intensivstationen und der Besetzung im Nachtdienst, verbindlich festzulegen. Dies sollte bis zum 30. Juni 2018 mit Wirkung zum 1. Januar 2019 passieren. Das Bundesministerium für Gesundheit (BMG) begleitete die Ausarbeitung der Personaluntergrenzen. Sollte die Vertragsparteien nicht in der vorgegebenen Frist entsprechende Vereinbarungen treffen, würde das BMG als Verordnungsgeber mit Wirkung zum 1. Januar 2019 entsprechende Vorgaben festsetzen (BMG, 2017).

Damit waren die weitere Zeitplanung, die inhaltliche Ausgestaltung und die Rollen der Selbstverwaltungspartner sowie die des BMG für den weiteren Prozess festgelegt.

Der damalige Bundesgesundheitsminister Hermann Gröhe feierte diesen Moment mit der Feststellung, dass gemeinsam wichtige

Weichenstellung gelungen sei, um die Pflege am Krankenbett zu stärken (Ärzteblatt.de, 2017a). In einer Anhörung vor dem Gesundheitsausschuss des Deutschen Bundestags am 17. Mai 2017 bezweifelte der GKV-Spitzenverband die Datengrundlage des Gutachtens und stellte infrage, ob in den Qualitätsberichten der Krankenhäuser alles berichtet wird, was man wirklich wissen will. Gleichzeitig wurden aber von der GKV harte Sanktionen gefordert, so dass Krankenhäuser, die die Untergrenzen nicht erfüllen, vom Netz genommen werden müssten. Die Deutsche Krankenhausgesellschaft verwies auf fünf- bis zehntausend unbesetzte Stellen in deutschen Krankenhäusern und forderte deshalb Ausnahmetatbestände. Nachweise über die Personalausstattung sollten nicht fall- und patientenbezogen jeden Tag zu führen sein. Deshalb plädierte die DKG für eine schichtbezogene Jahresbetrachtung. Die Bundesärztekammer dagegen forderte Untergrenzen nicht nur für Pflegekräfte, sondern auch für Ärzte. Der Katholische Krankenhausverband Deutschland (kkvd) hielt es vor dem Ausschuss nicht für sinnvoll, die Personaluntergrenzen an Fachabteilungen festzumachen, da Krankenhäuser den Einsatz von Pflegekräften nicht mehr entsprechend der Fachabteilungen, sondern entsprechend der Pflegeintensität organisieren. Außerdem sollte der Personalbedarf nicht an pflegesensitiven Bereichen festgemacht werden, sondern konkret an Patientengruppen mit erhöhtem Pflegebedarf (Aerzteblatt.de, 2017b).

Damit wurde bereits deutlich, dass die festzulegenden Untergrenzen bereits während der Entstehungsgeschichte ausgesprochen umstritten waren.

Umsetzung des Auftrages durch die Selbstverwaltungspartner und KPMG-Gutachten

Zur Festlegung von Personaluntergrenzen fehlte es bislang noch an einer Datenbasis, um in pflegesensitiven Bereichen entsprechende Untergrenzen definieren zu können. Zu diesem Zweck beauftragten die Selbstverwaltungspartner die Wirtschafsprüfungsgesellschaft KPMG mit einer Studie zur Pflegepersonalausstattung und Pflegelast in deutschen Krankenhäusern.

Die Pflegelast bezeichnet dabei die typischerweise in einer DRG-Kalkulation berücksichtigten Pflegepersonalkosten. Bei den pflegesensitiven Bereichen handelt es sich um die Bereiche, in denen aus Sicht des Patientenschutzes sowie aus Sicht der Versorgungsqualität ein ersichtlicher Zusammenhang zwischen der Anzahl an Pflegekräften sowie dem Vorkommen von unerwünschten Ereignissen unterstellt wird. Hierzu zählen für die Studie der KPMG die Geriatrie, die Herzchirurgie, die Intensivmedizin, die Kardiologie, die Neurologie sowie die Unfallchirurgie (KPMG, 2018).

Damit bezieht sich die Datenanalyse lediglich auf einer Beschreibung der Ist-Situation für diese Bereiche. KPMG weist selber darauf hin, dass auftragsgemäß keine Empfehlungen zu konkreten Pflegepersonaluntergrenzen in bestimmter Höhe abgegeben werden (KPMG, 2018).

Interessanter Weise weichen die in die KPMG-Studie aufgenommenen sensitiven Bereiche außerdem von denen im Schreyögg-Gutachten festgestellten pflegesensitiven Bereichen ab. Schreyögg/Milstein (2016) hatten, wie bereits oben beschrieben, eine starke Signifikanz der Personalbelastungszahlen einer überwiegenden Anzahl an PSEIs in den Fachabteilungen Innere, Geriatrie, Allgemeine Chirurgie und Neurologie festgestellt. Die Intensivstationen hatten Schreyögg/Milstein bewusst ausgeklammert. Für die jetzt bei KPMG aufgenommenen Bereiche der Unfallchirurgie, Herzchirurgie und Kardiologie wurde eine solche Signifikanz gar nicht nachgewiesen. Es ist somit bemerkenswert, dass die Ergebnisse von Schreyögg/Mielstein (2016b) nicht entsprechend von KPMG genutzt wurden. Es kann nur vermutet werden, dass die für die KPMG-Studie definierten pflegesensitiven Bereiche entweder einem Kompromiss zwischen den Selbstverwaltungspartnern oder aber der politischen Einflussnahme geschuldet sind.

Durch Stichprobenziehungen für jeden pflegesensitiven Bereich ergab sich eine Grundgesamtheit von 865 abzufragenden Bereichen, welche bei insgesamt 620 verschiedenen Krankenhäusern angesiedelt waren. In der Datenauswertung konnten 177 pflegesensitive Bereiche aus 139 Krankenhäusern berücksichtigt werden. Durch zwei unterschiedliche Berechnungsvarianten auf Grundlage eines Perzentilansatzes wurden aus den einzelnen Beobachtungswerten mögliche Pflegepersonaluntergrenzen ermittelt. Hierfür wurde nach Abstimmung mit den Auftraggebern GKV-SV und DKG das untere 10 %-Perzentil (Dezil) sowie das 25 %-Perzentil (unteres Quartil) bestimmt und statistisch untersucht, ob die Personalverhältniszahlen an diesen Stellen signifikant kleiner sind als der Mittelwert der zugehörigen Stichprobe.

Für die Auswertung wurden zwei unterschiedliche Qualifikationsstufen des Pflegepersonals berücksichtigt – nämlich examinierte Pflegekräfte und Pflegehilfspersonal. Da in der Realität ein Großteil der Stationen in den pflegesensitiven Bereichen interdisziplinär aufgestellt sind, wurde eine sogenannte »sortenreine« Zuordnung anhand der Daten künstlich hergestellt (KPMG, 2018).

Der sehr kurze Zeitrahmen für die Studie führte dazu, dass einerseits Krankenhäuser nicht an der Studie teilnahmen und andererseits Nachlieferungen beziehungsweise Korrekturen nur in begrenztem Umfang berücksichtigt werden konnten. Auch hätte eine umfassendere Teilnahme am Pretest die Qualität der Haupterhebung verbessern können. Aufgrund der Natur der Studie, die auf einer Datenabfrage basiert, konnte KPMG nicht ausschließen, dass unvollständige Daten zu den pflegesensitiven Bereichen übermittelt worden sind (KPMG, 2018).

Außerdem räumt KPMG ein, dass mit der vorliegenden Studie keine Aussage zur Qualität der Pflege getroffen werden kann. Die Studie lässt keine Rückschlüsse des quantitativen Einsatzes von Pflegepersonal auf die qualitative Versorgung beziehungsweise den Behandlungserfolg in deutschen Krankenhäusern zu (KPMG, 2018).

Zusammenfassend kann die Studie zwar darstellen, dass Untergrenzen in bestimmten Bereichen definiert werden und auf der Basis der Ist-Situation auch Untergrenzen berechnet werden können. Die Ergebnisse haben aber aufgrund der Limitationen und durch eine teilweise breite Streuung und geringen Signifikanz der Daten bestenfalls eine begrenzte Aussagefähigkeit. Die KPMG stellt deshalb selber heraus, dass die durchgeführte Studie als reine Entscheidungsgrundlage zu verstehen ist und keine Empfehlung zu Pflegepersonaluntergrenzen abgibt.

Die begrenzte Aussagekraft der Studie und nicht zuletzt die sehr unterschiedlichen Auffassungen der Selbstverwaltungspartner führten dazu, dass man sich nicht auftragsgemäß einvernehmlich auf Personaluntergrenzen verständigen konnte. Die Verhandlungen zwischen GKV-Spitzenverband und der DKG scheiterten. Die Untergrenzen werden deshalb per Ersatzvornahme vom BMG durch die Pflegepersonaluntergrenzen-Verordnung für 2019 (PpUGV) festgesetzt (BMG, 2018b). Die Verordnung unterzeichnete Bundesgesundheitsminister Jens Spahn am 08. Oktober 2018. Am 10. Oktober wurde die Verordnung im Bundesgesetzblatt verkündet, so dass sie am 11. Oktober 2018 in Kraft trat und die Pflegepersonaluntergrenzen somit ab dem 1. Januar 2019 galten.

Bei der Festsetzung von Personaluntergrenzen zeigt sich, dass diese somit keineswegs auf einer wissenschaftlichen Datenbasis entwickelt wurden, sondern letztlich politisch ausgehandelt bzw. festgelegt wurden. Dies belegen auch die Unterschiede, zwischen dem ursprünglichen Referentenentwurf des BMG (BMG, 2018a) und der tatsächlichen Personaluntergrenzenverordnung (BMG, 2018b). Hier ergaben sich noch kurzfristig Anpassungen.

Die Intensivmedizinischen Behandlungseinheiten wurden jetzt erst dann als pflegesensitiver Bereich identifiziert, wenn für das Jahr 2017 mehr als 400 Fälle mit den OPS der intensivmedizinischen Komplexbehandlung abgerechnet wurden. Im Referentenentwurf war noch der verwendete Abrechnungsschlüssel grundsätzlich maßgeblich. Durch die Änderung wurden viele Intensivstationen in der ersten Verordnung nicht als pflegesensitiv definiert.

In der Geriatrie wurde der Personalschlüssel für die Nachtschicht mit 1:20 nach oben angepasst im Referentenentwurf waren es noch 1:24. Die Anteilswerte des anrechenbaren Pflegehilfspersonals gemäß § 2 Abs. 1 wurden im Vergleich zum Referentenentwurf ebenfalls noch angepasst.

Eine Übersicht der erstmalig festgelegten Personaluntergrenzen gemäß § 6 Abs. 1 PpUGV für 2019 zeigt die Tabelle (▶ Tab. 2.4).

Tab. 2.4: Personaluntergrenzen gemäß § 6 Abs. 1 PpUGV ab 2019 (BMG 2018b)

Verhältnis Patient*innen zu Pflegepersonal	Tagschicht	Nachtschicht
Intensivmedizin bis 31.12.2020	2,5 zu 1	3,5 zu 1
Intensivmedizin ab 01.01.2021	2 zu 1	3 zu 1
Geriatrie	10 zu 1	20 zu 1
Unfallchirurgie	10 zu 1	20 zu 1
Kardiologie	12 zu 1	24 zu 1
Höchstanteile von Pflegehilfskräften an der Gesamtzahl an Pflegekräften	**Tagschicht**	**Nachtschicht**
Intensivmedizin	8 %	8 %
Geriatrie	20 %	40 %
Unfallchirurgie	10 %	15 %
Kardiologie	10 %	15 %

Stellungnahmen zu den Personaluntergrenzen von 2019

An dem Referentenentwurf von 2018 und der anschließenden Pflegepersonaluntergrenzenverordnung gab es heftige und kontroverse Kritik, die hier zumindest auszugsweise dargestellt werden soll. Zum Referentenentwurf haben 45 Verbände und Organisationen ihre Stellungnahmen abgegeben.

Die DKG stellte fest, dass das Ergebnis der Datenlieferung sich als nicht ausreichend repräsentativ erweist und die tatsächliche Personalausstattung in den Krankenhäusern insbesondere im hochsensiblen Bereich der Intensivmedizin in keinster Weise sachgerecht abbildet (DKG, 2018).

Als mangelhaft bezeichnete auch der Deutsche Pflegerat (DPR) die Pflegepersonaluntergrenzen. Der damalige Präsident Franz Wagner sagte dazu, dass die im Verordnungsentwurf genannten Pflegepersonalschlüssel willkürlich gewählt seien und nicht ausreichend den tatsächlich notwendigen Patientenbedarf berücksichtigen (DPR, 2018).

Nicht ausreichend waren die definierten Untergrenzen für die Gewerkschaft. In der Ver.di-Stellungnahme wird kritisiert, dass die Untergrenzen nur für wenige Bereiche eingeführt werden und sich an der teils dramatischen Unterbesetzung bei der Pflegepersonalausstattung orientieren und damit den Personalnotstand legitimieren. Stattdessen müssten sich Personalmindestvorgaben am tatsächlichen Pflegebedarf bemessen. Für eine verbesserte Patientensicherheit müsse gewährleistet sein, dass die systematischen Unterschiede im Pflegebedarf (z. B. Maximalversorger vs. Spezialklinik für elektive Behandlungen) bei der Festlegung der Untergrenzen berücksichtigt werden. Gleichzeitig setzte sich Ver.di dafür ein, die Entwicklung und verpflichtende Anwendung eines am individuellen Pflegebedarfs ausgerichteten Personalbemessungsinstrumentes anzustoßen. Damit einhergehend muss die schrittweise Anhebung der Pflegepersonaluntergrenzen für alle bettenführenden Bereiche, wie sie der Koalitionsvertrag vorsieht, auf ein bedarfsgerechtes Niveau erfolgen (Ver.di, 2018).

Der GKV-Spitzenverband begrüßte dagegen die Verordnung zu Pflegepersonaluntergrenzen und sah die Schuld für die fehlende Einigung der Selbstverwaltungspartner in einer Blockadehaltung der DKG. Gleichzeitig wird der Weiterentwicklungsbedarf unterstrichen, der sich sowohl auf gesetzliche Präzisierungen als auch weitere Datenanalysen zur Pflegepersonalausstattung bezieht (GKV, 2018).

Auch im weiteren Verlauf gab es kritische Rückmeldungen zu den Personaluntergrenzen. Der Deutsche Berufsverband für Pflegeberufe (DBfK) hat 2020 eine Umfrage beim Pflegepersonal durchgeführt und festgestellt, dass die Untergrenzen von Fachkräften mehrheitlich als negativ empfunden werden. Fast zwei Drittel (65,2 %) der Teilnehmer empfanden die Effekte der Vorgaben zum Personalschlüssel auf ihren Arbeitsalltag demnach als kontraproduktiv. Für die Patient*innen sahen 52,2 % Nachteile. Der DBfK kommt somit zu der sehr kritischen Einschätzung: »Gut gemeint, schlecht gemacht!« (DBfK, 2020).

2.2.2 Weiterer Verlauf und Weiterentwicklung der Personaluntergrenzen

Nach dem Inkrafttreten der Pflegepersonaluntergrenzenverordnung (PpUVG) zum 1. Januar 2019 wurde die PPUVG mehrfach novelliert und in ihrem Anwendungsbereich erweitert bzw. verschärft.

Für das Jahr 2021 wurde die Verordnung zur Festlegung von Pflegepersonaluntergrenzen in pflegesensitiven Bereichen in Krankenhäusern (Pflegepersonaluntergrenzenverordnung, PpUGV) neu gefasst und die bisherige Regelung damit ersetzt.

Im Jahr 2021 wurden weitere Pflegepersonaluntergrenzen mit der ersten Verordnung zur Änderung der PpUVG vom 08.11.2021 durch das BMG festgelegt. Mit der Änderungsverordnung wurden für 2022 u. a. folgende Regelungen getroffen:

- Die bisher festgelegten Pflegepersonaluntergrenzen für den pflegesensitiven Bereich Pädiatrie sind weiterentwickelt und nach den Teilbereichen allgemeine Pädiatrie, spezielle Pädiatrie und neonatologische Pädiatrie ausdifferenziert.
- Zudem sind neue Pflegepersonaluntergrenzen für die Bereiche Orthopädie sowie Gynäkologie und Geburtshilfe geregelt.
- Für den Bereich Gynäkologie und Geburtshilfe sind neben den Pflegekräften auch Hebammen zu bestimmten Höchstanteilen für die Einhaltung der Pflegepersonaluntergrenzen anrechenbar.

Die Zweite Verordnung zur Änderung der Pflegepersonaluntergrenzen-Verordnung (PpUGV) wurde am 09.11.2022 im Bundesanzeiger veröffentlicht und ist am 10.11.2022 in Kraft getreten. Das Bundesgesundheitsministerium (BMG) legte hier neue Pflegepersonaluntergrenzen für die Bereiche Hals-Nasen-Ohrenheilkunde, Urologie und Rheumatologie fest, die ab Januar 2023 anzuwenden waren. In der Dritten Verordnung zur Änderung der Pflegepersonaluntergrenzen-Verordnung von Dezember bereits am 16.12.2022 im Bundesanzeiger veröffentlicht und legte zusätzlich zum 01.01.2023 geänderte Untergrenzen im Bereich der Gynäkologie und Geburtshilfe fest.

Im November 2023 kam in der vierten Verordnung zur Änderung der PpUVG mit der Neurochirurgie eine weitere Fachabteilung als pflegesensitv im Sinne der Verordnung hinzu, so dass mittlerweile fast alle Fachabteilungen von der PpUVG erfasst sind und damit quasi ein Ganzhausansatz erreicht ist.

Alle Vereinbarungen sollten gemeinsam vom GKV-Spitzenverband im Benehmen mit dem PKV-Verband und der Deutschen Krankenhausgesellschaft (DKG) jeweils bis zum 1. Januar eines Jahres weitere pflegesensitive Bereiche in Krankenhäusern festlegen und Pflegepersonaluntergrenzen mit Wirkung für alle nach § 108 SGB V zugelassenen Krankenhäuser bis zum 31. August des jeweils selben Jahres mit Wirkung für das Folgejahr vereinbaren. Die dazu erforderliche Datengrundlage, mit Daten über die Patientenbelegung und Pflegepersonalbesetzung der pflegesensitiven Stationen wird jeweils vom Institut für das Entgeltsystem im Krankenhaus (InEK) generiert. Aufgrund der grundsätzlichen Kritik der DKG an den Personaluntergrenzen, hat die DKG konsequenter Weise eine gemeinsame Vereinbarung zur Überprüfung und Weiterentwicklung der Pflegepersonaluntergrenzen auf Selbstverwaltungsebene gemäß § 137i Abs. 1 SGB V weiter abgelehnt. Somit wurden auch die weiteren Pflegepersonaluntergrenzen per Verordnung durch das BMG festgelegt.

Damit gelten aktuell folgende Untergrenzen (▸ Tab. 2.5).

Tab. 2.5: Regelungen der PpUGV auf der Basis der Pflegepersonaluntergrenzen-Verordnung vom 9. November 2020 und darauffolgenden Änderungen der vierten Verordnung vom 3. November 2023

Pflegesensitive Bereiche	Umsetzungsfrist	Verhältnis von Patient*innen zu Pflegefachkraft		Anteil Pflegehilfskraft pro Pflegefachkraft (in %)	
		Untergrenze Tagschicht	Untergrenze Nachtschicht	Untergrenze Tagschicht	Untergrenze Nachtschicht
Intensivmedizin	bis 31.01.2021	2,5 zu 1	3,5 zu 1	8 %	0 %
Intensivmedizin und pädiatrische Intensivmedizin	ab 01.02.2021	2 zu 1	3 zu 1	5 %	5 %
Geriatrie	ab 01.02.2021	10 zu 1	20 zu 1	15 %	20 %
allgemeine Chirurgie und Unfallchirurgie	von 01.02.2021 bis 31.12.2021	10 zu 1	20 zu 1	10 %	10 %
allgemeine Chirurgie, Unfallchirurgie und Orthopädie	ab 01.01.2022	10 zu 1	20 zu 1	10 %	10 %
Innere Medizin und Kardiologie	ab 01.02.2021	10 zu 1	22 zu 1	10 %	10 %
Herzchirurgie	ab 01.02.2021	7 zu 1	15 zu 1	5 %	0 %
Neurologie	ab 01.02.2021	10 zu 1	20 zu 1	8 %	8 %

Tab. 2.5: Regelungen der PpUGV auf der Basis der Pflegepersonaluntergrenzen-Verordnung vom 9. November 2020 und darauffolgenden Änderungen der vierten Verordnung vom 3. November 2023 – Fortsetzung

Pflegesensitive Bereiche	Umsetzungsfrist	Verhältnis von Patient*innen zu Pflegefachkraft		Anteil Pflegehilfskraft pro Pflegefachkraft (in %)	
		Untergrenze Tagschicht	Untergrenze Nachtschicht	Untergrenze Tagschicht	Untergrenze Nachtschicht
neurologische Schlaganfalleinheit	ab 01.02.2021	3 zu 1	5 zu 1	0 %	0 %
neurologische Frührehabilitation	ab 01.02.2021	5 zu 1	12 zu 1	10 %	10 %
Pädiatrie	von 01.02.2021 bis 31.12.2021	6 zu 1	10 zu 1	5 %	5 %
Allgemeine Pädiatrie	ab 01.01.2022	6 zu 1	10 zu 1	5 %	5 %
spezielle Pädiatrie	ab 01.01.2022	6 zu 1	14 zu 1	5 %	5 %
neonatologische Pädiatrie	ab 01.01.2022	3,5 zu 1	5 zu 1	5 %	5 %
Gynäkologie und Geburtshilfe	ab 01.01.2022	8 zu 1	18 zu 1	5 %	0 %
Hals-Nasen-Ohrenheilkunde und Urologie	ab 01.01.2023	10 zu 1	22 zu 1	10 %	5 %
Rheumatologie	ab 01.01.2023	13 zu 1	30 zu 1	10 %	5 %
Neurochirurgie	ab 01.01.2024	9 zu 1	18 zu 1	10 %	5 %

Alle Krankenhäuser müssen (gemäß der PpUG-Nachweis-Vereinbarung nach § 137i Abs. 4 SGB V über den Nachweis zur Einhaltung von Pflegepersonaluntergrenzen) quartalsweise die durchschnittliche Pflegepersonalausstattung pro Schicht (differenziert nach Pflegefachkräften, Pflegehilfspersonal und Hebammen), und die durchschnittliche Patientenbelegung melden. Dabei ist jeweils aus dem Mitternachtsbestand und für die Tagschicht (Patientenstand um 12:00 Uhr), die Anzahl an Patienten, die durchschnittliche Anzahl an aufgestellten Betten, die Anzahl an Belegungstagen und die Anzahl der Schichten, in denen die Pflegepersonaluntergrenzen nicht eingehalten wurden, an das InEK und die örtlichen Parteien der Pflegesatzvereinbarung zu melden. Die Meldung erfolgt differenziert nach Tag-/Nacht-Schicht je Station und Krankenhausstandort für die pflegesensitiven Bereiche (GKV/DKG, 2023).

Für den Fall der Nichteinhaltung der PpUG haben die Selbstverwaltungspartner Regelungen zu Sanktionen vereinbart. Die Sanktionen greifen entweder, wenn die Mitteilungs- oder Datenübermittlungspflichten nicht erfüllt werden. Dann sind pauschale Vergütungsabschläge geregelt. Oder sie gelten, wenn die PpUG im Monatsdurchschnitt nicht eingehalten wurden. Dann greifen Vergütungsabschläge nach Ausmaß der Unterschreitung oder durch eine prospektive Vereinbarung einer Fallzahlreduktion. Die Details hierzu sind in der PpUG-Sanktions-Vereinbarung geregelt (GKV/DKG, 2021)

Mit Beginn der SARS-CoV-2-Pandemie waren die Regelungen der Pflegepersonaluntergrenzen-Verordnung befristet ab März 2020 ausgesetzt, wobei sie ab August 2020 für die Bereiche Geriatrie und Intensivmedizin wieder anzuwenden waren (Zweite Verordnung zur Änderung der PpUGV vom 16.07.2020). Für die übrigen pflegesensitiven Bereiche blieb es bei der Aussetzung bis einschließlich 31. Januar 2021 (BMG, 2023). Weitere Ausnahmeregelungen im Hinblick auf Sanktionen sind in § 7 PpUGV und § 6 PpUG-Sanktions-Vereinbarung geregelt. Ausnahmeregelungen greifen z. B. bei starken Erhöhungen der Patientenzahlen, wie beispielsweise bei Epidemien oder bei Großschadensereignissen, kurzfristigen krankheitsbedingten Personalausfällen, die in ihrem Ausmaß über das übliche Maß hinausgehen, bei hohem Patientenzuwachs durch Schließung von Abteilungen von Nachbarkrankenhäusern oder die Aufnahme der Versorgung von lebensbedrohlichen Notfällen bei fehlender Belastungskapazität.

2.2.3 Evaluation der Pflegepersonaluntergrenzen

Bereits mit der Einführung der Pflegepersonaluntergrenzen war eine Überprüfung und Bewertung der Verordnung vorgesehen.

In § 137i Abs. 6 SGB V wurden die Selbstverwaltungspartner entsprechend verpflichtet dem Deutschen Bundestag über das Bundesministerium für Gesundheit bis zum 31. Dezember 2023 eine wissenschaftliche Evaluation über die Auswirkungen der Pflegepersonaluntergrenzen vorzulegen. Die Deutsche Krankenhausgesellschaft e. V., der GKV-Spitzenverband sowie der Verband der Privaten Krankenversicherung haben mit der wissenschaftlichen Auswertung das IGES-Institut beauftragt, welches seinen Bericht im Dezember 2023 vorlegte (IGES, 2023).

Im Januar 2024 folgte dann durch die Partner der Selbstverwaltung auf dieser Basis und einer Analyse der GKV ein Bericht über die Auswirkungen der Pflegepersonaluntergrenzen (DKG/GKV/PKV, 2024).

Für den IGES-Bericht wurde mittels eines Fragenkatalogs eine Online-Befragung durchgeführt. Alle 1.651 Standorte mit pflegesensitiven Bereichen waren zu der Befragung eingeladen. Die Rücklaufquote betrug knapp 27 %. Befragt wurden die Pflegedirektionen und leitende Pflegekräfte. Die Stichprobe erscheint nach Aussage der IGES im Hinblick auf Trägerschaft und Größe der Häuser repräsentativ.

Zentrale Fragen aus dem Fragebogen waren:

- Welche Auswirkungen haben die Pflegepersonaluntergrenzen (PpUG) auf die Personalbesetzung der Stationen der Tag- und Nachtschichten?
- Welche Auswirkungen haben die PpUG auf die Versorgung der Patientinnen und Patienten?
- Wie sind die praktischen Erfahrungen mit dem Nachweisverfahren zu den PpUG?

Zur Vorbereitung der Befragung wurden Sondierungsinterviews durchgeführt. Im Hinblick auf die allgemeine Wahrnehmung der PpUG zeigte sich bei diesen Interviews ein überwiegend kritisches Bild. Die PpUG werden als »rote Untergrenze« empfunden, die in der derzeitigen Ausgestaltung eine starre Verhältniszahl sei und die pflegerischen Versorgungsaufwände der Patientinnen und Patienten nicht adäquat abbilde (IGES, 2023). Die verschiedenen Personalbedarfe, welche sich aus den Versorgungsstufen und Spezialisierungen der Krankenhäuser ergeben, werden unzureichend berücksichtigt. Zudem sei es problematisch, dass es Krankenhausbereiche gibt, in denen trotz Bedarf keine PpUG gelten (zum Beispiel Notfallambulanzen).

Die Ergebnisse der Online-Befragung zeigen, dass die PpUG die Versorgungsrealität eher nicht widerspiegeln (71,9 %), während 25,6 % gegenteiliger Auffassung sind (IGES, 2023, 24). Die Mehrheit der Befragten (63,8 %) bewertet die Regelungen für interdisziplinär belegte Stationen als unangemessen, da der reale Versorgungsaufwand deutlich höher sei, als es die Untergrenzen abbilden würden (n = 53). Die Zuordnung der Menge an benötigtem Pflegepersonal würde durch die Verordnung falsch betrachtet (n = 49) (IGES, 2023, 25).

Etwa 37 % der Befragten bewerten, dass die Pflegedirektionen/Pflegedienstleitungen aufgrund der PpUG-Einführung einen höheren Stellenwert im Geschäftsführungskonsortium erhalten haben und 55,8 % verneinen dies (IGES, 2023, 24 f.).

Zu der Frage, welche Auswirkungen die PpUG auf die Krankenhausstandorte hatten, geben 62,2 % der Befragten an, Änderungen in den Unternehmensorganisationen vorgenommen zu haben. Die Änderungen betreffen vor allem die technische/digitale Umsetzung der Dokumentation (21,6 %), die Organisation der Zusammenarbeit auf Führungsebene (17,5 %) die Zusammenführung der Daten des Dienstplans und der Patientenbelegung (16,4 %) sowie Vorgehensweisen zur besseren Steuerung von kurzfristigen Pflegepersonalausfall (15,5 %) (IGES, 2023, 26).

Zusätzlich zeigt die IGES-Erhebung auf, dass 61,9 % der Krankenhausstandorte aktiv Betten gesperrt haben, um die PpUG einzuhalten.

Der in der Auswertung vorgenommene Gruppenvergleich stellt dar, dass eher mittlere und größere Standorte sowie Standorte, welche die PpUG eingehalten haben, Bettensperrungen vorgenommen haben. Von Bettensperrungen am häufigsten betroffen waren Intensivstationen (18,7 %), Stationen für Innere Medizin (16,2 %), die Allgemeine Chirurgie (9,0 %), die Unfallchirurgie (8,5 %) und die Geriatrie (6,4 %) (IGES, 2023, 28 f.).

Zudem habe die PpUG zu keiner Entlastung des Pflegepersonals geführt, wie 80,4 % der Befragten angaben (IGES, 2023, 32). In jedem zweiten der teilnehmenden Standorte (52,5 %) gab es im Team Konflikte bzw. Überlastungsanzeigen, weil Pflegekräfte nicht mehr als die im Schlüssel vorgegebene Patientenanzahl versorgen können. In 47,3 % der befragten Standorte haben die PpUG zu einem erhöhten Sicherheitsgefühl beim Pflegepersonal geführt (IGES, 2023, 32). Zu der Frage, ob die Teilnehmenden zustimmen, dass das Pflegepersonal mit den PpUG zufrieden ist, geben 5,9 % der Befragten zufriedene Pflegekräfte an, wohingegen 42,8 % angaben, dass Pflegekräfte unzufrieden seien (IGES, 2023, 33). Die Unzufriedenheit hinsichtlich der PpUG speist sich unter anderem aus einer erschwerten geregelten Dienstplanung, aus der Tatsache, dass der reale Versorgungsaufwand in den PpUG nicht korrekt berücksichtigt würde und auch daraus, dass der individuelle Pflegebedarf sowie der Schweregrad keine Berücksichtigung in den PpUG finden würden (IGES, 2023). Zudem kam es nicht zu spürbaren Veränderungen oder Entlastungen, womit ebenfalls die Unzufriedenheit begründet wurde. Zufrieden waren Pflegekräfte unter anderem durch Entlastung/Unterstützung im Nachtdienst.

Laut den Ergebnissen der Online-Befragung sei die Pflegepersonal- und Dienstplanung durch die Einführung der PpUG laut 55,8 % der Befragten aufwendiger geworden (IGES 2023, 39 f.). Ausreichend Personal nach PpUG vorzuhalten, ist laut 65,1 % der Befragten in verschiedenen pflegesensitiven Bereichen unterschiedlich schwer, am häufigsten wurde hier die Intensivmedizin genannt (20,3 %). Zudem gaben 46,0 % der Befragten an, dass Pflegekräfte sehr häufig oder häufig einspringen mussten (IGES, 2023, 39).

Gleichwohl zeigen die Ergebnisse der IGES-Erhebung, dass Anstrengungen in den pflegesensitiven Bereichen unternommen wurden, um ausreichend Pflegepersonal vorhalten zu können. So wurden am häufigsten Zuschläge bei Einspringen in unbesetzte Dienste (14,0 %) oder die Einführung von zusätzlichen und/oder zeitlich veränderten Diensten genannt (12,8 %). Insgesamt zeigt die Online-Befragung durch IGES, dass 32,6 % der Befragten ihre Rekrutierungsstrategie zur Gewinnung von Personal angepasst haben (IGES, 2023, 38).

Die Hälfte der Befragten gab an, dass nicht mehr Pflegepersonal aufgrund der PpUGV eingestellt wurde (53,8 %). Jeder zweite Krankenhausstandort (51,2 %) hielt vor der Einführung die gleiche Anzahl oder mehr Pflegekräfte vor, als durch die PpUG vorgegeben. Die Personalrekrutierungen, die vorgenommen wurden, sind unabhängig der PpUG erfolgt, wie 43,3 % der Befragten angeben (IGES, 2023, 35 f.).

Die Mehrheit der Befragten (62,9 %) hat keine Veränderung der Patientenversorgung aufgrund der PpUG wahrgenommen. Dahingegen nehmen 26,3 % eine geringe oder deutliche Verbesserung und 4,5 % eine Verschlechterung der Versorgungsqualität wahr (IGES-Bericht, 42). Diejenigen, die keine Veränderungen oder eine Verschlechterung wahrnehmen, begründeten dies unter anderem mit nicht genug verfügbarem Personal (n = 59), keiner Berücksichtigung des Pflegeaufwandes (n = 30), verbleibendem unveränderten Personalschlüssel (n = 14) bzw. dass die PpUG das Besetzungsniveau nicht widerspiegeln (n = 9) (IGES, 2023, 42). Zu der Frage, ob die PpUG ein geeignetes Instrument zur Verbesserung der Patientenversorgung sind, sind sich die Befragten eher uneinig: Mehrheitlich werden die PpUG als ein (eher) nicht geeignetes Instrument zur Verbesserung der Patientenversorgung bewertet (62,4 %), wohingegen 35,6 % der Befragten die Untergrenzen befürworten (IGES, 2023, 44). Ähnlich uneins sind sich die Befragten auch in der Frage, ob sich die Einhaltung der PpUG positiv auf die pflegerische Versorgung auswirkt. 51,0 % sprechen sich für positive Auswirkungen aus, wohingegen 46,7 % diese (eher) nicht wahrnehmen (IGES, 2023, 44).

Zudem beeinflussen die PpUG laut 67,9 % die Entlass- bzw. Verlegungsplanung nicht.

Zur Einhaltung der PpUG kommen Verlegungen von Patientinnen und Patienten auf andere Stationen mit oder ohne PpUG im Krankenhausalltag selten oder nie vor (91,7 % und 93,1 %). Auch Problematiken aufgrund der PpUG und zusammenhängenden fehlenden Bettenkapazitäten bei Verlegungen von Intensivstation auf Normalstation kommen selten bis nie vor (77,8 %). Festzustellen ist aber auch, dass die PpUG in knapp jedem zehnten Haus die Verlegungen von Intensivpatientinnen und -patienten (sehr) häufig beeinflussen (IGES, 2023, 45 f.).

Zwei Drittel der 437 befragten Standorte (64,1 %) schätzen den Aufwand der Nachweise als hoch bis sehr hoch ein. Mehr als die Hälfte der Befragten (53,1 %) sieht Änderungsbedarf am Nachweisverfahren, welcher sich vor allem auf den Wunsch einer einheitlichen Software (48,8 %) sowie einer weiterentwickelten Datenmaske des InEK bezieht (33,0 %) (IGES, 2023, 41).

Bei den Limitationen weist das IGES-Institut u. a. darauf hin, dass die Interviewten personelle Auswirkungen seit Einführung der PpUG nicht einzig auf die PpUG zurückführen konnten. Die Bemühungen um mehr Pflegepersonal wurden eher vor dem Hintergrund des eingeführten Pflegebudgets gesehen (IGES, 2023, 51).

Ein Fazit oder eine Bewertung enthält der IGES-Bericht nicht und überlässt dies den Selbstverwaltungspartnern und ihrem Bericht gemäß § 137i Abs. 6 SGB V über die Auswirkungen der Pflegepersonaluntergrenzen.

Dieser Bericht enthält zusätzlich zu den IGES-Daten auch Kennzahlen zur Umsetzung der PpUG. Diese basieren auf den Jahresmeldungen für die Jahre 2019 bis 2022 sowie die Quartalsmeldungen für das erste bis dritte Quartal 2023 vor. Die Daten der Jahresmeldungen wurden vom InEK plausibilisiert sowie deren Überprüfung durch Wirtschaftsprüfer und Buchprüfer testiert (DKG/GKV/PKV, 2024).

Die Kennzahlen zur Umsetzung der PpUG zeigen, dass die PpUG im Monatsdurchschnitt weitgehend eingehalten werden. Zudem geben die Zahlen einen Hinweis darauf, dass Krankenhäuser einen zum Teil wesentlich höheren Pflegepersonal-Patienten-Schlüssel vorsehen als die einzuhaltende Mindestgrenze. Der durchschnittliche Personal-Patienten-Schlüssel liegt deutlich über der Untergrenze (DKG/GKV/PKV, 2024).

Bei Betrachtung der Nichteinhaltung der PpUG in Deutschland zeigen sich Unterschiede je Bundesland (▶ Tab. 2.6). Während die Nichteinhaltung im Monatsdurchschnitt in 2022 im Bundesmittel bei gesamt 6,6 % lag, ist im bundesdurchschnitt bezogen auf einzelne unterbesetzte Schichten eine Unterschreitung von 15,6 % zu verzeichnen. Die Unterschiede erklären sich, weil im Monatsdurchschnitt die Unterschreitung einzelner Schichten durch andere Schichten ausgeglichen werden kann.

Tab. 2.6: Umsetzung der PpUG je Bundesland in 2022 (DKG/GKV/PKV, 2024, S. 17)

Bundesland	Anzahl der Krankenhäuser mit gerissenen PPUG Monatsdurchschnitte	Nichteinhaltung im Monatsdurchschnitt	Anteil unterbesetzter Schichten an Schichten gesamt
Baden-Württemberg	85	5,0 %	12,1 %
Bayern	136	6,2 %	14,3 %
Berlin	27	7,4 %	16,8 %
Brandenburg	36	6,1 %	15,7 %
Bremen	11	6,9 %	16,4 %
Hamburg	17	6,7 %	17,4 %
Hessen	67	7,6 %	17,1 %
Mecklenburg-Vorpommern	19	5,6 %	14,8 %
Niedersachsen	91	5,7 %	13,6 %
Nordrhein-Westfalen	200	8,7 %	19,1 %
Reinland-Pfalz	45	5,1 %	13,8 %
Saarland	11	5,9 %	14,3 %
Sachsen	37	2,8 %	10,7 %
Sachsen-Anhalt	26	5,8 %	17,2 %
Schleswig-Holstein	27	7,2 %	18,3 %
Thüringen	27	4,2 %	14,7 %
	Gesamt: 847	**Gesamt: 6,5 %**	**Gesamt: 15,6 %**

Für die Bewertung dieser Zahlen wäre allerdings wichtig zu wissen, ob bei Nichteinhaltung Ausnahmetatbestände gemäß § 7 PpUGV und § 6 PpUG-Sanktions-Vereinbarung geltend gemacht wurden. Bei einer starken Erhöhung der Patientenzahlen bzw.

überdurchschnittlich hohem Personalausfall, zum Beispiel aufgrund von hohen Infektionsraten, können Krankenhäuser in den Nachweisen Ausnahmetatbestände angeben und haben dementsprechend für diesen Monat keine Sanktionen zu befürchten. Für das Jahr 2022 zeigt der Bericht, dass Ausnahmetatbestände insgesamt über 20.000-mal geltend gemacht wurden, nämlich 10.907-mal wegen Personalausfall und 9.532-mal wegen erhöhter Patientenzahl (DKG/GKV/PKV, 2024, 23).

Im Hinblick auf die Häufigkeit und die Höhe der Sanktionszahlungen kann der Bericht keine genauen Angaben machen, unter anderem weil die Sanktionen Teil der individuellen Budgetverhandlungen zwischen Krankenhäusern und Krankenkassen sind (DKG/GKV/PKV, 2024, 20) und damit nicht zentral erfasst werden.

Wie bereits dargestellt, verzichtet der IGES-Bericht auf eine Bewertung der Ergebnisse. Auch in dem Bericht der Selbstverwaltungspartner werden die Kapitel eins bis sechs rein deskriptiv dargestellt. Aufgrund der diametral unterschiedlichen Positionen zu den Pflegepersonaluntergrenzen kommen DKG und GKV auch in ihrem gemeinsamen Bericht zu völlig gegensätzlichen Einschätzungen, die im Bericht auch zu zwei völlig unterschiedlichen Fazits führt.

Die GKV weist darauf hin, dass mit der Umsetzung der PpUG eine Aufmerksamkeit und Transparenz in der Pflege im Krankenhaus erreicht wurde, die es vorher nicht gab. Endlich könne die pflegerische Versorgung zumindest auf dem Niveau der notwendigen Mindestversorgung quantifiziert und beurteilt werden und sei somit über die Qualitätsberichte auch für Patient*innen transparent. Besorgniserregend sei, dass 15 % der Schichten unterbesetzt sind. Nur durch Maßnahmen der Krankenhäuser, die aufgrund der PpUG umgesetzt wurden, seien die Defizite der pflegerischen Versorgung nicht noch größer. Ein erhöhtes Bewusstsein der Pflegekräfte für die Personalbesetzung sei ein wesentlicher Effekt der PpUG. Als Erfolg sei auch zu bewerten, dass jeder vierte Befragte durch die PpUG eine Verbesserung der pflegerischen Versorgungsqualität wahrnimmt sowie etwas mehr als ein Drittel der Befragten die PpUG als geeignetes Instrument zur Verbesserung der Patientenversorgung ansieht.

Eine gewisse Unzufriedenheit und eine negative Wahrnehmung der PpUG wird damit relativiert, dass die Ergebnisse aufgrund einer vermehrten Teilnahme von Krankenhäusern, die die PpUG nicht einhalten, verzerrt sein könnten.

Schließlich unterstellt die GKV, dass es problematisch sei, wenn die Nachweisführung weitgehend auf Eigenangaben der Krankenhäuser beruhe. Obwohl diese mit durch Wirtschaftsprüfer testiert werden, seien sie teilweise nicht plausibel. Darüber hinaus gäbe es Hinweise, dass Personen, die nicht in der pflegerischen Patientenversorgung arbeiten, auf dem Dienstplan einer Station geführt werden, um in den Nachweisen die PpUG zu erfüllen. Für diese Hinweise finden sich im Bericht zwar keine konkreten Belege. Trotzdem fordert die GKV stichprobenhafte Überprüfungen durch den Medizinischen Dienst (MD) und hält es für notwendig und wichtig, an den PpUG im Sinne des Patientenschutzes festzuhalten und diese auf alle übrigen Krankenhausbereiche auszuweiten (DKG/GKV/PKV, 2024).

Völlig anders fällt dagegen das Fazit der DKG aus. Die IGES-Daten würden belegen, dass die Personaluntergrenzen zu einer Regelbesetzung auf Mindestniveau führen, dass die Mindestgrenzen für die pflegesensitiven Bereiche als eher unangemessen bewertet werden und zur Festlegung der Mindestpersonalausstattung als eher nicht adäquates Instrument gesehen werde. Damit seien die Pflegepersonaluntergrenzen weder als sach- noch als bedarfsgerecht zu bezeichnen.

Es handele sich um starre Vorgaben, die das interne Betriebsklima belasten und zu Konflikten auf den Stationen führen, um die Vorgaben einzuhalten. Außerdem führten die PpUG zu Kapazitätsverknappung, insbesondere in hochsensiblen Bereichen, wie den Intensivstationen, so dass die Patientenversorgung gefährdet sei. Notwendige Faktoren wie Entlastungsmaßnahmen für die Pflege oder ein gelungener Qualifikationsmix unter dem tätigen Pflegepersonal würden völlig außer Acht gelassen. Die PpUG habe sich seit Einführung als wahres »Bürokratiemonster« erwiesen und führe zu erheblichem personellem Mehraufwand für die Dokumentation und das Controlling.

> »Ganz offensichtlich sind die PpUG als starres, rückwärtsgewandtes und bürokratisches Steuerungsinstrument nicht mehr zeitgemäß. Nicht zuletzt deshalb, weil die PpUG lediglich starre Grenzen bestimmen – die Personalplanung aber nicht dynamisch und aktiv, sowie bedarfsgerecht steuern.« (DKG/GKV/PKV, 2024, 31)

Als Alternative verweist die DKG auf die PPR 2.0. Damit liege ein wissenschaftlich evaluiertes und praktisch erprobtes Pflegepersonalbedarfsbemessungsinstrument vor, welches die PpUG sofort ersetzen könne.

2.2.4 Zusammenfassung und Ausblick

Bereits vor Einführung der Personaluntergrenzen waren die Vorgaben aus verschiedenen Gründen mehr als umstritten. Trotzdem gab es auch gute Argumente für die Einführung. Im Referentenentwurf PpUGV für das Jahr 2021 (BMG, 2020) wurde die Notwendigkeit von Personaluntergrenzen damit begründet, dass eine angemessene Personalausstattung in der Pflege im Krankenhaus für die Qualität der Patientenversorgung und die Arbeitssituation der Beschäftigten unabdingbar ist.

> »Die Arbeit hat sich für viele Beschäftigte in der Krankenpflege in den letzten Jahren sehr verdichtet. Die Folgen der gestiegenen Arbeitsbelastung sind unter anderem ein höherer Krankenstand und ein frühzeitiges Ausscheiden von Pflegekräften aus dem Beruf. Werden keine Gegenmaßnahmen eingeleitet, führt dies zu einer Verschärfung des Mangels an Pflegekräften, zu weiter steigenden Belastungen für die verbleibenden Kräfte und nicht zuletzt zu Nachteilen für die Betreuung der Patientinnen und Patienten.« (BMG, 2020, 1)

Fünf Jahre nach Einführung der Pflegepersonaluntergrenzen scheint es aber keine wirklich belastbaren Belege dafür zu geben, dass die Personaluntergrenzen signifikant zur Arbeitsentlastung der Pflegefachpersonen oder zur Verbesserung der Patientenversorgung beigetragen hätten. Ein Zuwachs von Stellen in der Pflege seit Einführung der Personaluntergrenzen wäre sicher auch nicht monokausal der Personaluntergrenzenverordnung zuzuschreiben, sondern beruht auch entscheidend auf einer veränderten Refinanzierung von Pflegestellen durch das Pflegebudget.

Die Befürworter der Personaluntergrenzen wollen aber an Personaluntergrenzen festhalten, um zumindest eine rote Haltelinie für eine Mindestbesetzung in der Pflege definiert zu wissen. Dieses Anliegen ist vor dem Hintergrund des zunehmenden Fachkräftemangels und dem Kostendruck im Krankenhaus auch verständlich. Damit stellt sich aber die Frage, ob die definierten Pflegefachpersonen/Patienten-Kennzahlen eine solche rote Linie auch realistisch definieren. Hieran scheint es zumindest anhand der Aussagen aus dem IGES-Gutachten begründete Zweifel zu geben. Der Referentenentwurf zur PpUGV (BMG, 2020) verspricht hierzu, dass eine zielgenaue Wirkung der Untergrenzen auf Basis eines empirisch abgeleiteten sogenannten »Perzentil- bzw. Quartilansatzes« erreicht werden kann. Inwieweit die festgelegten Mindestbesetzungen in den pflegesensitiven Bereichen tatsächlich empirisch begründbar sind, muss ebenfalls kritisch hinterfragt werden. Die bei der Entwicklung der Personaluntergrenzen genutzten Gutachten von Schreyögg/Milstein und der KPMG machen hierzu keine definierten Aussagen. Die Unterschiede im ersten Referentenentwurf (BMG, 2018a) und der ersten Verordnung

(BMG, 2018b) zeigen, dass die festgelegten Zahlen letztlich im Rahmen von Kompromissen eher politisch ausgehandelt wurden. Darüber hinaus ist für die Weiterentwicklung der Personaluntergrenzen das InEK zuständig, das auf der Basis der gemeldeten Daten neue Personaluntergrenzen berechnet. Die zugrundeliegende Datenbasis wird den Selbstverwaltungspartnern von Seiten des BMG bzw. des InEK aber nicht zur Verfügung gestellt, so dass eine nachvollziehbare, wissenschaftliche Datengrundlage zur Festlegung der Personalschlüssel nicht ersichtlich ist und somit auch keinerlei Transparenz besteht.

Gleichzeitig ist festzustellen, dass Befürworter und Gegner sich in Ihren jeweiligen Positionen fast dogmatisch gegenüberstehen. Das ist besonders bei den Selbstverwaltungspartnern, der Deutschen Krankenhausgesellschaft (DKG) und Spitzenverband Bund der Krankenkassen (GKV) zu beobachten. Laut PpUGV ist es die Aufgabe von GKV und der DKG jährlich pflegesensitive Bereiche im Krankenhaus festzulegen und gemeinsam Pflegepersonaluntergrenzen für diese zu vereinbaren. Eine solche Vereinbarung ist aufgrund der unterschiedlichen Positionen noch nie zustande gekommen, so dass das Bundesministerium für Gesundheit die entsprechenden Vorgaben jeweils durch Rechtsverordnung erlassen hat. Auch die völlig unterschiedlichen Bewertungen im Bericht über die Auswirkungen der Pflegepersonaluntergrenzen (DKG/GKV/PKV, 2024) belegen, dass die vorliegenden Daten jeweils selektiv zur Stützung der eigenen Argumentation genutzt werden.

Aber auch bei neutraler Betrachtung scheinen Aufwand und Nutzen der Personaluntergrenzen in keinem guten Verhältnis zu stehen, so dass sich die Frage nach Alternativen stellt. Hier haben sich in einer gemeinsamen Allianz der Deutsche Pflegerat (DPR), Ver.di und die DKG für die Methode der Personalbemessung mittels PPR 2.0 eingesetzt (▶ Kap. 2.5), die dann eine parallele Erfassung der Personaluntergrenzen überflüssig machen könnte. Trotz Einführung der PPR 2.0 im Juli 2024, müssen die Personaluntergrenzen auch weiterhin erfasst werden. Auch hier sind die Positionen unterschiedlich. Wie die verschiedenen Kapitel dieses Buches aber aufzeigen, scheint der Krankenhausbereich im Hinblick auf Personalvorgaben und entsprechenden Nachweispflichten mittlerweile deutlich überreguliert. Weitere Personalvorgaben ergeben sich unter anderem aus der Richtlinie des Gemeinsamen Bundesausschusses zur datengestützten einrichtungsübergreifenden Qualitätssicherung (DeQS-RL), den Vorgaben der medizinischen Fachgesellschaften für die Zertifizierung von Zentren und auch aus tariflichen Bestimmungen wie beispielsweise dem Tarifvertrag Entlastung (TV-E) für Universitätsklinika. Vor dem Hintergrund eines dringend notwendigen Bürokratieabbaus im Krankenhaus scheint hier das Maß der Regelungen und der damit verbundenen Nachweispflichten deutlich überschritten. Auch dieses Argument spräche bei Einführung der PPR 2.0 wohl für ein gleichzeitiges Auslaufen der PpUVG.

Da aber allen Beteiligten (Politik, Verbänden, Kostenträgern, Pflegefachpersonen und Gewerkschaften) entweder der Mut oder die Durchsetzungskraft zur Abschaffung der PpUGV fehlt, wird es wohl ein typisches »weiter so« bzw. ein »muddling through« (durchlavieren) geben. Nicht zuletzt kann man damit nach außen vermeintlich argumentieren, dass mit den Personaluntergrenzen für die Pflegefachpersonen und die zu versorgenden Patientinnen und Patienten etwas Gutes getan werden soll. Aber gut gemeint ist leider nicht automatisch auch gut gemacht.

2.2.5 Literatur

Ärzteblatt.de (2017a). *Koalition einigt sich auf Personalvorgaben für den Pflegedienst.* Zugriff am 01.05.2024 unter https://www.aerzteblatt.de/nachrichten/73503/Koalition-einigt-sich-auf-Personalvorgaben-fuer-den-Pflegedienst

Ärzteblatt.de (2017b). *Experten diskutieren über Personaluntergrenzen im Krankenhaus*. Zugriff am 01.05.2024 unter https://www.aerzteblatt.de/nachrichten/75830/Experten-diskutieren-ueber-Personaluntergrenzen-im-Krankenhaus

BMG, Bundesministerium für Gesundheit (2014). *Eckpunkte der Bund-Länder-AG zur Krankenhausreform 2015*. Zugriff am 01.05.2024 unter https://www.bundesgesundheitsministerium.de/fileadmin/Dateien/3_Downloads/B/Bund_Laender_Krankenhaus/Eckpunkte_Bund_Laender_Krankenhaus.pdf

BMG, Bundesministerium für Gesundheit (2017). *Schlussfolgerungen aus den Beratungen der Expertinnen- und Expertenkommission »Pflegepersonal im Krankenhaus«*. Zugriff am 01.05.2024 unter https://www.bundesgesundheitsministerium.de/fileadmin/Dateien/3_Downloads/P/Pflegekommisison/170307_Abschlusspapier_Pflegekommission.pdf

BMG, Bundesministerium für Gesundheit (2018a). *Referentenentwurf des Bundesministeriums für Gesundheit vom 23. August 2018*. Zugriff am 01.05.2024 unter https://www.bundesgesundheitsministerium.de/fileadmin/Dateien/3_Downloads/Gesetze_und_Verordnungen/GuV/P/PpUGV_RefE.pdf

BMG, Bundesministerium für Gesundheit (2018b). *Verordnung zur Festlegung von Pflegepersonaluntergrenzen in pflegesensitiven Bereichen in Krankenhäusern (Pflegepersonaluntergrenzen-Verordnung – PpUGV) vom 5. Oktober 2018*. Zugriff am 01.05.2024 unter https://www.bgbl.de/xaver/bgbl/start.xav?startbk=Bundesanzeiger_BGBl&jumpTo=bgbl118s1632.pdf#__bgbl__%2F%2F*%5B%40attr_id%3D%27bgbl118s1632.pdf%27%5D__1738631155139

BMG, Bundesministerium für Gesundheit (2020). *Referentenentwurf des Bundesministeriums für Gesundheit Verordnung zur Festlegung von Pflegepersonaluntergrenzen in pflegesensitiven Bereichen in Krankenhäusern für das Jahr 2021*. Zugriff am 01.05.2024 unter https://www.bundesgesundheitsministerium.de/fileadmin/Dateien/3_Downloads/Gesetze_und_Verordnungen/GuV/P/PpUGV_2021_RefE.pdf

BMG, Bundesministerium für Gesundheit (2023). *Pflegepersonaluntergrenzen, Stand: 1. Februar 2023*. Zugriff am 01.05.2024 unter https://www.bundesgesundheitsministerium.de/themen/pflege/pflegepersonaluntergrenzen

DBfK, Deutscher Berufsverband für Pflege (2020). *Ziel erreicht? Ergebnisse einer Online-Umfrage zu Effekten der Pflegepersonaluntergrenzen im Krankenhaus*. Zugriff am 01.05.2024 unter https://www.dbfk.de/media/docs/newsroom/publikationen/Bericht-Umfrage-Pflegepersonaluntergrenzen-2020-05-19.pdf

DKG, Deutsche Krankenhausgesellschaft (2018). *Stellungnahme der Deutschen Krankenhausgesellschaft zum Referentenentwurf einer Verordnung zur Festlegung von Pflegepersonaluntergrenzen in pflegesensitiven Krankenhausbereichen für das Jahr 2019 vom 12. September 2018*. Zugriff am 01.05.2024 unter https://www.dkgev.de/fileadmin/default/Mediapool/1_DKG/1.3_Politik/Stellungnahmen/2018-09-12_DKG-Stellungnahme_Referentenentwurf_PpUGV.pdf

DKG/GKV/PKV, Deutscher Krankenhausgesellschaft, GKV-Spitzenverband, Verbandes der Privaten Krankenversicherung (2024). *Bericht über die Auswirkungen der Pflegepersonaluntergrenzen gemäß § 137i Abs. 6 SGB V von GKV-Spitzenverband und Deutscher Krankenhausgesellschaft mit Beteiligung des Verbandes der Privaten Krankenversicherung an den Deutschen Bundestag über das Bundesministerium für Gesundheit*. Zugriff am 01.05.2024 unter https://www.gkv-spitzenverband.de/media/dokumente/krankenversicherung_1/krankenhaeuser/pflegepersonaluntergrenzen/2024-01-22_KH_Gem_Bericht_ueb_d_Auswirkungen_d_PpUG_final.pdf

DPR, Deutscher Pflegerat (2018). *Pflegepersonaluntergrenzen: Mangelhaft! Deutscher Pflegerat mit deutlicher Kritik am Verordnungsentwurf des Bundesgesundheitsministeriums*, Pressemitteilung vom 27.08.2018. Zugriff am 01.05.2024 unter https://deutscher-pflegerat.de/profession-staerken/pressemitteilungen/pflegepersonaluntergrenzen-mangelhaft

GKV/DKG, GKV-Spitzenverband/Deutschen Krankenhausgesellschaft (2023). *Vereinbarung nach § 137i Abs. 4 SGB V über den Nachweis zur Einhaltung von Pflegepersonaluntergrenzen für das Jahr 2024 (PpUG-Nachweis-Vereinbarung 2024) vom 20.11.2023 zwischen dem GKV-Spitzenverband, Berlin und der Deutschen Krankenhausgesellschaft e. V. Berlin*. Zugriff am 01.05.2024 unter https://www.g-drg.de/pflegepersonaluntergrenzen-2024/ppug-nachweis-vereinbarung-fuer-das-jahr-2024

GKV/DKG, GKV-Spitzenverband/Deutschen Krankenhausgesellschaft (2021). *Vereinbarung gemäß § 137i Abs. 1 Satz 10 SGB V über Sanktionen nach § 137i Abs. 4b und 5 SGB V (PpUG-Sanktions-Vereinbarung) zwischen dem GKV-Spitzenverband, Berlin, und der Deutschen Krankenhausgesellschaft e. V., Berlin*. Zugriff am 01.05.2024 unter https://www.dkgev.de/fileadmin/default/Mediapool/2_Themen/2.5._Personal_und_Weiterbildung/2.5.2._Personaluntergrenzen/2021_03_02_PpUG_SanktionsV_FINAL.PDF

GKV-SV, GKV-Spitzenverband (2018). *Stellungnahme des GKV-Spitzenverbandes zum Referentenentwurf des Bundesministeriums für Gesundheit einer Verordnung zur Festlegung von Pflegepersonaluntergrenzen in pflegesensitiven Krankenhausbereichen für das Jahr 2019 vom 13.09.2018.* Zugriff am 01.05.2024 unter https://www.bundesgesundheitsministerium.de/fileadmin/Dateien/3_Downloads/Gesetze_und_Verordnungen/Stellungnahmen_WP19/PpUGV/20180913_GKV-SV_RefE_PpUGV_Stn_final.pdf

IGES (2023). *Auswirkungen von Pflegepersonaluntergrenzen im Krankenhaus Befragung von Pflegedirektionen und leitenden Pflegekräften zu Auswirkungen von Pflegepersonaluntergrenzen in Krankenhäusern,* Zugriff am 01.05.2024 unter https://www.gkv-spitzenverband.de/media/dokumente/krankenversicherung_1/krankenhaeuser/pflegepersonaluntergrenzen/2024-01-22_KH_Gem_Bericht_ueb_d_Auswirkungen_d_PpUG_Anlage.pdf

Schreyögg, J. & Milstein, R. (2016a). Expertise zur Quantifizierung der Pflegezahlen in Deutschland sowie zum Überblick über die normative Bestimmung des Pflegebedarfes in ausgewählten OECD-Ländern im Auftrag der Expertenkommission »Pflegepersonal im Krankenhaus« im Bundesministerium für Gesundheit (BMG). Hamburg: Universität Hamburg - Center for Health Economics.

Schreyögg, J. & Milstein, R. (2016b). *Expertise zur Ermittlung des Zusammenhangs zwischen Pflegeverhältniszahlen und pflegesensitiven Ergebnisparametern in Deutschland.* Im Auftrag des Bundesministeriums für Gesundheit (BMG). Hamburg: Hamburg Center for Health Economics. Zugriff am 22.01.2025 unter https://www.bundesgesundheitsministerium.de/fileadmin/Dateien/5_Publikationen/Pflege/Berichte/Gutachten_Schreyoegg_Pflegesensitive_Fachabteilungen.pdf

Ver.di, Vereinten Dienstleistungsgewerkschaft (2018). *Stellungnahme der Vereinten Dienstleistungsgewerkschaft - ver.di zum Referentenentwurf einer Verordnung zur Festlegung von Pflegepersonaluntergrenzen in pflegesensitiven Krankenhausbereichen für das Jahr 2019 vom 13. September 2018.* Zugriff am 01.05.2024 unter https://www.bundesgesundheitsministerium.de/fileadmin/Dateien/3_Downloads/Gesetze_und_Verordnungen/Stellungnahmen_WP19/PpUGV/20180913_PpUGV_ver.di_cleaned.pdf

2.3 Das Pflegebudget

Heidi Köhler

Dieses Kapitel soll einer leitenden Pflegefachperson grundlegendes Wissen zum Thema Pflegebudget vermitteln und einen guten Startpunkt bieten, um anschließend tiefer in die Materie einzutauchen.

Anhand des darzustellenden Zwecks, dem Geltungsbereich und der Berechnungshöhe soll die Bedeutung und Implikation für eine leitende Pflegefachperson gut verständlich gemacht werden und schließlich die Frage beantwortet werden: Wie wird das durch ein Pflegepersonalbemessungsinstrument ermittelte Pflegepersonal finanziert?

Durch die Vielzahl an unterschiedlichen Regelungen für unterschiedliche Vereinbarungsjahre ist die Komplexität dieses Themas enorm, sind Verhandlungen anspruchsvoll und die Zusammenstellung der dafür erforderlichen Unterlagen eine große Herausforderung.

2.3.1 Pflegebudget – was ist das und woher kommt es?

Das Pflegebudget bezeichnet die finanzielle Zuweisung, die speziell und ausschließlich für Pflegeleistungen am Bett auf bettenführenden Stationen innerhalb einer Krankenhauseinrichtung zweckgebunden bereitgestellt wird. Weitere Konkretisierungen übertrug der Gesetzgeber den Selbstverwaltungspartner (dies sind i. d. R. der Spitzenverband der Gesetzlichen Krankenkassen [GKV-SV], der

Verband der Privaten Krankenversicherung [PKV] und die Deutsche Krankenhausgesellschaft [Bundestags-Drucksache 19/5593, S. 108 f.])

Es ist ein zentrales Instrument in der Finanzierung als wichtiger Teil des Gesamtbudgets eines Krankenhauses und zielt darauf ab, sicherzustellen, dass ausreichende Ressourcen für die Pflege von Patient*innen vorhanden sind. Es soll dazu dienen, unter ökonomischem Aspekt die Qualität und vor allem die Quantität der bereitgestellten Pflege sicherzustellen.

Ursprünglich waren Pflegeleistungen oft Teil eines allgemeineren Gesundheitsbudgets. Aus finanzieller Sicht wurde die Pflege in einem Krankenhaus lange Zeit nicht isoliert berücksichtigt, und unterrepräsentiert abgebildet. Mit Einführung des DRG-Fallpauschalensystems im Jahr 2003 wurde zwar die Krankenhausfinanzierung umfassend neu ausgerichtet, jedoch die erbrachte Leistung der Pflege noch immer nicht als eigenständige Profession berücksichtigt. Das System sah in der medizinischen Leistung einen größeren Mehrwert gegenüber der Pflege durch Pflegefachpersonen. Folgenschwer wurde das Pflegepersonal im Krankenhaus abgebaut. Im Laufe der Zeit wurde die Pflegeberufsgruppe den wachsenden Anforderungen und Herausforderungen im Gesundheitswesen mit der zunehmenden Spezialisierung und Professionalisierung der Pflege gerecht. Da Pflege im Krankenhaus maßgeblich für die praktische Grund-, Regel- und fachspezifische Versorgung ist, wurde die Notwendigkeit erkannt, konzeptionell ein spezifisches Budget für diesen Bereich zu schaffen (Evers, 2023).

Durch Inkrafttreten des Gesetzes zur Stärkung des Pflegepersonals (Pflegepersonal-Stärkungsgesetz – PpSG) im Jahr 2019 wurden die Kosten für »Pflege am Bett« als Kernelement im Krankenhaussektor aus dem DRG-System ausgegliedert. Seitdem werden diese Kosten über ein zwischen den Krankenkassen und den Krankenhäusern zu verhandelndes Pflegebudget finanziert.

Das PpSG war auf Sofortmaßnahmen gerichtet, die spürbare Entlastungen der pflegerischen Versorgung in der Kranken- und Altenpflege durch eine bessere Personalausstattung und bessere Arbeitsbedingungen zum Ziel hatten. Über das neu eingeführte Pflegebudget sollen die Personalpflegekosten in der Patientenversorgung am Bett nach den Selbstkostendeckungsprinzip unter Berücksichtigung des krankenhausindividuellen Pflegepersonalbedarfs vergütet werden (Bundestags-Drucksache 19/4453)

Das Selbstkostendeckungsprinzip wurde mit dem 1972 verabschiedeten Krankenhausfinanzierungsgesetz (KHG) als Grundsatz für die Vergütung von Krankenhausleistungen festgeschrieben: Demzufolge müssen die Pflegesätze »auf der Grundlage der Selbstkosten eines sparsam wirtschaftenden leistungsfähigen Krankenhauses und einer Kosten- und Leistungsrechnung eine wirtschaftliche Betriebsführung ermöglichen und die medizinisch und wirtschaftlich rationale Versorgung durch die Krankenhäuser sichern« (§ 17 Abs. 1 KHG).

Das Selbstkostendeckungsprinzip bezogen auf das Pflegebudget bedeutet, dass die Instrumente zu Personalvorgaben anhand des Pflegebudgets finanziert werden.

Für die Ermittlung des Pflegebudgets ist die Summe der im Vorjahr für das jeweilige Krankenhaus entstandenen Personalkosten die Ausgangsgrundlage. Dies ist in § 6a Abs. 2 Satz1 KHEntgG geregelt. Das heißt, dieses prospektiv vereinbarte Pflegebudget ermöglicht den Verantwortlichen im Krankenhaus, für ein Jahr den finanziellen Rahmen für die Pflegeaktivitäten sicherzustellen. Ein gut verhandeltes Pflegebudget stellt folglich sicher, dass ausreichende Personalressourcen für eine qualitativ hochwertige Patientenversorgung refinanziert zur Verfügung stehen, in dem z. B. APNs eingestellt werden. Die folgende Abbildung zeigt die Herleitung des Pflegebudgets im Übergang von 2019 zu 2020 und stellt nebenbei weitere Personalvorgaben zur Seite (DKG, 2019b).

2.3 Das Pflegebudget

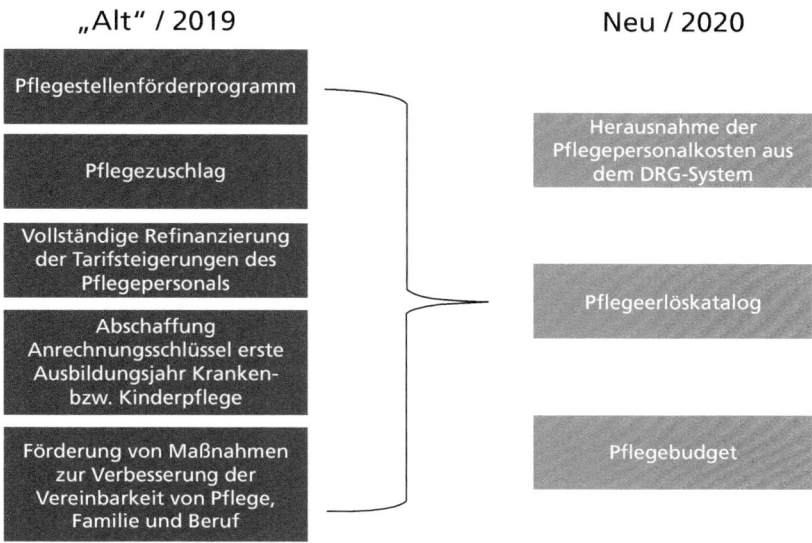

Abb. 2.3: Darstellung Pflegebudget im Übergang 2019 zu 2020 (eigene Darstellung)

2.3.2 Rechtlicher Rahmen des Pflegebudgets und dessen Auslegung

Den gesetzlichen Rahmen bilden

- § 17b Abs. 4 Krankenhausfinanzierungsgesetz (KHG), Satz 1–3 KHG
- § 6a KHEntgG

Darüber hinaus gibt es zwei sehr wesentliche Vereinbarungen:

- Pflegepersonalkostenabgrenzungsvereinbarung (PflegePkAbgrV)
- Pflegebudgetverhandlungsvereinbarung

Die Selbstverwaltungspartner haben am 18.02.2019 erstmals eine »Vereinbarung nach § 17b Abs. 4 Satz 2 des Krankenhausfinanzierungsgesetzes (KHG) zur Definition der auszugliedernden Pflegepersonalkosten und zur Zuordnung von Kosten von Pflegepersonal (Pflegepersonalkostenabgrenzungsvereinbarung)« geschlossen.

Ziel dieser Vereinbarung ist »die Sicherstellung der größtmöglichen Kongruenz zwischen der Ausgliederung der Pflegepersonalkosten auf Bundesebene und der Abgrenzung der Pflegepersonalkosten auf Ebene der Krankenhäuser.« (PflegePkAbgrV, 2019, S. 2)

Insbesondere § 2 Abs. 1 und Anlage 3 der PflegePkAbgrV ist für die Zuordnung von Kosten von Pflegepersonal relevant.

Hiernach »sind alle in der unmittelbaren Patientenversorgung auf bettenführenden Stationen entstehenden Kosten für Pflege- und Pflegehilfspersonal im stationären Bereich dem Pflegebudget relevanten Kosten zuzuordnen«:

- Pflegefachkräfte
- Pflegehilfskräfte
  - Ausbildung von mindestens einjähriger Dauer
  - Altenpflege sowie Krankenpflegehelferin

In der Abgrenzungsvereinbarung werden konkretisiert hinzugenommen:

- (Zahn-)Medizinische Fachangestellte
- Anästhesietechnische Assistent*innen und Notfallsanitäterinnen sowie Rettungs-Assistent*innen
- (maßgeblich der Begriffsbestimmungen gem. § 2 PpUGV)

Ebenso haben die drei Selbstverwaltungspartner am 23.09.2019 erstmals eine »Vereinbarung nach § 9 Abs. 1 Nummer 8 des Krankenhausentgeltgesetzes (KHEntgG) über die näheren Einzelheiten zur Verhandlung des Pflegebudgets (Pflegebudgetverhandlungsvereinbarung)« geschlossen. Ziel dieser Vereinbarung ist die Festlegung »näherer Einzelheiten zur Verhandlung des Pflegebudgets nach § 6a KHEntgG, insbesondere zu den vorzulegenden Unterlagen und zu dem Verfahren der Rückzahlungsabwicklung von nicht zweckentsprechend verwendeten Mitteln.« (Pflegebudgetverhandlungsvereinbarung, 2019, S. 2)

Diese wurden und werden regelmäßig an die geänderten gesetzlichen Rahmenbedingungen im Gesundheitssystem fortentwickelt und angepasst. Diese Dokumente sind auf der Internetseite der DKG in aktuell geltender Fassung zu finden.

Pflegebudgetvereinbarungsjahre – differenziert betrachtet

Die Anwendung der ersten und der darauffolgenden Pflegebudgetverhandlungsvereinbarung erfolgt seit dem Budgetjahr 2020.

Für das Vereinbarungsjahr 2020 gibt es eine Sonderregelung: Die Summe der krankenhausindividuell vereinbarten Mittel des Pflegestellen-Förderprogramms nach § 4 VIII (Fassung vom 31.12.2020, da Abs. 8 inzwischen aufgehoben ist) und unter bestimmten Voraussetzungen auch die Mittel des Hygieneförderprogramms nach § 4 IV werden im Pflegebudget zusammengeführt.

Für die Vertragsparteien, die bis zum 20.7.2021 noch kein Pflegebudget für das Jahr 2020 (nach § 6a I 1) vereinbart haben, gilt, dass sie die definierten auszugliedernden Pflegepersonalkosten (nach der Vereinbarung § 17b IV 2 KHG) und die Kostenzuordnung von Pflegepersonalkosten für das Vereinbarungsjahr 2021 zugrunde legen (§ 6a KHEntgG Rn. 1).

Für das Vereinbarungsjahr 2021 fand das am 20.07.2021 in Kraft getretene Gesundheitsversorgungsweiterentwicklungsgesetz (GVWG) eine wichtige Bedeutung. So haben die Vertragsparteien auf Bundesebene nach § 9 Abs. 1 Satz 1 Nummer 8 KHEntgG eine einheitliche Dokumentationsform auf Krankenhausebene festgelegt. So gibt es seitdem wesentlichen Rechengrößen (Kosten und Vollkräfte differenziert nach Berufsgruppen) und definierte zu berücksichtigende Kosten für die Herleitung der Höhe des Pflegebudgets. Mit den gesetzlichen Vorgaben hat sich die Datengrundlage für die Analyse des Pflegebudgets deutlich verbessert und Unsicherheiten zum Umfang des Wirtschaftsprüfertestats beseitigt (GKV-Spitzenverband).

Für das Vereinbarungsjahr von 2022 gibt es kaum Verhandlungsabschlüsse zum Pflegebudget und es können nur Einschätzungen über die genaue Höhe des Pflegebudgets getroffen werden. Es soll für das Vereinbarungsjahr 2022 zwischen 18 und 20 Milliarden Euro liegen (Mau, 2022).

Auch Ende 2022 hatten noch viele Kliniken für das Jahr 2020 und 2021 kein Pflegebudget vereinbart. Dieser Verhandlungsstau ist einerseits auf die Herausforderungen der Covid-19-Pandemie zurückzuführen, ganz wesentlich spielten auch unklare und strittige Regelungen des Pflegebudgets eine Rolle (Scheller-Kreinsen et al., 2022).

Ab dem Vereinbarungsjahr 2023 (nach Pflegepersonalkostenabgrenzungsvereinbarung 2023) haben sich die Vertragsparteien auf Bundesebene auf die Vereinbarung nach § 17b Abs. 4 Satz 2 KHG über eine Definition der auszugliedernden Pflegepersonalkosten und zur Zuordnung von Kosten von Pflegepersonal geeinigt.

Auch eine Verständigung über die näheren Einzelheiten zur Verhandlung des Pflegebudgets, also mit der Vereinbarung nach § 9 Abs. 1 Nr. 8 KHEntgG für den Vereinbarungszeitraum 2023 und 2024 (Pflegebudgetverhandlungsvereinbarung 2023 und 2024), erfolgte und ein dazugehöriges Unterschriftenverfahren wurde eingeleitet. Personalkosten für Gruppen »sonstige Berufe« und »ohne Berufsabschluss« gelten für diese beiden Jahre mit dem Wirtschaftsprüfertestat über die Pflegepersonalkosten als nachgewiesen.

Die Krankenhäuser bekommen ab dem Vereinbarungsjahr 2025 nach § 17b Abs. 4a KHG die weitere Bürokratie des Bundesministeriums für Gesundheit (BMG) beim Pflegebudget zu spüren: Ab dem Jahr 2025 dürfen nur noch qualifizierte Pflegekräfte für das Pflegebudget berücksichtigt werden. Hilfskräfte und »sonstige Berufe« dürfen demnach nicht mehr eingepreist werden. Hierzu zählen u. a. MTAs in der Funktionsdiagnostik, Laborassistent*innen, OP-Assistent*innen, Radiologieassistent*innen, Apotheker*innen, Psycholog*innen, Krankengymnasten oder Personal eines freiwilligen sozialen Jahres (FSJ) (Scheller-Kreinsen et al., 2022).

Gleichzeitig werden ab dem Jahr 2025 die Personalkosten von Hebammen vollständig im Pflegebudget berücksichtigt, das heißt sowohl die Tätigkeitsanteile, die eine Hebamme »am Bett auf der Station« verbringt, als auch darüber hinaus die Tätigkeitsanteile, die eine Hebamme im Kreissaal arbeitet, sind dann aus den DRG auszugliedern. Die Zahnmedizinische-Fachangestellte sind 2025 nicht mehr dabei, nur die normalen medizinischen Fachangestellten.

Für das Vereinbarungsjahr 2026 gibt es schon Festsetzungen, wenn dieser Buchbeitrag fertiggestellt veröffentlicht wird. Mit aktuellem Stand sind diese auf den Internetseiten des Instituts für das Entgeltsystem im Krankenhaus zu entnehmen (InEK).

In der Schlussfolgerung geht die Umsetzung des Pflegebudgets, so wie es sich bei der größten Berufsgruppe in den Krankenhäusern aufsummiert, zu Kosten der Krankenhausfinanzierung. Im Umkehrschluss wurde dieser beträchtliche und existenzielle Teil der Krankenhausfinanzierung vom Gesetzgeber aus den DRG-Fallpauschalen »herausgesäbelt«.

Doch diese zu vereinbarten Gelder werden schon aus Liquiditätsgründen in den Krankenhäusern dringend für die Gehälter des Pflegepersonals benötigt und müssen demnach anders bereitgestellt werden.

Aus Sicht der Krankenhäuser ist es inakzeptabel, dass das Pflegebudget drei Jahre nach Ausgliederung der Pflegekosten aus dem DRG-System noch einmal gekürzt wird.

Die Deutsche Krankenhausgesellschaft (DKG) kritisiert als Verhandlungspartner diese Gesetzesänderung des Bundesgesundheitsministeriums: Der Bundesminister habe mit dem Gesetz auf die Positionierung der Kassen reagiert, die den Krankenhäusern seit Einführung des Pflegebudgets eine Doppelfinanzierung vorwerfen, also dass Krankenhäuser ihre Kosten für Pflegepersonal sowohl im Pflegebudget als auch über das DRG-System abrechen.

Unter anderem wegen des Vorwurfs der Doppelfinanzierung verweigern sich die Krankenkassen vor Abschlüssen der Pflegebudgetverhandlungen – gleichwohl ist dies nicht der alleinige Grund für die Verzögerungen bei den Pflegebudgetvereinbarungen.

Über die Höhe des Einsparpotentials im Versicherungssystem und im Gesamthaushalt der Bundesregierung durch die Straffung des Pflegebudgets, macht das Bundesgesundheitsministerium keine Angaben. Zum Zeitpunkt der Entstehung dieses Buches lässt sich nur über die genaue Höhe des Pflegebudgets spekulieren, da es kaum Abschlüsse gibt (GKV-Spitzenverband).

2.3.3 Die Berechnung und Abzahlung von Pflegebudgets

Die genaue Berechnung der Höhe des Pflegebudgets und damit der Pflegepersonalkosten ist ein komplexer Prozess mit verschiedenen Abrechnungsbestimmungen. Diese erfordern eine sorgfältige Analyse der aktuellen und zukünftigen Bedarfe, der rechtlichen Rahmenbedingungen und der finanziellen Möglichkeiten (DKG, 2019b).

Auf Grund der Rechtsvorschriften und Bundesvereinbarungen ist die jährliche Aufstellung des Pflegebudgets zur Vorbereitung auf die Budgetverhandlungen sowie der Aufwand der zusammenzutragenden und zu bearbeitenden Daten enorm komplex und zeitaufwändig. Dringend zu raten ist für das Ausfüllen der dafür vorgesehen Formulare die Abstimmung mit dem Zentralen Dienst Budget- und Patientenmanagement. Anschließend werden diese Formulare den Krankenkassen als Forderung für die Pflegebudgetverhandlung vorgelegt.

Hier werden im Folgenden nicht alle rechtlichen Grundlagen oder Schiedsstellenentscheidungen berücksichtigt, sondern es soll nur einen Überblick gegeben werden, wie grundsätzlich nur die Pflegepersonalkosten (Vergütung, Sozialversicherung usw.) ermittelt werden, die im Zusammenhang mit der in der unmittelbaren Patientenversorgung auf bettenführenden Stationen stehen (»Pflege am Bett«).

Mögliche Berechnungsschritte für das Pflegebudget können sein:

1. Bestandsaufnahme der Pflegeleistungen:

Zunächst wird eine genaue Erfassung der geplanten Pflegeleistungen vorgenommen. Dies umfasst die Anzahl der Patienten, die Art der benötigten Pflege (z. B. Grundpflege, spezialisierte Pflege) und die Dauer des Pflegeaufenthalts.

2. Ermittlung des Personalschlüssels:

Basierend auf den erfassten Pflegeleistungen wird der benötigte Personalbedarf ermittelt. Dies erfolgt oft durch die Anwendung von Pflegepersonalbemessungsinstrumenten (z. B. PPR 2.0, PpuGV), anhand der Pflegestufen, der Pflegelast oder anderen standardisierten Methoden, um den Personalschlüssel pro Patient, pro Schicht oder pro Station zu bestimmen. Maßstab für die Berechnung von Ausfallzeiten bilden grundsätzlich die Werte des Vorjahrs.

3. Berechnung der Personalkosten:

Mit dem festgelegten Personalschlüssel können die Personalkosten auf der Grundlage der tatsächlich entstandenen Kosten des Vorjahres, fortgeschrieben und inklusive erwarteter personeller und struktureller Veränderungen berechnet werden. Dies beinhaltet Gehälter, Sozialabgaben, Fort- und Weiterbildungskosten sowie andere mit dem Pflegepersonal verbundene Ausgaben gemäß der Pflegepersonalkosten-Abgrenzungsvereinbarung.
Kosten für ausländische Pflegekräfte in der Anerkennungsphase nach dem Fachkräfte-Einwanderungsgesetz sind ohne öffentliche Zuschüsse, Beschaffungs- und Qualifikationskosten anzugeben.
Die Kosten für Pflegepersonal, die in Leistungen von dritten in der unmittelbaren Patientenversorgung enthalten sind (z. B. Dialyse), sind gesondert anhand der Rechnungen zusammenzustellen.

4. Pflegeentlastende Maßnahmen (PEM)

Gemäß § 6a Abs. 2 S. 6-8 KHEntgG können pflegeentlastende Maßnahmen in Höhe von bis zu 4 % des Pflegebudgets vereinbart werden, wenn das Krankenhaus ab dem Jahr 2020 Maßnahmen ergreift oder bereits ergriffene Maßnahmen fortsetzt, die zu einer Entlastung von Pflegepersonal in der unmittelbaren Patientenversorgung führen. Die Wirkung solcher Maßnahmen ist zu begründen, also das Einsparen von Pflegepersonalkosten durch Zeiteinsparung für Pflegekräfte und wie diese ermittelt wurde. Auch die Durchführung der Maßnahmen ist nachzuweisen. Die Verhandlungen darüber mit den Kassen sind in der Regel streitbehaftet. Verschiedene Schiedsstellen haben entschieden, dass nur Maßnahmen vereinbart werden dürfen, die ab dem 01.01.2019 erstmals umgesetzt worden sind. Es gibt nur einzelne Abweichungen davon.

5. Kalkulation und Budgetierung:

Nach der Ermittlung aller relevanten Kostenkomponenten werden diese summiert und gegebenenfalls unter Berücksichtigung von Inflationsraten, Tarifanpassungen oder anderen makroökonomischen Faktoren angepasst. Das resultierende Budget bildet die finanzielle Grundlage für das Krankenhaus für ein Jahr.

Darüber hinaus ist dem Gesetz zu entnehmen, das außertarifliche Kosten bei Vorliegen eines sachlichen Grundes berücksichtigt werden. Dieses ist in der Praxis nicht realistisch umsetzbar und außerdem ist die Begrifflichkeit kein bestimmter Rechtsbegriff.

Weitere Kosten, wie z. B. spezialisierte Schulungen, Forschung und Entwicklung sowie andere spezifische Ausgaben, die im Zusammenhang mit der Pflege anfallen können, gehören nicht in das Pflegebudget. Auch bei den bereits erwähnten Fortbildungskosten »streiten« sich immer mal wieder die Verhandlungspartner, also die Krankenhäuser und die Kassen. Weiter nicht Bestandteil des Pflegebudgets sind Betriebskosten. Betriebskosten umfassen Ausgaben für Räumlichkeiten, Ausrüstung, Verbrauchsmaterialien, Medikamente und andere betriebsnotwendige Ausgaben. Diese Kosten sind weiterhin im DRG-System enthalten.

Das Pflegebudget wird für jedes Kalenderjahr zu einem Stichtag überprüft und bei Bedarf angepasst, um Veränderungen in den Pflegeleistungen, Personalkosten oder anderen relevanten Faktoren Rechnung zu tragen.

Die genaue Berechnung des Pflegebudgets kann je nach Bundesland variieren. Dennoch folgen die Prozessschritte in der Regel einem ähnlichen Rahmen wie oben beschrieben, wobei die genauen Methoden und Annahmen je nach Kontext und Bedarf angepasst werden.

Es ist eine Aufgabe, die in enger Abstimmung zwischen den Verhandlungspartnern mit jedem Krankenhausträger individuell erfolgt. Nach abgeschlossener Vereinbarung ist eine Weitergeltung für das jeweilige Krankenhaus im Vertrag aufzunehmen (Bibliomedmanager 2022).

Abschlagszahlung des Pflegebudgets

Ein Krankenhaus erhält das Pflegebudget, genauso wie das Erlösbudget, nicht als Gesamtsumme, sondern in mehreren Beträgen als Abschlagszahlungen.

Die Höhe der Abschläge wird errechnet. Zu diesem Zweck wird der krankenhausindividuelle Pflegeentgeltwert als bestimmende Rechengröße ermittelt, mit Hilfe dessen die Kostenabzahlung erfolgt. Dieser ergibt sich aus dem vereinbarten Pflegebudget geteilt durch die Summe der vereinbarten Pflegebewertungsrelationen. Die Summe der Pflegebewertungsrelationen ermittelt sich aus der Multiplikation der Belegungstage und der im Pflegerlöskatalog auf DRG-Ebene ausgewiesenen Bewertungsrelation. Bis das Pflegebudget das erste Mal von einem Krankenhaus vereinbart wird, gilt der bundesweit festgelegte vorläufige Pflegeentgeltwert. Eine gut funktionierende Finanzierung der Pflegekosten des Krankenhauses gelingt, wenn das tatsächliche Leistungsgeschehen und die tatsächlichen Pflegepersonalkosten gut in der Vereinbarung abgebildet sind. Fehlschätzungen führen zu Über- oder Unterzahlungen und werden entsprechend als Kosten mit der nächsten Budgetvereinbarung verrechnet bzw. ausgeglichen.

Die Summe der Erlöse aus den tagesbezogenen Pflegeentgelten geht aus den Pflegekostentestaten nach § 6a Abs. 3 S. 4 KHEntgG hervor. Diese werden den Pflegepersonalkosten zuzüglich der pflegeentlastenden Maßnahmen, also dem Pflegebudget, gegenübergestellt.

In Krisenjahren, wie beispielsweise in den Covid-19-Pandemie-Jahren 2020–2022, hatten unerwartete Rückgänge von Fallzahlen zur Folge, dass die Pflegeerlöse aus den abgerechneten Krankenhausfällen unter den vereinbarten Pflegekosten lagen. Zusätzlich zu der langsam voranschreitenden Budgetverhandlungen ist es so, dass aktuell auch jetzt noch viele Krankenhäuser mit dem vorläufigen Pflegeentgeltwert abrechnen. Für viele Krankenhäuser liegen sowohl ein Pflegekostentestat als auch eine Pflegebudgetvereinbarung für das Jahr 2020 vor. Diese Erlöse weichen von dem vereinbarten Pflegebudget ab. Bei einigen Krankenhäuser liegen die Erlöse aus den Pflegeentgelten unterhalb des Pflegebudgets, bei wenigen Krankenhäusern übersteigen die Erlöse das Pflegebudgets (Hentschker, 2022).

Nachweispflicht und Meldedaten

Vor der Vereinbarung des Pflegebudgets hat das Krankenhaus bzw. der Krankenhausträger gegenüber den anderen Vertragsparteien inhaltlich Nachweispflichten zu erfüllen, die in § 6a Abs. 3 KHEntgG geregelt sind. Es werden viele Nachweise mit detaillierten Angaben verlangt.

Nachzuweisen sind im Wesentlichen die Jahresdurchschnittliche Stellenbesetzung und Vollzeitkräfte in der Pflege. Diese müssen nach Berufsbezeichnungen und Pflegepersonalkosten gegliedert nachgewiesen werden (§ 6a KHEntgG Rn. 1).

Im Grunde muss bei allen relevanten Mitarbeiter*innen angegeben werden, zu welchem Anteil sie nicht pflegebudgetrelevante Tätigkeiten ausüben. Für die nicht-pflegebudgetrelevanten Tätigkeiten muss in dem dafür vorgesehenen Formular ein entsprechender Grund der nicht-pflegebudgetrelevanten Tätigkeiten angegeben werden. Der prozentuale Anteil der nicht-pflegebudgetrelevanten Tätigkeiten (z. B. Notaufnahme, Patiententransportdienst, Pflegedirektion) muss begründet werden.

Die zum Abbau des Budgetverhandlungs-Staus vorgegebenen Fristen für die Vorlage von Forderungsunterlagen, den Abschluss der Budgetvereinbarung (KHEntgG und Bundespflegeverordnung – BPflV) und für Schiedsstellenverfahren sind:

- Vereinbarungszeiträume bis 2021: 31. Oktober 2023
- Vereinbarungszeitraum 2022: 31. März 2024
- Vereinbarungszeitraum 2023: 30. September 2024
- Vereinbarungszeitraum 2024: 31. März 2025
- Vereinbarungszeitraum 2025: 30. September 2025
- Vereinbarungszeiträume ab 2026: 31. Dezember des Vorjahres

Das Statistische Bundesamt informiert in seinem Schreiben an Krankenhäuser und Software-Hersteller über die Datenlieferung zur amtlichen Krankenhausstatistik, also den aktuellen Stand bezüglich der Onlinemeldeverfahren zur Erhebung der Daten für das Berichtsjahr (Destatis, 2023).

Die versandten Meldedaten eines Krankenhauses an das statistische Bundesamt im Rahmen des Pflegebudgets erfolgt digital als zu liefernde XML-Datei. Diese Datei oder die im Anschluss an den Datenversand herunterzuladende Quittung über die gemeldeten Daten kann im Rahmen der Pflegebudgetverhandlungen als Nachweis dienen. Eine Übermittlung der gemeldeten Daten zurück an die Auskunftspflichtigen ist in § 7 Abs. 1 und 2 Krankenhausstatistik-Verordnung (KHStatV) nicht vorgesehen (Rückübermittlungsverbot) (KHStatV).

Es sind monetäre Sanktionen zu erwarten, wenn die Krankenkassen, die Vertragsparteien nach § 11 KHEntgG sind, dem InEK die Daten nicht fristgerecht vorlegen (InEK).

2.3.4 Entscheidende Bedeutungen und Implikationen für leitende Pflegefachpersonen

Insgesamt liegen die Berührungspunkte hinsichtlich zum Pflegebudget im Praxisalltag bei einer leitenden Pflegeperson wohl in den Besonderheiten der pflegerischen Organisation und Arbeit. Dies kann sich also in angepassten Pflegeprozessen in Form von Umsetzungsprozessen von Pflegeleistungen abbilden, in der Pflegemanagement-Qualifizierung, im Management und Leadership in der Pflege, in den Schnittstellen zu anderen Berufsgruppen und vor allem im Monitoring spezifisch ausgewählter Kennzahlen (Maucher et al., 2022).

Das Pflegebudget spielt eine entscheidende Rolle bei der Planung und Organisation von Pflegeleistungen im Krankenhaus. Es ermöglicht der Krankenhausverwaltung, den Bedarf an Pflegepersonal, Ausrüstung und anderen Ressourcen zu identifizieren und sicherzustellen, dass diese Ressourcen effizient und effektiv eingesetzt werden, um eine qualitativ hochwertige Patientenversorgung zu gewährleisten und die Mitarbeiterzufriedenheit zu stärken.

Pflegebudget hat Auswirkungen auf das Leistungsgeschehen und die beteiligten Personen. Vor dem Hintergrund der Versorgung der Patient*innen gibt es eine Wechselwirkung zwischen Pflege und Ärztlichem Dienst. Eine leitende Pflegefachperson oder klassische Stationsleitung muss als Bindeglied zwischen der Organisation des Stationsalltags und der strategischen und wirtschaftlichen Ausrichtung der Pflegedirektion ein grundlegendes Verständnis für das Pflegebudget an verschiedenen Stellen im Blick haben. Hinsichtlich des Pflegebudgets sind entscheidende Bedeutungen und Implikationen denkbar.

1. Mitarbeiterzufriedenheit unter Wirtschaftlichkeitsaspekten

Die menschliche Wertschätzung und Mitarbeiterbindungsmaßnahmen müssen im praktischen Stationsalltag im größeren Maße Anwendung finden. Die besondere Herausforderung im praktischen Alltag liegt damit vor allem in der Ausbalancierung der budgetären Einordnung, Mitarbeiterwertschätzung und Kompetenzennutzung der vorhandenen Personalressourcen.

2. Dienstplangestaltung und Pflegepersonalbemessungsinstrument

Beim Pflegebudget gibt es mit Stand 2024 keine Vorgaben zur Pflegepersonalbemessung, aber gleichzeitig gelten Vorschriften zur Besetzung im Pflegedienst. Die Grundlage von Pflegebudgetverhandlungen stellen dennoch Pflegepersonalbemessungsinstrumente in Form von der Pflegepersonalregelung (PPR 2.0) dar. Die PPR 2.0 dient zwar als Grundlage für die Personalbemessung, aber bei Budgetvereinbarung werden u. a. Nachtdienste, Ausfallzeiten und Ausfallkonzepte, die nicht in der PPR 2.0 berücksichtigt werden, eingeschlossen. Es muss so viel Personal vorgesehen werden, dass gemessenen Zeiten des Personalausfalls kompensiert werden können (Jahn et al., 2020).

3. Strategische Planung

Das Pflegebudget wird zunehmend zur Grundlage für langfristige strategische Entscheidungen. Ein gut verwaltetes Budget ermöglicht es, Ressourcen effizient zu nutzen und gleichzeitig die Qualität der Pflege zu gewährleisten.

4. Personalmanagement

Angesichts des Fachkräftemangels im Gesundheitswesen ist Personalgewinnung und -bindung von zentraler Bedeutung. Attraktive Arbeitsbedingungen, Fort- und Weiterbildungsmöglichkeiten sowie Karriereentwicklung sind entscheidende Faktoren, um qualifiziertes Pflegepersonal zu halten und zu gewinnen.

5. Interdisziplinäre Zusammenarbeit

Ein effektives Pflegebudget erfordert eine enge Zusammenarbeit mit anderen Gesundheitsberufen und -einrichtungen. Integrierte Versorgungsmodelle und Netzwerkbildung können dabei helfen, Ressourcen besser zu nutzen und Synergien zu schaffen.

6. Qualifizierung und Innovationen

Zukünftige Pflegebudgets sollten stärker auf den Pflegeaufwand ausgerichtet sein. Aufwändige Pflegebedarfe gehen mit kostenträchtigeren Strukturen einher. Dies erfordert u. a. eine intensivierte Ausbildung und regelmäßige Fort- und Weiterbildung und Schulung des Pflegepersonals sowie Investitionen in innovative Pflegeansätze.

7. Dokumentation

Mit Veränderungen der Finanzierung der unmittelbare Versorgung von Patient*innen durch die Pflege am Bett, also mit der Einführung des Pflegebudgets, hatte beispielsweise die Umsetzung von PKMS zur Fallabrechnung ein Ende. Eine Abbildung der pflegerischen Leistung bei besonders aufwändigen Patient*innen wird jedoch weiterhin als notwendig bei der Berechnung von Pflegebudget erachtet (Jahn et al., 2020).

Auch Begründungen und Tätigkeitsbeschreibungen der nicht pflegebudgetrelevanten Tätigkeiten sollten für die interne Vorbereitung auf die Budgetverhandlungen zusammengestellt werden.

8. Digitalisierung

Mit der fortschreitenden Digitalisierung im Gesundheitswesen wird das Pflegebudget auch den Einsatz neuer Technologien und digitaler Lösungen berücksichtigen müssen. Investitionen in digitale Gesundheitssysteme können langfristig zu Kosteneinsparungen und einer verbesserten Patientenversorgung führen.

9. Nachhaltigkeit und Ethik

Zukünftige Pflegebudgets sollten auch ethische und nachhaltige Aspekte berücksichtigen. Dies beinhaltet die Gewährleistung von umweltfreundlichen Praktiken, die Förderung von Diversität und Inklusion sowie die ethische Bewertung von Investitionsentscheidungen im Gesundheitswesen.

10. Episches Pflegeverständnis und Wirtschaftlichkeit

Obwohl nach allgemeinem epischen Pflegeverständnis sich die Pflegepersonaleinsatzplanung nicht nur an der Qualifikation des Pflegepersonals orientieren sollte, muss das Personal im Sinne des Pflegebudgets nach Qualifikation und Kompetenz eingesetzt werden, denn nur nach Qualifizierung wird das Personal bei der Budgetierung und bei der Refinanzierung berücksichtigt.

Pflegemanagement und Pflegepersonalcontrolling sind in einem ständigen Prozess der Weiterentwicklung. Die leitende Pflegefachperson steht damit vor der großen Herausforderung, diesem mit Ihrem Handeln und Entscheidungen gerecht zu werden, ohne sich der Auseinandersetzung mit den wirtschaftlichen Aspekten rund um das Pflegebudget zu verschließen.

Möglicherweise wird das Pflegebudget damit von leitendem Pflegepersonal als Chance auf der eigenen Fachbereichsebene mit strategischen Überlegungen zum Personaleinsatz und zur Sicherstellung des Stationsalltags betrachtet werden?

2.3.5 Kritik und Herausforderungen

Das Pflegebudget ist seit Anbeginn mit rechtlichen Unklarheiten und Abgrenzungsschwierigkeiten belastet (Pflegekostenabgrenzungsvereinbarungen). Die jährliche Anpassung der Vereinbarung, also die Änderungsvereinbarung, führt nicht immer zur gelingenden Plausibilisierung, sondern führt erst im Rahmen der Umsetzung und Auseinandersetzung zu Konkretisierungen. Die finanziellen Auswirkungen sind schwer bestimmbar, die jährliche Pflegekostenabgrenzungsvereinbarung mit entsprechenden Änderungsvereinbarungen und deren Konkretisierungen gibt es auf vielen Ebenen, ebenso fehlende Detailkenntnisse und auf Anhieb keine gelingende Plausibilisierung.

Die Verhandlungen im Einzelnen stellen für alle Parteien große Herausforderungen dar. Erste Bedenken aus dem Jahr 2019 bestätigen sich: Streitereien um Abgrenzungen, Konkretisierungen und Details bewirken Verzögerungen oder gar Verhinderungen der Finanzierung der Pflege in den Kliniken, da das Geld nicht wirklich dort ankommt. Es kommt zwar durch den Pflegeentgeltwert Geld im Krankenhaus an, es bleibt aber eine wirtschaftliche Unsicherheit, da die genaue Höhe erst auf Grund der zurückliegenden Verhandlungen in der Zukunft retrospektiv berechnet wird.

Dabei zielt die Systematik des Pflegebudgets im Ursprung auf Prospektivität ab, der gerade hinterhergehinkt wird. Die nicht verhandelten Budgetjahre müssen aufgeholt werden, die Träger der Krankenhäuser werden sanktioniert, wenn dies nicht gelingt. Insgesamt betrachtet, läuft gegenwärtig die Systematik der Pflegebudgetverhandlung also konträr zur Zielsetzung. Die Zielsetzung wird erst erreicht, wenn wir Prospektivität erreichen.

Bei den Verhandlungen zum Pflegebudget steht zudem immer wieder die Streitfrage im Mittelpunkt, »was Pflege am Bett ist« und welche kostenträchtige Personalqualifikation damit assoziiert ist. Die Frage war schon vor der Ausgliederung aus der DRG-Fallpauschale nicht ganz geklärt. Damit steht neben dem bereits in der Einleitung erwähnten Kongruenzprinzip nicht detailliert fest, welche Kosten genau ausgegliedert wurden. »Pflege am Bett« schließt zumeist nur examinierte Kräfte ein. Springerpools und ausländische Akquise, mit denen der Fachkräftemangel nur ansatzweise auszugleichen ist, stellt ein großes Problem dar und vor allem eine große Finanzierungslücke im Pflegebudget (Pfeiffer, 2021).

Die Kosten der Pflege innerhalb eines Kalkulationsjahres sind – wie wohl alle anderen Kosten auch – deutlich gestiegen. Im Bereich der Pflege sind diese auf die Entwicklungen im Bereich der Tarifhöhen, der Umsetzung des Pflegestellen-Förderprogramms und der Aufnahmestationen und Ambulanzen zurückzuführen. Der GKV-Spitzenverband befürchtet, dass Pflegepersonalkostensteigerungen nur teilweise durch Kostenverlagerungen aus dem DRG-Budget in das Pflegebudget verschoben wurde, welches eine Finanzierung über zwei Wege gleichzeitig (= Doppelfinanzierung) durch die GKV bedeuten würde.

Mit der Anfang November 2020 vereinbarten Pflegepersonalkostenabgrenzungsvereinbarung wurde zwischen Deutscher Krankenhausgesellschaft und GKV-Spitzenverband der Kompromiss geschlossen, Effekte einzugrenzen, die die Grundsatzfrage nach der Abgrenzung des Pflegebudgets aufbringen (www.gkv-spitzenverband.de, Zugriff am 14.04.2025).

Mit dem Inkrafttreten des Krankenhauspflegeentlastungsgesetz Ende des Jahres 2022 gibt es neue gesetzliche Vorgaben und Maßnahmen zur Verhandlungsbeschleunigung mit dem Ziel, den Prospektivitätsgrundsatz der Verhandlungen zu stärken.

Dies soll im Wesentlichen über zwei Stellschrauben erreicht werden:

- Über verbindliche Fristen für die Vorlage von Unterlagen und die Erteilung von Auskünften und

- mit Sanktionierung der Krankenhäuser in Form eines Rechnungsabschlags bei Fristversäumnis.

Mit dem Inkrafttreten des Krankenhaustransparenzgesetzes im ersten Quartal des Jahres 2023 wurden folgende Regelungen eingeführt:

- Die Erhöhung des bundeseinheitlichen vorläufigen Pflegeentgeltwertes (lt. § 15 Abs. 2a KHEntgG),
- die frühzeitige Refinanzierung von Tariflohnsteigerungen beim hausindividuellen Pflegeentgeltwert gemäß § 9 Abs. 1 Nr. 7 KHEntgG und § 6a Abs. 4 KHEntgG (Ergänzungsvereinbarung bereits unter dem 22.05.2024 geschlossen) sowie
- der vorgezogene Mindererlösausgleich im Pflegebudget nach § 15 Abs. 3 KHEntgG.

All diese Änderungen zeigen, dass zwar versucht wird die Komplexität zu reduzieren, das Pflegebudget bleibt aber auch weiterhin ein lebendiges und vor allem stark umfassendes Konstrukt, welches einiges an Arbeit voraussetzt, um es überhaupt zu durchdringen.

2.3.6 Fazit und Ausblick

Seit der Einführung von Pflegebudget im Jahr 2020 sind die Auswirkungen heute für alle Krankenhäuser spürbar.

Auch ist wichtig zu beachten, dass das Pflegebudget oft in Beziehung zu anderen Budgetposten eines Krankenhauses steht. Eine ausgewogene und angemessene Zuweisung von Ressourcen ist entscheidend, um den täglichen Betrieb zu unterstützen und gleichzeitig die Qualität der Pflege aufrechtzuerhalten.

In den Krankenhäusern entwickelt sich der Personaleinsatz unterschiedlich. Personal mit mindestens dreijähriger pflegerischer Berufsausbildung hat weiterhin den höchsten Anteil mit ca. 85 % bei sinkender Tendenz. Bei privaten Trägern sind die Anteile für Hilfspersonal sowie sonstige Berufe und ohne Berufsabschluss höher als bei den öffentlich-rechtlichen und freigemeinnützigen Krankenhäusern. Verschiebungen zwischen den Berufsgruppen zeigt zum Beispiel die steigende Anzahl der Altenpfleger in den Kliniken (Klauber et al., 2023).

Demnach müsste das Pflegebudget neu justiert und die Pflegepersonalkosten für das Jahr 2025 neu ausgegliedert werden, um bisherige Fehlentwicklungen zu korrigieren. Tatsächlich wurden viele Anpassungen in den letzten Jahren vorgenommen. Weiter wird durch das Inkrafttreten des GKV-Finanzstabilisierungsgesetzes für die Jahre ab 2025 das Personal, das keine formale pflegerische Qualifikation nachweisen kann (»Sonstige Berufe« und »ohne Berufsabschluss«), in die Fallpauschalen neu ein- und wieder ausgegliedert.

In den genannten Berufsgruppen bestehen erfahrungsgemäß die größten Abgrenzungsschwierigkeiten und damit Diskussionsbedarf unter den Vertragsparteien. Dies kann erneut zu Verhandlungsstau führen, bis hin zur Klärung über die Schiedsstelle oder Sozialgerichte. Insbesondere die Kostenträger sehen die Gefahr der Doppelfinanzierung.

Dies hat zum Ziel, eine Doppelfinanzierung zu vermeiden. Bisherige Korrekturen zur Vermeidung einer Doppelfinanzierung waren nicht ausreichend. Auch Fristen für die Budgetverhandlungen wurden geführt.

Denkbar ist eine grundsätzliche Reform der Finanzierung von Pflegekosten, mit dem Ziel, sich an Pflegeleistungen anstatt an Pflegekosten zu orientieren. Dies wäre auch die Chance für einen effektiven Einsatz des knappen Pflegefachpersonals und für die Möglichkeit einer bürokratieärmeren Umsetzung.

Insgesamt wird von Krankenhäusern im Jahr 2025 erwartet, dass sie mit einer Reihe von Herausforderungen konfrontiert sind, die sowohl finanzielle als auch operationelle Aspekte betreffen. Eine proaktive und strategische Planung wird entscheidend sein, um den wachsenden Anforderungen gerecht zu werden und eine qualitativ hochwertige Patientenversorgung sicherzustellen. Es bleibt jedoch zu beachten, dass die tatsächliche Entwicklung und Umsetzung bereits von Faktoren abhängt und daher vorsichtige Überlegungen und Anpassungen erfordert (Hentschker et al., 2024).

Das ab dem Jahr 2025 die Personalkosten von Hebammen vollständig im Pflegebudget berücksichtigt werden, ist ein wichtiger Schritt in die Richtung.

Zusammenfassend wird das Pflegebudget auch für leitende Pflegefachpersonen in der Zukunft eine zentrale Rolle bei der Gestaltung und Steuerung von Pflegeprozessen spielen. Es erfordert eine proaktive und visionäre Herangehensweise, um den aktuellen und zukünftigen Herausforderungen im Gesundheitswesen gerecht zu werden und gleichzeitig die Qualität und Effizienz der Pflege zu maximieren.

Aspekte, die für eine tiefere Recherche zum Thema Pflegebudget näher betrachtet werden können, sind neben der historischen Entwicklung und den Veränderungen im Pflegebudget die vergleichende Analyse von der Finanzierung von Pflegeleistungen im Krankenhaus in Ländern mit anderem Gesundheitssystem, Fallstudien zur Effektivität des Pflegebudgets und Herausforderungen von Pflegebudgets in konkreten Einrichtungen oder Regionen.

Um aktuelle und genaue Informationen über das Pflegebudget für diese Jahre zu erhalten, wäre es am besten, offizielle Berichte, Publikationen von Gesundheitsbehörden oder aktuelle Nachrichtenquellen zu konsultieren, die sich speziell mit dem Gesundheitswesen und der Finanzierung von Pflege beschäftigen.

Anstelle kleinteiliger Neuregelung mit marginalen Vorteilen sollte die Krankenhausfinanzierung weiterentwickelt werden. Unter anderem der Verband der Universitätsklinika Deutschlands (VUD) spricht sich für eine umfassende Krankenhausfinanzierungsreform aus und damit gegen die im Gesetz festgelegte Neudefinition des Pflegebudgets (VUD, 2022).

Vor dem Hintergrund der aktuellen gesundheitspolitischen Reformdiskussion ist das Pflegebudget mit seiner Komplexität nur ein Teil der gesundheits- und krankenhauspolitischen Themen, die aufgrund des Finanzierungsdrucks der Krankenhäuser von Erwartungen an die Politik geprägt sind.

2.3.7 Literatur

Bundesministerium für Gesundheit (Hrsg.) (2009). *Gesetz zum ordnungspolitischen Rahmen der Krankenhausfinanzierung ab dem Jahr 2009 (Krankenhausfinanzierungsreformgesetz – KHRG)*. Zugriff am 18.05.2024 unter https://www.bgbl.de/xaver/bgbl/start.xav#__bgbl__%2F%2F*%5B%40attr_id%3D%27bgbl109s0534.pdf%27%5D__1716049588982

Deutsche Krankenhausgesellschaft e. V. (DKG) (2019a). *Pflegebudget: Neuland für alle Beteiligten*. Zugriff am 10.04.2025 unter https://www.dkgev.de/fileadmin/default/Mediapool/1_DKG/1.7_Presse/1.7.1_Pressemitteilungen/2019/2019-11-21_PM_Tag4_42._Deutscher_Krankenhaustag-.pdf

Deutsche Krankenhausgesellschaft e. V. (DKG) (2019b). *Pressemitteilung. 42. Deutscher Krankenhaustag im Rahmen der MEDICA. Pflegebudget: Neuland für alle Beteiligten*. Zugriff am 18.05.2025 unter https://www.dkgev.de/fileadmin/default/Mediapool/1_DKG/1.7_Presse/1.7.1_Pressemitteilungen/2019/2019-11-21_PM_Tag4_42._Deutscher_Krankenhaustag-.pdf

Deutscher Bundestag (Hrsg.) (2018). *Bundestags-Drucksache 19/4453. Entwurf eines Gesetzes zur Stärkung des Pflegepersonals (Pflegepersonal-Stärkungsgesetz – PpSG)*. Zugriff am 18.05.2024 unter https://dserver.bundestag.de/btd/19/044/1904453.pdf

Deutscher Bundestag (Hrsg.) (2018). *Bundestags-Drucksache 19/5593. Beschlussempfehlung und Bericht des Ausschusses für Gesundheit (14. Ausschuss)*. Zugriff am 18.05.2024 unter https://dserver.bundestag.de/btd/19/055/1905593.pdf

Deutscher Bundestag. (2008). Weg für Gesundheitsreform ist frei. Pressemitteilung vom 01.03.2002. Zugriff am 02.03.2025 unter https://webarchiv.bundestag.de/archive/2009/0409/aktuell/archiv/2007/gesundheitsreform/index

Evers, A. (2023). *Vergangenheit, Gegenwart und Zukunft – eine kleine Reise durch die Pflegepersonalbemessung und was wir daraus lernen können*. In: Büchner, A. V., Engehausen, R., Peters, M., Schweiberger, M. (Hrsg.) (2023). *Zukunft der Pflege im Krankenhaus gestalten. Probleme erkennen, *Profession entwickeln, Potentiale fördern* (S. 549–570). Heidelberg: Medhochzwei.

GKV-Spitzenverband (Hrsg.) (o. J.). *Pflegebudget*. Zugriff am 10.05.2025 unter https://www.gkv-spitzenverband.de/krankenversicherung/krankenhaeuser/kh_pflegebudget/pflegebudget_kh.jsp

GKV-Spitzenverband, Verband der Privaten Krankenversicherung e. V., Deutsche Krankenhausgesellschaft e. V. (Hrsg.) (2023). *Ergänzungsvereinbarung vom 22.05.2024 zur Vereinbarung gemäß § 9 Abs. 1 Nummer 7 KHEntgG - Erhöhungsrate für das Jahr 2023 – vom 14.11.2023*. Zugriff am 24.05.2024 unter https://www.dkgev.de/fileadmin/default/Mediapool/2_Themen/2.2_Finanzierung_und_Leistungskataloge/2.2.1._Stationaere_Verguetung/2.2.1.3._Pflegefinanzierung/Ergaenzungsvereinbarung_vom_22.05.2024_zur_Vereinbarung_einer_Erhoehungsrate_fuer_Tariferhoehungen_fuer_das_Jahr_2023.pdf

GKV-Spitzenverband, Verband der Privaten Krankenversicherung e. V., Deutsche Krankenhausgesellschaft e. V. (Hrsg.) (2019). Pflegebudgetverhandlungsvereinbarung vom 23.09.2019. Zugriff am 18.05.2024 unter https://www.dkgev.de/fileadmin/default/Mediapool/2_Themen/2.2_Finanzierung_und_Leistungskataloge/2.2.1._Stationaere_Verguetung/2.2.1.3._Pflegefinanzierung/Pflegebudgetverhandlungsvereinbarung.pdf

GKV-Spitzenverband, Verband der Privaten Krankenversicherung e. V., Deutsche Krankenhausgesellschaft e. V. (Hrsg.) (2019). Pflegepersonalkostenabgrenzungsvereinbarung vom 18.02.2019. Zugriff am 18.05.2024 unter https://www.dkgev.de/fileadmin/default/Mediapool/2_Themen/2.2_Finanzierung_und_Leistungskataloge/2.2.1._Stationaere_Verguetung/2.2.1.3._Pflegefinanzierung/Pflegepersonalkostenabgrenzungsvereinbarung_Final.pdf

Hentschker, C., Goerdt, G., Scheller-Kreinsen, D. (2024). *Das Pflegebudget der Krankenhäuser im dritten Jahr der Umsetzung: Analysen und Entwicklungen*. In: J. Klauber et al. (Hrsg.), *Krankenhaus-Report 2023*. Zugriff am 18.05.2025 unter https://doi.org/10.1007/978-3-662-66881-8_16

Institut für das Entgeltsystem im Krankenhaus (InEK). *Informationen für Krankenkassen zur Übermittlung der Datenüber den InEK Datendienst oder das InEK-Datenportal. Übermittlung der Daten nach § 6a Abs. 3 Satz 2 KHEntgG und der Dokumentation nach § 6a Abs. 3 Satz 3 KHEntgG sowie des Vereinbarungsdatum des Pflegebudgets.* Zugriff am 18.05.2025 unter https://www.g-drg.de/pflegebudget-2023/faq-pflegebudget-vereinbarungsjahr-2023/faq-pflegebudget-vereinbarungsjahr-2023 und https://daten.inek.org/manual/InEK-Datenportal.pdf

Jahn, P., Genster, G., Metzinger, B. (2020). *Personalbemessung in der Pflege - Neues Instrument ist unmittelbar einsatzfähig*. In: f&w führen und wirtschaften im Krankenhaus 02/2020, S. 5-7. Zugriff am 18.05.2025 unter https://www.bibliomed-pflege.de/sp/artikel/40580-neues-instrument-ist-unmittelbar-einsatzfaehig

Klauber, J., Wasem, J., Beivers, A., Mostert, C. (2023). *Krankenhaus-Report 2023. Schwerpunkt: Personal*. Berlin/Heidelberg: Springer. https://doi.org/10.1007/978-3-662-66881-8

Mau, J. (2022). *GKV-Finanzierung – Lauterbach will die Regeln fürs Pflegebudget verschärfen*. f&w. Zugriff am 18.05.2025 unter https://www.bibliomedmanager.de/news/lauterbach-verschaerft-die-regeln-fuers-pflegebudget

Mau, J. (2022). *GKV-Finanzstabilisierungsgesetz. Gesundheitsausschuss nimmt Änderungen beim Pflegebudget an*. Zugriff am 18.05.2025 unter https://www.bibliomedmanager.de/news/gesundheitsausschuss-nimmt-aenderungen-beim-pflegebudget-an

Maucher, H. et al. (2022). *Pflegemanagement im Krankenhaus*. In: Bettig; Maucher, Spitz (Hrsg.). *Praxiswissen Pflegebudget im Krankenhaus*. (S. 105-160). Heidelberg: medhochzwei.

Müller & Hesse (2023): Chancen durch neues Management und moderne Führung.; In: Büchner, A. V., Engehausen, R., Peters, M., Schweiberger, M. (Hrsg.). *Zukunft der Pflege im Krankenhaus gestalten. Probleme erkennen, Profession entwickeln, Potentiale fördern* (S. 511–533). Heidelberg: Medhochzwei.

Pfeiffer, A. (2021). *Pandemie, Pflegebudget, Strukturprüfungen: Qumik fordert Kliniken zu entlasten*. Zugriff am 18.05.2025 unter https://www.bibliomedmanager.de/news/44609-pandemie-pflegebudget-strukturpruefungen-qumik-fordert-kliniken-zu-entlasten vom 21.12.2021

Scheller-Kreinsen, D., Goerdt, G. (2022). *Pflegefinanzierung – Reformvorschläge für eine Budgetbeschleunigung*. f&w 8, 712–715. Zugriff am 18.05.2025 unter https://www.bibliomedmanager.de/fileadmin/user_upload/BibMan/Dokumente/Geschuetzt/fw/2022/08/fuw_2022_8_712-715_Scheller-Kreinsen.pdf

Sektorenübergreifendes Bundesschiedsgremium (Schiedsstelle) (o. J.). *Sektorenübergreifendes Bundesschiedsgremium nach § 89a Abs. 2 SGB V*. Zugriff am 18.05.2025 unter https://www.schiedsstelle.de/sektorenuebergreifendes_bundesschiedsgremium/sektorbundesschg.jsp

Statistisches Bundesamt (Destatis) (2023). *Krankenhausstatistik 2023*. Zugriff am 10.04.2025 unter https://www.destatis.de/DE/Themen/Gesellschaft-

Umwelt/Gesundheit/Krankenhaeuser/Methoden/krankenhausstatistik.html

Statistisches Bundesamt (Destatis) (2023). *Qualitätsbericht – Kostennachweis der Krankenhäuser*. Zugriff am 18.05.2024 unter https://www.destatis.de/DE/Methoden/Qualitaet/Qualitaetsberichte/Gesundheit/kostennachweis-krankenhaueser.pdf?__blob=publicationFile

Verband der Ersatzkassen (vdek) (o. J.). *Schiedsstellen*. Zugriff am 18.05.2025 unter https://www.vdek.com/presse/glossar_gesundheitswesen/schiedsstellen-schiedsaemter-schiedspersonen.html

Verband der Universitätsklinika Deutschlands (VUD) (2022). *Stellungnahme zum Entwurf eines Gesetzes zur finanziellen Stabilisierung der gesetzlichen Krankenversicherung (GKV-Finanzstabilisierungsgesetz – GKV-FinStG)*. Zugriff am 18.05.2025 unter https://www.uniklinika.de/fileadmin/user_upload/22-07-12_Stellungnahme_VUD_GKV-FinStG.pdf

2.4 Der Pflegepersonalquotient – (k)ein Instrument der Personalbemessung?

Arne Evers

Strenggenommen, gehört der Pflegepersonalquotient (PPQ) eigentlich nicht in dieses Buch, denn er bietet – zumindest momentan – keine direkte Steuerungsmöglichkeit für den Einsatz von Pflegepersonal. Vielmehr dient er eher der Abbildung verschiedener Daten, um daraus eine Aussage über die Pflegepersonalausstattung beziehungsweise genauer seiner »Belastung« zu bekommen. Daher wird der PPQ auch veröffentlicht, so dass die interessierte Person die Daten des Pflegepersonalquotienten frei aus dem Internet abrufen kann. Somit ist der PPQ für alle frei verfügbar.

Allerdings ist der PPQ auch ein gutes Beispiel, dass eine komplexe Datengrundlage nicht automatisch zu einem gut funktionierenden Instrument führt. Vielmehr lässt sich sagen: Er ist nur so stark, wie es das Pflegebudget auch ist.

2.4.1 In einer Reihe mit anderen

Der PPQ wird ausschließlich für Krankenhäuser erhoben, Psychiatrien oder Einrichtungen der Langzeitpflege wie ambulante Pflegedienste oder stationäre Altenpflege sind nicht Bestandteil des PPQ.

Dabei reiht sich der PPQ mit dem Buchstaben *J* in die Reihe der § 137-Gesetze des SGB V ein. Das wiederrum ist nicht nur aufgrund der alphabetischen Reihenfolge relevant, denn wie bereits erwähnt, steht er in Verbindung mit dem Pflegebudget. Der PPQ zählt zu den pflegerischen Gesetzen des damaligen Bundesgesundheitsministers Jens Spahn, denn implementiert wurde der PPQ mit dem Pflegepersonalstärkungsgesetz im Jahr 2018, wenn gleich er erst zum 31. Mai 2020 erstmalig veröffentlicht werden sollte. Für die Veröffentlichung zuständig bzw. beauftragt wird das Institut für das Entgeltsystem im Krankenhaus GmbH (InEK) durch das Bundesministerium für Gesundheit (BMG).

Der Zeitpunkt der Erstveröffentlichung konnte aufgrund der Corona-Pandemie allerdings nicht gehalten werden, so dass sich die Veröffentlichung zunächst um ein Jahr verschob. Hinzu kam, dass im Rahmen des »Gesetzes zur Weiterentwicklung der Gesundheitsversorgung (Gesundheitsversorgungsweiterentwicklungsgesetz – GVWG)« die Veröffentlichungsfrist auf den 31.08.2021 festgesetzt wurde. Mit der Umsetzung des Krankenhaustransparenzgesetzes ist festgehalten, dass sich diese Veröffentlichungsfrist erneut verschiebt, diesmal auf den 31.10. jeden Jahres. Dies verfolgt mutmaßlich den Zweck, dass diese Daten für die Darstellung an die Bevölkerung gemeinsam mit anderen Daten zusammengefasst veröffentlicht werden sollen und ist daher eine Anpassung an andere Rhythmen.

Dabei basieren die zur PPQ-Berechnung notwendigen Daten alle auf dem § 21 Abs. 1 Krankenhausentgeltgesetz. Dieser Paragraph regelt eine umfassende Datenlieferung von den Krankenhäusern an das InEK. Das bedeutet auch, dass die Datenlieferung immer für das Vorjahr erfolgt, sprich der Pflegepersonalquotient im Jahr 2023 hat als Datengrundlage das Jahr 2022.

Die Gemeinsamkeiten zu anderen Instrumenten gehen weiter, denn bereits in Abs. 1 ist das Ziel formuliert: Er dient zur Verbesserung der Pflegepersonalausstattung der Krankenhäuser und der Sicherung der pflegerischen Versorgungsqualität. Außerdem, hierzu zum Schluss mehr, könnte das Bundesministerium eine neue Untergrenze, sprich eine rote Linie, die nicht unterschritten werden darf, einführen – dies also in gelebter Tradition mit der Pflegepersonaluntergrenzenverordnung, wenn gleich die Berechnungsgrundlage eine gänzlich andere ist.

2.4.2 Die Bedeutung der Pflegelast, der Kehrwert und die Standortbezogenheit

Das Ziel wurde bereits genannt, die Beschreibung was der PPQ ist, definiert das InEK (2023a) wie folgt:

»Der Pflegepersonalquotient [...] beschreibt das Verhältnis der Anzahl der Vollzeitkräfte des Pflegepersonals in der unmittelbaren Patientenversorgung auf bettenführenden Stationen zum Pflegeaufwand eines Krankenhauses«.

Wesentlich in Bezug auf die obere Definition sind die folgenden drei Begriffe/Datengrundlagen[6]:

1. Anzahl der Vollzeitkräfte des Pflegepersonals in der unmittelbaren Patientenversorgung (Vollzeitkräfte, bei einer prozentualen Bezifferung, also 100%-Kräfte)
2. Bettenführende Stationen
3. Pflegeaufwand

Pflegepersonal in der unmittelbaren Patientenversorgung bezieht sich auf die Pflegepersonalkostenabgrenzungsvereinbarung, denn diese definiert, welche Berufsgruppe als Pflegepersonal »anerkannt« wird. Personal, welches zwar in der Pflege eingesetzt sein kann, aber nicht als Pflegepersonal in der unmittelbaren Patientenversorgung definiert ist, ist analog zum Pflegebudget also nicht in der Berechnung des PPQ beinhaltet.

Die zweite Ziffer definiert, dass der PPQ nur für bettenführende Stationen gilt. Auch dies wurde bereits im Pflegebudget definiert, bedeutet aber konkret, dass Funktionsabteilungen, wie eine Notaufnahme oder ein OP, nicht Bestandteil des Pflegepersonalquotienten sind.

Der Pflegeaufwand, auch »Pflegelast« genannt, ist nun einer der sehr wesentlichen Faktoren für den Pflegepersonalquotienten (InEK, 2023a; InEK 2023b; InEK 2023c; InEK 2023d). Dabei spricht das Institut immer von einer »Bewertungsrelation« (dies entspricht dem gleichen Wortlaut wie des DRG-Fallpauschalenkatalogs) und gliedert diese in verschiedene Versorgungsbereiche wie Normalstation, Intensivstation-Kinder oder Intensivstation-Senioren. Eine vereinfachte Erklärung ist, dass je höher die Bewertungsrelation/der Pflege-

---

6 Um doppelte Ausführungen zu vermeiden, werden die wesentlichen Begriffe nur verkürzt dargestellt und auf das Kapitel zum Pflegebudget (▶ Kap. 2.3.1) verwiesen.

aufwand/die Pflegelast bei jeder einzelnen medizinischen Diagnose ist, desto vermeintlich aufwändiger ist die zu versorgende Person.

Dabei schränkt das InEK ein, dass der Pflegebedarf als Kenngröße nicht zur Verfügung steht, so dass zur weiteren Berechnung die Pflegelast eine Relationszahl darstellt, sprich vom tatsächlichen Pflegebedarf abweichen kann (InEK, 2018). In Summe ist der Begriff des »Pflegeaufwand« kein gut gewählter, da er in erster Linie eine ökonomische/statistische Kenngröße darstellt. Zwar folgt er dem zunächst naheliegenden Gedanken, dass je komplexer die DRG desto höher der Aufwand, jedoch ist dies nicht Pflegewissenschaftlich[7]. Weiterhin ist der Begriff des Aufwands umgangssprachlich irreführend, da man darunter die »zu leistende Arbeitskraft um ein Ziel zu erreichen« am ehesten zu verstehen ist: Diese Definition liegt hier aber nicht zu Grunde, was im späteren Kapitel zur begrenzten Aussagekraft (▶ Kap. 2.4.4) erneut aufgenommen wird.

Die ▶ Tab. 2.7 stellt anhand der DRG B17C also dar, dass bei diesem Eingriff der Aufwand für die Intensivstation höher ist als bei der Normalstation (0,374 zu 0,121).

Tab. 2.7: Beispiel des Pflegelast-Katalog Version 2024 (Auszug aus dem Katalog zur Risikoadjustierung für Pflegeaufwand (Pflegelast-Katalog) Version 2024, InEK, 2023d)

DRG	Partition	DRG in Anlage 3a FPV	DRG-Bezeichnung	Bewertungsrelation Normalstation	Bewertungsrelation Intensivstation	Bewertungsrelation Normalstation Kinder	Bewertungsrelation Intensivstation Kinder	Bewertungsrelation Normalstation Senioren	Bewertungsrelation Intensivstation Senioren
1	2	3	4	5	6	7	8	9	10
B17C	O		Eingr. an periph. Nerven, Hirnnerven und and. Teilen des Nervensys. oder Eingr. bei zerebr. Lähmung, Muskeldystr. od. Neurop., mit best. kompl. Eingr., Alt. < 16 J. oder mit mäßig kompl. Eingr., Alt. < 19 J. oder mit schw. CC od. Impl. Ereignis-Rekorder	0,121	0,374	0,136	0,3834	0,136	0,3834

---

[7] Ein Beispiel für ein solches Problem ist beispielsweise die Konstruktvalidität des Neuen Begutachtungsassessment, wie von Bensch (2013) dargestellt.

Der Pflegepersonalquotient soll aber nun das *Verhältnis der Anzahl der Vollzeitkräfte des Pflegepersonals in der unmittelbaren Patientenversorgung auf bettenführenden Stationen zum Pflegeaufwand eines Krankenhauses* darstellen. Damit dies verständlicher ist, hat das InEK den Begriff des »Kehrwerts« implementiert: Der Kehrwert ist das Verhältnis aus Pflegeaufwand geteilt durch die Pflegekräfte.

Das InEK (2023c, S. 6) formuliert hierzu detaillierter:

»[…] Eine Pflegelast-Bewertungsrelation von 1,0 entspricht der durchschnittlichen Pflegelast eines Falls in Deutschland (im Datenjahr 2022). Ein Kehrwert des Pflegepersonalqutienten von 50 (bzw. Ein Pflegepersonalquotient von 1/50 = 0,02) bedeutet damit, vereinfacht gesagt, dass an diesem Krankenhausstandort bezogen auf das Datenjahr 2022 einer Pflegefachkraft rechnerisch 50 Fälle mit durchschnittlicher Pflegelast gegenüberstanden. In der Realität können an diesem auch weniger als 50 Fälle gewesen sein, die dann im Schnitt eine überdurchschnittliche Pflegelast von > 1,0 aufgewiesen haben oder mehr als 50 Fälle, die im Schnitt eine unterdurchschnittliche Pflegelast <1,0 aufgewiesen haben.«

Es bleibt aber bei der Aussage: Je kleiner die Zahl, desto vermeintlich weniger belastet war das Personal.

Dies bringt der Kehrwert auf den Punkt: Ich kann einen hohen Pflegeaufwand haben, habe ich aber dementsprechend auch sehr viel Personal, sinkt der Kehrwert. Andersherum würde der Kehrwert steigen: Hoher Pflegeaufwand, wenig Personal bedeutet hoher Kehrwert, das wiederrum bedeutet (vermeintlich) hohe Belastung. In der letztjährigen Veröffentlichung lag der niedrigste Kehrwert bei 3,90 Punkten, der höchste Kehrwert bei 315,39 Punkten. Der Median wiederum ist bei 51,52 und der Mittelwert liegt bei 52,05 Punkten. Was genau diese doch großen Reichweiten für die Aussagekraft und die Nutzung des PPQ als Steuerungsinstrument bedeuten, wird am Ende des Beitrags erläutert.

Weiterhin ist wesentlich für den PPQ, dass er auf Standortebene erhoben wird, die Ausweisung erfolgt in der vergleichenden Zusammenstellung ebenso auf Standortebene. Hat ein Krankenhausverbund demnach eigene ausgewiesene Standorte, so werden die Fälle diesen einzelnen Standorten und nicht dem Gesamtverband zugerechnet.

2.4.3 Zur Darstellung des PPQ

Prinzipiell orientiert sich das Personal welches im PPQ berücksichtigt wird an dem Pflegebudget, denn der PPQ baut anhand der Datengrundlage auf dem Pflegebudget bzw. dem § 21-Datensatz auf[8].

Konkret unterscheidet das InEK in vier Oberkategorien (InEK, 2023c) zu denen dann die einzelnen pflegerischen Berufe zugeordnet werden.

1. *Pflegefachpersonal*
   Hierzu zählen Gesundheits- und Krankenpfleger*innen, Gesundheits- und Kinderkrankenpfleger*innen, Altenpfleger*innen und Akademischer Pflegeabschluss. Letzteres ist durchaus weit zu fassen, hier ist maßgeblich die Berücksichtigung dieser Personen in bettenführenden Stationen sowie in der direkten Patientinnenversorgung.
2. *Pflegehilfspersonal*
   Kompliziert ausgedrückt sind dies alle landesrechtlichen pflegerischen Hilfsausbildungen von ein bis zweijähriger Dauer. Zur Detailtiefe bietet sich die Publikation vom Bundesinstitut für Berufliche Bildung bzw. von Jürgensen (2023) an. Vereinfacht gesagt sind damit Krankenpflegehelfer*innen und Altenpflegehelfer*innen gemeint.
3. *Weitere Fachkräfte/sonstiges Personal*
   Nur die folgend aufgezählten Berufe werden zu dieser Kategorie gezählt, sonst keine: Medizinische und zahnmedizinische Fach-

---

8 Zur detaillierten Erläuterung der Personalberücksichtigung im Pflegepersonalquotienten siehe InEK, 2023c, S. 4–6.

angestellte, Anästhesietechnische Assistent*innen, Notfallsanitäter*innen und Rettungsassistent*innen sowie Pflegeassistent*innen und Sozialassistent*innen
4. Sowie die drei einzelnen Kategorien »*Sonstige Berufe*« (z. B. Operationstechnische Assistent*innen), »*Ohne Berufsabschluss*« und »*Pflegepersonal Gesamt*«.

Führt man nun diese Personaldaten mit der Pflegelast zusammen, entsteht daraus eine lange Liste aller Krankenhäuser samt Standorten, für die der PPQ ermittelt wurde (in der letzten Veröffentlichung waren dies 1679 Stück). Beispielhaft sind im Folgenden (▶ Tab. 2.8) zwei fiktive Krankenhäuser dargestellt.

Der PPQ listet zuerst das Institutionskennzeichen auf, um die Daten eindeutig einer Institution zuzuweisen, darauf folgt der Krankenhausname und in welchem Ort dieses Krankenhaus steht. Da Kliniken mehrere Standorte haben können, folgt danach die Standortnummer, der Name des Krankenhausstandortes sowie in welchem Ort der Standort ist.

In der beigefügten Tabelle sieht man zum einen das Beispiel-Haus 1, welches nur in Potsdam steht, während das zweite Beispielhaus den Standort in Nürnberg hat, obwohl der Hauptstandort in München ist.

Sodann ist der Kehrwert des PPQ ersichtlich, sprich die Kennzahl, die aussagen soll, wie belastet das Personal im vergangenen Datenjahr war. Konkret lässt sich am Beispiel festhalten, dass das Beispiel-Haus 1 weniger belastet war als das Beispiel-Haus 2, da sein Kehrwert niedriger ist.

Die nun sich anschließenden Daten zum Personal am Bett werden in Prozenten dargestellt. Beispielhaus 1 »besteht« sozusagen aus 79 % Gesundheits- und Krankenpfleger*innen, die weiteren Prozente verteilen sich querbeet durch die Personalgruppen.

Beispielhaus 2 wiederum hat zum einen einen höheren Kehrwert, zum anderen hat dieses Krankenhaus deutlich mehr Gesundheits- und Kinderkrankenpfleger*innen. Das lässt zumindest die Vermutung aufkommen, dass dieses Krankenhaus z. B. eine pädiatrische Fachabteilung haben könnte oder aber – warum auch immer – sehr viele Gesundheits- und Kinderkrankenpfleger beschäftigt.

Auffällig ist im Vergleich noch, dass Beispielhaus 2 gar keine »Sonstigen Berufe« beschäftigt und auch bei den Personen ohne Berufsabschluss im Vergleich nur eine geringe Zahl aufweist.

2.4.4 Die (begrenzte) Aussagekraft

An den beiden Beispielhäusern kann man dennoch nicht zu einer Aussage kommen, dass es gut ist, dass in Haus 1 10 % Menschen ohne Berufsabschluss »in der Pflege« arbeiten, während dies in Haus 2 nur 0,9 % sind. Dies könnte höchstens ein Hinweis aus finanzieller Perspektive sein, da die Personen in dieser Kategorie tendenziell nicht über das Pflegebudget bezahlt werden. Es kann aber keine Aussage darüber treffen, ob diese Personen z. B. zur Entlastung des Pflegepersonals notwendig und sinnvoll sind, denn die Tätigkeit selbst wird nicht erfasst oder irgendwie bewertet – es gilt das, was buchhalterisch dem Pflegepersonal zugeordnet ist.

Das führt zu einer generellen Problematik, denn der Kehrwert sagt absolut gar nichts über die Gegebenheiten vor Ort aus.

Zwar liegt der Verdacht nahe, dass bei einem hohen Kehrwert das Pflegepersonal belastet ist, allerdings berücksichtigt dieser nicht die Arbeitsbedingungen vor Ort. Es ist durchaus nicht undenkbar, dass pflegeintensive Patient*innen durch sehr gute Prozesse unterstützt werden und die anfallende Pflege-Arbeit daher vom Pflegepersonal vor Ort auch gut bewältigt werden kann. Klar kann man zu der Aussage kommen, dass eine hohe Fachkraftquote immer auch gut ist, bekanntlich zählt aber auch ein ausgewogener Qualifikationsmix. Hier herrscht also ein Wahrnehmungsbias, den man bei der Interpretation der Daten durchaus berücksichtigen sollte.

Tab. 2.8: Fiktives Beispiel der Darstellung des Pflegepersonalquotienten (eigene Zusammenstellung)

IK	Krankenhausname	Ort	Standortnummer	Name des Krankenhausstandortes	Ort des Krankenhausstandortes	Kehrwert des Pflegepersonalquotienten	Prozentuale Zusammensetzung des Pflegepersonals (Pflege am Bett)									
							Gesundheits- und Krankenpfleger*innen	Gesundheits- und Kinderkrankenpfleger*innen	Altenpfleger*innen	Akademischer Pflegeabschluss	Krankenpflegehelfer*innen	Altenpflegehelfer*innen	Medizinische und zahnmedizinische Fachangestellte	Anästhesietechnische Assistent*innen	Notfallsanitäter*innen und Rettungssanitäter*innen	Pflegeassistent*innen und Sozialassistent*innen	Sonstige Berufe	Ohne Berufsabschluss
123-456-789	Beispiel Haus1	Potsdam	123-456-789	Beispielkrankenhaus Haus 1	Potsdam	40,62	79,0 %	0,7 %	2,2 %	0 %	1,2 %	1,2 %	4,0 %	0,0 %	0,0 %	0,0 %	2,7 %	10,0 %
987-654-321	Beispiel Haus 2	Nürnberg	987-654-321	Hauptstandort Beispielkrankenhaus 2	München	55,47	71,7 %	22,9 %	1,7 %	0,3 %	1,1 %	1,2 %	0,0 %	0,0 %	0,0 %	0,0 %	0,0 %	0,9 %

Weiterhin ist die Bewertung unklar: Ist ein Mittelwert von 52,05 nun gut? Kann ich also als findige Pflegedienstleitung/Pflegedirektion nun ein persönliches Benchmark machen? Jein. Es ist möglich zu sagen, dass man besser oder schlechter als der Mittelwert oder das benachbarte Krankenhaus ist, aber stellt denn 52,05 nun einen guten Wert dar? Da es hierzu auch europaweit keinen Benchmark gibt und wie beschrieben hierzu auch keine eigentliche »Qualität« gemessen wird, ist die Aussagekraft dieser Daten äußerst begrenzt.

Besonders kritisch ist in meiner Wahrnehmung die Abbildung des Pflegepersonalquotienten als Ganzhausansatz wie es beim Bundes-Klinik-Atlas des Bundesgesundheitsministeriums derzeit mit dem Bild eines »Tachos« von »weit unterdurchschnittlich« bis »weit überdurchschnittlich« getan wird. Durch die Zusammenfassung des Quotienten für ein gesamtes Krankenhaus wird beispielsweise eine gute Pflegepersonalausstattung in einer Kinderklinik konterkariert, man könnte auch schwarz-weiß sagen, mit einer schlechten Pflegepersonalausstattung des restlichen Krankenhauses. Durch den Blick auf die Totale könnten nun beispielsweise Eltern durch die Pauschalisierung total verunsichert werden. Vielmehr werden einzelne Kliniken, die gar nicht im Zusammenhang stehen wie beispielsweise eine Kinderklinik zu einer Geriatrie, über einen Kamm geschoren und sie alle kriegen das Label »unterdurchschnittlicher Pflegepersonalquotient«. Weiterhin ist der Begriff des Pflegeaufwand wie bereits dargelegt irreführend: So wird der Leserschaft des Atlanten nahegelegt, dass der Aufwandsbegriff den tatsächlichen Aufwand einer Pflegefachkraft meint. Dazu fehlen aber wesentliche Kenngrößen wie beispielsweise die Pflegeprozessplanung oder die Evaluation von Zielen, Qualitätskriterien und so weiter.

Auch zum aktiven Steuern eignet sich der PPQ daher nur sehr indirekt, höchstens in Kombination mit den Personalkosten aus dem Pflegebudget, beispielsweise wenn die Quote bei den Personen »Ohne Berufsabschluss« zu hoch ist und dementsprechend das finanzielle Ergebnis des Krankenhauses belastet ist. Daher bietet sich im Verlauf der Jahre auch immer wieder an, dass die Daten der vergangenen Jahre miteinander verglichen werden. Durch den Anreiz des Pflegebudgets, so viel, was irgendwie Pflege ist, in das Pflegebudget zu stopfen, ist durchaus eine Verlagerung der prozentualen Verteilung zu erkennen, die aber ohne weitere Datentiefe auch nicht erklärbar ist: Hier kann man also ebenso nur auf der Basis von Vermutungen agieren.

Spannend wird in den nächsten Jahren sein, ob es eine generelle Kehrwertveränderung gibt.

Hierzu sind zwei Annahmen festzuhalten:

1. Der demografische Wandel führt dazu, dass mehr »aufwändigere« Patient*innen – der Begriff »pflegebedürftig« passt hier nicht, da der PPQ wie auch die Pflegelast keinen Pflegebedarf messen – in die Krankenhäuser kommen
2. Die Anzahl der Fachkraftquote wird tendenziell sinken, da das Delta zu Anzahl pflegebedürftiger Patient*innen zu Anzahl Fachpflegekräfte aufgrund des demographischen Wandels und einem voraussichtlichen Pflegekräftemangel größer wird (destatis, 2024).

Legt man diese zu Grunde, müsste eine Verlagerung des Kehrwerts nach rechts, sprich größer 52,05, und damit eine höhere Belastung in den Folgejahren zu sehen sein. Der PPQ könnte sich daher als indirekter Indikator der Wirksamkeit von Maßnahmen zur Entlastung nützlich machen.

Bleibt der PPQ in dieser Form bestehen, wird er auch weiterhin im Fachdiskurs stiefmütterlich behandelt. Kaum eine Pflegefachkraft kennt den PPQ, kaum eine wird diesen nutzen um sich darüber das Krankenhaus mit der niedrigsten Belastung auszusuchen.

Gleiches lässt sich wohl auf die Patient*innen übertragen, denn dafür ist der PPQ zu ungriffig und zu komplex, um außerhalb von Fachpersonal damit etwas anzufangen.

Nun ist man verleitet zu sagen, dass die Bevölkerung auf komplexe Fragen leichte Antworten möchte, die kann es aber auch an der Baustelle Fachkräftemangel nicht geben.

2.4.5 Eine neue Untergrenze?

Wie ganz zu Beginn dieses Kapitels erwähnt, gehört der PPQ eigentlich nicht so richtig in die Reihe der Pflegepersonalbedarfsbemessungsinstrumente, da er derzeit nur eine abbildende Funktion hat. Genau in diesem »derzeit« steckt aber der Blick in die Zukunft: Die Implementierung einer neuen Untergrenze. Denn bereits der § 137j in Abs. 2 sieht vor, dass das BMG ermächtigt ist, per Rechtsverordnung aber mit Zustimmung des Bundesrates eine »Untergrenze [...] für das erforderliche Verhältnis zwischen Pflegepersonal und Pflegeaufwand festzulegen, bei der widerlegbar vermutet wird, dass eine nicht patientengefährdende pflegerische Versorgung noch gewährleistet ist«.

Dies entspricht also der gleichen Systematik wie bei der Pflegepersonaluntergrenzenverordnung, bei der eine rote Linie eingezogen wird, sie heißt hier aber Pflegepersonalquotient-Untergrenze (PPQ-Untergrenze): Wird diese unterschritten, gäbe es Sanktionen.

Allerdings: Bisher hat der Gesetzgeber davon noch keinen Gebrauch gemacht, bisher gibt es keine Untergrenze, welche über den PPQ errechnet wird. Interessant ist auch der Hinweis, dass der Bundesrat zu einer neuen Untergrenze zustimmen muss. Dies wiederum ist vermutlich darin begründet, da der Gesetzgeber für das Unterschreiten der PPQ-Untergrenze entweder die Möglichkeit der Vergütungsabschläge oder der Fallzahlreduzierung vorsieht. Insbesondere der letzte Teil der Sanktionierung könnte dann dazu führen, dass beispielsweise ländliche Regionen nicht mehr versorgt werden können, obwohl das dort ansässige Krankenhaus notwendig wäre – es liegt also im Interesse der Bundesländer, hier nicht dem Bund die alleinige Steuerung zu überlassen, denn dies ist Aufgabe der Länder.

Allerdings sieht das Gesetz auch hier schon Hebel vor: Die genannte Fallzahlverringerung darf nur so weit sein, wie sie zum Ausgleichen der PPQ-Untergrenze nötig wäre und nicht darüber hinaus, gleiches gilt für die Vergütung: Diese müssen in einem angemessenen Verhältnis zum Grad der Unterschreitung der PPQ-Untergrenze stehen. Es gibt auch noch zwei weitere Hebel:

1. Die Sanktionen können durch Maßnahmen ergänzt werden, die das Krankenhaus zur Gewinnung zusätzlichen Pflegepersonals zu ergreifen hat. Dies ist etwas, was wir auch schon bei der QFR-RL annähernd kennen. Gemeint sind hier beispielsweise Maßnahmen der Werbung, Aufbau von Ausbildungskapazitäten, Verbesserung der Arbeitsbedingungen etc.
2. Es ist in begründeten Ausnahmefällen möglich, dass bereits vereinbarte Sanktionen vorübergehend ausgesetzt werden.

Wie genau diese Sanktionen berechnet werden, wurde in einer separaten »Pflegepersonalquotient-Sanktions-Vereinbarung« vereinbart, dies war ein Auftrag aus dem Gesetz an den Spitzenverband-Bund der Krankenkassen (GKV-SV) und der Deutschen Krankenhausgesellschaft (DKG) (Deutsche Krankenhausgesellschaft & GKV-Spitzenverband, 2019) Diese Sanktionsvereinbarung gibt es bereits seit dem Sommer 2019, sie wurde aber bisher noch nie angewandt und seitdem auch nicht angepasst. Warum ist das so: Wie eingangs erwähnt, gibt es bisher keine Untergrenze, dementsprechend kann auch keine Sanktion getätigt werden.

2.4.6 Abschließende Beurteilung des PPQ

Den PPQ als »unnötig« abzustempeln, wäre sicherlich zu einfach. Ihn als besonders hilfreich und mit großen Implikationen für die Steuerung eines Krankenhauses zu bezeichnen, wäre allerdings auch zu viel.

Der PPQ hat die Schwierigkeit, dass er in der Systematik nicht beständig war, hinzu kommt die Corona-Pandemie, welche die Daten ordentlich durcheinandergewirbelt hat. Der PPQ hatte es bis dato also schlicht und ergreifend nicht einfach. Inwieweit die Akzeptanz und damit auch die Fähigkeit zur Abbildung doch noch einen Mehrwert bieten, wird die Zeit zeigen, auch vor dem Hintergrund der Gesamtzusammenfassung von Daten für die Bevölkerung, um »gute oder schlechte Pflege« darzustellen.

Ob es nun gut oder schlecht ist, dass der Gesetzgeber noch nicht die Möglichkeit ergriffen hat, eine neue Untergrenze zu implementieren, ist in erster Linie eine Frage der persönlichen Perspektive auf die Gesamtsystematik von Untergrenzen und deren Wirksamkeit. Hier hat sich der PPQ bei den anderen Instrumenten einzuordnen, denn er ist eben auch nur ein – noch nicht funktionsfähiges – Instrument, neben einigen anderen.

Abschließend ist festzuhalten, dass es also derzeit nicht Sinn und Zweck des PPQ ist groß zu bewerten und zu beurteilen, der PPQ soll in erster Linie abbilden. Die Verknüpfung und Pauschalisierung der Daten über einen Tacho für die Bevölkerung ist indes deutlich zu kritisieren. Rückschlüsse aus den Daten des PPQ müssen insbesondere die Politik sowie Interessensvertretungen ziehen. Es bleibt also auch hier spannend.

2.4.7 Literatur

Bensch, S. (2013). *Konstruktvalidität der Module »Mobilität« und »Kognitive und kommunikative Fähigkeiten« des Neuen Begutachtungsassessments zur Feststellung von Pflegebdürftigkeit*. Hpsmedia.

Statistisches Bundesamt (Destatis) (2024). *Pressemitteilung Nr. 033 vom 24. Januar 2024* Zugriff am 17.04.2024 unter: https://www.destatis.de/DE/Presse/Pressemitteilungen/2024/01/PD24_033_23_12.html

Deutsche Krankenhausgesellschaft & GKV-Spitzenverband (2019). *Vereinbarung gemäß § 137j Abs. 2 Satz 2 SGB V über Sanktionen bei Unterschreitung der nach § 137j Abs. 2 Satz 1 festgelegten Untergrenze für den Pflegepersonalquotienten (Pflegeperosnalquotient-Sanktions-Vereinbarung)*. Zugriff am 17.04.2024 unter https://www.gkv-spitzenverband.de/media/dokumente/krankenversicherung_1/krankenhaeuser/pflegepersonaluntergrenzen/2019_07_16_KH_PpQ-Sanktions-Vereinbarung.pdf

Institut für das Entgeltsystem im Krankenhaus (2023a). *Pflegepersonalquotienten*. Zugriff am 10.04.2024 unter https://www.g-drg.de/pflegepersonalunterngrenzen-2023/pflegepersonalquotienten.

Institut für das Entgeltsystem im Krankenhaus (2023b). *Erläuterungen zum Katalog zur Risikoadjustierung für Pflegeaufwand (Pflegelast-Katalog)*. Zugriff am 11.04.2024 unter https://www.g-drg.de/content/download/13144/file/Erl%C3%A4uterungen%20zum%20Katalog%20zur%20Risikoadjustierung%20f%C3%BCr%20Pflegeaufwand%20%28PflegelastKatalog%29%20-%20Version%202024.pdf

Institut für das Entgeltsystem im Krankenhaus (2023c). *Hinweise zur Veröffentlichung der vergleichenden Zusammenstellung der Pflegepersonalquotientien gemäß § 137j Abs. 1 Satz 9 SGB V im Jahr 2023*. Zugriff am 10.02.2025 https://www.g-drg.de/content/download/13153/file/Ver%C3%B6ffentlichung%20gem.%20%C2%A7%20137j%20Abs.%201%20Satz%209%20SGB%20V.pdf

Institut für das Entgeltsystem im Krankenhaus (2023d). *Pflegelast-Katalog Version 2024*. Zugriff am 11.04.2024 unter https://www.g-drg.de/content/download/13142/file/Pflegelast-Katalog_Version_2024.pdf

Jürgensen, A. (2023). *Pflegehilfe und Pflegeassistenz. Ein Überblick über die landesrechtlichen Regelungen für die Ausbildung und den Beruf*. Zugriff am 12.04.2024 unter https://www.bibb.de/dienst/publikationen/de/download/19206

2.5 Die PPR 2.0 – ein Instrument aus der Pflege zur Personalbedarfsermittlung

Ingo Böing

Die Pflege-Personalregelung (PPR) ist ein Instrument, welches mit viel pflegefachlicher Expertise entwickelt und weiterentwickelt wurde. Die Zielsetzung ist die Ermittlung von notwendigem Pflegepersonal, das sich an den Versorgungsbedarfen der Patient*innen im Krankenhaus orientiert. Als weiterer wichtiger Faktor kann durch das Instrument eine objektivierte Verteilung der vorhandenen Personalressourcen innerhalb eines Krankenhauses vorgenommen werden. Damit leistet das Instrument eine wichtige Aufgabe, um den Personalbedarf regional, versorgungsspezifisch und fachbereichsbezogen zu beobachten und geeignete und wirksame Maßnahmen gegen den Personalmangel zu erarbeiten und einzuleiten.

> Neben der PPR für Erwachsene ist auch die Kinder-PPR sowie die Kinder-Intensiv-PPR erarbeitet worden. Dieses Buchkapitel bezieht sich inhaltlich überwiegend auf die PPR für Erwachsene.

2.5.1 Die Pflegepersonal-Regelung (PPR) in den frühen 1990er Jahren

Bereits seit den 50er Jahren des 20. Jahrhunderts sind »Schwesternmangel«, »Pflegenotstand« und »Unterfinanzierung der Krankenhäuser« prägende Begriffe in der Bundesrepublik Deutschland (Simon, 2018). Nachdem sich die Krankenkassen und die Deutsche Krankenhausgesellschaft im Juli 1989 nicht auf gemeinsame Empfehlungen für den Personalbedarf im Pflegedienst der Krankenhäuser einigen konnten, ging die Zuständigkeit zur Bestimmung der Maßstäbe und Grundsätze im Juli 1990 auf die Bundesregierung über (Bundestags-Drucksache 12/3608; § 19 KHG i. d. F. des KHKG, 1981).

Bereits im August 1990 gab es eine Anhörung der Länder und Verbände, woraufhin im September 1990 eine Expertengruppe aus Pflegefachleuten, Ärztinnen und Ärzten und Verwaltungsdirektor*innen gebildet wurde. Diese Expertengruppe erarbeitete unter dem Vorsitz des Bundesministeriums für Gesundheit (BMG)

> »ein neues übersichtliches Raster zur Einstufung der Patienten in je drei Pflegestufen in der »Allgemeinen Pflege« und »Speziellen Pflege« […], die die Breite des pflegerischen Aufwands differenziert widergeben« (Bundestags-Drucksache 12/3608, S. 144).

Die dadurch entstandenen neun Patientengruppen wurden mit Zeitwerten hinterlegt, die mithilfe von umfangreichen Tätigkeitsprofilen entwickelt wurden, schließlich in insgesamt 84 Krankenhäusern der »alten« und »neuen« Bundesländer getestet und als gut handhabbar eingeschätzt (ebd.).

Schließlich wurde mit dem Gesundheits-Strukturgesetz zum 01.01.1993 die »Regelung über Maßstäbe und Grundsätze für den Personalbedarf in der stationären Krankenpflege (Pflege-Personalregelung)« eingeführt. Die Notwendigkeit einer Personalbedarfsermittlung wurde mit einer sich ändernden Versorgungslandschaft argumentiert, nämlich dem medizinisch-technischen-Fortschritt mit einer Zunahme diagnostisch-therapeutischer Verfahren und der damit verbundenen Leistungsausweitung, sowie dem Bedarf an vermehrten pflegerischen Leistungen in einem demographischen Wandel mit mehr älteren, multimorbiden und chronisch Erkrankten Menschen. Als weiterer Grund wurde die verkürzte Verweildauer bei Anstieg der Fallzahl angeführt (ebd.). Auch das Thema Fachkräftesicherung spielte eine Rolle, denn der Gesetzgeber analysierte, »daß immer weniger junge Menschen für den anspruchsvollen Beruf der Krankenpflege gewonnen werden können und immer mehr ihn verlassen« (ebd., S. 144).

Die nachfolgenden Änderungen der Vergütungsstrukturen vom Selbstkostendeckungsprinzip hin zu einer Vergütung mit Fallpauschalen und Sonderentgelten wird bereits in der Pflege-Personalregelung (PPR) angekündigt, was zu einer verstärkten Nutzung als Instrument zur Qualitätssicherung anstatt zur Budgetfindung führen werde (ebd.).

Grundsätze der Anwendung der PPR

Die PPR sollte die Voraussetzungen verbessern, unter denen die Pflege im Krankenhaus möglich ist, und sich dabei an den pflegerischen Leistungen orientieren. Ziel war es, vor allem die Pflegequalität zu verbessern und sicherzustellen sowie die Professionalisierungsentwicklungen in der Pflege im Krankenhaus zu fördern, indem der gesetzliche Rahmen dafür geschaffen wurde (Zerbe & Heisterkamp, 1995).

Die Leistungsbereiche der Allgemeinen Pflege (A-Bereich) sind Körperpflege, Ernährung, Ausscheidung sowie Bewegung und Lagerung. In den für die Berechnung der Minutenwerte zugrunde liegenden Tätigkeitsprofilen sind aber auch die Bereiche Kommunikation sowie Pflegeplanung und -dokumentaion berücksichtigt, werden aber nicht als Einstufungsmerkmale berücksichtigt (ebd.). Die Leistungsbereiche der Speziellen Pflege (S-Bereich) sind Leistungen im Zusammenhang mit Operationen, Invasiven Maßnahmen und akuten Krankheitsphasen, Leistungen im Zusammenhang mit medikamentöser Versorgung sowie Leistungen im Zusammenhang mit Wund- und Hautbehandlung. In den Tatigkeitsprofilen sind aber auch Leistungen wie Teilnahme an ärztlichen Visiten, Gewinnen von Untersuchungsmaterial, pflegetechnische Leistungen (z. B. abführende Maßnahmen oder Legen von Blasenkathetern und Sonden) sowie das Anfordern von diagnostischen und therapeutischen Leistungen enthalten (ebd.).

Der Pflegegrundwert erfasste die pflegerischen Leistungen, die keinen direkten Bezug zur Versorgung von Patient*innen haben, aber von entscheidender Bedeutung für die Pflegequalität sind, wie zum Beispiel Leitungsaufgaben, Besprechungen, Fortbildungen und Maßnahmen im Rahmen der pflegerischen Qualitätssicherung. Der Fallwert bildete die Aufgaben im Zusammenhang mit Aufnahmen und Entlassungen ab und wurde nur einmal pro Fall berechnet, auch wenn es innerhalb eines Krankenhauses zu Verlegungen kam (ebd.). Zusätzlich wurde für die Versorgung gesunder Neugeborener ein täglicher Wert von 110 Minuten angesetzt (ebd.). Die Tabelle (▶ Tab. 2.9) gibt einen Überblick über die Minutenwerte der möglichen Einstufungen.

Aussetzung und Abschaffung der PPR

Nach dem ersten Jahr der Erfassung der PPR wurde von einem Personalmehrbedarf von ca. 20 % oder 52.000 Stellen Vollzeitäquivalente auf den somatischen Normalstationen ausgegangen. Mit den Intensivstationen wäre ein Personalmehrbedarf von 61.000 Stellen Vollzeitäquivalente notwendig geworden und damit insgesamt 350.000 Stellen Vollzeitäquivalente in den deutschen Krankenhäusern als Soll-Besetzung nach PPR. Es wurden zwischen 1994 und 1996 aber nur 16.000 Stellen geschaffen, wovon zwischen 1997 und 2001 wiederum 14.000 Stellen abgebaut wurden (Simon, 2018). Die Bundesregierung sprach dagegen von einen Stellenaufbau zwischen 1993 bis 1996 von 21.000 Stellen, was deutlich mehr war, als die erwarteten 13.000 Personalstellen (Bundestags-Drucksache 13/6087).

Mit dem 2. GKV-Neuordnungsgesetz wurde die PPR zum 01.01.19997 aufgehoben, nachdem sie bereits seit 1996 wegen erheblicher

Tab. 2.9: Tägliche Minutenwerte der Erwachsenen-PPR (eigene Zusammenstellung)

Allgemeine Pflege / Spezielle Pflege	A1 Grundleistungen	A2 Erweiterte Leistungen	A3 Besondere Leistungen
S1 Grundleistungen	52 Minuten	98 Minuten	179 Minuten
S2 Erweiterte Leistungen	62 Minuten	108 Minuten	189 Minuten
S3 Besondere Leistungen	88 Minuten	134 Minuten	215 Minuten
Weitere Minutenwerte und besondere Erfordernisse:	Grundwert: 30 Minuten	Versorgung gesunder Neugeborener: 110 Minuten	Fallwert (einmal pro Fall): 70 Minuten

Mehrkosten ausgesetzt worden war. Dadurch wurden die Regelungen zur Personalbedarfsermittlung wieder an die Selbstverwaltungspartner Deutsche Krankenhausgesellschaft und GKV-Spitzenverband übertragen. Als Gründe der Aufhebung wurden genannt: Erstens ein höherer als erwarteter Stellenaufbau, zweitens das verstärkte wettbewerbliche Vergütungssystem, welches mit der PPR mit einer Finanzierung im Selbstkostendeckungsprinzip nicht kompatibel ist, sowie drittens der Zweifel darüber, ob die PPR die Situation der einzelnen Krankenhäuser sachgerecht abbilden kann (Bundetags-Drucksache 13/6087). Im Sinne der Deregulierung wurden die weiteren Regelungen inklusive der Weiterentwicklung des Entgeltsystems an die Selbstverwaltungspartner übertragen (Bundetags-Drucksache 13/6087).

2.5.2 Die PPR 2.0 wird entwickelt

Konzertierte Aktion Pflege

Die Konzertierte Aktion Pflege (KAP) wurde im Juli 2018 zusammengerufen als gemeinsame Initiative der drei Bundesministerien für Gesundheit einerseits, zusammen mit den Bundesministerien für Familie, Senioren, Frauen und Jugend sowie Arbeit und Soziales andererseits. Beteiligt wurden die Bundesländer, Pflegeberufs- und Pflegeberufsausbildungsverbände, Verbände der Pflegeeinrichtungen und Krankenhäuser, die Kirchen, Pflege- und Krankenkassen, Betroffenenverbände, die Berufsgenossenschaft, die Bundesagentur für Arbeit sowie die Sozialpartner. Im Rahmen der KAP kam die Pflege-Personalregelung wieder ins Gespräch, im Rahmen des Auftrages die Grundlagen der Pflegepersonalausstattung in Krankenhäusern weiterzuentwickeln. Die Arbeitsgruppe 2 vereinbarte folgendes:

»Der Deutsche Pflegerat, die Deutsche Krankenhausgesellschaft und ver.di entwickeln bis 31. Dezember 2019 einen Interims-Vorschlag für ein Pflegepersonalbemessungsverfahren und präsentieren dieses den Selbstverwaltungspartnern und dem Bundesministerium für Gesundheit. Das Bundesministerium für Gesundheit wird diesen Vorschlag im Lichte der Zielsetzungen der Konzertierten Aktion Pflege ergebnisoffen prüfen« (Bundesministerium für Gesundheit 2019, S. 47).

Dieses Interimsinstrument sollte auf der bestehenden Pflege-Personalregelung aufbauen, um schnell in die Anwendung kommen zu können und in der Kürze der Zeit keine große Entwicklungsarbeit leisten zu müssen. Die notwendigen Vorarbeiten für ein Aktualisierung der PPR wurden vom Deutschen Pflegerat bereits mit der Entwicklung einer Einstufung A4 geleistet, wodurch der Pflegekomplexmaßnahmen-Score (PKMS) ersetzt werden sollte. Durch die Ausgliederung der Pflegepersonalkosten für die unmittelbare Versorgung von Patient*innen aus den DRGs und die fallunabhängige Finanzierung der Pflegepersonalkosten über ein Pflegebudget, wurde die Fortführung des PKMS zur Abrechnung nicht mehr notwendig, aber eine Abbildung der pflegerischen Leistung bei besonders aufwändigen Patient*innen wurde als notwendig erachtet (Jahn et al., 2020).

In einer zweiten Vereinbarung der KAP sollte ein wissenschaftlich fundiertes Pflegepersonalbemessungsinstrument unter Berücksichtigung bestehender Regelungen entwickelt und erprobt werden:

> »In einem zweiten Schritt soll durch die Selbstverwaltungspartner unter Beteiligung der maßgeblichen Akteure ein wissenschaftlich fundiertes Pflegepersonalbemessungsinstrument entwickelt und nach Erprobung – zum Beispiel im Wege von Modellvorhaben – zur Umsetzung vorgeschlagen werden. Dabei sind die bestehenden Regelungen zu Personalvorgaben zu berücksichtigen. Das Bundesministerium für Gesundheit begleitet diesen Prozess intensiv und unterstützt ihn.« (Bundesministerium für Gesundheit 2019, S. 47).

Aus dem Bericht der KAP geht hervor, dass es zu der Entwicklung von Instrumenten zur Pflegebedarfserfassung unterschiedliche Ansichten gab. So favorisierten die Deutsche Krankenhausgesellschaft, die Bundesarbeitsgemeinschaft der Freien Wohlfahrtspflege, der Bundesverband privater Anbieter sozialer Dienste, die Pflegeberufsverbände, Verdi und der Bevollmächtigte der Bundesregierung für Pflege ein Instrument, dass sich an den anerkannten Standards einer qualitativ hochwertigen Patientenversorgung orientiert und den notwendigen Pflegebedarf der Patient*innen abbildet, wohingegen der GKV-Spitzenverband befindet, dass ausgearbeitete und wissenschaftlich fundierte Vorschläge, die eine Pflegebedarfs- und Leistungserfassung ermöglichen, bereits vorliegen (ebd.).

Pflegewissenschaftliche Weiterentwicklung zur PPR 2.0

Entsprechend des Auftrages aus der KAP wurde von den Organisationen Deutscher Pflegerat (DPR), der Deutschen Krankenhausgesellschaft (DKG) und der Gewerkschaft Verdi fristgerecht im Januar 2020 die Pflege-Personalregelung 2.0 (PPR 2.0) zur sofortigen Einsatzfähigkeit vorgelegt.

Im Fokus der grundlegenden Überarbeitung und Modernisierung der PPR stand eine Aktualisierung der Grund- und Fallwerte und eine fachlich-inhaltliche Bewertung der Leistungsinhalte in den Bereichen Allgemeine Pflege (A-Bereich) und Spezielle Pflege (S-Bereich), sowie eine Ausweitung der Gültigkeit von 14 Stunden (6.00–20.00 Uhr) auf 16 Stunden (6.00–22.00 Uhr), womit in der Regel die beiden Tagschichten von der PPR 2.0 abgedeckt sind (Jahn et. al, 2020). Die bedeutendste Anpassung der PPR ergab sich durch die Schaffung einer neuen PPR-Stufe A4 und entsprechend einer neuen Stufe S4. Auch die Minutenwerte wurden leicht angepasst. Außerdem ein erweiterter Grundwert für Patient*innen mit einer Isolation geschaffen (▶ Tab. 2.9).

Um die überarbeitete und modernisierte Pflege-Personalregelung auf ihre Praxistauglichkeit (Handhabbarkeit und Umsetzbarkeit) zu überprüfen, wurde das Institut für Gesundheits- und Pflegewissenschaft der Medizinischen Fakultät der Martin-Luther-Universität von der Deutschen Krankenhausgesellschaft beauftragen einen Pre-Test durchzuführen. Dieser fand in 44 teilnehmenden Krankenhäusern, die als Gelegenheitsstichprobe ausgewählt wurden, statt (Fleischer,

2020). Im Pre-Test wurde ein Vergleich zwischen der originalen PPR und der modernisierten PPR durchgeführt, der zu dem Schluss kam, dass sich die Einstufungen nur geringfügig unterscheiden zwischen den beiden Versionen (ebd.). Außerdem wurde eine Korrelation zwischen PPR-Einstufung in »Allgemeiner Pflege« und Pflegegrad der Patient*innen untersucht, die mit einem Spearman'schen-Rangkorrelationskoeffizienten von rho = 0,4 nur einen mittleren Zusammenhang feststellen konnte (ebd.). Eine Erhebung weiterer Indikatoren, wie dem PKMS, dem Barthel-Index und dem erweiterten Barthel-Index oder Mini-Mental-Status-Test (MMST) konnte dagegen mit einem Spearman'schen-Rangkorrelationskoeffizienten von rho = 0,8 einen starken Zusammenhang zwischen »Allgemeiner Pflege« und dem Barthel-Index feststellen (ebd.). Insgesamt 90 Nutzer*innen (knapp 60 % der Gesamtheit) der 7-tägigen Erhebungsphase wurden im Anschluss per Fragebogen zur Anwendbarkeit der PPR 2.0 und zu Missed-nursing-care befragt. Dabei kam heraus, dass die Einstufung im A-Bereich leichter fiel als im S-Bereich, wobei immer noch eine gute Durchführbarkeit bewertet wurde. Auf die Frage, ob die PPR 2.0 zeitsparend zu erfassen ist, ergab sich ein ausgeglichenes Bild. Als Schlussfolgerung des PreTest schreibt Fleischer:

> »Insgesamt konnte der Pre-Test zeigen, dass die Durchführung der PPR 2.0 nur wenige Rückfragen oder Unklarheiten bei den Durchführenden aufwarf« (ebd., S. 27).

Politischer Einführungsprozess

Im Januar 2020 wurde schließlich fristgerecht dem Bundesgesundheitsministerium die PPR 2.0 vom Deutschen Pflegerat, der Deutschen Krankenhausgesellschaft und Verdi, mit dem Wunsch der zeitnahen Einführung, präsentiert (Jahn et al., 2020). Daraufhin wurde in der weiteren Legislaturperiode bis Dezember 2021 vom damaligen Bundesgesundheitsminister Spahn die Einführung verzögert. Ein Aspekt der Argumentation gegen die PPR 2.0 war, dass ein Interimsinstrument keinen Sinn mache. Die Erarbeitung eines fachlich hergeleiteten Personalbemessungsinstruments werde favorisiert – damit folgte der Minister der Argumentation des GKV-Spitzenverbandes (Osterloh, 2021). Schließlich wurde mit dem Gesundheitsversorgungsweiterentwicklungsgesetz der § 137k im SGB V gesetzlich verankert, womit ein wissenschaftlich fundiertes Personalbemessungsinstrument bis zum 31.12.2024 entwickelt werden sollte. Die Einführung eines Interimsinstrumentes war damit vom Tisch. Die Deutsche Krankenhausgesellschaft, der GKV-Spitzenverband und der Verband der Privaten Krankenversicherung einigten sich schließlich fristgerecht auf eine Leistungsbeschreibung für ein wissenschaftlich fundiertes Personalbemessungsinstrument und reichten diese beim BMG ein. In der restlichen Legislaturperiode wurde aber kein Einvernehmen mit dem Bundesgesundheitsministerium hergestellt und entsprechend wurde der Auftrag zur Weiterentwicklung nach § 137k SGB V nicht ausgeschrieben.

Im Koalitionsvertrag der Ampelregierung schließlich tauchte die PPR 2.0 wieder namentlich auf, mit einem Bekenntnis zur kurzfristigen Einführung:

> »Kurzfristig führen wir zur verbindlichen Personalbemessung im Krankenhaus die Pflegepersonalregelung 2.0. (PPR 2.0) als Übergangsinstrument mit dem Ziel eines bedarfsgerechten Qualifikationsmixes ein.« (SPD, Bündnis 90/Die Grünen und FDP, 2021, S. 64).

Diesem Auftrag kam das Bundesgesundheitsministerium auch nach, indem im August 2022 ein Referentenentwurf eines Krankenhauspflegeentlastungsgesetzes (KHPflEG) veröffentlicht wurde. Die Stellungnahmen der Entwicklerorganisationen der PPR 2.0 sahen noch deutlichen Nachbesserungsbedarf im Gesetzesentwurf. Unter anderem sollte namentlich auf die PPR 2.0 Bezug genommen werden, damit nicht ein Instrument eingeführt wird, das lediglich an die PPR 2.0 angelehnt ist. Außerdem wurde der Nicht-Einbezug der Intensivstationen massiv kritisiert (Deutsche Krankenhausgesellschaft, 2022, Deutscher Pflegerat, 2022, Vereinte Dienstleistungsgewerkschaft, 2022). Im weiteren Gesetzgebungsprozess wurde entsprechend nachgebessert und ein ganz neues Zukunftsszenario für die Personalbedarfsermittlung in der Pflege im Krankenhaus geschaffen. Wie ursprünglich geplant, wird die PPR 2.0 als Interimsinstrument eingeführt, allerdings mit einer vorher noch stattgefundenen Erprobungsphase, die vom BMG finanziert wurde. Parallel erfolgt die wissenschaftliche Weiterentwicklung der Personalbemessung in der Pflege im Krankenhaus (WiWePP), die in einem folgenden Kapitel (▶ Kap. 2.5.4) genauer erläutert wird. Diese basiert entgegen der ursprünglichen Denkweise auf der PPR 2.0, wodurch verhindert werden soll, dass unterschiedliche Instrumente innerhalb weniger Jahre eingeführt werden.

Erprobungsphase der PPR 2.0

Das Bundesministerium für Gesundheit hat im Januar 2023 als Erprobungsphase ein Gutachten zur Erprobung der Pflegepersonalregelung 2.0 (PPR 2.0) und der Kinder-Pflegepersonalregelung 2.0 (Kinder-PPR 2.0) ausgeschrieben. Laut Leistungsbeschreibung sollte ein Konzept für die Erprobung der Personalbemessungsinstrumente PPR 2.0 und Kinder-PPR 2.0 entwickelt und umgesetzt, die Reliabilität stichprobenartig überprüft und die Erfahrungen aus der Anwendung mit einer Fokusgruppe erörtert werden. Neben den somatischen Normalstationen wurden im Bereich der Kinder-PPR 2.0 auch die Intensivstationen eingebunden. Den Auftrag zur Erprobung der PPR 2.0 hat die Wirtschaftsprüfungsgesellschaft KPMG im März 2023 erhalten und gestartet (KPMG, 2023). Der Zeitplan konnte nicht wie im Gesetzestext vorgesehen eingehalten werden, insofern stand ein etwas kürzerer Zeitraum der Erprobung zur Verfügung, damit der Abschlussbericht nach ursprünglicher Zeitplanung vorgelegt werden konnte.

Die ausgewählte Stichprobe bestand aus 245 Krankhäusern und bildete die Kriterien *Größe*, *Regionalität* und *Trägerschaft* größtenteils repräsentativ ab. Von dieser nahmen ca. 44 % der Krankenhäuser letztendlich teil, das waren 65 Krankenhäuser für die Erwachsenen-PPR 2.0 und 44 Häuser aus dem Kinder-PPR 2.0 Anwendungsbereich. Zusätzlich gab es für Krankenhäuser auch die Möglichkeit freiwillig teilzunehmen, das waren 59 Krankenhäuser für die Erwachsenen-PPR 2.0 und 24 Krankenhäuser für die Kinder-PPR 2.0 (ebd.).

Ergebnis der Erprobungsphase war ein durchschnittlicher Erfüllungsgrad der Personalbesetzung von ca. 80 % auf den Erwachsenen-Stationen und von ca. 90 % auf den Kinderstationen. Dabei konnten im Erprobungszeitraum von Mai–Juli 2024 jahreszeitliche Schwankungen nicht ermittelt werden. Ein weiteres Ergebnis waren die Anteile der verschiedenen Berufsgruppen im Qualifikationsmix. Im Erwachsenen-Bereich waren mit 70 % die Gesundheits- und Krankenpfleger*innen mit dreijähriger Ausbildung die mit Abstand größte Berufsgruppe, gefolgt von Menschen ohne Berufsabschluss (welche nicht in der PPR 2.0 anrechenbar sind) und von Krankenpflegehelfer*innen. Im Kinder-Bereich wurden Gesundheits- und Kinderkrankenpfleger*innen mit dreijähriger Ausbildung mit über 80 % ermittelt, gefolgt von Gesundheits- und Krankenpfleger*innen und Menschen ohne Berufsabschluss (ebenfalls nicht anrechenbar in der Kinder-PPR 2.0) (ebd.).

Die Anwendbarkeitsbefragung und die Befragung der Fokusgruppen haben Fragen zur notwendigen Zeit für die PPR-Erfassung und zur Anwendbarkeit der A- und S-Einstufungen beantwortet. Der Schulungsbedarf für die Erwachsenen-PPR betrug überwiegend zwischen 20 und 40 Minuten und der tägliche Aufwand pro Patient*in zwischen eine und fünf Minuten, während die Kinder-PPR überwiegend über 120 Minuten Schulungsbedarf benötigte und eine tägliche Einstufung mit einer bis zehn Minuten angegeben wurde (ebd.)

> »Zusammenfassend lässt sich für den Erwachsenenbereich festhalten, dass die Einführung der PPR 2.0 trotz des höher empfundenen Aufwands […] im Vergleich zur vorherigen Version als ein Schritt in die richtige Richtung empfunden wird« (KPMG 2023, S. 2) und auch die Kinder-PPR wurde «Grundsätzlich […] von den Teilnehmenden positiv aufgenommen« (ebd., S. 2). Zudem wurde «von allen Teilnehmenden […] geäußert, dass beide Anwendungsvorschriften im Sinne eines lernenden Systems weiter angepasst und intensiv geschult werden müssten, um eine einheitliche Anwendung und Einstufungsqualität bei einer verbindlichen Nutzung zu gewährleisten.«(ebd., S. 2)

Das Bundesministerium für Gesundheit kam entsprechend zu dem Schluss, dass die Erprobungsphase erfolgreich verlaufen sei und hat als Folgeschritt eine Rechtsverordnung erarbeitet.

Verabschiedung der Pflegepersonalbemessungsverordnung (PPBV)

Die Pflegepersonalbemessungsverordnung (PPBV) stellt einen Meilenstein in der Implementierung der PPR 2.0 dar, da sie den rechtskräftigen gesetzliche Rahmen bildet. Als Zielstellung soll sichergestellt werden, dass Krankenhäuser mit einer ausreichenden Zahl an Pflegekräften arbeiten. Die PPBV wurde vom Bundesgesundheitsministerium erarbeitet und ist in einem Stellungnahmeverfahren mit den relevanten Stakeholdern weiterentwickelt worden. Die Rückmeldungen fielen differenziert aus, die drei Entwicklerorganisationen haben die Verordnung aber alle als begrüßenswert dargestellt und die sofortige Einführung der PPR 2.0 bekräftigt und erkannt, dass das Instrumentarium im Sinne eines lernenden Instrumentes zu verstehen ist (Deutsche Krankenhausgesellschaft, 2023; Deutscher Pflegerat, 2023; Vereinte Dienstleistungsgewerkschaft, 2023). Der Deutsche Pflegerat sah vor allem die Schaffung eines Instituts für die Personalbemessung in der Pflege (InPeP) als wichtig an, damit auch über die Einführungsphase, Konvergenzphase und Weiterentwicklung hinaus, eine verstetigte pflegewissenschaftliche Evaluation des Instrumentes mit pflegefachlicher Anpassung möglich wird (Deutscher Pflegerat, 2023). Die Deutsche Krankenhausgesellschaft forderte im Verlauf die Pflegepersonaluntergrenzen schnellstmöglich in der PPR 2.0 bzw. Kinder-PPR 2.0 aufgehen zu lassen, um Doppeldokumentation und zusätzliche Bürokratiebelastung zu vermeiden (Deutsche Krankenhausgesellschaft, 2023). Die Gewerkschaft Verdi konzentrierte sich in der Kritik auf das Fehlen jeglicher zeitlicher und inhaltlicher Vorgaben zur Umsetzung einer Konvergenzphase als auch von Sanktionsregelungen (Vereinte Dienstleistungsgewerkschaft, 2023). Ein weiterer Kritikpunkt war die Unterteilung in Pflegefachkräfte für Erwachsen und Kinder. Ein Punkt der im Zuge der Überarbeitung fallen gelassen wurde. In der Version der PPBV, die am 01.06.2024 ihre Gültigkeit erlangte, wird nur noch zwischen Pflegefachkräften und Pflegehilfskräften unterschieden, denen jeweils verschiedene Berufsabschlüsse zugrunde liegen.

Der Bundesrat war laut § 137k im SGB V zustimmungspflichtig und hat im April 2024 schließlich die PPBV verabschiedet, nachdem eine Verschiebung der Beratung stattgefunden hatte. Damit war die letzte Hürde genommen, um die PPR 2.0 flächendeckend einzuführen.

2.5.3 Die PPR 2.0 im Einsatz

Systematik der PPR 2.0

Bei der PPR 2.0 müssen alle Patient*innen täglich in den Leistungsbereichen »Allgemeine-Pflege (A-Bereich)« und »Spezielle Pflege

2.5 Die PPR 2.0 – ein Instrument aus der Pflege zur Personalbedarfsermittlung

(S-Bereich)« eingestuft werden. Die Einstufungen im Bereich Allgemeine Pflege ist von A1–A4 möglich und im Bereich Spezielle Pflege von S1–S4. Dabei steht die Stufe 1 jeweils für Grundleistungen, die Stufe 2 für erweiterte Leistungen, die Stufe 3 für besondere Leistungen und schließlich die Stufe 4 für hochaufwendige Leistungen.

Zusätzlich gibt es, wie in der ursprünglichen PPR, einen Pflegegrundwert und einen Fallwert. Die Erhöhung der Minutenwerte im Pflegegrundwert in der PPR 2.0, im Vergleich zur ursprünglichen PPR, ergeben sich vor allem durch erweiterte Anforderungen in der Qualitätssicherung, der Umsetzung neuer Pflegekonzepte und durch Pflichtweiterbildungen (Jahn et. al, 2020). Eine Erweiterung der Minutenwerte im Fallwert in der PPR 2.0 kann durch neue Anforderungen durch die Umsetzung von Expertenstandards und Leitlinien und der Umsetzung von Entlassmanagementverfahren begründet werden (ebd.)

Für besondere Erfordernisse werden noch Zusatzminuten berechnet. Für die Isolation von Patient*innen wird der erweiterte Pflegegrundwert von 123 Minuten berechnet, das bedeutet 90 Minuten pro Isolation und Patient*in am Tag. Dabei sind nicht nur Komplexbehandlung bei der Besiedelung oder Infektion mit multiresistenten Erregern (MRE) bzw. mit nicht multiresistenten isolationspflichtigen Erregern zu beachten, sondern auch Umkehrisolationen (PPBV § 12, Abs. 1). Für die Versorgung gesunder Neugeborener auf einer geburtshilflichen Station ist ein täglicher Wert von 110 Minuten zugrunde zu legen. In dem Fall gilt nicht die Kinder-PPR 2.0, da der Krankenhausaufenthalt der Mutter im Vordergrund steht (PPBV § 12, Abs. 2). Für teilstationäre Patient*innen und am Entlassungstag sind nur 50 % der Minutenwerte zugrunde zu legen (PPBV § 12, Abs. 2). Die in der PPBV geregelten Minutenwerte (▶ Tab. 2.10) gelten für die somatischen Erwachsenen-Normalstationen. Für die Kinder gelten andere Minutenwerte, die in der Kinder-PPR 2.0 geregelt sind.

Tab. 2.10: Tägliche Minutenwerte der Erwachsenen-PPR 2.0 (eigene Zusammenstellung)

Allgemeine Pflege Spezielle Pflege	A1 Grundleistungen	A2 Erweiterte Leistungen	A3 Besondere Leistungen	A4 Hochaufwendige Leistungen
S1 Grundleistungen	59 Minuten	114 Minuten	203 Minuten	335 Minuten
S2 Erweiterte Leistungen	76 Minuten	131 Minuten	220 Minuten	352 Minuten
S3 Besondere Leistungen	112 Minuten	167 Minuten	256 Minuten	388 Minuten
S4 Hochaufwendige Leistungen	151 Minuten	206 Minuten	295 Minuten	427 Minuten
Weitere Minutenwerte und besondere Erfordernisse:	Grundwert: 33 Minuten	Erweiterter Pflegegrundwert bei Isolation: 123 Minuten	Fallwert (einmal pro Fall): 75 Minuten	Versorgung gesunder Neugeborener: 110 Minuten

Ermittlung der Soll-Personalbesetzung

Die Ermittlung der Soll-Personalbemessung ist der eigentliche Kern der PPR 2.0. Es wird eine am Pflegebedarf der Patient*innen ausgerichtete optimale Personalbesetzung abgebildet, die mit dem auf Indikatoren (Einordnungsmerkmale) zur Einstufung basierenden System möglich wird. Das bedeutet, dass die tatsächlichen Minutenwerte, die für die Pflege und Versorgung von Patient*innen gebraucht werden, von den abgebildeten Minutenwerten abweichen können. Die PPR 2.0 ist kein System zur Pflegeplanung, sondern zur Personalbedarfsermittlung und damit zur Budgetierung des Pflegepersonals in der Versorgung von Patient*innen. Um das System mit wenig Aufwand anzuwenden, können spezielle Erfordernisse in manchen Fachbereichen nicht abgebildet werden. Es ist auch nicht die Zielsetzung des Systems, alle möglichen Eventualitäten abzubilden, sondern eine Klassifikation in Schweregrade vorzunehmen – im Falle der PPR aus 16 Klassen, die sich aus der Kombination der A- und S-Bereiche ergeben.

Basis einer Einstufung ist der Pflegebedarf, also müssen Patient*innen auch bei Personalmangel nicht entsprechend der noch möglichen Pflege eingestuft werden, sondern aufgrund dessen, was für gute Pflege notwendig wäre. Das ist aus Sicht der qualitativ guten Versorgung auch notwendig. Im Gesetzestext heißt es dazu:

> »Zur Ermittlung des Pflegebedarfs sind Patientinnen und Patienten durch die Pflegefachkräfte auf der Grundlage der für sie notwendigen Pflegeleistungen den Leistungsstufen A1 bis A4 und den Leistungsstufen S1 bis S4 [...] zuzuordnen« (PPBV § 9, Abs. 1).

Die Einstufungen werden durch Pflegefachpersonen durchgeführt. Das ist auch notwendig, weil die Erhebung und Feststellung des individuellen Pflegebedarfs eine Vorbehaltsaufgabe gemäß § 4 Pflegeberufegesetz ist. Als ausschließlicher Vorbehalt darf diese Aufgabe nicht durch andere Berufsgruppen durchgeführt werden. Grundlage der Einstufung ist die geplante Pflege, unabhängig davon wie sie dokumentiert ist. Bei einer automatisierten Ausleitung der PPR-Einstufung auf Basis einer digitalen Pflegedokumentation dürfte die Vorbehaltsaufgabe insofern beachtet sein, dass die Grundlage für die automatische Erfassung durch den Algorithmus durch die fachliche Expertise von Pflegefachpersonen gebildet wird.

Im Bereich der Allgemeinen Pflege werden die Einstufungen auf Basis der Leistungsbereiche Körperpflege, Ernährung, Ausscheidung sowie Mobilisation und Positionswechsel vorgenommen. In die Stufe A1 werden automatisch alle Patient*innen eingestuft, die nicht in die Stufen A2–A4 eingestuft werden. Für die anderen Stufen muss je ein Einordnungsmerkmal aus mindestens zwei der vier genannten Leistungsbereiche der entsprechenden Stufe zutreffen. Für die Einstufung in die A4 muss zusätzlich ein Assessment mit dem Barthel-Index, dem erweiterten Barthel-Index oder dem Mini-Mental-Status-Test (MMSE) stattgefunden haben und eine definierte Punktzahl erreichen. Die anzuwendenden Einordnungsmerkmale sind überwiegend aus dem Bereich von pflegerischen Tätigkeiten aufgelistet und stellen die Indikatoren für eine Einstufung dar.

Der Bereich *Spezielle Pflege* funktioniert sehr ähnlich. Die drei Leistungsbereiche sind zum ersten die Leistungen im Zusammenhang mit Operationen, Invasiven Maßnahmen und akuten Krankheitsphasen, zum zweiten Leistungen im Zusammenhang mit medikamentöser Versorgung und zum dritten Leistungen im Zusammenhang mit Wund- und Hautbehandlung. Auch hier werden in die Stufe S1 automatisch alle Patient*innen eingestuft, die nicht in die Stufen S2–S4 eingestuft werden. Für die anderen Stufen muss ein Einordnungsmerkmal aus einem der drei genannten Leistungsbereichen der entsprechenden Stufe zutreffen. Für die Einstufung in die S4 muss je ein Einordnungsmerkmal aus zwei Leistungsbereichen der Stufe S3 zutreffen. Die Einordnungsmerkmale stammen aus dem Bereich der Überwachung und Beobachtung, aber auch aus Tätigkeiten aus dem Bereich medizinisch-pflegerischer Versorgung.

Diese Einstufungen gelten für den Tagdienst zwischen 6.00–22.00 Uhr. Für den Nachtdienst finden die aktuellen Regelungen der Pflegepersonaluntergrenzen-Verordnung (PpUGV) Anwendung. Für die wenigen Stationen, die noch keiner Regelung der PpUGV unterliegen, gilt ein Verhältnis von 20 Patient*innen zu einer Pflegefachperson (PPBV § 4, Abs. 3).

Zusätzlich ist für 50 Pflegekräfte zusätzlich ein Vollzeitäquivalent für eine leitende Krankenpflegeperson oberhalb der Stationsebene anteilig hinzuzurechnen (PPBV § 4, Abs. 5). Diese Regelung hat bereits in der ursprünglichen PPR bestanden, zur Stärkung der Position der Pflege im Krankenhausmanagement war für jeweils 80 Beschäftigte im Pflegedienst eine leitende Krankenpflegeperson oberhalb der Stationsebene vorgesehen (Bundestags-Drucksache 12/3608). Zur Tätigkeitsabgrenzung sollte damals eine Stellenbeschreibung erfolgen (Zerbe & Heisterkamp, 1995).

Ermittlung der Ist-Personalbesetzung

Die Ist-Personalbesetzung zu ermitteln ist notwendig, um einen Abgleich mit der Soll-Personalbesetzung durchzuführen und damit den Erfüllungsgrad festzustellen. Dazu werden aus den tatsächlich geleisteten Stunden basierend auf den Dienstplänen Vollzeitäquivalente gebildet. Die Personalstellen werden monatsbezogen aggregiert. Neben Pflegefachpersonen (in der Verordnung Pflegefachkräfte), dürfen auch bis zu 20 % der Stellen durch Pflegehilfskräfte angerechnet werden, außerdem können bis zu 5 % der Stellen durch Pflegeauszubildende in einer beruflichen oder hochschulischen Pflegeausbildung im zweiten und dritten Ausbildungsdrittel angerechnet werden (PPBV § 6).

Einmal pro Quartal müssen die Vollzeitäquivalente der Ist-Personalbesetzung pro Station und aufgeteilt nach Tag- und Nachtschicht an das InEK gemeldet werden. Ebenso die Vollzeitäquivalente der Soll-Personalbesetzung, die sich aus den PPR 2.0-Einstufungen ergeben, sowie aus der Nachtdienstbesetzung und der Vollzeitäquivalente für leitende Krankenpflegepersonen (PPBV § 7).

Die Vollzeitäquivalente der Soll-Personalbesetzung pro Station und Monat minus der Vollzeitäquivalente der Ist-Personalbesetzung pro Station und Monat ergeben den Erfüllungsgrad der Personalbesetzung nach PPR 2.0. Mit einem hohen Erfüllungsgrad wird das Strukturmerkmal für eine ausreichende Personalausstattung zur guten pflegerischen Versorgung der Patient*innen im Krankenhaus erfüllt. Außerdem ist anzunehmen, dass damit eine kontinuierliche Überlastung der Mitarbeiter*innen vermieden werden kann.

2.5.4 Weiterentwicklung der PPR 2.0

Wie im Krankenhauspflegeentlastungsgesetz mit dem § 137l SGB V geregelt, wurde parallel zum Einführungsprozess der PPR 2.0 die wissenschaftliche Weiterentwicklung der Personalbemessung in der Pflege im Krankenhaus (WiWePP) gestartet. Die Deutsche Krankenhausgesellschaft, der GKV-Spitzenverband und der Verband der Privaten Krankenversicherung haben im März 2023 einen Auftrag mit einer geeinigten Leistungsbeschreibung ausgeschrieben (Deutsche Krankenhausgesellschaft et. al., 2023). Dieser Auftrag wurde leicht modifiziert erneut im zweiten Halbjahr 2024 vergeben.

Auftragsgegenstand ist es, Vorschläge zu erarbeiten für eine bedarfsgerechte personelle Zusammensetzung des Pflegepersonals, zur Standardisierung und digitalen Anwendbarkeit. (ebd.). Das Thema Qualifikationsmix in der Pflege im Krankenhaus ist ein von allen wichtigen Akteuren als prioritär erachtetes

Thema. Entsprechend sollen Vorschläge für eine angepasste PPR 2.0 erarbeitet werden, um eine möglichst unbürokratische und aufwandsarme Umsetzung eines Qualifikationsmixes in die PPR 2.0 und Kinder-PPR 2.0 aufzunehmen. Auch die Vorbehaltsaufgaben aus dem Pflegeberufegesetz sollen berücksichtigt werden. Die Standardisierung hat zum Ziel eine möglichst bundesweit einheitliche Anwendung sicherzustellen und den Spielraum für Interpretationen einzuschränken. Es soll geprüft werden, ob die beiden Konzepte PPR 2.0 und Kinder-PPR 2.0 zusammengeführt werden können und ob eine Ausweitung der PPR 2.0 auch auf den Nachtdienst erfolgen kann. Als Ergebnis sind Anforderungen an eine digitale Standard-Pflegedokumentation zu formulieren, die die maßgeblichen Pflegetätigkeiten erfasst. Die digitale Anwendbarkeit hat zum Ziel eine vollständig digitale Ermittlung der PPR-Einstufung, z. B. aus der Pflegedokumentation, zu ermöglichen (ebd.). Um zu entsprechenden Ergebnissen zu kommen, ist ein analytischer und ein empirischer Teil vorgesehen. Ergebnisse werden erst im Laufe des Jahres 2025 vorliegen.

2.5.5 Implementierung eines Instrumentes für Pädiatrie und die Intensivstation für Erwachsene

Die Pflegepersonalbemessungsverordnung sieht auch die Implementierung eines beziehungsweise von zwei Instrumenten in der Pädiatrie (»Kinder-PPR«) für alle Kliniken mit diesen Patient*innen vor.

1. Ein Instrument für pädiatrische »Normalstationen«.
2. Ein Instrument für neonatologische und pädiatrische Intensivstationen.

Beide Instrumente funktionieren ähnlich wie die PPR 2.0 für Erwachsene: Es werden verschiedene Maßnahmen aus mehreren Leistungsbereichen (z. B. Körperpflege) im jeweiligen Setting zu Grunde gelegt, daraus entstehen Einstufungskategorien mit Minutenwerten. Die Besonderheit ist die Ergänzung von Altersmerkmalen, da die Aufwände je nach Altersgruppe der Patient*innen variieren:

- Bei Normalstationen sind dies die Altersstufen F (Frühgeborene, Neugeborene und Säuglinge), K (Kleinkinder) und J (Schulkinder / Jugendliche), welche dann auch in die Unterteilung Allgemeine Pflege (KA1 bis KA4) und Spezielle Pflege (KS1 bis KS4) eingestuft werden. Die ▸ Tab. 2.11 zeigt die hierzu hinterlegten Kombinationsstufen sowie den dazugehörigen Minutenwert.
- Zur Einstufung in der Neonatologischen Intensivstation (NICU) wie auch der Pädiatrischen Intensivstation (PICU) werden basierend auf einem 24h-Modell (sowie daraus folgender Schichtmodelle) Eingruppierungen der Altersstufe in Kombination mit den dazugehörigen Pflegestufen Spezieller Kinder- und Intensivpflege (IS1 bis IS3) vorgenommen (▸ Tab. 2.12).

Die Kinder-PPR erscheint in Summe aufwändiger zu implementieren, dies zeigen auch die Daten der KPMG Erprobung (KPMG, 2023). Wie im ▸ Kap. 2.5.4 beschrieben, unterliegt auch die Kinder-PPR einem zukünftigen Wandel, weiterhin fehlt es auch hier derzeit noch an Integrationen in die Krankenhaus-Informationssysteme, was die Implementierung zusätzlich erschwert. Hinzu kommt, dass ergänzende Regelungen wie die QFR-RL des GBA (2024) auch weiterhin gelten und mit der Implementierung nicht außer Kraft gesetzt werden.

Mit dem § 137k hat der Gesetzgeber außerdem vorgesehen, dass ein Verfahren zur Ermittlung einer angemessenen Personalausstattung auf bettenführenden Stationen der intensivmedizinischen somatischen Versorgung von Erwachsenen entwickelt und modellhaft erprobt werden soll. Dieser Auftrag war bis zum 31.08.2024 erledigt.

2.5 Die PPR 2.0 – ein Instrument aus der Pflege zur Personalbedarfsermittlung

Tab. 2.11: Minutenwerte je Patientengruppe (vgl. BeKD & GKinD, 2022, S. 8)

Pflege-/Altersstufe	Minutenwert	Pflege-/Altersstufe	Minutenwert	Pflege-/Altersstufe	Minutenwert	Pflege-/Altersstufe	Minutenwert
KA1 – F /KS1	188	KA2 – F /KS1	252	KA3 – F /KS1	384	KA4 – F /KS1	418
KA1 – K /KS1	147	KA2 – K /KS1	186	KA3 – K /KS1	274	KA4 – K /KS1	356
KA1 – J /KS1	77	KA2 – K /KS1	154	KA3 – J /KS1	253	KA4 – J /KS1	350
KA1 – F /KS2	272	KA2 – F /KS2	336	KA3 – F /KS2	486	KA4 – F /KS2	502
KA1 – K /KS2	230	KA2 – K /KS2	269	KA3 – K /KS2	357	KA4 – K /KS2	439
KA1 – J /KS2	160	KA2 – J /KS2	237	KA3 – J /KS2	336	KA4 – J /KS2	433
KA1 – F /KS3	389	KA2 – F /KS3	453	KA3 – F /KS3	585	KA4 – F /KS3	619
KA1 – K /KS3	349	KA2 – K /KS3	388	KA3 – K /KS3	476	KA4 – K /KS3	558
KA1 – J /KS3	279	KA2 – J /KS3	356	KA3 – J /KS3	455	KA4 – J /KS3	552
KA1 – F /KS4	445	KA2 – F /KS4	509	KA3 – F /KS4	641	KA4 – F /KS4	675
KA1 – K /KS4	408	KA2 – K /KS4	447	KA3 – K /KS4	535	KA4 – K /KS4	617
KA1 – J /KS4	338	KA2 – J /KS4	415	KA3 – J /KS4	514	KA4 – J /KS4	611

Tab. 2.12: Minutenwerte je Pflegestufe für die Kinder-Intensivstation (vgl. ebd. S. 11).

Modell	Arbeitszeit	Station	IS1	IS2	IS3
24-Stunden-Modell	24 h	NICU	360	720	1440
	24 h	PICU	480	720	1440
3-Schicht-Modell	8 h-Schicht 1	NICU	120	240	480
	8 h-Schicht 2	NICU	120	240	480
	8 h-Schicht 3	NICU	120	240	480
3-Schicht-Modell	8 h-Schicht 1	PICU	160	240	480
	8 h-Schicht 2	PICU	160	240	480
	8 h-Schicht 3	PICU	160	240	480

Nach einer Bestandsaufnahme kamen zwei Instrumente für ein Erprobung in Frage, erstens das »INtensivPflege Und LeistungserfassungsSystem« (INPULS®), entwickelt am Universitätsklinikum Heidelberg (Eck, 2024) und zweitens »LeistungsErfassung in der Pflege« (LEP®). Letztendlich wurde das Instrument INPULS® erprobt (KPMG, 2024), das insofern auch in die Gesamtsystematik der PPR passt, da diese zwar bezogen auf Intensivstationen (wie auch Inter-Mediate-Care, Stroke Unit und Weitere) ist, von der Funktionsweise aber relativ ähnlich zur PPR funktioniert: Patient*innen werden in bis zu sechs Pflegekategorien eingeordnet, bei denen ebenso Minutenwerte hinterlegt sind. Dies erfolgt unter anderem über Merkmalsgruppen, die neben weiteren Parametern zu den Kategorien führen. Daraus lassen sich dann erneut Pflegefachperson zu Patient*innen-Verhältnisse berechnen.

Es wurde eine dreimonatige Erprobungsphase in 68 Krankenhäusern durchgeführt. Der Abschlussbericht gibt einem durchschnittlichen Erfüllungsgrad von 111,6 % mit einem Median von 95,4 % an. Zusätzlich wurde die Interrater-Reliabilität überprüft, die im Ergebnis mit einem Wert von 0,852 zwischen den verschiedenen Einschätzenden als gut eingestuft werden konnte. Erstaunlicherweise gab es tendenziell eine Unterschätzung bei den mittleren Pflegekategorien (ebd.).

2.5.6 Diskussion und Schlussfolgerung

Die Pflege-Personalregelung begleitet die Pflege im Krankenhaus seit inzwischen 30 Jahren. In einigen Krankenhäusern ist sie nie abgeschafft worden und hat sich als das Instrument zur Leistungserfassung und Personaleinsatzplanung in der Pflege etabliert. Fast alle gängigen Softwaresysteme haben bereits vor der PPBV ein Modul zur Erfassung der PPR angeboten. Dieser Schritt wird jetzt auf die PPR 2.0 ausgeweitet werden. Die digitale Abbildung ist einer der Bestandteile der Weiterentwicklung nach § 137l, allerdings wird der Markt der Anbieter diesen Weiterentwicklungsauftrag bereits vor dem Vorliegen der Ergebnisse umgesetzt haben – schon jetzt können mehrere Softwaresysteme die PPR 2.0 automatisch ausleiten.

Die PPR 2.0 ist das einzige verfügbare System, welches unkompliziert die Leistungen der Pflege darstellen kann, ein Schritt der notwendig ist, um aufzuzeigen, welche Ressourcen gebraucht werden, um gute Pflege durchzuführen. Klar erkennbar ist die Ähnlichkeit der PPR-Gesetzestexte zwischen den verschiedenen Einführungszeitpunkten. Der Verordnungstext von 2024 gleicht dem Gesetzestext von 1993 stark. Auch die Begründungen sind ähnlich. Die Schlussfolgerung liegt nahe, dass in den 30 Jahren dazwischen die Probleme in der Pflege im Krankenhaus sich kaum verändert haben.

Jetzt kommt es darauf an, dass die PPR 2.0 Bestand haben wird. Ein erneutes Aussetzen und Abschaffen wie in den 1990er Jahren wäre mehr als schädlich. Der Weg sollte sein, die PPR 2.0 als lernendes Instrument zu sehen und ähnlich den Kernforderungen der drei Entwicklerorganisation mit einer pflegefachlichen Begleitung kontinuierlich weiterzuentwickeln, die Pflegepersonaluntergrenzen und alle anderen Systeme einer Doppelerfassung in die PPR 2.0 zu integrieren und durch verbindliche Regelungen Anreiz- und Sanktionsmechanismen einen nachhaltigen Personalaufbau zu betreiben.

2.5.7 Literatur

Berufsverband Kinderkrankenpflege Deutschland e. V. (BeKD e. V.) & Gesellschaft der Kinderkrankenhäuser und Kinderabteilungen in Deutschland e. V. (GKinD) (2022). *Kinder-PPR 2.0. Version 22 für Kinderkrankenpfleg ein der Normalstation Kinderkrankenpflege in der Kinder-Intensivstation.*

Bundesministerium für Gesundheit (Hrsg.) (2019). *Konzertierte Aktion Pflege – Vereinbarungen der Arbeitsgruppen* 1-5. Zugriff am 10.02.2025 unter https://www.bundesgesundheitsministerium.de/fileadmin/Dateien/5_Publikationen/Pflege/Broschueren/191129_KAP_Gesamttext__Stand_11.2019_3._Auflage.pdf

Deutsche Krankenhausgesellschaft (Hrsg.) (2022). *Stellungnahme zum Referentenentwurf KHPflEG*. Zugriff am 10.02.2025 unter https://www.dkgev.de/fileadmin/default/2022-08-18_DKG-Stellungnahme_RefE_KHPflEG.pdf

Deutsche Krankenhausgesellschaft (Hrsg.) (2023). *Stellungnahme zum Referentenentwurf PPBV.* Zugriff am 10.02.2025 unter https://www.dkgev.de/fileadmin/default/Mediapool/1_DKG/1.3_Politik/Stellungnahmen/2023-11-29_DKG-Stellungnahme_RefE_Pflegepersonalbemessungsverordnung.pdf

Deutscher Pflegerat (Hrsg.) (2022). *Stellungnahme zum Referentenentwurf KHPflEG.* Zugriff am 15.03.2025 unter https://deutscher-pflegerat.de/wp-content/uploads/2022/09/DPR-Stena_RefE.KHPflEG_2022-08-18.pdf

Deutscher Pflegerat (Hrsg.) (2023). *Stellungnahme zum Referentenentwurf PPBV.* Zugriff am 15.03.2025 unter https://deutscher-pflegerat.de/download/dpr__bmg_stellungnahme_re_ppbv_20231129.pdf

Fleischer, S. (2020). *Pre-Test einer modernisierten Pflegepersonal-Regelung für Erwachsene.* Zugriff am 10.02.2025 unter https://www.dkgev.de/fileadmin/default/Mediapool/2_Themen/2.5._Personal_und_Weiterbildung/2.5.0._PPR_2.0/Abschlussbericht_DKG_Pre-Test_PPR2.0_final.pdf

Gemeinsamer Bundesausschuss (GBA) (2024). *Richtlinie des Gemeinsamen Bundesausschusses über Maßnahmen zur Qualitätssicherung der Versorgung von Früh- und Reifgeborenen gemäß § 136 Abs. 1 Nummer 2 SGB V in Verbindung mit § 92 Abs. 1 Satz Nummer 13 SGB V.* Zugriff am 22.03.2024 unter https://www.g-ba.de/downloads/62-492-3333/QFR-RL_2023-10-19_iK-2024-01-01_2024-01-19.pdf

Jahn, P., Genster, G., Metzinger, B. (2020). *Personalbemessung in der Pflege - Neues Instrument ist unmittelbar einsatzfähig.* f&w führen und wirtschaften im Krankenhaus, 2, 5–7.

KPMG AG Wirtschaftsprüfungsgesellschaft (2023). *Erprobung der Pflegepersonalregelung 2.0 (PPR 2.0) und der Kinder-Pflegepersonalregelung 2.0 (Kinder-PPR 2.0) – Abschlussbericht.* Zugriff am 15.03.2025 unter https://www.bundesgesundheitsministerium.de/fileadmin/Dateien/5_Publikationen/Pflege/Berichte/Abschlussbericht_Kinder_PPR_Erprobung_20230831.pdf

KPMG AG Wirtschaftsprüfungsgesellschaft (2024). *Entwicklung und modellhafte Erprobung eines Verfahrens zur Ermittlung einer angemessenen Personalausstattung auf Intensivstationen für Erwachsene.* Zugriff am 15.03.2025 unter https://www.bundesgesundheitsministerium.de/fileadmin/Dateien/5_Publikationen/Pflege/Berichte/Abschlussbericht_ITS_bf.pdf

Osterloh, F. (2021). *Pflegepersonalbemessung - Spahn stellt Roadmap in Aussicht* Deutsches Ärzteblatt, 118(18), A913.

Simon, M. (2018). *Von der Unterbesetzung in der Krankenhauspflege zur bedarfsgerechten Personalausstattung. Eine kritische Analyse der aktuellen Reformpläne für die Personalbesetzung im Pflegedienst der Krankenhäuser und Vorstellung zweier Alternativmodelle.* Düsseldorf: Forschungsförderung Working Paper Nr. 96.

Sozialdemokratische Partei Deutschlands (SPD), Bündnis 90/Die Grünen und Freie Demokraten (FDP) (2021). *Mehr Fortschritt wagen – Koalitionsvertrag 2021-2025.*

Universitätsklinikum Heidelberg (Hrsg.) (2024). *INPULS IM ÜBERBLICK.* Zugriff am 18.04.2024 unter https://www.klinikum.uni-heidelberg.de/organisation/pflege/pflegedienst-am-ukhd/pflegedirektion/inpulsr/inpulsr-im-ueberblick-1

Vereinte Dienstleistungsgewerkschaft (2022). *Stellungnahme zum Referentenentwurf KHPflEG.* Zugriff am 15.03.2025 unter https://gesundheit-soziales-bildung.verdi.de/++file++62ff3a9a306f047f13f2b5cd/download/20220818_verdi_Stn_RefE_KHPflEG_final.pdf

Vereinte Dienstleistungsgewerkschaft (2023). *Stellungnahme zum Referentenentwurf PPBV.* Zugriff am 15.03.2025 unter https://gesundheit-soziales-bildung.verdi.de/++file++65686961aa2d3c09a7bd43e6/download/231129_STN_RE_PPBV_final.pdf

Zerbe, P., Heisterkamp, U. (1995). *Pflege-Personalregelung – Ein Leitfaden zur praktischen Anwendung der Stellenplanberechnung im Pflegedienst.* Hannover: Schlütersche.

2.6 Personalbemessung über Tarifverträge: Entlastung ist das Ziel

Grit Genster

Wie lässt sich die Personalsituation in Krankenhäusern verbessern? Die Personalsituation in den Krankenhäusern und die sich daraus entwickelte Bewegung für mehr Personal und

Entlastung wird in diesem Kapitel beschrieben. Dabei stehen die Tarifverträge *Entlastung* im Fokus, mit denen Vorgaben für die Personalausstattung geregelt werden.

2.6.1 Versorgungsqualität und Personalausstattung: Zwei Seiten einer Medaille

Eine nachhaltig gute Versorgungsqualität hängt davon ab, ob genug fachlich qualifiziertes Personal zur Verfügung steht. In internationalen Studien wurde ein Zusammenhang zwischen der Anzahl und Qualifikation des Pflegepersonals und der Patientengesundheit festgestellt. Die Sterblichkeit von Patientinnen und Patienten in Kliniken mit besserer Ausstattung qualifizierter Pflegekräfte ist niedriger als in Kliniken mit geringerer Personalausstattung in der Pflege. Außerdem trägt eine gute Personalausstattung in der Pflege zur Vermeidung von Stürzen bei. Umgekehrt gibt es starke Anzeichen dafür, dass eine niedrige Personalausstattung Fehler bei der Medikation begünstigt und die Gefahr von Infektionen im Krankenhaus erhöht (Greß & Stegmüller, 2014). Im internationalen Vergleich steht Deutschland mit durchschnittlich 13 zu versorgenden Patient*innen pro Pflegefachkraft schlecht bei der Ausstattung mit Pflegepersonal (Simon & Mehmecke, 2017).

Die deutschen Verhältnisse in der Gesundheits- und Pflegebranche sind oft gefährlich – nicht nur für Patientinnen und Patienten. Auch die Pflegekräfte selbst leiden darunter, wenn sie unter den gegebenen Rahmenbedingungen ihren Beruf nicht so ausüben können, wie sie ihn erlernt haben. Die allermeisten Beschäftigten wählen den Pflegeberuf aufgrund einer hohen intrinsischen Motivation: Sie wollen Menschen helfen. Doch immer häufiger kollidiert der Anspruch mit den Verhältnissen, die für eine gute Versorgung keine Zeit lassen. Die moralische bzw. kognitive Dissonanz führt zu »quälendem psychischen Unbehagen«, das Burn-out und andere psychische Erkrankungen oder aber die Flucht aus dem Beruf nach sich ziehen kann (Kühn, 2003). Der Widerspruch zwischen den Ansprüchen an die eigene Arbeit und der Realität bedeutet eine große emotionale Belastung. Sie dürfte ein entscheidender Grund dafür sein, dass Beschäftigte in der Gesundheits- und Krankenpflege weit überdurchschnittlich von psychischen Störungen betroffen sind als andere Beschäftigtengruppen (Institut für betriebliche Gesundheitsförderung, 2022).

Neben der ausreichenden Personalausstattung ist für die optimale Versorgungsqualität die Arbeitsumgebung entscheidend. Dazu gehören die Beteiligung an Klinikangelegenheiten, gute Führungsstrukturen und die spezifische Unterstützung der Pflegekräfte sowie ihre Stellung im Behandlungsprozess hinsichtlich Hierarchie und Autonomie (Aiken et al., 2011).

2.6.2 Krankenhausfinanzierung als Treiber der Personalunterdeckung

Die Umstellung der Krankenhausfinanzierung auf DRG-Fallpauschalen ab 2003 hat zu erheblichen Verschlechterungen der Arbeitsbedingungen bei den Beschäftigten geführt. Neben den Beschäftigten der Servicebereiche ist der Pflegedienst der zweite, besonders betroffene Bereich. Dort herrscht seit langem in weiten Teilen eine chronische Unterbesetzung und Arbeitsüberlastung (Simon, 2020).

Bereits vor der DRG-Einführung begann ein Personalabbau in der Pflege mit Suspendierung und schließlich Abschaffung der PPR in den Jahren 1996/97. Mit Einführung der Fallpauschalen gewann dieser an Fahrt. In den Jahren 2002 bis Ende 2006 wurde die Personalbesetzung im Pflegedienst in Deutschland um insgesamt 33.000 Vollkräfte reduziert. Seit

2008 ist wieder ein Anstieg in geringem Umfang zu verzeichnen (ebd.). Dabei wird die zentrale Ursache in der Kalkulation der Bewertungsrelationen auf Grundlage der durchschnittlichen Ist-Kosten gesehen. Eine Personalbesetzung, die über dem Durchschnitt liegt, wird finanziell bestraft, eine Unterbesetzung finanziell belohnt. Kliniken mit überdurchschnittlicher Personalausstattung müssen diese aus anderen Erlösanteilen querfinanzieren, oder sie laufen Gefahr, Verluste zu generieren.

2.6.3 Fehlanreizen begegnen

Eine Abwärtsspirale wurde ausgelöst, gegen die erst mit der Ausgliederung der Pflegepersonalkosten aus den DRG-Fallpauschalen gesteuert wurde. Ab 2020 wurden sie in ein Pflegebudget überführt. Die Wirtschaftlichkeit wird nicht geprüft, eine zweckentsprechende Verwendung muss nachgewiesen werden. Dadurch wird die Pflege vor den Fehlanreizen des DRG-Systems geschützt. Ein bedeutender Schritt, der auch auf andere Berufsgruppen im Krankenhaus ausgeweitet werden sollte.

Im Pflegedienst der Krankenhäuser herrscht bereits so lange chronische Unterbesetzung und Arbeitsüberlastung, dass immer mehr Pflegekräfte aus Kliniken kündigen, in die Leiharbeit flüchten, ihre Arbeitszeit zum Schutz ihrer Gesundheit reduziert haben (Senghaas & Struck, 2023) oder vorzeitig berentet werden mussten (Rothgang et al., 2020).

Darüber hinaus wurde durch die über Jahrzehnte anhaltende Unterbesetzung und daraus folgender Arbeitsüberlastung des Pflegepersonals das Ansehen des Berufs beschädigt, sodass es zunehmend schwerer geworden ist, qualifizierte Schulabgängerinnen und -abgänger für eine Ausbildung in der Krankenpflege zu finden. So sank die Zahl der neu abgeschlossenen Ausbildungsverträge in der Pflege 2022 gegenüber dem Vorjahr um 7 % (Statistisches Bundesamt, 2023).

2.6.4 Die Genese der Bewegung für mehr Personal und Entlastung im Krankenhaus

Bereits 2012 entschied sich ver.di zu einer Kampagne, um über die öffentliche Darstellung von Missständen in den Krankenhäusern politischen Druck im Rahmen des Wahlkampfs für die Bundestagswahl 2014 aufzubauen. Teil der Kampagne war die Forderung nach einer gesetzlichen Personalbemessung (ver.di, 2013).

Im Jahr 2013 hat ver.di mit einer bundesweiten Befragung festgestellt, dass in deutschen Krankenhäusern 162.000 Beschäftigte fehlen, davon allein 70.000 in der Pflege (ver.di, 2013). Interviewt wurden beim ver.di-Personalcheck Beschäftigte als Expertinnen und Experten ihrer Arbeit. Sie sollten beurteilen, wie viel Personal nötig ist, um Patientinnen und Patienten gut und nach fachlichen Standards adäquat zu versorgen. Demnach ist in den Kliniken etwa ein Fünftel zu wenig Personal an Bord. Danach hat sich die Situation noch verschärft. Spätere Studien kommen auf einen noch höheren Fehlbedarf (Simon, 2015).

Die Personalnot und die daraus entstehende Überbelastung der Beschäftigten ist das drängendste Problem im Gesundheitswesen. Für die gewerkschaftliche Arbeit in der Branche hat die Auseinandersetzung um mehr Personal und Entlastung einen zentralen Stellenwert eingenommen. Viele Aktionen, Proteste und auch Streiks haben die öffentliche Debatte geprägt. Es wird nicht mehr in Frage gestellt, dass die Beschäftigten in Gesundheitseinrichtungen überlastet sind und für eine gute Versorgung dringend mehr Personal nötig ist. Dafür streitet ver.di auf drei Schienen: bei den politisch Verantwortlichen, mit betrieblichen Aktionen und mit den Mitteln der Tarifpolitik, inklusive Arbeitskämpfen.

Politische Schiene

Seit 2019 gelten in Teilbereichen der Krankenhäuser per Verordnung Pflegepersonaluntergrenzen (PpUGV). Deren Einführung und jährlich erfolgte Weiterentwicklung waren eine Reaktion des damaligen Bundesgesundheitsministers Jens Spahn (CDU) auf den öffentlichen Druck. ver.di hat die Pflegepersonaluntergrenzen als »Mogelpackung« kritisiert (ver.di, 2018). Eine durchgreifende Verbesserung der Personalsituation können die Pflegepersonaluntergrenzen nicht bewirken. Denn statt am tatsächlichen Pflegebedarf orientieren sie sich an den 25 % der am schlechtesten besetzten Kliniken in Deutschland. Schon deshalb führen sie nicht zu einer bedarfsgerechten Versorgung. Bestätigt hat sich die Kritik bei einer ver.di-Befragung von fast 200 betrieblichen Interessenvertretungen. Nur in wenigen Kliniken mit einer besonders schlechten Personalausstattung führten die Untergrenzen demnach zu Verbesserungen, anderswo wurde die Besetzung sogar auf dieses unzureichende Niveau abgesenkt.

Erforderlich sind Vorgaben, die eine bedarfsgerechte Personalbesetzung sicherstellen können. ver.di hat gemeinsam mit der Deutschen Krankenhausgesellschaft (DKG) und dem Deutschen Pflegerat (DPR) mit der PPR 2.0 ein Instrument zur Personalbemessung für die Pflege auf der Grundlage der Pflege-Personalregelung (PPR) entwickelt, die bis Mitte der 1990er Jahre gegolten hat. In kurzer Frist wurde damit die im Juni 2019 getroffene Vereinbarung der Konzertierten Aktion Pflege (KAP) umgesetzt. Das Instrument schätzt unterschiedliche Patientengruppen und Leistungsfelder hinsichtlich des Pflegepersonalbedarfs ein und kann in die digitale Datenverarbeitung des Krankenhauses eingebunden werden. Der Einsatz ist einfach, selbsterklärend und bürokratiearm. Die PPR 2.0 orientiert sich an den anerkannten Standards einer qualitativ hochwertigen Patientenversorgung und gewährleistet eine hohe Patientensicherheit. Sie geht über die vorhandenen Pflegepersonaluntergrenzen hinaus und ist anders als diese nicht auf ausgewählte, vermeintlich »pflegesensitive« Bereiche beschränkt.

Die Verantwortung für die Gewährleistung guter und sicherer Versorgung trägt der Gesetzgeber. Deshalb ist es richtig, an der kurzfristigen Umsetzung der PPR 2.0 als Interimsinstrument festzuhalten. Auf dieser Grundlage muss die wissenschaftliche Weiterentwicklung der Personalbemessung in der Pflege im Krankenhaus aufbauen und Lösungsansätze für die bedarfsgerechte Personalausstattung im Nachtdienst sowie für den Qualifikationsmix integrieren.

Betriebliche Schiene

Auf der betrieblichen Schiene haben sich Beschäftigte und betriebliche Interessenvertretungen in zahlreichen Krankenhäusern mit betrieblichen Druckaktionen Respekt verschafft. Betriebliche Aktionstage und Proteste haben dazu beigetragen, die Personalnot in den Krankenhäusern öffentlich zu machen. Mit Befragungen von Krankenhausbeschäftigten wurden die deutlich negativen Auswirkungen auf die Patientenversorgung aufgezeigt.

So zeigte der »Nachtdienst-Check« im März 2015: 64 % der Pflegefachkräfte sind nachts allein auf Station und dabei durchschnittlich für 26 Patientinnen und Patienten zuständig. Vor allem auf großen Stationen steigt dadurch die Wahrscheinlichkeit gefährlicher Situationen. In über 28 % dieser Fälle versorgten Pflegefachkräfte 30 und mehr Patient*innen und auf 5 % der Stationen pflegte eine Fachkraft allein 40 und mehr Patientinnen und Patienten. Auf 10 Stationen übernahm lediglich eine Hilfskraft allein, d. h. ohne Begleitung einer Fachkraft, die Versorgung. Auf Intensivstationen mussten die Pflegefachkräfte zum Teil mehr als sechs Schwerkranke versorgen. Im Schnitt kamen auf eine Pflegefachkraft 3,4 Patient*innen (ver.di, 2017).

Der Nachtdienstcheck zeigt, dass sich der Personalmangel auf die Versorgungsqualität auswirkt. So kommt es auf Stationen mit nur einer Pflegefachkraft häufiger zu gefährlichen Situationen. Auch berichten Beschäftigte davon, dass sie erforderliche Leistungen aus Zeitmangel weglassen müssen. Gleiches gilt für die Einhaltung der Hygienevorschriften. So müssen Pflegekräfte unter anderem vor und nach jedem Patientenkontakt ihre Hände mindestens 30 Sekunden lang desinfizieren. Vier von zehn Pflegekräften, die allein für über 40 Patientinnen und Patienten zuständig sind, können diese Vorschrift nicht einhalten. Die im Nachtdienst gefundenen Ergebnisse sind bezüglich Sicherheit und Versorgungsqualität alarmierend.

Im Mai 2016 stellte ver.di mit einer Befragung in 295 Krankenhäusern fest, dass die Beschäftigten einen Berg von 35,7 Millionen Überstunden vor sich herschieben – 32,5 Überstunden pro Person (ver.di, 2016). Es gibt sehr deutliche Hinweise, dass Beschäftigte ihre gesetzlich vorgeschriebene Pause nicht nutzen, um die personelle Unterbesetzung auszugleichen.

Die Personalnot in den Kliniken wirkt sich deutlich auf die Qualität der Ausbildung in den Pflegeberufen aus. Die Corona-Pandemie hat ohnehin bestehende strukturelle Probleme noch verschärft. Das sind zentrale Erkenntnisse aus dem Ausbildungsreport Pflegeberufe 2021 (ver.di, 2022). An der Befragung haben sich insgesamt über 3.000 Auszubildende und Studierende beteiligt. Das Ergebnis: Weniger als 43 % der Auszubildenden in der Pflege sind mit ihrer Ausbildung zufrieden. Fast die Hälfte der Befragten fühlt sich durch die Ausbildungsbedingungen häufig oder immer belastet. Viele klagen über hohen Zeitdruck (62 %), mangelnde Vereinbarkeit von Berufs- und Privatleben (48 %) sowie fehlende Pausen (43 %). Über 58 % berichten, dass sie immer oder häufig Probleme haben, sich in der Freizeit zu erholen – eine Verdoppelung gegenüber der letzten Befragung im Jahr 2015.

2020 zeigten 12.500 Klinikbeschäftigte bei einer Fotopetition Gesicht für verbindliche Personalvorgaben und eine bedarfsgerechte Finanzierung statt Pauschalen. Die Petition wurde im Rahmen einer Protestaktion zur Gesundheitsministerkonferenz (GMK) im September 2020 an den damaligen Gesundheitsminister Spahn (CDU) und die seinerzeitige GMK-Vorsitzende Kalayci (SPD) übergeben.

Betriebliche Interessenvertretungen positionierten sich ebenfalls, so zum Beispiel 2021, als Betriebs- und Personalräte sowie Mitarbeitervertretungen, die insgesamt eine halbe Million Krankenhausbeschäftigte repräsentieren, in einem Offenen Brief die schnellstmögliche Einführung bedarfsgerechter Personalvorgaben forderten.

Die Aktivitäten hinterließen in der Öffentlichkeit, bei politisch Verantwortlichen und weiteren Stakeholdern des Gesundheitswesens nachhaltig Eindruck und beeinflussten die weitere Debatte über die Personalbesetzung spürbar

Tarifliche Schiene

Bereits Ende 2015 haben ver.di-Aktive aus Krankenhäusern bundesweit in Regionalkonferenzen über Möglichkeiten diskutiert, die Personalnot mit den Instrumenten der Betriebs- und Tarifpolitik anzugehen. Dabei gab es breite Zustimmung dafür, die dringend erforderliche Entlastung zu einem tariflichen Thema zu machen. Die Forderungen konzentrierten sich auf eine Mindestpersonalausstattung und Regelungen zum Belastungsausgleich, falls die tarifvertraglichen Vorgaben nicht eingehalten werden.

Vorbild war der 2015 vereinbarte Tarifvertrag für Gesundheitsschutz und mehr Personal an der Berliner Charité. Beschäftigte des größten Uniklinikums Europas haben gezeigt, dass zu diesem Thema Tarifauseinandersetzungen erfolgreich geführt werden können. Auch juristisch haben sie damit zuvor weitgehend neues Terrain betreten. Das Berliner Landesarbeitsgericht wies einen Antrag der Klinikleitung, den Streik untersagen zu lassen, im Juni 2015 mit dem Argument ab: »Die unternehmerische Freiheit des Arbeitgebers endet dort, wo der Gesundheitsschutz der Beschäftigten anfängt.« (LArbG Berlin-Brandenburg, AZ 26 SaGa 1059/15).

Dies griffen andere Klinikbelegschaften auf. Insbesondere das Saarland hatte in dieser Phase der Tarifbewegung eine wichtige Pilotfunktion. Alle 21 saarländischen Krankenhäuser in freigemeinnütziger und öffentlicher Trägerschaft – private Kliniken gibt es im Saarland nicht – wurden von ver.di zu Tarifverhandlungen über Entlastung aufgefordert. Das war Neuland, denn für die Krankenhäuser gibt es keinen trägerübergreifenden Tarifvertrag und keinen einheitlichen Arbeitgeberverband. Inhalt, Art und Methode dieser Tarifauseinandersetzung waren vollkommen neu. Sie sorgte in der Öffentlichkeit für großes Aufsehen und war das bestimmende Thema der saarländischen Landtagswahl 2017. Breite gesellschaftliche Unterstützung mobilisierte unter anderem der »Saarbrücker Appell für mehr Pflegekräfte« (ver.di, 2017).

Nicht nur im Saarland, sondern in vielen weiteren Krankenhäusern hat ver.di in teils harten und langwierigen Auseinandersetzungen Vereinbarungen zur Entlastung des Personals durchsetzen können. Einen ersten Durchbruch erreichten die Beschäftigten der vier baden-württembergischen Universitätskliniken im Frühjahr 2018. Im Tarifvertrag wurden unter anderem ein Verfahren zur Ermittlung des Personalbedarfs und ein verbindliches Ausfallmanagement vereinbart.

Es folgten sogenannte schuldrechtliche Vereinbarungen für die Universitätskliniken in Essen und Düsseldorf. Weitere Tarifverträge und schuldrechtliche Vereinbarungen wurden ab 2018 abgeschlossen für das Universitätsklinikum des Saarlandes in Homburg, das Universitätsklinikum in Augsburg, Jena und Mainz. Außerdem das Universitätsklinikum Schleswig-Holstein in Lübeck und Kiel sowie das Klinikum Region Hannover und das Städtische Klinikum Brandenburg. Dass solche Vereinbarungen auch bei kommerziellen Trägern möglich sind, zeigten die Beschäftigten an dem zum Rhön-Konzern gehörenden Universitätsklinikum Gießen und Marburg sowie am SRH-Klinikum Karlsbad-Langensteinbach.

Große Tarifbewegungen in Berlin und an den sechs nordrhein-westfälischen Unikliniken folgten in den Jahren 2021 und 2022. Hier waren jeweils wochenlange Streiks nötig, um positive Ergebnisse durchzusetzen.

2.6.5 Regelungsinhalte in Tarifverträgen für Entlastung (TV-E)

Die Tarifbewegungen für Entlastung wirken auf verschiedenen Ebenen: Erstens setzen die Belegschaften ein Vorbild und zeigen, dass sich Klinikbeschäftigte Respekt verschaffen und gewerkschaftliche Durchsetzungskraft aufbauen können. Zweitens erzeugen Streiks in den Kliniken große öffentliche Aufmerksamkeit. Sie wirken auf politisch Verantwortliche und bewegen sie zum Handeln. Drittens konnte ver.di die Tarifergebnisse mit jeder Bewegung inhaltlich weiterentwickeln und teils neue, teils bessere Regelungen als zuvor durchsetzen. Diese Aktivitäten haben das Selbstbewusstsein der Pflegekräfte gestärkt, die sich für ihre Interessen – auch gewerkschaftlich – engagieren. Die ver.di-Tarifkämpfe für Entlastung und mehr Personal im Krankenhaus haben inhaltlich und methodisch Maßstäbe gesetzt und gehören aktuell zu den innovativsten Praktiken der deutschen Gewerkschaftsbewegung. Sie werden über die Gesundheitsbranche hinaus wahrgenommen.

Das strategische Ineinandergreifen der politischen, betrieblichen und tariflichen Ebenen wird auch bei der Entlastungsbewegung selbst deutlich. In mehreren Fällen wurden diese Tarifkonflikte während Landtagswahlkämpfen ausgefochten, was die politisch Verantwortlichen im jeweiligen Bundesland unter besonderen Rechtfertigungsdruck stellt und sie dazu bringen kann, im Sinne der Beschäftigten Einfluss zu nehmen. So spielte am Uniklinikum Jena der politische Druck auf die Landesregierung eine erhebliche Rolle dabei, dass im Oktober 2019 eine Einigung für einen Tarifvertrag Entlastung (TV-E) zustande kam. Entscheidende Grundlage war die Bereitschaft der Beschäftigten, sich für dieses Ziel einzusetzen. Sie organisierten sich in großer Zahl gewerkschaftlich, die Teams wählten in vier von fünf Stationen und Bereichen Delegierte. Mehr als 70 der sogenannten Teamdelegierten begleiteten die Tarifverhandlungen unmittelbar. In der entscheidenden Verhandlungsphase dokumentierten 1.133 Beschäftigte binnen 72 Stunden ihre Streikbereitschaft per Unterschrift. Zuvor hatten bereits 1.000 Beschäftigte in einer Fotopetition für die Tarifforderungen Gesicht gezeigt.

Im Rahmen der Entlastungsbewegung haben sich folgende Regelungen in Tarifvereinbarungen etabliert:

- Vereinbarungen über die Regelbesetzung
  Es werden schichtkonkrete Regelbesetzungen vereinbart, die sich aus der PPR 2.0 oder dem Instrument für die Personalbemessung auf Intensivstationen, INPULS, ableiten. Alternativ werden Verhältniszahlen, nicht unterhalb des Niveaus der PPR 2.0 bzw. PPP-RL, vereinbart. Für die Regelbesetzung soll darüber hinaus mindestens der Grundsatz »keine Nacht allein« gelten.
  – Zusätzliche Stellen
    Die Tarifverträge sollen auch jenseits der Pflege am Bett, für möglichst viele Berufsgruppen im Krankenhaus entlastend wirken. Deshalb wurden für weitere Berufsgruppen, wie z. B. in den Servicebereichen, dem Transportdienst und therapeutischen Berufen ein Stellenaufbau vereinbart.

- Ausfallmanagement
  Das Ausfallmanagement umfasst Maßnahmen, die bei absehbarer Unterschreitung der Regelbesetzung greifen. So zum Beispiel, wenn die Unterbesetzung bereits bei der Dienstplanung ersichtlich wird. Darüber hinaus soll das Ausfallmanagement auch bei kurzfristigen Personalausfällen positiv wirken. Es zielt darauf ab, die Regelbesetzung tatsächlich einzuhalten und damit eine Gefährdungssituation durch die Unterbesetzung zu verhindern. Dabei lassen sich die diversen Maßnahmen des Ausfallmanagements in zwei Gruppen einteilen:
  – Maßnahmen zur Anpassung der Leistung: Zum Beispiel durch Priorisierung von Leistungen, Aussetzen von Neuaufnahmen, Reduzierung des OP-Programms, Bettensperrungen.
  – Maßnahmen zur Anpassung auf Seiten des Personals: U. a. Springerpool, Arbeitszeitanpassungen, kurzfristige Versetzungen, Einsatz von Leiharbeit. In der Regel handelt es sich hierbei um mitbestimmungspflichtige Maßnahmen im Rahmen der betrieblichen Mitbestimmung.

- Konsequenzenmanagement
  Wenn trotz Ausfallmanagement in unterbesetzen Schichten gearbeitet werden muss, werden die Folgen tariflich vereinbart. Inzwischen hat sich in den Tarifverträgen hierfür ein Belastungsausgleich etabliert. Das heißt, nach einer tarifvertraglich bestimmten Anzahl an Schichten, die in Belastung, also unterhalb der Regelbesetzung, gearbeitet wurde, gibt es einen zusätzlichen freien Tag für die betroffenen Beschäftigten. Die Ausgestaltung setzt dabei den Anreiz für den Arbeitgeber, mehr Personal einzustellen oder das Patientenaufkommen zu reduzieren.
  Die Feststellung einer »Belastungsschicht« erfolgt aufwandsarm auf der Grundlage einer digitalen Erfassung. Darauf folgt automatisch eine Zeitgutschrift auf einem

gesonderten Arbeitszeitkonto, die durch Freizeit oder teilweise finanzielle Abgeltung eingelöst werden kann. Die Tarifverträge unterscheiden sich darin, ob der Belastungsausgleich ausschließlich in Freizeit erfolgt oder auch eine finanzielle Abgeltung möglich ist.

Beispielhaft werden Regelungsinhalte einiger Tarifverträge beschrieben:

Universitätsmedizin Mainz

Mit der Tarifeinigung im Dezember 2019 konnte buchstäblich in letzter Minute ein Arbeitskampf abgewendet werden. In über 100 Stationen und Bereichen werden Sollbesetzungen für alle Schichten festgelegt. Beschäftigten, die in unterbesetzen Schichten arbeiten müssen, wurde ein Freizeitausgleich von zunächst 5 % gutgeschrieben, der schrittweise bis 2024 auf 20 % angestiegen ist. Bei fünf Überlastungsschichten erhalten die Beschäftigten also einen zusätzlichen freien Tag. Die Gutschriften werden nicht beantragt, sondern automatisiert auf ein Arbeitszeitkonto gebucht. Das Klinikum hat infolge des Tarifvertrages Netto-Personal aufgebaut, die zusätzlichen Freischichten sind eine wertvolle Entlastung. Auch die Klinikleitung sieht positive Effekte. Im August 2022 erklärte der damalige kaufmännische Direktor, Christian Elsner, in der Frankfurter Rundschau: »Ohne Entlastungstarifvertrag könnten wir nicht mehr Leistung bringen, sondern weniger. Wir haben dadurch mehr neue Mitarbeitende gewinnen können, als wir Tage verloren haben, die zusätzlich freigenommen wurden« (Frankfurter Rundschau, 2022).

Der Tarifvertrag sieht auch vor, dass die im TV-E festgelegten Personalschlüssel unwirksam werden, sobald ein allgemein anerkanntes Instrument zur Personalbemessung vorliegt. Im September 2022 wurde die PPR 2.0 auf vier Modell-Stationen am Uniklinikum Mainz scharf geschaltet. Anfang 2024 sind bereits 38 Stationen in die Erfassung einbezogen. Ziel ist, Erfahrungen mit der betrieblichen Umsetzung der PPR 2.0 zu sammeln und zu überprüfen, wie sich diese auf die Personalausstattung auswirken würde. Dadurch zeigt sich, dass für einige Stationen bis zu 50 % mehr Personal nötig ist, wenn statt der dort gültigen Personalschlüssel die PPR 2.0 in vollem Umfang umgesetzt wird, so ein Mitglied des Personalrats in der ver.di publik (ver.di, 2024). Auch auf allen anderen Modell-Stationen hätte die Anwendung der PPR 2.0 gegenüber den im Tarifvertrag-Entlastung geltenden Personalschlüsseln einen Personalzuwachs zur Folge.

Universitätsklinikum Schleswig-Holstein (UKSH)

Am Uniklinikum Schleswig-Holstein haben die Beschäftigten mit etlichen Aktionen, einem Warnstreik und einer Urabstimmung, bei der sich über 97 % der ver.di-Mitglieder für einen unbefristeten Arbeitskampf aussprachen, im März 2020 eine Vereinbarung erreicht. Darin wurde ein stufenweiser Aufbau von insgesamt 430 neuen Vollzeitstellen bis 2023 tarifiert. Mindestbesetzungen und Belastungsausgleich wurden nicht nur für den Akutbereich, sondern auch im Zentrum für Integrative Psychiatrie am UKSH vereinbart. Seit Juli 2022 sammeln Beschäftigte, die in unterbesetzten Schichten arbeiten, Punkte für einen Belastungsausgleich.

Charité – Universitätsmedizin Berlin und Vivantes

Die bis dato größte Tarifbewegung für Entlastung fand 2021 in Berlin statt. Nachdem sich die Vereinbarung der Charité aus dem Jahr 2015 in der Praxis als nicht verbindlich genug herausstellte, starteten die Beschäftigten der Charité gemeinsam mit den Beschäftigten des kommunalen Klinikkonzerns Vivantes im Mai 2021 einen neuen Anlauf. Zusammen mit den Beschäftigten der Vivantes-Tochterunternehmen, die eine Bezahlung nach dem Tarifvertrag für den öffentlichen Dienst (TVöD) forderten, übergaben sie am Tag der Pflegenden 2021 eine Mehrheitspetition mit 8.397 Unterschriften an Senat und Arbeitgeber. In den folgenden Monaten sorgte die Berliner Krankenhausbewegung für ein enormes öffentliches Aufsehen. Die nach 30 bzw. 35 Streiktagen erzielten Entlastungstarifverträge bei Charité und Vivantes enthielten in einigen Aspekten weitergehende Regelungen als die bis dahin geschlossenen Vereinbarungen.

Der Tarifvertrag *Gesundheitsfachberufe* der Charité sieht einen unverfallbaren Charité-Entlastungspunkt (CHEP) für fünf belastende Schichten vor. Ein CHEP wird bei Überschreitung der Leasingquote gutgeschrieben. Darüber hinaus wird ein CHEP bei einem tätlichen, dokumentierten Übergriff in einer Schicht vorgesehen. Die Anzahl der Ausgleichstage wurde stufenweise bis 2024 auf maximal 15 Tage erhöht. CHEPs können in unbegrenzter Anzahl für ein Sabbatical-Konto oder auf ein Altersteilzeitkonto für Beschäftigte ab 55 Jahren und mindestens fünfjähriger Betriebszugehörigkeit eingezahlt werden. Im Tarifvertrag sind darüber hinaus weitere Einsatzmöglichkeiten, z. B. als Erholungsbeihilfe oder Kinderbetreuungszuschuss, vorgesehen.

Der Tarifvertrag *Pro Personal Vivantes* sieht einen unverfallbaren Vivantes-Freizeitpunkt für eine belastende Schicht bei Unterschreiten des Personal-Patienten-Verhältnisses vor. Zudem ist bei einem dokumentierten, tätlichen Übergriff wie auch bei einem Stationswechsel ein Punkt vorgesehen. Die Vivantes-Freizeitpunkte werden verdoppelt, wenn das Personal-Patienten-Verhältnis um mindestens 50 % unterschritten ist. Stufenweise wurde im Tarifvertrag die notwendige Anzahl von Freizeitpunkten für einen zusätzlichen freien Tag seit 2024 auf 5 Punkte reduziert und die jährlich möglichen zusätzlichen freien Tage auf 15 im Jahr 2024 erhöht. Die Punkte werden bis zur Deckelung in Freizeit ausgeglichen, es sei denn, Beschäftigte wünschen die Auszahlung.

Universitätskliniken Nordrhein-Westfalen

Ein noch umfassenderes Vorhaben konnten die Beschäftigten der Unikliniken mit ihrer Gewerkschaft in NRW durchsetzen. Nach 77 Streiktagen unterzeichneten die sechs Universitätskliniken in Nordrhein-Westfalen einen Tarifvertrag für Entlastung. Auf dem Weg bis dahin mussten deutliche Widerstände überwunden werden. Die Uniklinik Bonn stritt juristisch über zwei Instanzen um ein Streikverbot – ohne Erfolg (LAG Köln, AZ 10 SaGa 8/22). Der Tarifvertrag läuft bis mindestens Ende 2028 und beinhaltet vier grundsätzliche Modelle mit jeweils abschließendem Geltungsbereich:

1. Schichtgenaues Entlastungsmodell (Modell 1)
   Das Modell 1 bildet den Kern des Tarifvertrages und erfasst mit dem Geltungsbereich die größte Anzahl der Beschäftigten. Es sieht schichtgenaue Besetzungsregelungen als Personal-Patienten-Schlüssel vor. Ein Belastungsausgleich ist vorgesehen, wenn in einem Dienst schlechter besetzt wird als die Ratio vorschreibt, in der Schicht über 50 % Leiharbeit arbeitet oder in einem fachfremden Bereich eingesprungen werden muss. Bei sieben Belastungssituationen gibt es einen Belastungsausgleich als Entlastungstag. Nach einem Einführungszeitraum steigen die pro Jahr maximal erreichbaren Entlastungstage auf bis zu 18 Tage an, von denen fünf Tage ausgezahlt, statt durch Freizeit ausgeglichen werden.

2. Bereichsbezogenes Entlastungsmodell (Modell 2)
   Hier werden Mindestpersonalbesetzungen vereinbart, die einen Personalaufbau um

10 % – zum Beispiel für Physiotherapeut*innen, Logopäd*innen, Diätassistent*innen und Diabetesberater*innen – bedeuten. Für Betriebskindertagesstätten wird ein Personalaufbau von 15 % vereinbart. Wird im jeweiligen Bereich die neue Mindestpersonalbesetzung im Kalenderjahresdurchschnitt unterschritten, erhalten die Beschäftigten des jeweiligen Bereichs fünf Entlastungstage, wahlweise in Freizeitausgleich oder Geld.
3. Pauschaliertes Entlastungsmodell (Modell 3)
Die Beschäftigten der Bereiche Case- und Patientenmanagement erhalten zur Entlastung pauschal 3 Entlastungstage pro Jahr, wahlweise in Freizeitausgleich oder Geld.
4. Entlastungsmodell durch bereichs- und standortspezifischen Stellenaufbau (Modell 4)
Für jede Uniklinik werden zudem 30 Vollzeitstellen aufgebaut. Im Tarifvertrag wird beschrieben, auf welche der sogenannten »patientenfernen Bereiche«, wie IT, Technik und Transportdienst, die neuen Stellen verteilt werden. Bis zum Erreichen, oder bei Abweichung des Stellenaufbaus, erhalten die Beschäftigten der jeweiligen Bereiche drei Entlastungstage, ebenfalls in Freizeit oder Geld.

Besonders hervorzuheben sind die Regelungen für Auszubildende: Erstmals wurden im Rahmen eines Tarifvertrages für Entlastung Regelungen zur Verbesserung der Ausbildungsqualität getroffen. Sie betreffen die Praxisanleitung, Dienstplansicherheit, Orientierungszeit, Ausbildungsplan und das Verhältnis Lehrkräfte zu Azubis. Schon während der Ausbildung gibt es danach einen Belastungsausgleich in Form von Selbstlerntagen, falls die Vorgaben des Vertrags nicht eingehalten werden.

Universitätsklinikum Frankfurt

Nach mehreren Warnstreiks konnte im Oktober 2022 auch für die rund 4.000 nichtärztlichen Beschäftigten der Uniklinik Frankfurt ein Tarifvertrag-Entlastung durchgesetzt werden. Danach müssen die Vorgaben der Personalbemessungssysteme PPR 2.0 und PPP-RL schichtgenau eingehalten werden. Für Intensivstationen, Notaufnahmen, OPs und andere pflegerische Bereiche werden Personalschlüssel festgeschrieben. Müssen Beschäftigte mehrfach in unterbesetzten Schichten oder anderweitig belastenden Situationen arbeiten, erhalten sie zusätzliche freie Tage als Belastungsausgleich. In nicht-pflegerischen Bereichen ist ein Personalaufbau von insgesamt 70 zusätzlichen Vollzeitstellen vorgesehen.

2.6.6 Wirkung der Tarifverträge

Mit den Tarifverträgen für Entlastung wurde ein neuer Maßstab für qualitative Tarifarbeit gesetzt. Bei der Umsetzung werden wertvolle Erfahrungen gesammelt, die in die Weiterentwicklung bestehender Tarifobjekte und dem Start neuer Projekte berücksichtigt werden können. Regelungen, die nicht die erwünschte Wirkung gebracht haben, wie die an den Unikliniken Düsseldorf und Essen sowie der Charité, wurden gekündigt und neu verhandelt.

Die Tarifverträge für Entlastung können wesentlich dazu beitragen, die dringend notwendigen Fachkräfte zu binden und zu gewinnen. Viele Beschäftigte wären bereit zurückzukehren, wenn es verbindliche, am Versorgungsbedarf bemessene Personalvorgaben gibt (Auffenberg et al., 2022). Berichte der Interessenvertretungen zeigen, dass es in den Kliniken mit TV-E zu deutlichem Netto-Personalaufbau gekommen ist. Kliniken mit entsprechenden Regelungen stellen den Tarifvertrag im Rahmen der Rekrutierung von Fachkräften positiv heraus (ver.di, 2022). Zum Teil läuft die Umsetzung der tarifvertraglichen Regelungen jedoch noch schleppend (Bibliomed Pflege, 2023).

Dabei bieten die Tarifverträge für Entlastung neben der verbesserten Personalausstattung Chancen für die Weiterentwicklung der Unternehmenskultur, für mehr Partizipation der Beschäftigten und ihrer Interessenvertretungen. Wie eingangs erwähnt, sind das Faktoren, die über die Versorgungsqualität mitentscheiden. Diese Chance gilt es in den Kliniken zu nutzen.

Die Tarifbewegung für mehr Personal und Entlastung im Krankenhaus ist die Antwort auf zwei Jahrzehnte unzureichender Gesundheitspolitik. Die Beschäftigten wehren sich gegen krankmachende Arbeitsbedingungen. Seit Jahren arbeitet die Gewerkschaft ver.di für Vorgaben für eine bedarfsgerechte Personalausstattung. Doch lange haben die politisch Verantwortlichen das drängende Problem nicht gelöst, sondern verschleppt.

Damit Arbeitsmenge und Personalausstattung annähernd zusammenpassen, nutzt die Gewerkschaft das zentrale Instrument, das für die Einflussnahme auf Arbeitsbedingungen zur Verfügung steht: den Tarifvertrag. Dabei sind die Tarifverträge für mehr Personal und Entlastung Notwehr der Beschäftigten. Ihr Anliegen: so arbeiten zu können, dass sie selbst nicht krank werden.

Bundesweit hat ver.di inzwischen an 26 Kliniken, das sind fast alle Maximalversorger, Tarifverträge bzw. Vereinbarungen durchgesetzt.

Nicht ausschließlich die Pflege braucht bessere Arbeitsbedingungen. Auch andere Beschäftigtengruppen im Krankenhaus leiden unter zu wenig Personal. Deshalb wurden sukzessiv die Geltungsbereiche auf andere Berufsgruppen erweitert.

Die Herausforderungen in den Krankenhäusern hinsichtlich der Personalausstattung lassen sich nicht lösen, indem in den fast 2.000 Krankenhäusern in Deutschland Entlastungstarifverträge durchgesetzt werden. Dafür wären zum Teil lange und heftige Arbeitskämpfe nötig. Eine hohe Versorgungsqualität durch Strukturvorgaben für die bedarfsgerechte Personalausstattung zu regeln, bleibt in der Verantwortung der Politik. Denn die viel zu dünne Personaldecke ist vor allem auch eine Gefahr für Patientinnen und Patienten. Der Gesetzgeber ist gefordert, bundesweit verbindliche Erfüllungsgrade der PPR 2.0 und ihrer assoziierten Instrumente vorzugeben und mit Konsequenzen bei Nichterfüllung zu verbinden.

Das Vertrauen in die Politik wurde insbesondere bei der Berufsgruppe der Pflege in den zurückliegenden Jahren auf die Probe gestellt. Die schlechtere Personalausstattung durch Kommerzialisierung des Gesundheitswesens, Impfpflicht sowie mangelnde Schutzausrüstung während der Pandemie waren hier treibende Faktoren. Die Umsetzung einer am Versorgungsbedarf bemessenen Personalausstattung kann dazu beitragen, verloren gegangenes Vertrauen wieder zurückzugewinnen.

Die Gewerkschaft ver.di übernimmt als Interessenvertretung der Beschäftigten tarifpolitisch Verantwortung für die Verbesserung der Personalsituation in Krankenhäusern. Beim Gesetzgeber bleibt hingegen die Verpflichtung, die bedarfsgerechte Personalausstattung durch verbindliche Vorgaben bundesweit verbindlich zu regeln, damit sich Patient*innen überall auf eine gute Versorgung verlassen können.

2.6.7 Literatur

Aiken L. et al. (2011). *Effects of nurse staffing and nurse education on patient deaths in hospitals with different nurse work environments*. Med Care. 49 (12), 1047–1053.

Bibliomed Pflege (2023). »*ver.di zieht ›ernüchternde‹ Bilanz zum Tarifvertrag Entlastung*«. Zugriff am 28.03.2024 unter https://www.bibliomed-pflege.de/news/verdi-zieht-ernuechternde-bilanz-zum-tarifvertrag-entlastung

Auffenberg, J., Becka, D., Evans, M. et al. (2022). *»Ich pflege wieder, wenn ...« – Potenzialanalyse zur Berufsrückkehr und Arbeitszeitaufstockung von Pflegefachkräften*. Bremen: Arbeitnehmerkammer (Hrsg.)

Frankfurter Rundschau (2022). »*Uniklinik Mainz: Ohne Entlastungstarifvertrag könnten wir weniger Leistung bringen.*«. Zugriff am 28.03.2024 unter https://www.fr.de/rhein-main/landespolitik/uniklinik-mainz-ohne-entlastungstarifvertrag-koenntenwir-weniger-leistung-bringen-91740351.html

Greß, S., Stegmüller, K. (2014). *Personalbemessung und Vergütungsstrukturen in der stationären Versorgung*. Hochschule Fulda.

Institut für Betriebliche Gesundheitsförderung (BGF) (2022). *Branchenbericht Pflege 2022, Auswertung von Arbeitsunfähigkeitsdaten der AOK-Versicherten*. Köln. Zugriff am 28.03.24 unter https://www.bgf-institut.de/fileadmin/redaktion/downloads/gesundheitsberichte/aktuelle_Gesundheitsberichte/2022/Pflegebericht_2022_Einzelseiten.pdf

Kühn, H. (2003). *Ethische Probleme der Ökonomisierung von Krankenhausarbeit*. In: Büssing, A., Glaser, J. (Hrsg.) *Dienstleistungsqualität und Qualität des Arbeitslebens im Krankenhaus* (S. 77–98), Göttingen/Bern/Toronto/Seattle: Hogrefe.

Rothgang, H., Müller, R., Preuß, B. (2020). *Fluktuation und Frühverrentung*. Barmer-Pflegereport, Schriftenreihe zur Gesundheitsanalyse Band 26, 208 – 211.

Senghaas, M. & Struck, O. (2023). *Arbeits- und Personalsituation in der Alten- und Krankenpflege. Wie beurteilen Beschäftigte und Führungskräfte Belastungsfaktoren, Ressourcen und Handlungsmöglichkeiten?* IAB-Forschungsbericht. Zugriff am 10.02.2025 unter https://doku.iab.de/forschungsbericht/2023/fb0823.pdf

Simon, M. (2020). *Das DRG-Fallpauschalensystem für Krankenhäuser*. Düsseldorf: Hans-Böckler-Stiftung.

Simon, M. (2015). *Unterbesetzung und Personalmehrbedarf im Pflegedienst der allgemeinen Krankenhäuser*. Hannover: Hochschule Hannover.

Simon, M. & Mehmecke, S. (2017). *Nurse-to-Patient Ratios: Ein internationaler Überblick über staatliche Vorgaben zu einer Mindestbesetzung im Pflegedienst der Krankenhäuser*. Düsseldorf: Hans-Böckler-Stiftung.

Statistisches Bundesamt (2023). *7 % weniger neue Ausbildungsverträge in der Pflege im Jahr 2022*. Pressemitteilung Nr. 295 vom 27. Juli 2023. Zugriff am 28.03.2024 unter https://www.destatis.de/DE/Presse/Pressemitteilungen/2023/07/PD23_295_212.html

Vereinte Dienstleistungsgewerkschaft (ver.di) (2013). *ver.di-Aktion »Der Druck muss raus!« Personalmangel in Krankenhäusern*. Pressemitteilung vom 30.09.2013, Zugriff am 28.03.2024 unter https://bb.verdi.de/presse/pressemitteilungen/++co++d566aaa6-605f-11e3-8b8e-52540059119e

Vereinte Dienstleistungsgewerkschaft (ver.di) (2013). *Personalcheck, Umfrage 2013*. Berlin. Zugriff am 27.03.24 unter http://gesundheit-soziales.verdi.de/themen/mehr-personal/++co++613712f0-c165-11e6-83d5-525400940f89

Vereinte Dienstleistungsgewerkschaft (ver.di) (2018). *»Untergrenzen: Die Mogelpackung«*. Zugriff am 28.03.2024 unter https://gesundheit-soziales-bildung.verdi.de/themen/entlastung/++co++296e6858-8911-11e8-af13-525400f67940

Vereinte Dienstleistungsgewerkschaft (ver.di) (2017). *»Nachtdienstreport: Krankenhäuser gefährlich unterbesetzt«*. Zugriff am 28.03.2024 unter www.nachtdienstreport.verdi.de

Vereinte Dienstleistungsgewerkschaft (ver.di) (2016). *»Aktion Überstundenberg«*. Zugriff am 28.03.204 unter http://gesundheit-soziales.verdi.de/themen/mehr-personal/++co++cf611028-c16f-11e6-bf70-525400ed87ba

Vereinte Dienstleistungsgewerkschaft (ver.di) (2022). *»Ausbildungsreport Pflegeberufe 2021«*. Zugriff am 28.03.2024 unter https://gesundheit-soziales-bildung.verdi.de/++file++6347da65633e1ac561cb8116/download/V-FB3_010_Ausbildungsreport_2022_RZ_ab_screen.pdf

Vereinte Dienstleistungsgewerkschaft (ver.di) (2022). *»Fragen zur Tarifbewegung Entlastung«*. Zugriff am 29.03.2024 unter https://gesundheit-soziales-bildung.verdi.de/themen/entlastung/++co++3f97f4d8-e717-11ec-9250-001a4a160100

Vereinte Dienstleistungsgewerkschaft (ver.di) (2016). *»Saarbrücker Appell für mehr Pflegepersonal«*. Zugriff am 28.03.2024 unter https://saartrier.verdi.de/branchen-und-berufe/gesundheit-soziale-dienste-wohlfahrt-und-kirchen/krankenhaeuser/++co++7a3b50fe-cc01-11e5-9006-525400438ccf

Vereinte Dienstleistungsgewerkschaft (ver.di) (2014). *»Aussicht auf Entlastung«*. Zugriff am 28.03.2024 unter https://publik.verdi.de/ausgabe-202401/aussicht-auf-entlastung/

2.7 Tarifverträge-Entlastung (TV-E) aus Sicht des Arbeitgebers

Thomas van den Hooven & Niklas Gesthüsen

Im Rahmen dieses Kapitels wird aus Sicht des Arbeitgebers eine Bewertung des Tarifvertrags-Entlastung an den Universitätskliniken des Landes Nordrhein-Westfalens (TV-E NRW) vorgenommen. Unter Berücksichtigung der geltenden Rahmenbedingungen erfolgt eine Einordnung des TV-E NRW als Ersatzinstrument zur Festlegung eines Pflegepersonalbedarfs im Krankenhaus.

2.7.1 Bewertung des aktuellen Arbeitsmarkts

Der Begriff Belastung dominiert in der öffentlichen Diskussion die aktuelle Auseinandersetzung mit der Arbeitsmarktsituation in der Pflege. Belastung wird dabei unterschiedlich definiert und bezieht sich u. a. auf die Belastung durch die aktuellen Arbeitsbedingungen, die Arbeitszeit, die emotionalen Belastungsfaktoren und durch die besonderen Anforderungen im Bereich der Krankenversorgung (z. B. Schichtdienst und Notfallversorgung).

Vor dem Hintergrund der Corona-Pandemie ist auch die Belastung durch mögliche Gesundheitsgefährdungen in der direkten Pflegearbeit in den Vordergrund gerückt (Hassanian-Moghaddam H et al., 2020).

Die Universitätskliniken in Deutschland befinden sich in einer besonderen Situation. Im Rahmen der Maximalversorgung werden spezifische Anforderungen an die Häuser gestellt, für die sie auch eine besondere Vorhaltung erbringen. Dies spiegelt sich häufig in der Notwendigkeit einer höheren fachlichen Qualifikation der Pflegefachpersonen wider, die für die Behandlung schwer kranker Patientinnen und Patienten vorausgesetzt wird. Universitätskliniken haben in vielen Disziplinen ein Alleinstellungsmerkmal durch die Möglichkeit der Durchführung spezieller Behandlungsmethoden. Aus diesem Grund sind in der deutschen Krankenhauslandschaft Vergleiche zwischen Krankenhäusern unterschiedlicher Versorgungsstufen nicht uneingeschränkt möglich. Diesem Umstand wird in der aktuellen Debatte über die Neuausrichtung der deutschen Krankenhauslandschaft Rechnung getragen.

Eine dauerhaft zu hohe Arbeitsbelastung der Beschäftigten wirkt sich negativ auf die Arbeitszufriedenheit aus (Ganserer et al., 2021). Mögliche Folgen dieser Entwicklung können ein erhöhter Krankenstand und infolgedessen eine erhöhte Fluktuation sein. Die Attraktivität des Arbeitsplatzes – letztendlich des Berufes – sinkt.

Die tarifvertraglichen Regelungen an Krankenhäusern und insbesondere an Universitätskliniken sind bisher überwiegend entgeltbezogen. Nur in einzelnen bundesweiten Ausnahmen enthalten diese Regelungen auch Aussagen zur einzuhaltenden pflegerischen Personalbemessung.

Zum Verständnis der Situation, die zur Einführung des TV-E NRW geführt hat, wird im Folgenden auf die Arbeitsmarktsituation eingegangen.

Fachkräftemangel und demographische Herausforderungen

Die Bundesagentur für Arbeit attestiert in allen Bundesländern einen Fachkräftemangel in den Pflegeberufen. Dabei zeichnet sich für den Zeitraum 2018 bis 2023 eine zunehmende Verschärfung der Mangelsituation ab (Bundesagentur für Arbeit, 2023).

Grundsätzlich sind Krankenhäuser je nach Größe unterschiedlich stark vom Fachkräftemangel betroffen. Besonders spürbar sind die Auswirkungen in Krankenhäusern mit mehr als 599 Betten (Deutsches Krankenhausinstitut, 2023). Hierzu zählen auch die Universitätskliniken in Deutschland. Die Gründe hierfür sind multifaktoriell, eine besondere Schwierigkeit stellt in größeren Krankenhäusern die Unternehmenskultur und die hierarchische Struktur dar – ein Umstand, den wir am Ende ausführlicher darstellen werden.

Neben dem vorherrschenden Fachkräftemangel sind die Krankenhäuser insbesondere durch die sich abzeichnenden demografischen Herausforderungen gefordert. Dazu zählen neben der steigenden Zahl multimorbider Patient*innen auch die Alterung des Pflegepersonals und der Rückgang des Nachwuchses. Das Statistische Bundesamt prognostiziert bis zum Jahr 2049 einen zusätzlichen Bedarf von mindestens 280.000 Pflegefachkräften (Statistisches Bundesamt, 2024a).

Anhand einer exemplarischen Auswertung der Altersstruktur im Pflegedienst eines Universitätsklinikums lässt sich entgegen dem aufgezeigten Trend jedoch eine Überalterung des Pflegepersonals nicht bestätigen. Vielmehr drängt sich der Verdacht auf, dass Universitätskliniken besonders attraktiv für Berufsanfänger in der Pflege sind und daher eher einen niedrigen Altersdurchschnitt aufweisen. Im Vergleich dazu zeigen die Berichte der Krankenhäuser der Akut- und Regelversorgung, dass diese eher mit einem steigenden Altersdurchschnitt im Pflegedienst konfrontiert sind.

Geographische Herausforderungen

Krankenhäuser stehen je nach Standort vor unterschiedlichen geographischen Herausforderungen auf dem Arbeitsmarkt. Regionen mit hoher Krankenhausdichte unterscheiden sich hinsichtlich der geographischen Herausforderung von Regionen mit niedrigerer Krankenhausdichte. Verkehrsinfrastruktur, unterschiedliches sozioökonomisches Niveau und andere Umfeldbedingungen werden hier zu prägenden Faktoren.

Universitätskliniken unterscheiden sich hinsichtlich der räumlichen Herausforderungen von Akut- und Regelkrankenhäusern, da sie sich in Ballungszentren und meist in direkter »Nachbarschaft« zu anderen, kleineren Krankenhäusern befinden.

Bei angespannter Wohnungssituation ist ein deutliches Gefälle im Einzugsbereich der Mitarbeiter*innen je nach Dienstart zu erkennen. Exemplarisch ist hier der Vergleich zwischen ärztlichem Dienst und Pflegedienst zu nennen. Hier zeigt sich ein unterschiedlicher Wohnradius um den Arbeitsplatz, der vermutlich durch unterschiedliche Verdienstmöglichkeiten beeinflusst wird.

Wenn Mitarbeitende bereit sind, einen längeren täglichen Anfahrtsweg zu einem Krankenhaus der Maximalversorgung in Kauf zu nehmen, so hat dies in der Regel Gründe, die vor allem in den Arbeitsbedingungen zu suchen sind. Mitarbeiterinnen und Mitarbeiter könnten sich in vielen Fällen auch für das Krankenhaus am Heimatort entscheiden.

Öffentliche Wahrnehmung

In der öffentlichen Wahrnehmung hat der Pflegeberuf in Deutschland ein Imageproblem. Häufig wird er auf die Problembereiche verkürzt dargestellt. Die Ausdifferenzierung des Berufes und die damit verbundenen persönlichen Karrierewege werden oft nicht dargestellt (Maier et al., 2023).

Mit dem Auftreten der Corona-Pandemie rückte der Krankenhausbereich in den Fokus der Medien und insbesondere die Pflegefachpersonen erhielten viel Lob und Anerkennung. Allerdings hat sich dieser Umstand nicht positiv auf die Attraktivität des Pflegeberufs ausgewirkt.

Betrachtet man die Ausbildungszahlen in der Pflege, so ist eher ein Rückgang der

Bewerberzahlen zu verzeichnen. Dem Statistischen Bundesamt zu Folge ist die Anzahl an neuen Ausbildungsverträgen in der Pflege im Jahr 2022 um 7 % zurückgegangen (Statistisches Bundesamt, 2023).

Auf Grundlage vorläufiger Ergebnisse des Statistischen Bundesamtes hat sich dieser Trend im Jahr 2023 allerdings nicht fortgesetzt, die Zahl der neu abgeschlossenen Ausbildungsverträge ist gegenüber dem Vorjahr um 3 % gestiegen (Statistisches Bundesamt, 2024b).

Denn neben der hohen Anerkennung in Zeiten der Pandemie steht die Pflege vor allem wegen des eklatanten Fachkräftemangels im Fokus. Beispielhaft seien hier Artikel über die Forderung der Pflegefachpersonen nach besserer Bezahlung und besseren Rahmenbedingungen, höhere Krankheitsraten durch Pflegenotstand oder überlastete Kliniken genannt. Diese öffentliche Wahrnehmung prägt aktuell das Bild des Pflegeberufs in unserer Gesellschaft.

Strukturen der Vergütung

In der Diskussion um wirksame Maßnahmen gegen den Fachkräftemangel in der Pflege wird häufig die Erhöhung der Vergütung genannt.

Die Analyse der Vergütungssituation in der Pflege zeigt ein heterogenes Bild mit deutlichen regionalen Unterschieden. Zudem spielt die Art der Pflegeeinrichtung eine entscheidende Rolle.

Die Bundesagentur für Arbeit vergleicht regelmäßig die Medianentgelte von sozialversicherungspflichtig Vollzeitbeschäftigten und differenziert dabei nach dem Grad der Spezialisierung. Dabei wird zwischen Helfern, Fachkräften, Spezialisten und Experten unterschieden. Der Vergleich zeigt, dass die Fachkräfte in der Krankenpflege ein überdurchschnittliches Einkommen erzielen. Im Kontrast zur Altenpflege zeigt sich zudem eine erhebliche Lohnlücke ab. Für das Spezialisierungsniveau der Spezialisten und Experten liegt das mittlere Einkommen sowohl in der Krankenpflege als auch in der Altenpflege unter dem bundesdeutschen Durchschnitt (Bundesagentur für Arbeit, 2023).

Grundsätzlich kann aus dieser Darstellung die Forderung einer generellen Anhebung der Vergütung in der Pflege nicht belegt werden. Vielmehr sollte das Lohngefüge differenziert betrachtet und angepasst werden. Neben der Anpassung der Vergütung von besonders qualifizierten Pflegekräften auf dem Niveau von Fachkräften und Experten steht hier auch die Anpassung des Lohngefälles zwischen der Altenpflege und der Krankenpflege im Fokus.

2.7.2 Tarifvertrag Entlastung an den Universitätskliniken NRW (TV-E)

Historisch betrachtet sind die Pflegepersonalschlüssel in Deutschland mit einer durchschnittlichen Anzahl von ca. 13 durch eine Pflegefachkraft zu betreuender Patientinnen und Patienten unzureichend (Simon und Mehmecke, 2017).

Die im vorigen Kapitel beschriebene besondere Ausgangslage in den Universitätskliniken führt zu der Notwendigkeit spezifischer, dem Versorgungsbedarf angepasster Pflegepersonalschlüssel. In der anstehenden Umstrukturierung der Krankenhauslandschaft ist eine weitere Ausdifferenzierung zu erwarten.

Die tarifvertragliche Ausdifferenzierung erfolgte bisher überwiegend entgeltbezogen. Zum 01.01.2019 hat der Gesetzgeber erstmals Pflegepersonaluntergrenzen definiert, die ein einzuhaltendes Mindestniveau des Betreuungsschlüssels in Form der Anzahl der zu versorgenden Patient*innen pro Pflegefachkraft vorgeben. Hierbei wird jedoch nicht zwischen Krankenhäusern unterschiedlicher Versorgungsstufen unterschieden. So gelten für Universitätskliniken die gleichen Mindestvorgaben wie für Akutkrankenhäuser. Als Sanktionsmaßnahme wurden Vergütungsabschläge definiert. Für das Pflegepersonal in der direkten Patientenversorgung der Universitätskliniken haben die Pflegepersonaluntergrenzen in der Regel nicht zu einer Entlastung geführt. Eine gesetzlich geregelte Pflegepersonalbedarfsbemessung, die über das Mindestmaß (PpUGV) hinausreichende Bedarfsniveaus festlegt, existiert nicht.

Wie schon in anderen Bundesländern zuvor, mündete die angespannte Personalsituation Anfang des Jahres 2022 in einem mehrwöchigen Streik an den Universitätskliniken des Landes Nordrhein-Westfalen. Zentrale Forderung der Beschäftigten war eine tariflich geregelte Entlastung durch eine fachabteilungsbezogene Festlegung des Pflegepersonalbedarfs in Form von Personalschlüsseln.

Als Ergebnis der Verhandlungen trat am 01.01.2023 der Tarifvertrag Entlastung an den Universitätskliniken des Landes NRW in Kraft.

2.7.3 Grundsätzliche Tarifsystematik

Mit dem TV-E sollen die Arbeitsbedingungen in den Gesundheitsberufen an den Universitätskliniken des Landes Nordrhein-Westfalen nachhaltig verbessert werden, um die Attraktivität der Arbeit zu erhöhen. Zur Einhaltung der tariflichen Regelungen zur Personalausstattung ist überwiegend eine Personalaufstockung erforderlich.

In vier verschiedenen Entlastungsmodellen erfolgt der Personalaufbau schichtgenau, bereichsbezogen, pauschal oder im Rahmen eines standortspezifischen Personalaufbaus. Aufgrund der besonderen Ausbildungsverpflichtung der Universitätskliniken wird dieses Thema im Modell Auszubildende/Dualstudierende gesondert berücksichtigt. Durch die Gewährung von individuellen oder pauschalen Entlastungstagen für die betroffenen Beschäftigten soll der erhöhten Arbeitsbelastung bei Nichteinhaltung definierter Relationen pro Schicht oder Bereich begegnet werden.

Die größte Herausforderung des TV-E liegt in der Erfassung der Belastungssituationen und der Einführung eines punktebasierten Entlastungssystems, das durch die vorrangige Gewährung von Entlastungstagen als Freizeitausgleich gekennzeichnet ist. Grundsätzlich besteht die Möglichkeit, generierte Entlastungstage auf Wunsch der Beschäftigten auch auszuzahlen. Für jeweils sieben Belastungssituationen erhalten die Beschäftigten einen freien Entlastungstag. Die Anzahl der maximal erreichbaren Entlastungstage wird in der Umsetzungsphase schrittweise von 11 auf 18 Tage pro Jahr erhöht.

Bei den Verhältniszahlen wird primär das examinierte Pflegepersonal berücksichtigt. Andere Berufsgruppen wie z. B. Medizinische Fachangestellte und Pflegeassistent*innen werden nicht auf die Verhältniszahlen angerechnet.

Darüber hinaus enthält der Tarifvertrag Regelungen zu weiteren Faktoren wie dem Anteil der Beschäftigten aus der Arbeitnehmerüberlassung und dem Einsatz von Beschäftigten in fachfremden Bereichen.

Die von Arbeitgeberseite vorgeschlagene Veränderung des Narratives der Entlastungs-/Belastungssystematik war nicht konsensfähig. Kritisch anzumerken ist, dass bereits durch den Titel des Tarifvertrages eine negative Sichtweise auf die Arbeitssituation vorgegeben wird.

Schichtgenaues Entlastungsmodell (Modell 1)

Modell 1 bildet den Kern des TV-E und betrifft die meisten Beschäftigten. Grundsätzlich ist hier eine schichtgenaue Belastungserfassung vorgesehen. Diese basiert in der Regel auf vereinbarten Verhältniszahlen, die sich aus der Anzahl der examinierten Pflegekräfte sowie der Operationstechnischen und Anästhesietechnischen Assistentinnen und Assistenten und der Anzahl der zu versorgenden Patientinnen und Patienten errechnen.

Der Erfassungsbereich erstreckt sich auf die Bereiche, in denen stationäre Patient*innen versorgt werden und umfasst somit neben Normal-, Intensiv- und IMC-Stationen u. a. auch Kinder- und Palliativstationen sowie Notaufnahmen. Darüber hinaus werden auch Funktionsbereiche wie Herzkatheterlabor, Endoskopie, Dialyse, Kreißsaal und OP berücksichtigt.

Für diese Bereiche sind im TV-E Verhältniszahlen definiert, deren Nichteinhaltung zur Generierung von Entlastungspunkten für die betroffenen Beschäftigten führt.

Beispielhaft werden für Normalstationen drei unterschiedliche Komplexitätsstufen (A, B und C) der Versorgung mit jeweils angepassten Personalschlüsseln aufgeführt. Für Normalstationen der Kategorie A mit besonders komplexem Pflegeaufwand, wie z. B. in der Hämatologie und Onkologie, ist eine Pflegefachkraft-Patienten-Relation von 1 zu 7 im Früh- und Spätdienst und von 1 zu 13 im Nachtdienst vorgeschrieben. Auszubildende und dual Studierende werden bei der Berechnung der eingesetzten Pflegekräfte nicht berücksichtigt. Internationale Pflegekräfte, die noch nicht über eine Berufsanerkennung verfügen, werden ebenfalls nicht in die Berechnung einbezogen.

Um der Komplexität der pflegerischen Versorgung in den verschiedenen Fachdisziplinen eines Universitätsklinikums Rechnung zu tragen, wurden im stationären Setting neun verschiedene fachgebietsnahe Versorgungscluster definiert. So gehören zum Versorgungscluster 1 neben der Herzchirurgie auch die Gefäßchirurgie, die Kardiologie und die Thoraxchirurgie. Findet der Einsatz des Mitarbeitenden außerhalb des ihm zugeordneten Versorgungsclusters statt, kann dieser erst nach Ablauf von 14 aufeinander folgenden Arbeitstagen auf den zu erfüllenden Personalschlüssel angerechnet werden.

Belastungssituationen im Sinne des Tarifvertrages können auf unterschiedliche Weise entstehen:
Bei Unterschreitung der definierten Verhältniszahlen in einer Schicht im stationären Bereich entsteht für die Beschäftigten der betroffenen Schicht eine Belastungssituation. Zwischendienste werden anteilig den jeweiligen Schichten zugeordnet.

Im operativen Bereich entstehen bei Unterschreitung der definierten Mindestbesetzung Belastungssituationen für die Beschäftigten, die tatsächlich im jeweiligen OP-Saal eingesetzt sind. Kurze Unterbrechungen führen jedoch nicht zu einer Belastungssituation.

Für den Bereich der Psychiatrie wird nach Umrechnung der in der PPP-RL festgelegten Personalvorgaben in schichtgenaue Personalschlüssel eine gesonderte Regelung getroffen.

Eine Belastungssituation für Beschäftigte kann auch dann entstehen, wenn besonders viele Beschäftigte aus der Arbeitnehmerüberlassung eingesetzt werden. Übersteigt die Anzahl den festgelegten Schwellenwert von 50 % in der Schicht, entsteht eine Belastungssituation für alle in dieser Schicht eingesetzten Beschäftigten.

Neben der bereits in der Anrechnung im Personalschlüssel festgelegten Regelung bei Einsätzen außerhalb des eigenen Versorgungsclusters führt auch diese Praxis zu Belastungssituationen. Die im fachfremden Bereich eingesetzten Beschäftigten erhalten bis zur Anrechnung, also erst nach 14 Tagen, eine Belastungssituation pro Schicht.

Aus den vorgenannten Regelungen wird deutlich, dass eine manuelle Erfassung der Belastungssituationen zu einem unverhältnismäßig hohen Verwaltungsaufwand führen würde. Aus diesem Grund wurde im TV-E eine IT-gestützte Erfassung von Belastungssituationen vorgesehen. Die Entwicklung eines geeigneten IT-Systems unter Berücksichtigung der jeweils eingesetzten Dienstplanungssysteme ist jedoch mit einem erheblichen Aufwand verbunden. Die für die Entwicklung erforderliche Zeit wurde im Tarifvertrag durch eine Übergangsfrist von zunächst 1,5 Jahren abgedeckt. Bis zur Einführung des Systems erhalten die Beschäftigten pauschal fünf Entlastungstage.

Mit Modell 1 wird zwar zunächst die häufig bestehende Lücke zwischen den in den Pflegepersonaluntergrenzen definierten Mindestmengen und dem zu erwartenden Pflegepersonalbedarf geschlossen. Es kann allerdings in Einzelfällen zu einer verstärkten Fehlallokation von Personalressourcen kommen – eine tatsächliche Berechnung des benötigten Pflegepersonals findet nicht statt. Mit dem System der Entlastungstage wird ein für die Beschäftigten und Arbeitgeber spürbarer Sanktionsmechanismus eingeführt.

Bereichsbezogenes Entlastungsmodell (Modell 2)

Im Gegensatz zur schichtgenauen Erfassung der Belastungssituationen in Modell 1 werden in Modell 2 Mindestbesetzungen für definierte Bereiche festgelegt. Werden diese Mindestbesetzungen unterschritten, erhalten die Beschäftigten je nach Bereich Entlastungstage.

Die im TV-E genannten Bereiche sind Radiologie, Kindertagesstätten, Service und therapeutische Berufe.

In der Radiologie wird bezogen auf die eingesetzten MTRA eine Erhöhung der bisherigen Personalbesetzung um 15 % festgelegt. Gleichzeitig wird in verschiedenen Stufen eine mögliche Leistungssteigerung mit einer weiteren Erhöhung des Personalbedarfs verknüpft. Werden diese Vorgaben im Kalenderjahresdurchschnitt unterschritten, erhalten die betroffenen Beschäftigten fünf Entlastungstage.

Auch im Bereich des Patientenservice wurde eine Erhöhung der Personalbesetzung um 10 % vereinbart. Hier fehlt aus Sicht der Arbeitgeber insbesondere ein Bezug zum Arbeitsanfall. In den Universitätskliniken wird der Einsatz von Servicekräften verschieden gehandhabt und es existieren unterschiedliche Zielsetzungen. Gleichzeitig ist dieser Bereich von den Veränderungen in der Krankenhausfinanzierung besonders betroffen, so dass eine größere Flexibilität in den getroffenen Regelungen wünschenswert gewesen wäre.

Pauschaliertes Entlastungsmodell (Modell 3)

Im Modell 3 wird der besonderen Belastung im Bereich des Casemanagements durch ein pauschales Entlastungsmodell begegnet.

Das Casemanagement in den Universitätskliniken hat eine wichtige Schnittstellenfunktion im Versorgungsprozess. Der Tariftext benennt mit dem Bettenmanagement und den fallbezogenen Beratungs- und Informationsaufgaben zentrale Aspekte der Tätigkeiten im Casemanagement. In diesem Bereich erhalten die Beschäftigten pauschal drei Entlastungstage pro Kalenderjahr.

Im Gegensatz zu den bisher dargestellten Modellen wird hier kein konkreter Personalbedarf genannt. Im Vergleich der einzelnen Universitätskliniken wurde zudem die unterschiedliche Ausdifferenzierung der Tätigkeiten deutlich. Dennoch wird hier von der grundsätzlichen Systematik abgewichen, Entlastungen dort zu schaffen, wo Belastungen entstehen. Schließlich könnten die Universitätskliniken den Bereich personell verstärken, was jedoch keine Auswirkungen auf die Generierung von Entlastungstagen hätte.

Entlastungsmodell durch standortspezifischen Stellenaufbau (Modell 4)

Zur Erweiterung der vom TV-E erfassten Bereiche haben sich die Betriebsparteien auf einen standortspezifischen Stellenaufbau in Höhe von 30 Vollzeitkräften geeinigt, der sich auf verschiedene Bereiche wie z. B. Ambulanzen und Krankentransporte verteilt. Die konkrete Verteilung der Gesamtzahl wird zwischen den Betriebsparteien am jeweiligen Standort vereinbart.

Im Hinblick auf die pflegerischen Versorgungsprozesse kommt dem Patiententransportdienst eine besondere Bedeutung zu. Historisch betrachtet gehörte der Patiententransport lange Zeit zu den pflegerischen Aufgaben. Infolge des Fachkräftemangels und der Ausdifferenzierung der Tätigkeiten wurde diese Aufgabe dem Rettungsdienstpersonal übertragen.

An den Universitätskliniken werden hier durch den Einsatz unterschiedlicher Qualifikationsstufen, wie z. B. Notfallsanitäterinnen und Notfallsanitäter, auch anspruchsvolle innerklinische Patiententransporte übernommen. In diesem Modell erhalten die Beschäftigten bis zum Erreichen der definierten Personalstärke drei Entlastungstage pro Kalenderjahr.

Entlastungsmodell für Auszubildende und Dual-Studierende

Die besondere Bedeutung der Lehre bzw. Ausbildung an den Universitätskliniken spiegelt sich auch in den umfangreichen Regelungen des Entlastungsmodells für Auszubildende und dual Studierende wider. Auszubildende und dual Studierende erhalten pauschal zwei Tage Zusatzurlaub pro Jahr.

Um die Bedeutung einer regelmäßigen und kontinuierlichen Praxisanleitung zu unterstreichen, erhalten sie darüber hinaus bei Ausfall der gesetzlich vorgeschriebenen Praxisanleitung in einer Schicht einen zusätzlichen Selbstlerntag. Die maximale Anzahl der möglichen zusätzlichen Selbstlerntage ist auf drei Tage pro Jahr begrenzt. Ist der Ausfall der Praxisanleitung nicht von der jeweiligen Einsatzstelle zu vertreten, z. B. durch Abwesenheit der Auszubildenden, wird die Anleitung nicht nachgeholt.

Zur besseren Planbarkeit für die Auszubildenden und dual Studierenden werden ihnen die Dienstpläne mit einem Vorlauf von acht Wochen zur Verfügung gestellt. Änderungen der bestehenden Dienstpläne sind in gesondert definierten Ausnahmefällen zulässig. Bei externen Einsätzen von Auszubildenden wird die o. g. strikte Regelung zur Vorlaufzeit durch einen Hinweis an die externen Kooperationspartner ersetzt. Grundsätzlich wird sichergestellt, dass die für die Praxisanleitung vorgesehenen Tage im Dienstplan kenntlich gemacht werden.

Ab dem Jahr 2024 gilt für Auszubildende in der Gesundheits- und Krankenpflege ein Zeitanteil von 15 % für die Praxisanleitung im praktischen Einsatz. Der überwiegende Teil der Praxisanleitung erfolgt im Verhältnis 1:1 zwischen Auszubildenden und Praxisanleiterinnen/Praxisanleitern. Für die Anrechnung der Praxisanleitung auf die in Modell 1 festgelegten Anteile gelten einschränkende Bedingungen.

Grundsätzlich wird aufgrund der Vielzahl der Fachgebiete innerhalb der praktischen Ausbildung an den Universitätskliniken eine strukturierte Orientierungszeit von drei Tagen für die Auszubildenden gewährt. In der theoretischen Ausbildung wird ab dem Jahr 2024 ein Betreuungsschlüssel von 1:20 definiert.

Mit diesen umfangreichen Regelungen im Entlastungsmodell für Auszubildende und dual Studierende ist ein deutlicher Fokus auf die Verbesserung der Praxisanleitung erkennbar. Aus Sicht der Arbeitgeber ist eine strukturierte und angemessene Praxisanleitung für eine hohe Übernahmequote nach Abschluss der Ausbildung unerlässlich.

2.7.4 Auswirkungen und Umsetzungsmanagement des TV-E

Die hohe Erwartungshaltung der Mitarbeitenden war im Rahmen der Streikmaßnahmen deutlich wahrnehmbar. Vor dem Hintergrund des als besonders belastend empfundenen Arbeitsumfeldes wurde nach Abschluss des Tarifvertrags teilweise eine sofortige und spürbare Entlastung erwartet. Aus Sicht der Arbeitgeber bestand die Gefahr, dass durch unrealistische Erwartungen für die Umsetzung des TV-E ein negativer Effekt ausgelöst wird.

Mit dem TV-E NRW wurde erstmals in Deutschland ein Entlastungstarifvertrag für Pflegefachpersonen an sechs verschiedenen Universitätsklinikstandorten abgeschlossen. Im Umsetzungsmanagement wurde schnell evident, dass jeder Standort in Nordrhein-Westfalen von seinen spezifischen Besonderheiten geprägt ist. Die größte Herausforderung bei der Vielzahl der Standorte innerhalb eines neuen Tarifvertrages ist die Schaffung eines einheitlichen Verständnisses der getroffenen Regelungen. Für eine eindeutige Interpretation der Regelungen zur Personalbemessung sind detaillierte Erläuterungen erforderlich, die vor allem im Kontext der jeweiligen in der Praxis bereits bestehenden Regelungen gesehen werden müssen. Diese theoretische Arbeit am Tariftext erfordert einen nicht zu unterschätzenden Zeitaufwand.

Gleichzeitig haben einige Standorte den Marketingwert eines bestehenden Entlastungstarifvertrages in der Pflege erkannt und in vielfältiger Weise für ein aktives Personalmarketing genutzt.

Im Gegensatz zu Vergütungsabschlägen als Sanktionsmaßnahme bei Pflegepersonaluntergrenzen entfalten die getroffenen Regelungen zu Entlastungstagen einen unmittelbareren Druck auf die Krankenhäuser. Ohne eine Verbesserung der Personalausstattung kommt es zu einem erhöhten Anfall von Entlastungstagen, deren Gewährung zu einer Verschlechterung der Personalsituation – und damit zu einer spürbaren finanziellen Auswirkung durch die Abnahme der betreibbaren Betten – führt. Nur durch eine Verbesserung der Personalsituation (Pflegepersonalquotient) kann dieser negative Effekt vermieden werden.

2.7.5 Mehrbedarf an Pflegepersonal

Die Umsetzung der im TV-E NRW enthaltenen Regelungen und damit die vollständige Vermeidung von Belastungssituationen führt zu einem erheblichen Mehrbedarf an Pflegepersonal. Bezogen auf einen Vollbetrieb des Universitätsklinikums Münster mit ca. 1.450 Betten ergibt sich bei Umsetzung des TV-E gegenüber dem derzeit vorhandenen Pflegepersonal ein Mehrbedarf von ca. 550 Vollkräften, der sich auf die Dienstarten 02 und 04 (Pflegedienst und Funktionsdienst) verteilt. Für alle sechs Standorte kann ungefähr mit einem Mehrbedarf von 3.000 Pflegekräften gerechnet werden.

Vor diesem Hintergrund wird die Notwendigkeit der Laufzeit des Tarifvertrages von 5 Jahren deutlich. Ein Personalaufbau in dieser Größenordnung ist nur in abgestuften Jahresschritten umsetzbar, um eine ansonsten eintretende Überforderung aller beteiligten Personengruppen und Strukturen zu vermeiden.

Die durch den Streik reduzierten betreibbaren Betten, wurden nach Ende der Streikmaßnahmen an den verschiedenen Standorten – um der Erwartungshaltung der Mitarbeitenden entgegenzukommen – in unterschiedlichem Umfang wieder in Betrieb genommen. Mit Blick auf den notwendigen Mehrbedarf ist dies eine kurzfristig wirksame Maßnahme zur Verbesserung des Pflegepersonalquotienten und eine damit einhergehende Entlastung des pflegerischen Personals. Im Hinblick auf den nachhaltigen Erfolg sind weitere mittel- und langfristig Maßnahmen zur Personalgewinnung und -bindung erforderlich.

Maßnahmen zur Mitarbeiterakquise und -bindung

Viele Krankenhäuser setzen seit geraumer Zeit auf die Rekrutierung von internationalen Pflegefachkräften. Mit Blick auf den deutschen Arbeitsmarkt und die dort eingeschränkte Verfügbarkeit einer ausreichenden Anzahl von Pflegekräften ist diese Maßnahme als kurzfristige Überbrückung des Pflegenotstandes alternativlos. In den letzten fünf Jahren hat sich der Anteil internationaler Pflegefachkräfte in Deutschland deutlich erhöht (Bundesagentur für Arbeit, 2023).

Gleichzeitig stellt die internationale Rekrutierung von Pflegekräften das eigene Krankenhaus vor enorme Herausforderungen, denen effektiv begegnet werden sollte. Dazu gehören zunächst die umfassende Unterstützung des Onboardings und die Umsetzung eines konzeptionell entwickelten Praxisbegleitungskonzeptes. Darüber hinaus ermöglichen verschiedene Formen der Sprachvermittlung eine gezielte Sprachförderung.

Eine funktionierende Kommunikation zwischen Pflegefachpersonen und Patientinnen und Patienten bildet die Grundlage pflegerischen Handelns. Vor diesem Hintergrund erscheint es wenig verwunderlich, dass erste Studien mögliche negative Einflussfaktoren auf das Patientenoutcome durch unzureichende Sprachkenntnisse diskutieren. In diesem Zusammenhang wird auch der Einfluss einer hohen Anzahl von Leiharbeitskräften kritisch betrachtet (Moyce et al., 2015; Viken et al., 2018).

Neben der Rekrutierung aus dem Ausland stellt die Arbeitnehmerüberlassung den zweiten Baustein in der kurz- und mittelfristigen Strategie zur Personalgewinnung dar. Die damit verbundenen höheren Lohnkosten werden häufig zur Verbesserung der Personalsituation und zur Aufrechterhaltung der vorhandenen Bettenkapazität in Kauf genommen.

Bei der Zusammensetzung der Pflegeteams kann sich der Einsatz von Pflegekräften aus der Arbeitnehmerüberlassung auch negativ auswirken. Dies ergibt sich z. B. aus dem Vergleich der Dienstzeiten oder der Entlohnung.

Die in Deutschland häufig anzutreffende Kombination von internationalen Pflegekräften und Beschäftigten aus der Arbeitnehmerüberlassung im selben Bereich sind somit kritisch zu beurteilen.

Grundsätzlich ist jedoch festzuhalten, dass die Personalakquise auf einem angespannten Arbeitsmarkt nicht das primäre Mittel zur Problemlösung sein kann. Es bedarf geeigneter Konzepte, um Mitarbeiterinnen und Mitarbeiter nachhaltig an das Unternehmen zu binden und so den Personalstamm durch eine Verringerung der Fluktuation und dem möglichen Personalaufbau kontinuierlich aufzubauen.

Das in den USA etablierte *Magnet Recognition Program*© setzt dabei auf vier verschiedene Faktoren, um letztlich die Qualität der Pflege zu verbessern. Im ersten Schritt soll die aktuelle Führungskultur hinterfragt werden, um schrittweise einen transformationalen Stil zu etablieren. Anschließend müssen in der Organisation Strukturen geschaffen werden, die Pflegekräfte befähigen, an Entscheidungsprozessen teilzunehmen. Im internen Vergleich können dann Best-Practice-Beispiele genutzt werden, um die stationäre Arbeit kontinuierlich zu verbessern. Letztlich lassen sich Innovationen und Verbesserungen in diesem veränderten Setting wesentlich leichter realisieren (American Nurses Credentialing Center, 2021).

Vergleicht man verschiedene Personalkennzahlen von zertifizierten Magnetkrankenhäusern, so zeigt sich, dass diese z. B. eine signifikant niedrigere Fluktuationsrate aufweisen (Lacey et al., 2007).

Das Konzept kann somit eine nachhaltige Personalentwicklung unterstützen.

Veränderung der Unternehmenskultur

Zentraler Bestandteil des Magnet-Gedanken ist eine etablierte Kultur der Transparenz und Partizipation. Dieser Wandel der Unternehmenskultur stellt viele deutsche Krankenhäuser vor große Herausforderungen.
Traditionell sind Krankenhäuser in Deutschland arztzentriert und hierarchisch geprägt.

Der mögliche Zusammenhang zwischen Unternehmenskultur und Mitarbeiterbindung ist Gegenstand zahlreicher Studien. Bei der Frage nach den Kündigungsgründen im Jahr 2023 nennen mehr als 40 % der Beschäftigten die Unternehmenskultur und die Verbundenheit mit dem Unternehmen (Gallup, 2024).

Krankenhäuser haben längst erkannt, dass sie ihren Mitarbeitenden Angebote machen müssen. Meist sind dies sogenannte Benefit-Programme, bei denen die Mitarbeitenden Vergünstigungen in lokalen Geschäften erhalten. Auch das Thema Jobbike oder betriebseigene Kindertagesstätten oder Fitnessstudios werden in diesem Zusammenhang häufig genannt. Letztlich sind diese Angebote wichtig, aber wenn sich die Zusammenarbeit in der direkten praktischen Arbeit nicht grundlegend verbessert, verpuffen solche Maßnahmen schnell und wirken nur kurzfristig. Eine Veränderung der Unternehmenskultur lässt sich mit diesen Maßnahmen kaum erreichen.

Eine nachhaltige Veränderung der Unternehmenskultur ist nur über eine Strategiearbeit mit abgeleiteten strategischen, taktischen und operativen Zielen möglich. Neben den ökonomischen Zielplanungen sind zur Unterstützung der Bemühung im Personalbereich die Werkzeuge der Leitbild- und Visionserstellung von besonderer Bedeutung. Eine glaubhafte und gelebte Veränderung ist nur über die Partizipation der Mitarbeitenden und durch eine authentische Führungskultur möglich.

Langfristige Perspektiven

Bei einer Laufzeit von fünf Jahren wird voraussichtlich nach Ablauf des Tarifvertrages Entlastung über das weitere Vorgehen entschieden und die eingetretenen Effekte evaluiert werden. Spätestens zu diesem Zeitpunkt wird sich dann auch die Frage nach der langfristigen Perspektive stellen, wenn die vereinbarten Personalschlüssel in den Universitätskliniken erreicht sind. Die damit erreichten Veränderungen in den Krankenhäusern stellen eine zwingende Vorarbeit für die zu erwartende demografische Entwicklung dar. Spätestens in fünf Jahren ist mit einer deutlichen Zunahme von Personalengpässen im Gesundheitswesen zu rechnen.

Durch den fortschreitenden Wandel der Arbeitswelt ist zu erwarten, dass es zu einer weiteren Verknappung auf dem Arbeitsmarkt kommen wird. So stellt die Einführung einer 4-Tage-Woche in Bereichen, in denen ein vollschichtiger Krankenhausbetrieb sichergestellt werden muss, eine besondere Herausforderung dar.

Die Verbesserung der Personalschlüssel ist dabei ein notwendiger Schritt zur Steigerung der Arbeitszufriedenheit. Ein weiterer zentraler Punkt für die nachhaltige Stabilität im Personalbereich ist die Ausbildung im eigenen Unternehmen. Die Möglichkeit der Auswahl und Akquise junger Menschen stellt ein wichtiges Instrument zur langfristigen Veränderung der Unternehmenskultur dar.

Pflegerische Personalschlüssel

Regelungen zu Pflegepersonalschlüsseln sind in der Pflege nicht neu. Bereits Anfang 1993 wurde die Pflege-Personalregelung (PPR) als Ersatz für verbindliche Richtzahlen eingeführt.

Im Rahmen dieser erfolgte eine tagesbezogene Zuordnung aller Patient*innen zu einer Pflegekategorie. Dabei wurde zwischen der allgemeinen Pflege mit den Stufen A1 bis A3 und der speziellen Pflege mit den Stufen S1 bis S3 unterschieden. Jedem dieser Tätigkeitsbereiche in den beiden Pflegekategorien wurden Zeitwerte zugeordnet. In der aktuellen politischen Diskussion wird dieses Instrument aufgegriffen und überarbeitet. Dabei wird das ursprüngliche System mit der Unterscheidung in allgemeine Pflege und spezielle Pflege beibehalten. Es erfolgt weiterhin eine tägliche Erfassung des Pflegeaufwandes. Die ursprünglichen Zeitwerte insbesondere in der speziellen Pflege wurden erhöht.

Vergleicht man dieses System mit den Entlastungstarifverträgen, so zeigt sich, dass das zugrundeliegende System gänzlich unterschiedlich ist, gleichzeitig aber in beiden Ansätzen viele Problemfelder unangetastet bleiben. Grundsätzlich werden unterschiedliche Qualifikationen nicht ausreichend berücksichtigt. In der PPR wird mit Pflegeminuten gerechnet. Im TV-E wird zumindest in Teilbereichen weiteres medizinisches Fachpersonal wie z. B. Pharmazeutisch-Technische Assistent*innen (PTA) und Medizinische Fachangestellte (MFA) berücksichtigt.

In beiden Systemen wird die Fallschwere der Patientinnen und Patienten unterschiedlich erfasst. In der PPR erfolgt die Erfassung der Pflegeintensität in Minuten je Pflegekategorie. Im TV-E werden die einzelnen Stationen nach Komplexitätsgraden eingeteilt und erhalten entsprechend angepasste Personalvorgaben.

Insbesondere im Anwendungsbereich unterscheiden sich die beiden Ansätze. Während die PPR nur den stationären Pflegebereich berücksichtigt, werden im TV-E neben dem stationären Bereich auch der Funktionsdienst inkl. OP- und Anästhesiepflege sowie weitere Pflegebereiche wie der Patientenservice in verschiedenen Modellen berücksichtigt.

Festzuhalten ist, dass der hier bisher vorgestellte Tarifvertrag Entlastung explizit auf die Struktur der Universitätskliniken zugeschnitten ist und daher auch bei einer weiteren Verbreitung vor allem hausindividuelle Lösungen enthalten wird.

Die grundsätzliche Tarifsystematik eines Entlastungstarifvertrages kann auch auf die Geltungsbereiche anderer Tarifverträge übertragen werden. Die eingangs beschriebene Herausforderung der einheitlichen Umsetzung an den einzelnen Standorten der Universitätskliniken in NRW lässt jedoch den enormen Zeitaufwand bei einer flächendeckenden Einführung nur erahnen. Aufgrund des Detaillierungsgrades der einzelnen getroffenen Regelungen ist die Auseinandersetzung mit den hausindividuellen Strukturen (wie z. B. Struktur der Zentralen Notaufnahme und Versorgungsschwerpunkte in den Fachabteilungen) von zentraler Bedeutung.

2.7.6 Mitarbeiterzufriedenheit

In der Pflege als Dienstleistungsberuf ist die Zufriedenheit der Leistungserbringer ein elementarer Ausgangspunkt für die Qualität der erbrachten Leistung. Nur mit Pflegekräften, die ihre Leistung unter guten Arbeitsbedingungen erbringen können, ist eine gute Pflegequalität nachhaltig zu erreichen.

Wie eingangs erwähnt, erschwert die Semantik von Belastung und Entlastungstagen eine objektive Beurteilung der Arbeitsbedingungen. Ein hilfreiches Instrument zur Ermittlung der Mitarbeiterzufriedenheit ist die Mitarbeiterbefragung. Wichtig ist dabei, dass die Mitarbeiterinnen und Mitarbeiter sich ohne Angst vor Sanktionen äußern können und dass mit den Ergebnissen der Befragungen transparent umgegangen wird.

Die Gratifikation ist nur ein Faktor bei der Betrachtung der Mitarbeitendenzufriedenheit. Entscheidend für die Berufszufriedenheit ist für die meisten Pflegekräfte die Möglichkeit, den Pflegeberuf in hoher Qualität ausüben zu können. Die durch die Umsetzung des TV-E erreichte Verbesserung der Personalausstattung in der Pflege ist die Grundvoraussetzung für eine Steigerung der Mitarbeiterzufriedenheit.

Auch bei der bisherigen Umsetzung des TV-E zeigt sich, wie wichtig es ist, die betroffenen Beschäftigten von Anfang an in den Prozess einzubeziehen. Aufgrund des Detaillierungsgrades der vereinbarten Regelungen ist häufig die Expertise der vor Ort tätigen Pflegekräfte gefragt. In diesem Beteiligungsprozess werden dann vereinzelt auch unzureichend übertragbare Regelungen im Tariftext aufgedeckt. Diese können dann einrichtungsindividuell mit den Vertragsparteien ergänzt werden. Dies führt letztlich nicht nur zu einer einfacheren Umsetzung, sondern auch zu einer höheren Identifikation der Beschäftigten mit den getroffenen Regelungen.

2.7.7 Literatur

American Nurses Credentialing Center (2021). *2023 Magnet® Application Manual*. Silver Springs, MD: ANCC

Bundesagentur für Arbeit (2023). *Statistik/Arbeitsmarktberichterstattung, Berichte: Blickpunkt Arbeitsmarkt – Fachkräfteengpassanalyse 2022*, Nürnberg, Mai 2023. Zugriff am 29.02.2023 unter https://statistik.arbeitsagentur.de/SiteGlobals/Forms/Suche/Einzelheftsuche_Formular.html;jsessionid=55814FEFB7FCDB02EC8549D1E49B0131?nn=27096&topic_f=fachkraefte-engpassanalyse

Bundesagentur für Arbeit (2023). *Statistik der Bundesagentur für Arbeit Berichte: Blickpunkt Arbeitsmarkt – Arbeitsmarktsituation im Pflegebereich*, Nürnberg, Mai 2023. Zugriff am 29.02.2024 unter https://statistik.arbeitsagentur.de/DE/Statischer-Content/Statistiken/Themen-im-Fokus/Berufe/Generische-Publikationen/Altenpflege.pdf?__blob=publicationFile&v=8%20 https://www.bundesgesundheitsministerium.de/ministerium/meldungen/20202021/pflegereform.html

Deutsches Krankenhausinstitut (DKI) (2023). *Krankenhaus Barometer. Umfrage 2023*. Düsseldorf. Zugriff am 29.02.2024 unter https://www.dki.de/fileadmin/user_upload/DKI_Krankenhaus_Barometer_2023_final.pdf

Gallup GmbH (2024). *Employee Retention & Attraction*. Zugriff am 15.04.2024 unter https://www.gallup.com/467702/indicator-employee-retention-attraction.aspx#jumpTopReasons

Ganserer, A., Kampkötter, P., Steffes, S. (2021). *Arbeitszufriedenheit und Arbeitsbedingungen. (Forschungsbericht / Bundesministerium für Arbeit und Soziales, FB590)*. Berlin: Bundesministerium für Arbeit und Soziales (Hrsg.). https://nbn-resolving.org/urn:nbn:de:0168-ssoar-77173-6

Hassanian-Moghaddam H et al. (2020). *COVID-19 pandemic, healthcare providers' contamination and death: an international view.* Crit Care, 24(1), 208. https://doi.org/10.1186/s13054-020-02938-y

Lacey, S. R., Cox, K. S., Lorfing, K. C. et al. (2007). *Nursing support, workload, and intent to stay in Magnet, Magnet-aspiring, and non-Magnet hospitals.* J Nurs Adm. 2007;37(4), 199–205. https://doi.org/10.1097/01.nna.0000266839.61931.b6

Maier, C. B., Ludwig, M., Köppen, J. et al. (2023). *Das »Image« der Pflege: das Ansehen des Pflegeberufs in der Öffentlichkeit und bei Pflegefachpersonen*. J. Klauber et al. (Hrsg.), *Krankenhaus-Report 2023. Schwerpunkt: Personal* (S. 49–57). Berlin, Heidelberg: Springer.

Moyce, S., Lash, R., de Leon Siantz, M. L. (2016). *Migration Experiences of Foreign Educated Nurses: A Systematic Review 148ft he Literature*. J Transcult Nurs. 27(2), 181–188.

Simon, M., Mehmecke, S. (2017). *Nurse-to-Patient Ratios: Ein internationaler Überblick über staatliche Vorgaben zu einer Mindestbesetzung im Pflegedienst der Krankenhäuser*. Düsseldorf: Hans-Böckler-Stiftung.

Statistisches Bundesamt (2023). *7% weniger neue Ausbildungsverträge in der Pflege im Jahr 2022*. Pressemitteilung Nr. 295 vom 27. Juli 2023. Zugriff am 29.02.2024 unter https://www.destatis.de/DE/Presse/Pressemitteilungen/2023/07/PD23_295_212.html

Statistisches Bundesamt (2024a). *Bis 2049 werden voraussichtlich mindestens 280 000 zusätzliche Pflegekräfte benötigt*. Pressemitteilung Nr. 033 vom 24. Januar 2024. Zugriff am 29.02.2024 unter https://www.destatis.de/DE/Presse/Pressemitteilungen/2024/01/PD24_033_23_12.html

Statistisches Bundesamt (2024b). *3% mehr neu abgeschlossene Ausbildungsverträge in der Pflege im Jahr 2023*. Pressemitteilung Nr. 125 vom 27. März 2024. Zugriff am 15.04.2024 unter https://www.destatis.de/DE/Presse/Pressemitteilungen/2024/03/PD24_125_212.html

Viken, B., Solum, E. M., Lyberg, A. (2018). *Foreign educated nurses' work experiences and patient safety-A systematic review of qualitative studies*. Nurs Open, 5(4), 455–468. https://doi.org/10.1002/nop2.146

2.8 Vorausschauende Dienstplanung im Hinblick auf strukturelle Vorgaben wie die Pflegepersonaluntergrenzen-Verordnung (PpUGV), Tarifvertrag-Entlastung (TV-E) oder Beschlüsse des Gemeinsamen Bundesausschusses (GBA)

Jörg Benter

Personalbemessung und Dienstplanung sind eng miteinander verknüpft, denn es kann für die Organisation einer Abteilung oder einer Station immer nur das Personal verplant werden, welches insgesamt für den Bereich zur Verfügung steht. Dabei sind die Einflussfaktoren von externen Vorgaben, welche bei der Planung von den Dienstplanenden berücksichtigt werden müssen, in den letzten Jahren massiv angestiegen. Welche Anforderungen ergeben sich daraus an die Dienstplanenden und an die Dienstplan-EDV-Systeme, die in Krankenhäusern häufig eingesetzt werden? Wie kann aus Betriebszeiten einer Abteilung ebenfalls der Personalbedarf berechnet werden? Diesen Fragen wird sich das folgende Kapitel annehmen.

2.8.1 Personalbedarf aus Dienstzeit/-plan errechnen

Neben vielen anderen Verfahren, kann auch aus einer Dienstplanung der Pflegepersonalbedarf einer Station oder eines Arbeitsbereiches errechnet werden. Am Anfang steht die Festlegung der Betriebszeiten von einzelnen Abteilungen, welche von der Klinik festgelegt werden. Aus diesen Betriebszeiten lässt sich anschließend ein Pflegepersonalbedarf ableiten. Das Verfahren soll an zwei einfachen Beispielen aufgezeigt werden:

Beispiel 1

Eine Ambulanz soll eine Betriebszeit von Montag bis Freitag täglich von 7:30 Uhr bis 15:42 Uhr vorhalten. Es könnte eine Dienstzeit für eine Pflegefachperson von 07:30 Uhr bis 15:42 Uhr festgelegt werden. Da in Diensten deren Arbeitszeit mehr als 6 Stunden beträgt, eine 30-minütige Pause eingeplant werden muss (vgl. § 4 ArbZG), ergibt sich eine Arbeitszeit von 7,7 h täglich für die Pflegefachperson. In der Arbeitswoche von Montag bis Freitag wäre demnach die Arbeitszeit von 38,5 h erfüllt. Die wöchentliche Arbeitszeit von 38,5 h entspricht in den aktuellen Tarifverträgen des öffentlichen Dienstes (vgl. TV-L, TvöD) den zu leistenden Stunden einer Vollzeitstelle.

Damit könnte man zu dem Schluss kommen, dass der Personalbedarf dieser Ambulanz bei einer Pflegefachperson liegt. Doch so simpel ist es nicht. In der Betriebszeit ist keine Pause vorgesehen – bei der Pflegefachperson schon. Also ergeben sich pro Tag 0,5 h, in denen für eine Ablösung gesorgt werden muss. Weiterhin wurde nicht berücksichtigt, dass die Pflegefachperson Urlaub hat, möglicherweise Fortbildungen besucht und krank werden könnte. Diese Ausfallfaktoren, die in jeder Abteilung unterschiedlich sein können (vgl. Wipp, Bahrami & Kämmer, 2009), variieren zum Teil stark. Es wurden bei Pflegefachpersonen Ausfallquoten bis zu 20 % gemessen, ein Umstand, der im Personalbedarf berücksichtigt werden muss. Diese 20 % Ausfall können in der Pflegepersonalbedarfsermittlung als 0,2 Vollkräfte angesetzt werden – um diesen Wert erhöht sich der Pflegepersonalbedarf zur Kompensation des Ausfalls. Anderenfalls müsste die Ambulanz schließen, wenn die eingesetzte Pflegefachperson nicht an ihrem Arbeitsplatz ist. Selbst für dieses einfache Beispiel ist folgender Personalbedarf an Pflegefachpersonen zu kalkulieren: 1,0 Vollkraft (VK) + 0,2 VK Ausfallkompensation + 0,065 VK Pausenablösung = 1,265 VK zum Betreiben dieser Leistungsstelle.

In dem hier genannten Beispiel bleiben weiterhin sogenannte Wege- und Rüstzeiten unberücksichtigt. Da in der Patientenversorgung einer Ambulanz der Arbeitgeber in der Regel das Tragen einer Dienstkleidung verpflichtend vorsieht, gehören die Wege zu Umkleide, das An- und Ablegen der Dienstkleidung und der anschließende Weg zum Arbeitsplatz ebenfalls zur Arbeitszeit.

Für eine tatsächliche Betriebszeit, der im Beispiel genannten Ambulanz, müssten also eigentlich längere Arbeitszeiten, zum Beispiel von 07:20 Uhr bis 15:52 Uhr festgelegt werden, was zu einer deutlich komplexeren Arbeitszeitberechnung führen würde.

Komplizierter werden die Anforderungen an die Dienstplanung und die Festlegung der Arbeitszeiten, wenn die Öffnungszeiten einer Leistungsstelle länger sind als die durchschnittliche tägliche Arbeitszeit der Pflegefachpersonen.

Beispiel 2

Eine Spezialambulanz hat von Montag bis Freitag, in der Zeit von 07:30 Uhr bis 19:00 Uhr Betriebszeit. Wege- und Rüstzeiten wurden ebenso wie Vor- und Nachbereitungszeiten in diesem Zeitfenster bereits berücksichtigt. Diese Zeitspanne kann nicht von einer Pflegefachperson abgedeckt werden. Hier greift die Höchstgrenze des Arbeitszeitgesetzes von 10 h maximaler Arbeitszeit (vgl. § 3 ArbZG). Es wird mit versetzten Diensten geplant werden müssen – die allerdings noch kein Schichtdienst im Sinne der Tarifverträge sind, da hier die 13 h Unterschied zwischen frühestem Beginn und spätestem Ende der Dienstzeiten nicht erreicht werden (vgl. bspw. § 7 (2) TV-L). Bei der Festlegung der Arbeitszeiten für die Pflegefachpersonen gibt es nun unzählige Varianten, die gesetzlich und tariflich möglich sind.

Das Beispiel geht davon aus, dass in den Überlappungszeiten der Dienste, neben den nötigen Pausenablösungen, auch genug Arbeit vorliegt, um die »Doppelbesetzung« (▶ Tab. 2.13) zu rechtfertigen.

Tab. 2.13: Arbeitszeitbeispiele zur Abdeckung der Betriebszeit von 07:30 – 19:00 Uhr (eigene Zusammenstellung)

Betriebszeit	Arbeitszeit		
	Variante A	Variante B	Variante C
7:00	7:30 – 15:42 Uhr	7:30 – 16:30 Uhr	07:30 – 14:00 Uhr
	7,7 h	8,5 h	6 h
	10:48 – 19:00 Uhr	11:36 – 19:00 Uhr	12:30 – 19:00 Uhr
19:00	7,7 h	6,9 h	6 h

In den Dienstvarianten A und B der Tabelle ist diese Überlappungszeit mit 4:54 h am längsten. Dabei ist zu bedenken, dass davon allein 2 x 30 Minuten zur Pausenablösung benötigt werden. In der Variante C liegt die Überlappungszeit nur noch bei 1:30 h – wobei hier ebenfalls in beiden Diensten eine 30-minütige Pause berücksichtigt wurde. Als alleinige Dienstform wäre die Variante C nur für Teilzeitbeschäftigte geeignet – in einem Mix aller vorgeschlagenen Dienstzeiten könnte den Pflegefachpersonen ein hochflexibles Dienstzeitenmodell angeboten werden.

Davon ausgehend, dass für den Betrieb dieser Spezialambulanz zwei Pflegefachpersonen gleichzeitig im Dienst benötigt werden, wäre der Personalbedarf (die oben genannten Überlappungs- und Pausenzeiten verdoppeln sich damit ebenfalls):

60 h Betriebszeit pro Woche: 38,5 h wöchentliche Arbeitszeit x 2 Personen= 3,12 VK
3,12 VK + 0,62 VK Ausfallkompensation (20 % Ausfall angenommen) = 3,74 VK

In der Arbeitszeitberatung werden häufig Berechnungstools genutzt, um den Personalbedarf für neu entwickelte Arbeitszeitmodelle durchzuführen. Die Variationsbreite reicht von einfachen Tools aus Tabellenkalkulationsprogrammen, über selbsterstellte Berechnungsvorlagen mit hinterlegten Formeln in Tabellenkalkulationen, bis hin zu professionellen EDV-Programmen. Beispielhaft wird hier ein Screenshot des Programms »Operating Hours Assistant« der Firma Ximes« gezeigt (▶ Abb. 2.4). In solchen Tools können umfangreiche Parameter voreingestellt werden, um individuell optimale Arbeitszeiten, in Bezug auf die Einhaltung von Arbeitszeitgesetzen, Tarifverträgen, dem Gesundheitsschutz und individuellen Anforderungen der Beschäftigten, gemeinsam mit den Anforderungen der Dienststelle, zu berücksichtigen. Als Resultat werden Vorschläge für mögliche Arbeitszeiten zur Abdeckung des Bedarfs herausgegeben.

In der Abbildung zeigt die hellgraue Linie die Anforderung an zwei Personen von Montag bis Freitag zwischen 07:30 – 19:00 Uhr einer Dienststelle, und die dunkelgraue Linie die Abdeckung dieser Anforderung. Ein solches Tool kann sehr hilfreich sein, um die komplexen Fragestellungen, bei unterschiedlichen Anforderungen, an verschiedenen Wochentagen zu beantworten. Ebenso können unterschiedliche Anforderungen an bestimmte Qualifikationen, die abgedeckt werden sollen, berücksichtigt werden.

2.8.2 Externe Vorgaben zur Dienstplanung

In den letzten Jahren sind viele Regelungen an die Dienstplanenden herangetragen worden, welche den Planungsaufwand deutlich erhöhen. So reicht es heute nicht mehr aus lediglich zu zählen, wie viele Pflegefachpersonen in einer Schicht vorhanden und zu verplanen sind. Wurde seinerzeit bereits meistens berücksichtigt, welche Beschäftigte in einer Schicht zusammenarbeiten und ob genug Pflegefachpersonen mit ausreichend Erfahrung in der Schichtbesetzung waren, so wird heute ein vielfaches Mehr reglementiert. Dies beginnt bei der Anforderung aus dem Arbeitszeitgesetz, wonach ein Schichtplan nach den aktuellen Erkenntnissen der Arbeitswissenschaft aufgestellt sein muss (vgl. § 6 (1) ArbZG) und setzt sich in weiteren Gesetzen fort, wie zum Beispiel den Regelungen Pflegebedürftiger Angehöriger (vgl. § 2, § 3 PflegeZG) sowie weiteren Gesetzen und Verordnungen, wie der Pflegepersonaluntergrenzen-Verordnung (vgl. PpUGV). Außerdem sind bei der Dienstplanerstellung die gültigen Tarifverträge und hausinternen Dienstvereinbarungen zu berücksichtigen sowie die Einzelvereinbarungen der Beschäftigten (Arbeitsverträge, schriftliche Nebenabreden etc.). Geplante und genehmigte Abwesenheiten sind in der Planung ebenso zu berücksichtigen, wie Stunden- , bzw. tagereduzierende Teilzeitvereinbarungen etc.

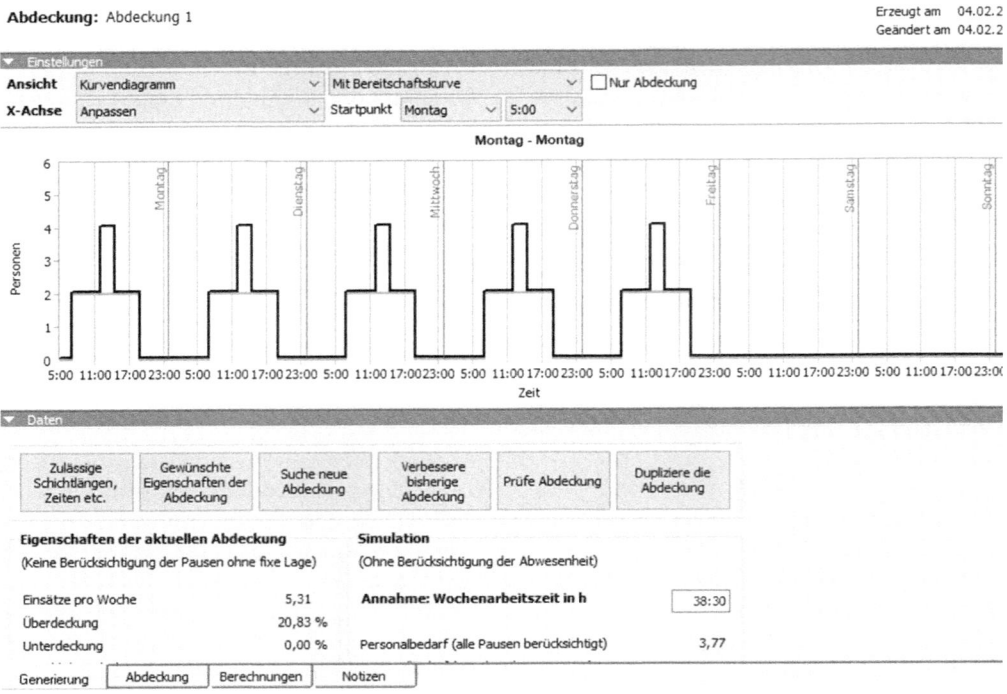

Abb. 2.4: Operating Hours Assistent der Firma Ximes (eigene Abbildung, J. Benter, Software OPA der Fa. Ximes)

Immer wichtiger werden in der Dienstplanerstellung die Qualifikationen der Beschäftigten. In den letzten Jahren schreitet der so genannte Skill-Mix in den Abteilungen immer weiter voran. Nicht nur Pflegefachpersonen (mit und ohne Zusatzqualifikationen) sind in den Abteilungen beschäftigt, sondern auch Pflegefachassistent*innen, Medizinische Fachangestellte, Schreibkräfte, Servicepersonal etc. Dieser Skill-Mix ist notwendig, um die Pflegeberufe von Sachfremden Aufgaben zu entlasten und den Einsatz der knappen Personalressource *Pflegefachkraft* gut zu gestalten. Eine Dienstplan-EDV bietet an dieser Stelle Unterstützung für die Dienstplanenden an. Werden die Qualifikationen der Beschäftigten mitgeführt, können sie in der Besetzungsstärkenanzeige, über oder unter dem Dienstplan, mit angezeigt werden (▶ Abb. 2.5). In Der Abbildung ist die Anzahl der Fachpflegepersonen (Fach-PFK), Pflegefachkräfte (PFK) und Pflegeassistenzpersonen (PAK) pro Schicht (Früh-, Spät-, Nachtschicht) dargestellt. Weiterhin aufgeführt wird die Besetzung einer freigestellten Teamleitung (TL).

Eine solch detaillierte Ansicht sollte nach Bedarf ausgewählt werden können, denn jede zusätzliche Zeile in der Anzeige verkleinert gleichzeitig den sichtbaren Anteil des Dienstplanes. Ebenso kann in einer solchen Ansicht pro Schicht definiert werden, welche Anzahl bestimmter Qualifikationen nicht unterschritten werden dürfen.

Bei einer Unterschreitung der geforderten Anzahl, kann diese Unterbesetzung farblich angezeigt werden – zum Beispiel sieht man in der vorherigen Abbildung, dass am zweiten Tag des abgebildeten Monats in der Frühschicht eine Pflegefachperson fehlt, da das

2.8 Vorausschauende Dienstplanung im Hinblick auf strukturelle Vorgaben

Feld dunkelgrau hinterlegt ist. Führt eine fachliche Unterbesetzung faktisch zu einer nicht besetzten Schicht – in der ▸ Abb. 2.5 ist dies am neunten Tag des abgebildeten Monats in der Nachtschicht der Fall –, kann auch dies optisch hervorgehoben werden. Diese Ansichten und Zählungen ermöglichen, dass Planungsdefizite schnell gesehen werden können. Die Dienstplan-EDV ist natürlich nur dazu in der Lage, wenn vorab Informationen hinterlegt und entsprechende Programmeinstellungen vorgenommen wurden.

Wochentag	Mo	Di	Mi	Do	Fr	Sa	So	Mo	Di	Mi	Do	Fr	Sa	So	Mo	Di	Mi	Do	Fr	Sa	So	Mo	Di	Mi	Do	Fr	Sa	So
Kalendertag	1	2	3	4	5	6	7	8	9	10	11	12	13	14	15	16	17	18	19	20	21	22	23	24	25	26	27	28
Besetzung F	5	5	6	5	5	4	4	5	6	6	5	5	4	4	5	6	6	5	5	4	4	5	5	5	6	5	4	4
FachPFK	1	0	2	1	1	1	1	1	2	1	0	1	1	1	1	2	1	2	1	1	1	1	1	1	1	1	0	0
PFK	3	4	3	4	3	3	3	3	3	3	5	4	2	2	3	3	3	3	3	3	3	3	3	3	3	3	4	4
PAK	1	1	0	1	1	0	0	1	1	2	0	0	1	1	1	1	2	1	1	0	0	1	1	1	2	1	0	0
Besetzung S	4	4	4	4	4	3	3	4	4	4	4	4	3	3	4	4	4	4	4	3	3	4	4	4	4	4	3	3
FachPFK	1	1	0	1	1	1	1	1	1	1	1	1	1	1	1	0	0	1	1	1	1	1	1	0	2	1	1	1
PFK	2	2	4	1	1	1	1	2	2	1	1	1	1	1	2	4	4	2	2	2	2	2	1	2	0	1	1	1
PAK	1	1	0	2	2	1	1	1	1	2	2	2	1	1	1	0	0	1	1	0	0	1	2	2	2	2	1	1
Besetzung N	2	2	2	2	2	2	2	2	2	2	2	2	2	2	2	2	2	2	2	2	2	2	2	2	2	2	2	2
FachPFK	1	1	1	1	1	1	1	1	0	0	0	1	1	1	1	1	1	1	1	1	1	1	1	1	1	1	1	1
PFK	1	1	1	1	1	0	0	0	1	1	1	1	0	0	1	1	1	1	1	0	0	0	0	1	1	1	1	1
PAK	0	0	0	0	0	1	1	1	1	1	1	0	1	1	0	0	0	0	0	1	1	1	1	0	0	0	0	0
Besetzung TL	1	0	1	1	0	0	0	1	0	0	1	1	0	0	1	0	0	1	1	0	0	1	1	1	0	1	0	0

Abb. 2.5: Besetzungsstärkenanzeige im Dienstplan mit der Gesamtzahl der Beschäftigten für das Tätigkeitsfeld Pflege pro Schicht (eigene Abbildung, J. Benter)

Es wird für die Erstellung der Dienstpläne immer wichtiger, dass diese Informationen in der Dienstplan-EDV korrekt und vor allem auch zeitnah eingepflegt sind. Nur so kann gewährleistet werden, dass bei der Planung die Vorgaben aus den Gesetzen und Verordnungen auch korrekt Berücksichtigung finden. In diesen gibt es nämlich unterschiedliche Vorgaben, welche Berufsgruppen aus dem Skill-Mix in einer Abteilung auf die richtige Besetzung angerechnet werden können. Regelungen, die solch direkte Auswirkungen auf die Dienstplanung haben, sind:

- PpUGV (Pflegepersonaluntergrenzen-Verordnung)
- PPP-RL (Personalausstattung Psychiatrie und Psychosomatik-Richtlinie)
- (PPR 2.0)
- Entlastungstarifverträge / Schuldrechtliche Vereinbarungen
- Qualitätssicherungsrichtlinien des Gemeinsamen Bundesausschuss z. B. Qualitätssicherungsrichtlinie für Früh- und Reifgeborene
- Vergütungsrichtlinien für bestimmte Vergütungspauschalen

An anderen Stellen dieses Buches wird ausführlich auf die Regelungen eingegangen, so dass diese in diesem Kapitel nicht detailliert erläutert werden.

PpUGV/PPP-RL

In der PpUGV und der PPP-RL geht es um das Verhältnis zwischen zu versorgenden stationären Patientinnen und Patienten und der Anzahl an Pflegefach- und Pflegefachassistenzpersonal. Für unterschiedliche stationäre Bereiche wurden per Verordnung Mindestbesetzungen pro Station festgelegt, die nicht unterschritten werden dürfen. Pro Tag sind zwei Zeitpunkte festgelegt, an welchen die Anzahl der Patient*innen mit der Anzahl des Pflegepersonals verglichen wird. Diese Prüfung erfolgt in den meisten Krankenhäusern retrospektiv: Das heißt: Die Dienstplanenden wissen heute, dass sie gestern ausreichend Personal im Dienst hatten oder auch nicht.

Um eine transparente Anzeige solcher Daten im Dienstplan zu ermöglichen, muss ein größerer Aufwand betrieben werden. Qualifikationsanzeigen wie sie in ▶ Abb. 2.5 dargestellt sind, reichen dann nicht aus. Es fehlen hier beispielsweise die Belegungszahlen, die nicht in der Dienstplan-EDV, sondern im Krankenhausinformationssystem geführt werden. Es ist demnach nötig eine EDV-Schnittstelle zwischen diesen beiden EDV-Programmen einzurichten, um die Daten zusammenzuführen. Da die PpUGV-Daten an das INEK (Institut für das Entgeltsystem im Krankenhaus) gemeldet werden müssen, gibt es bereits Datenströme, welche die Informationen sowohl aus den Dienstplan-EDV-Systemen (Besetzungsstärken), wie auch aus den Krankenhausinformationssystemen (Belegungsdaten) ausleiten und zusammenführen. Hilfreich für die Dienstplanenden wäre es nun, diese Belegungsdaten der bereits abgelaufenen Tage in einer Dienstplanperiode in die Dienstplan EDV zu transportieren und dort anzeigen zu können. Damit hätten die Dienstplanenden einen Überblick über die Situation in Bezug auf die Einhaltungsquoten der PpUGV, bzw. der PPP-RL in der Vergangenheit. Die Forderung muss nach Ansicht des Autors noch einen Schritt weitergehen: Auch für die zukünftigen Tage sollte – bei bekannter Berechnungsgrundlage – die, mit dem im Dienstplan eingesetzten Personal, maximal mögliche stationäre Patientinnen- und Patientenanzahl nach PpUGV/PPP-RL angezeigt werden. Sollten z. B. auf einer Station verschiedene Pflegepersonaluntergrenzen gelten, da Patientinnen und Patienten aus unterschiedlichen Fachrichtungen dort versorgt werden, so sollte sich hier für einen Forecast auf die Berechnungsgrundlage der niedrigsten Patientenzahl im Verhältnis zu den eingesetzten Pflegepersonen fokussiert werden.

Beispielhaft wird eine Besetzungsstärke mit der zusätzlichen Zeile der Patientenzahl in der folgenden Abbildung dargestellt (▶ Abb. 2.6).

Als Beispiel dient die Vorgabe für eine Herzchirurgische Station. Der Rahmen soll den aktuellen Tag markieren. Alle Daten links davon bezeichnen also reale PpUGV Daten in der Vergangenheit – alle Tage rechts davon bilden lediglich einen Forecast ab, wie viele Patient*innen mit dem eingeplanten Personal nach PpUGV versorgt werden können. Mögliche 5 % Hilfskräfte sind hier nicht aufgeführt.

	Mo	Di	Mi	Do	Fr	Sa	So	Mo	Di	Mi	Do	Fr	Sa	So	Mo	Di	Mi	Do	Fr	Sa	So	Mo	Di	Mi	Do	Fr	Sa	So
	1	2	3	4	5	6	7	8	9	10	11	12	13	14	15	16	17	18	19	20	21	22	23	24	25	26	27	28
Besetzung F	4	4	5	5	5	4	4	5	6	4	4	5	4	4	5	5	5	5	4	4	4	5	5	5	5	4	4	4
Besetzung S	4	4	5	5	4	4	4	4	3	3	4	3	3	4	5	5	5	4	4	4	4	4	4	5	4	4	3
Bettenbelegung Tag	28	28	35	35	28	28	28	28	28	28	28	28	21	21	28	35	35	35	28	28	28	28	28	35	28	28	21
Besetzung N	2	2	2	2	2	2	2	2	2	2	2	2	2	2	2	2	2	2	2	2	2	2	2	2	2	2	2	2
Bettenbelegung Nacht	30	30	30	30	30	30	30	30	30	30	30	30	30	30	30	30	30	30	30	30	30	30	30	30	30	30	30	30
Besetzung TL	1	0	1	1	0	0	0	1	0	0	1	1	0	0	1	0	0	1	1	0	0	1	1	1	0	1	0	0

Abb. 2.6: Besetzungsstärkenanzeige im Dienstplan mit Zusatzzeilen für die Patientenzahlen in Tag- und Nachtschicht (eigene Abbildung, J. Benter)

PPR 2.0

Eine ähnliche Ansicht könnte auch Anwendung finden, wenn die PPR 2.0 in Kraft tritt. Auch wenn in diesem Fall nicht das »einfache« Zählen von Patientinnen und Patienten die Grundlage der Bedarfsmessung ist, sondern der vorhandene Pflegebedarf in Minuten. Mit der Verknüpfung der Qualifikation einer Pflegeperson und ihrer zugeteilten Schichtlänge ist es beispielsweise möglich, einen errechneten Wert zu hinterlegen, um zu sehen, wie viele Pflegeminuten diese Pflegeperson pro Schicht leisten könnte. Eine Addition aller Pflegepersonen pro Schicht führt dann zu einem Wert, der die durch diese Besetzung leistbaren Pflegeminuten anzeigt. Im günstigsten Falle entspricht dieser Wert dem benötigten Pflegebedarf. Eine transparente Darstellung ist demzufolge eine Unterstützung, wenn es z. B. darum geht, die neu aufgenommenen Patientinnen und Patienten, in der Regel mit unterschiedlich hohem Pflegebedarf, so auf die Stationen zu verteilen, dass Arbeitsbelastungsspitzen vermieden werden und eine gute pflegerische Versorgung der Patientinnen und Patienten möglich ist.

TV-E Tarifvertrag Entlastung

In einigen großen Kliniken wurden in den vergangenen Jahren sogenannte Tarifverträge Entlastung zwischen Gewerkschaften und Arbeitgebern abgeschlossen. Wie in der PpUGV auch, wird in den meisten Tarifverträgen Entlastung auf die Nurse to Patient Ratio (Verhältniszahl von Patient*innen zu Pflegepersonal) geschaut (vgl. Benter, 2023). Im Unterschied zur PpUGV aber nicht in zwei festgelegten Zeitpunkten in 24 Stunden, sondern schichtgenau in Früh-, Spät- und Nachtschicht. Wenn die angestrebte Besetzung unterschritten wird, also mehr Patientinnen und Patienten im Verhältnis zum eingesetzten Pflegefachpersonal auf der Station sind, bekommt das Pflegefachpersonal, welches in den belasteten Schichten eingesetzt war, sogenannte »Belastungspunkte«. Für eine bestimmte Anzahl »Belastungspunkte« werden dem Pflegefachpersonal sogenannte »Entlastungstage« gutgeschrieben. Diese als »belastet« identifizierte Pflegefachperson erhält also für die erhöhte Belastung, die sie erfahren hat, zusätzlich freie Tage, um die Belastung auszugleichen.

Auch im Fall eines geltenden Tarifvertrag Entlastung wäre es sinnvoll diese Informationen mit in die Besetzungsstärkenzählung einer Dienstplan-EDV aufzunehmen. Die Dienstplanenden erhalten dann Informationen darüber, an welchen Tagen in der Vergangenheit Schichten unterbesetzt waren. Somit wäre ein ungefährer Überblick darüber möglich, wie viele Belastungspunkte entstanden sind, die in der Zukunft mit zusätzlichen freien Entlastungstagen ausgeglichen werden müssen. Da im Tarifvertrag Entlastung die Verhältniszahlen ebenso wie in der PpUGV feststehen, sollte die Dienstplan-EDV darauf ausgerichtet sein, auch bei Gültigkeit eines Tarifvertrag Entlastung die Kapazität für die Versorgung einer Patientenanzahl anzugeben.

In der folgenden Abbildung (▶ Abb. 2.7) ist dies exemplarisch dargestellt.

Wie bereits in der vorherigen Abbildung (▶ Abb. 2.6), wird wieder eine herzchirurgische Station – jetzt mit den angegebenen Verhältniszahlen aus dem Tarifvertrag Entlastung der Unikliniken NRW – gewählt. Links von Freitag, dem 12. werden die abgelaufenen Tage angezeigt, wobei in dunkelgrau Schichten dargestellt werden, in denen eine Belastungssituation wegen Unterbesetzung entstanden ist. Rechts vom 12. Tag des Monats wird der Forecast angezeigt, welcher die mögliche Belegung mit der geplanten Besetzung (ohne Belastungssituation) anzeigt. In den bereits abgelaufenen Tagen des Beispielmonats sind rot markierte Schichten zu sehen. Diese weisen darauf hin, dass die Schichten nach TV-Entlastung unterbesetzt waren und somit den Pflegefachpersonen, die in diesen

Schichten eingesetzt waren, Belastungspunkte gutgeschrieben werden müssen. Im Beispiel trifft dies auf 6 Nachtschichten und 3 Spätschichten zu.

Wochentag	Mo	Di	Mi	Do	Fr	Sa	So	Mo	Di	Mi	Do	Fr	Sa	So	Mo	Di	Mi	Do	Fr	Sa	So	Mo	Di	Mi	Do	Fr	Sa	So
Kalendertag	1	2	3	4	5	6	7	8	9	10	11	12	13	14	15	16	17	18	19	20	21	22	23	24	25	26	27	28
Besetzung F	4	4	5	5	5	4	4	5	6	4	4	5	4	4	5	5	5	5	4	4	5	5	5	5	4	4
Bettenbelegung Früh	28	28	30	30	20	26	26	28	30	29	26	26	28	28	35	35	35	35	28	28	35	35	35	35	28	28
Besetzung S	4	4	5	5	4	4	4	4	3	3	4	3	3	4	5	5	4	4	4	4	4	5	4	3
Bettenbelegung Spät	28	28	30	30	27	26	26	28	30	26	26	26	21	21	28	35	35	35	28	28	28	28	28	35	28	28	21
Besetzung N	2	2	2	2	2	2	2	2	2	2	2	2	2	2	2	2	2	2	2	2	2	2	2	2	2	2	2	2
Bettenbelegung Nacht	28	28	28	28	26	26	26	28	30	26	26	26	26	26	26	26	26	26	26	26	26	26	26	26	26	26
Besetzung TL	1	0	1	1	0	0	0	1	0	0	1	1	0	0	1	0	0	1	1	0	0	1	1	1	0	1	0	0

Abb. 2.7: Besetzungsstärkenanzeige im Dienstplan mit Zusatzzeilen zur Abbildung eines Tarifvertrags Entlastung (eigene Abbildung J. Benter)

Auffällig ist, dass die PpUGV und der Tarifvertrag Entlastung nicht immer dieselben Verhältniszahlen verwenden. So sind für die im Beispiel dargestellte Herzchirurgische Normalstation in der PpUGV im Nachtdienst eine Pflegeperson für 15 Patientinnen und Patienten vorgesehen und im Tarifvertrag Entlastung der Unikliniken NRW gilt das Verhältnis von einer Pflegeperson zu 13 Patientinnen und Patienten. Es kann also sein, dass auf einer Station, welche die PpUGV eingehalten hat, trotzdem Belastungspunkte für das Pflegepersonal angerechnet werden müssen. Der Aufwand in der Anpassung der EDV-Systeme wie auch der bürokratische Aufwand der Dokumentation und Meldung an INEK (die PpUGV-Daten) und an die Personalräte/Tarifkommissionen (die TV-Entlastungsdaten) ist sehr hoch, zumal mit unterschiedlichen Angaben und Zeiträumen gerechnet werden muss.

Qualitätssicherungsrichtlinien und Vergütungspauschalen

Vom Gemeinsamen Bundesausschuss (G-BA) werden fortlaufend Qualitätssicherungsrichtlinien für bestimmte Behandlungsfälle, Diagnosegruppen und Therapieverfahren für Patient*innen festgeschrieben, bzw. weiterentwickelt (GBA, o. J.). Diese Richtlinien dienen in erster Linie der Sicherstellung von Qualitätsniveaus in der Patientenversorgung. Beispielhaft sei hier die Qualitätssicherungsrichtlinie zur Versorgung von Früh- und Reifgeborenen genannt, die unterschiedliche Versorgungsstufen festlegt. Nur wenn eine Klinik bestimmte personelle und räumliche Vorgaben erfüllt, darf sie an der Versorgung von hochrisikoschwangeren Patientinnen und der Versorgung von Frühgeborenen unter einem Geburtsgewicht von unter 1500 g teilnehmen (GBA, o. J.). In dieser Richtlinie ist sehr genau festgeschrieben, welche Personalanforderungen für verschiedene, an der Versorgung beteiligte Berufsgruppen, vorgehalten werden muss. Die Vorgaben für die Qualifikation und Anzahl der Pflegefachpersonen finden sich in Anlage 2 der Richtlinie. So heißt es dort: »40 Prozent der Mitarbeiterinnen und Mitarbeiter des Pflegedienstes (bezogen auf Vollzeitäquivalente) müssen Pflegekräfte gemäß Abs. 1 Satz 1 und 2 mit einer zusätzlich abgeschlossenen Weiterbildung im Sinne von Abs. 1 Satz 5 Buchstabe a, b, c oder d sein.« (GBA, 2020, S. 3) Für die Dienstplanenden heißt dies, dass bei solchen Regelungen ein besonderes Augenmerk auf die Verteilung der Pflegefachpersonen mit bestimmten Zusatzqualifikationen gelegt werden muss. An dieser Stelle sei erneut auf die ▶ Abb. 2.5 dieses Kapitels verwiesen. Hilfreich für die Dienstplanenden ist eine transparente Anzeige, die nicht nur Auskunft darüber gibt, wie viele Personen im Dienst sind, sondern auch wie sich die Verteilung der Qualifikationen innerhalb einer Schicht darstellt.

Eine solche Anzeige innerhalb der Dienstplan-EDV ist bei Prüfungen, zum Beispiel durch den Medizinischen Dienst (MD), ebenfalls hilfreich und erspart bei einem angesetzten Prüftermin das Zusammenführen von Daten aus verschiedenen EDV-Systemen.

2.8.3 Zusammenfassung

Die Anforderungen an die Dienstplanenden und auch an die Dienstplanverantwortlichen werden immer höher und nehmen nicht selten einen großen Zeitanteil der Leitungstätigkeit auf einer Station oder in einem Funktionsbereich ein. Auch in diesem speziellen Themenfeld ist ein Fortschreiten der Digitalisierung hilfreich und dringend geboten. Es müssen von den Dienstplanenden Akteuren deutliche Forderungen an die Hersteller der Dienstplan-EDV-Systeme und auch an die Verwaltungsbereiche in den eigenen Kliniken formuliert werden, damit die Daten, die zu einer qualitativ guten Dienstplanung benötigt werden, auch in der Dienstplan-EDV zur Verfügung stehen und dargestellt werden können. Stolperfallen innerhalb der nötigen Prozesse gibt es viele: beispielsweise fehlende Schnittstellen zwischen unterschiedlichen EDV-Systemen oder auch der fehlende Prozess zu Eingabe *Pflege der Qualifikation* im Personalverwaltungssystem. Viele Dienstplanende kennen ihr Team und deren Qualifikation, haben also vielleicht gar nicht das dringende Bedürfnis sich in diese Diskussionsspirale zu begeben. Doch bedenken Sie: Es erleichtert die Einarbeitung neuer Kolleginnen und Kollegen in das Thema Dienstplanung und in die Pflegedienstleitungen. Auch dem Personalcontrolling wird die Übersicht ermöglicht, wenn diese Informationen innerhalb der EDV-Systeme vorliegen. Ebenso kann nur ein Dienstplan-EDV-System, dem möglichst viele feststehende (z. B. Anforderungen aus der PpUGV) wie auch variable Informationen (zum Beispiel Dienstplanwünsche der Pflegefachkräfte) zur Verfügung stehen, eine Unterstützung bis hin zum KI (künstliche Intelligenz) generierten Dienstplan bieten und somit deutlich zur Arbeitserleichterung der Dienstplanenden beitragen. Neue digitale Optionen bringen mehr Möglichkeiten für Pflegepersonen sich große Teile ihres persönlichen Dienstplans selbst zu erstellen. Gerade in Dreischichtbetrieben ist dies eine gute Weiterentwicklung, die zur Attraktivitätssteigerung des Berufes beitragen kann. Solche Entwicklungen werden in der Praxis nur funktionieren, wenn die erforderlichen Besetzungsstärken, neben allen anderen benötigten Variablen, qualifikationsbezogen in den Dienstplan-EDV-Systemen hinterlegt sind und die Pflegepersonen somit in der Lage sind, ihre eigenen Dienste am Stationsbedarf orientiert einzutragen.

Da einige der in diesem Kapitel beschriebenen Richtlinien in direkter Weise mit bestimmten Vergütungen für die Behandlung von Patientinnen und Patienten verknüpft sind, ist auch der wirtschaftliche Faktor einer im Vorfeld gut angelegten EDV gestützten Dokumentation nicht zu unterschätzen, da im Falle einer Prüfung durch den Medizinischen Dienst die korrekten Daten ohne zusätzlichen Aufwand vorliegen.

Auch zur Herstellung maximal möglicher Transparenz den Pflegefachpersonen gegenüber – im Falle eines Tarifvertrag Entlastung – ist es lohnenswert die Dienstplan-EDV-Systeme in diese Richtung weiterzuentwickeln.

Es ist nicht davon auszugehen, dass die Aufgabe *Personaleinsatzplanung* für die Dienstplanenden mit der Einführung der PPR 2.0 einfacher wird – deshalb sind Überlegungen wichtig, in welcher Form eine weiterentwickelte Dienstplan-EDV an dieser Stelle wirksam werden kann, um diese komplexe Tätigkeit zu unterstützen.

2.8.4 Literatur

Benter, J. (2023). *Tarifvertrag Entlastung – Einschätzung aus verschiedenen Perspektiven.* In: Büchner et al. (Hrsg.) *Zukunft der Pflege im Krankenhaus gestalten* (S. 305–313), Heidelberg: medhochzwei Verlag.

Boonstra-Hörwein, K. (2003). *Abwesenheitsabrechnung bei flexiblen Arbeitszeitmodellen.* Zürich: vdf Hochschulverlag.

Gemeinsamer Bundesauschuss (GBA) (Hrsg.) (2020). *Beschluss des Gemeinsamen Bundesausschusses über eine Änderung der Qualitätssicherungs-Richtlinie Früh- und Reifgeborene (QFR-RL): Änderungen hinsichtlich des Pflegeberufegesetzes.* Zugriff am 15.04.2025 unter https://www.g-ba.de/downloads/39-261-4642/2020-12-17_2023-02-16_QFR-RL_Aenderungen-Pflegeberufegesetz_konsolidiert_BAnz.pdf

Gemeinsamer Bundesauschuss (GBA) (Hrsg.) (2023). *Richtlinie des Gemeinsamen Bundesauschusses über Maßnahmen zur Qualitätssicherung der Versorgung von Früh- und Reifgeborenen gemäß § 136 Abs. 1 Nummer 2 SGB V in Verbindung mit § 92 Abs. 1 Satz 2 Nummer 13 SGB V.* Zugriff am 23.02.2024 unter https://www.g-ba.de/downloads/62-492-3333/QFR-RL_2023-10-19_iK-2024-01-01_2024-01-19.pdf

Gemeinsamer Bundesauschuss (GBA) (Hrsg.) (o. J.). *Richtlinien des Gemeinsamen Bundesauschusses.* Zugriff am 25.02.24 unter https://www.g-ba.de/richtlinien/.

Tarifvertrag für den öffentlichen Dienst (TVöD). Zugriff am 03.02.2024 unter https://www.bmi.bund.de/SharedDocs/downloads/DE/veroeffentlichungen/themen/oeffentlicher-dienst/tarifvertraege/tvoed.pdf?__blob=publicationFile&v=4

Tarifvertrag für den öffentlichen Dienst der Länder (TV-L). Zugriff am 03.02.2024 unter https://www.tdl-online.de/fileadmin/downloads/TV-L/TV-L__i.d.F._des_ÄTV_Nr._12_VT_komprimiert.pdf

Wipp, M., Aghamiri, B., Kämmer, K. (2009). *Fehlzeiten konstruktiv managen*: Und wer springt morgen ein?. Hannover: Vincentz Network.

2.9 Personalvorgaben für die Pflegefachberufe in den GBA-Richtlinien – Eine andere Art der Personalbemessung?

Heidi Köhler & Arne Evers

Der Gemeinsame Bundesausschuss (G-BA) stellt das höchste Gremium der Selbstverwaltung im deutschen Gesundheitssystem dar und hat eine Vielzahl von Aufgaben. Vom Bundesministerium für Gesundheit beauftragt, veröffentlicht und ändert er regelmäßig Richtlinien, die Verfahrensabläufe in der Qualitätssicherung bestimmen. In diesem Beitrag liegt der Fokus auf für die Pflege besonders relevanten Inhalten dieser zahlreichen Richtlinien: den pflegerischen Qualifikationsvorgaben.

Um das Vorgehen des G-BA zu verstehen, ist es erforderlich, den Medizinischen Dienst (MD) kurz zu erklären. Der Medizinische Dienst führt, vereinfacht dargestellt, neben zahlreichen anderen Aufgaben auch Qualitätskontrollen durch. Dabei ist es von besonderer Bedeutung, dass der MD Neutralität wahrt und prinzipiell als unabhängige Institution agiert.

Die Verbindung zum G-BA besteht darin, dass dieser die Richtlinien für die Qualitätskontrollen des MD in der sogenannten »MQD-Qualitätskontroll-Richtlinie« (MD-QK-RL) festlegt.

Eine MD-Qualitätskontrolle kann auf Grundlage der MD-QK-RL durch Qualitätssicherungsgremien auf Bundes- und Landesebene oder durch die gesetzlichen Krankenkassen beauftragt werden. In der Regel erfolgt dies nach vorheriger Anmeldung des zuständigen MD auf Landesebene, beispielsweise im Bundesland Hessen durch den »MD Hessen«.

Eine wesentliche Besonderheit besteht darin, dass die Qualitätskontrollen strikt von anderen Prüfungen des MD, wie etwa Abrechnungsprüfungen, getrennt werden müssen. Diese Kontrollen erfolgen neben jährlichen Stichprobenprüfungen zu Strukturqualitätsvorgaben insbesondere dann, wenn konkrete und belastbare Anhaltspunkte dafür vorliegen, dass Krankenhäuser die Qualitätsanforderungen des G-BA nicht einhalten oder gegen Dokumentationspflichten verstoßen. Solche Anhaltspunkte können sich beispielsweise aus den Angaben im gesetzlichen Qualitätsberichtsbericht der Krankenhäuser ergeben oder aus der erstmaligen Nachweisführung eines Krankenhauses resultieren.

Die Qualität und Transparenz der Prozesse und Prüfabläufe sind daher von besonderer Bedeutung. Zur Hilfestellung einer bundesweit einheitlichen Prüfpraxis der Qualitätskontrollen des Medizinischen Dienstes dient der Begutachtungsleitfaden des »Medizinischen Dienstes Bund«, der in stets aktueller Version auf eben dieser Internetseite öffentlich abrufbar ist.

Das Ziel einer einheitlichen Auslegung der Anforderungen, die in den Richtlinien, Beschlüssen, Regelungen des Gemeinsamen Bundesausschusses festgelegt sind, ist aus der Perspektive der Krankenhäuser grundsätzlich unterstützenswert. Allerdings erfordern einige Auslegungen des MD Bund in seinem Begutachtungsleitfaden eine kritische Betrachtung. Problematisch ist insbesondere, dass die Auslegungen einseitig und ohne Abstimmung mit dem G-BA getroffen werden, während sie gleichzeitig verbindliche Vorgaben für die Prüferinnen und Prüfer des MD darstellen.

Die Deutsche Krankenhausgesellschaft (DKG) als Interessensvertretung der Krankenhäuser in Deutschland gibt daher zu jedem aktuellen Begutachtungsleitfaden des MD Bund eine entsprechende Bewertung ab (DKG, 2024a).

Das Ergebnis der Qualitätskontrolle wird vom Medizinischen Dienst in Form eines Kontrollberichts dem betreffenden Krankenhaus, der beauftragenden Stelle sowie den zuständigen Gesundheitsbehörden der Länder übermittelt. Sofern dieser Bericht einen Verstoß des Krankenhauses gegen eine Qualitätssicherungs-Richtlinie des G-BA zeigt, können seitens der beauftragenden Stellen entsprechende Maßnahmen eingeleitet werden. Diese sind in § 137 SGB V, in der Qualitätsförderungs- und Durchsetzungs-Richtlinie (QFD-RL) sowie in den spezifischen themenspezifischen Richtlinien geregelt.

Die Maßnahmen folgen einem gestuften System, das je nach Art und Schwere des Verstoßes von unterstützenden Maßnahmen wie Zielvereinbarungen und Empfehlungen bis hin zu Sanktionen oder Vergütungsabschlägen durch der Kostenträger reicht (DKG, 2024; G-BA, 2024).

Der MD Bund berichtet einmal jährlich dem G-BA in der Gesamtbetrachtung über den Umfang und die Ergebnisse der Qualitätskontrollen in den deutschen Krankenhäusern (MD Bund, 2024a).

2.9.1 Übersicht der Richtlinien des G-BA mit Bezug auf Qualifikationsvorgaben der Pflegefachpersonen

Neben den Strukturvorgaben existieren auch Qualifikationsvorgaben, die spezifisch für verschiedene Berufsgruppen ausgearbeitet sind und ebenfalls einer Kontrolle durch den MD unterliegen.

In Bezug auf die Richtlinien mit Vorgaben zu beruflichen Qualifikationen des Pflegefachpersonals ist eine differenzierte Betrachtung erforderlich: Nicht alle Richtlinien enthalten

Regelungen zu entsprechenden pflegerischen Qualifikationen, wie z. B. Fachweiterbildungen. So etwa umfasst die »Qualitätssicherungs-Richtlinie bronchoskopische Lungenvolumenreduktion (QS-RL BLVR)« keine spezifische Vorgabe für das Pflegepersonal.

Im Folgenden wird eine Übersicht der Richtlinien aufgelistet, die Anforderungen an das Pflegefachpersonal enthalten:

- Qualitätssicherungs-Richtlinie Früh- und Reifgeborene – QFR-RL
- Qualitätssicherungs-Richtlinie zum Bauchaortenaneurysma – QBAA-RL
- Richtlinie zu minimalinvasiven Herzklappeninterventionen – MHI-RL
- Richtlinie zur Kinderherzchirurgie – KiHe-RL
- Richtlinie zur Kinderonkologie – KiOn-RL
- Richtlinie zur Versorgung der hüftgelenknahen Femurfraktur – QSFFx-RL
- Einhaltung der Regelungen im gestuften System von Notfallstrukturen
- Einhaltung der Qualitätsanforderungen bei der Anwendung von Arzneimitteln für neuartige Therapien
- Einhaltung der Personalanforderungen der Personalausstattung Psychiatrie und Psychosomatik-Richtlinie (PPP-RL)

Auf die Qualitäts- und Frühgeborenen-Richtlinie (QFR-RL) wurde bereits in einem vorherigen Kapitel (▶ Kap. 2.1) eingegangen, daher werden nun insbesondere die weiteren Regelungen des G-BA dargestellt.

Im Folgenden werden alle Anforderungen mit den zu erfüllenden Weiterbildungs- und Qualifikationsvorgaben für Pflegepersonal der genannten Richtlinien tabellarisch aufgeführt[9].

2.9.2 Unterschiede und Gemeinsamkeiten der Pflegepersonalvorgaben

Es lassen sich sowohl Unterschiede als auch Gemeinsamkeiten zu bestehenden Pflegepersonalvorgaben feststellen. Auffällig ist die stärkere Verknüpfung der Vorgaben an spezifische »Patientenzustände«. Ein Beispiel hierfür ist die QFR-RL, die Personalvorgaben in Relation zum Gewicht von Frühgeborenen stellt.

Ein zentraler Aspekt, der sich durch die Richtlinien zieht, ist die Verknüpfung mit den Qualifikationsvorgaben für Pflegefachpersonal. Während beispielsweise bei der Pflegepersonaluntergrenzen-Verordnung keine spezifischen Anforderungen an die Fachweiterbildung des Pflegepersonals auf einer Intensivstation gestellt werden, sind die Vorgaben in einigen G-BA-Richtlinien deutlich differenzierter. Hier werden auch Erfahrungswerte anerkannt, wenn keine formale Weiterbildung vorliegt. Einige Vorgaben, wie die der QFR-RL sind dabei sehr restriktiv und berücksichtigen relevante Bundesgesetze nur unzureichend, wie z. B. die Berufsbezeichnung in der Generalistischen Pflegeausbildung[10].

Ein markanter Unterschied besteht zudem in den Anforderungen an das Führungspersonal: Oft wird eine spezifische Weiterbildung, etwa in Intensiv- und Anästhesiepflege, gefordert, unabhängig von der direkten Versorgungsverantwortung am Patienten. Dies hat erhebliche Auswirkungen auf die Nachbesetzung von Führungspositionen in der Pflege.

---

9 Die Autorin weist darauf hin, dass diese Angaben keinen Anspruch auf umfassende Verbindlichkeit und Vollständigkeit haben. Die Tabelle stellt eine Arbeitshilfe dar und enthält die zum Zeitpunkt der Erstellung des Beitrags bekannten Fristen. Es ist davon auszugehen, dass bei Veröffentlichung dieses Buches bereits ein oder zwei weitere Änderungsversionen einzelner Richtlinien vorliegen.
10 Siehe hierzu das Kapitel im Rahmen der QFR-RL (▶ Kap. 2.1.5).

2.9 Personalvorgaben für die Pflegefachberufe in den GBA-Richtlinien

Tab. 2.14: Übersicht Pflege G-BA-Richtlinien (eigene Zusammenstellung)

Richtlinie (aktuelle Version der Richtlinie mit Stand Oktober 2024)	Kurzform	Erforderliche Weiterbildungen (in Version der Richtlinie mit Stand September 2023)	Umsetzung/Voraussetzungen

Qualitätssicherungs-Richtlinie Früh- und Reifgeborene
 	
Richtlinie über Maßnahmen zur Qualitätssicherung der Versorgung von Früh- und Reifgeborenen
 	
zuletzt geändert am 16.05.2024; in Kraft getreten am 26.07.2024
	QFR-RL	Pflegedienst der Intensivstation:
		• Gesundheits- und Kinderkrankenpflege (GKKP)
		• Gesundheits- und Krankenpflege (GKP) mit Weiterbildung in den pflegerischen Fachgebieten »Pädiatrische Intensivpflege« gemäß aktuell geltender DKG-Empfehlung:
		ab 19. September 2019:
		• mindestens fünf Jahre Berufstätigkeit seit Ausbildungsabschluss in Vollzeit auf einer neonatologischen Intensivstation in der direkten Patientenversorgung (Teilzeittätigkeit wird entsprechend anteilig angerechnet)
		• mindestens drei Jahre Berufstätigkeit im Zeitraum 1. Januar 2012 bis 19. September 2019 auf einer neonatologischen Intensivstation in der direkten Patientenversorgung
		
		Stationsleiterin/Stationsleiter der Intensivstation:
		• Weiterbildung
		  – im Bereich »Leitung einer Station/eines Bereiches« gemäß DKG-Empfehlung vom 28. November 2017 (in der Fassung vom 17. September 2018) oder:
		  – einer entsprechenden Hochschulqualifikation
		  – einer entsprechenden landesrechtlichen Regelung sowie ab 1. Januar 2029 eine Weiterbildung im pflegerischen Fachgebiet »Pädiatrische Intensivpflege« oder »Pädiatrische Intensiv- und Anästhesiepflege«
			40 % der Mitarbeiter*innen des Pflegedienstes (bezogen auf Vollzeitäquivalente)
			
			• Gesundheits- und Kinderkrankenpflege/ Gesundheits- und Kinderkrankenpflege in Fachweiterbildung »Pädiatrische Intensiv- und Anästhesiepflege« können mit dem Faktor 0,5 auf die Quote des fachweitergebildeten Kinderkrankenpflegepersonals des Perinatal Zentrums angerechnet werden, bei dem sie tatsächlich tätig sind. Jede Schicht ist mit einer Pflegefachkraft mit den aufgeführten Qualifikationen zu besetzten
			• Auf der neonatologischen Intensivstation eines Perinatal Zentrums Level 1 muss ab dem 1. Januar 2017 jederzeit mindestens eine Gesundheits- und Kinderkrankenpflege je intensivtherapiepflichtige Frühgeborenen mit einem Geburtsgewicht < 1500 g verfügbar sein
			• Auf der neonatologischen Intensivstation muss ab dem 1. Januar 2017 jederzeit mindestens eine Gesundheits- und Kinderkrankenpflege je zwei intensivüberwachungspflichtigen Frühgeborenen mit einem Geburtsgewicht < 1500 g verfügbar sein.

Tab. 2.14: Übersicht Pflege G-BA-Richtlinien (eigene Zusammenstellung) – Fortsetzung

Richtlinie (aktuelle Version der Richtlinie mit Stand Oktober 2024)	Kurzform	Erforderliche Weiterbildungen (in Version der Richtlinie mit Stand September 2023)	Umsetzung/Voraussetzungen
Qualitätssicherungs-Richtlinie zu Bauchaortenaneurysma Richtlinie über Maßnahmen zur Qualitätssicherung für die stationäre Versorgung bei der Indikation Bauchaortenaneurysma *zuletzt geändert am 06.12.2023; in Kraft getreten am 01.01.2024*	QBAA-RL	Pflegedienst Intensivstation: • Gesundheits- und Kinderkrankenpflege/Gesundheits- und Krankenpflege • 50 % der Mitarbeiter*innen des Pflegedienstes müssen eine Fachweiterbildung I + A gemäß: – DKG-Empfehlung zur Weiterbildung Intensivpflege vom 11. Mai 1998 – DKG-Empfehlung zur Weiterbildung Intensivpflege, Funktionsdienste, Pflege in der Onkologie, Nephrologie und Psychiatrie« vom 20. September 2011 – oder einer gleichwertigen landesrechtlichen Regelung abgeschlossen haben. • Anstelle der Fachweiterbildung kann bis zum 31. Dezember 2015 jeweils eine mindestens fünfjährige Erfahrung in der Intensivpflege treten. • Die Stationsleitung hat zusätzlich einen Leitungslehrgang absolviert.	Es muss in jeder Schicht eine Pflegefachkraft mit Fachweiterbildung im Bereich Intensivpflege und Anästhesie eingesetzt werden.
Richtlinie zu minimalinvasiven Herzklappeninterventionen Richtlinie über Maßnahmen zur Qualitätssicherung bei der Durchführung von minimalinvasiven Herzklappeninterventionen gemäß § 136 Abs. 1 Satz 1 Nummer 2 für nach § 108 SGB V zugelassene Krankenhäuser	MHI-RL	Operationsdienst: • Gesundheits- und Kinderkrankenpflege/Gesundheits- und Krankenpflege mit Fachweiterbildung für den Operationsdienst • Operationstechnischen Assistent*innen (OTA) • Anästhesietechnischen Assistent*innen (ATA) • GKP + Weiterbildung I + A	

Tab. 2.14: Übersicht Pflege G-BA-Richtlinien (eigene Zusammenstellung) – Fortsetzung

Richtlinie (aktuelle Version der Richtlinie mit Stand Oktober 2024)	Kurzform	Erforderliche Weiterbildungen (in Version der Richtlinie mit Stand September 2023)	Umsetzung/Voraussetzungen

zuletzt geändert am 06.12.2023; in Kraft getreten am 01.01.2024		»GKP/GKKP« nach:
		• »DKG-Empfehlung zur Weiterbildung für Krankenpflegepersonen in der Intensivpflege« vom 11. Mai 1998 oder der
		• »DKG-Empfehlung zur Weiterbildung von Gesundheits- und Kinderkrankenpflege/Gesundheits- und Krankenpflege für die pflegerischen Fachgebiete Intensivpflege, Funktionsdienste, Pflege in der Onkologie, Nephrologie und Psychiatrie« vom 20. September 2011 entnommen
		
		Pflegedienst Intensivstation:
		• Gesundheits- und Krankenpflege: Mindestens 25 % mit Fachweiterbildung Intensivpflege und Anästhesie gemäß DKG-Empfehlung:
		  – Weiterbildung für Krankenpflegepersonen in der Intensivpflege« vom 11. Mai 1998
		  – Weiterbildung Intensivpflege, Funktionsdienste, Pflege in der Onkologie, Nephrologie und Psychiatrie« vom 20. September 2011
		  – oder einer gleichwertigen landesrechtlichen Regelung	

Richtlinie zur Kinderherzchirurgie Richtlinie über Maßnahmen zur Qualitätssicherung der herzchirurgischen	KiHe-RL	Pflegedienst der fachgebundenen kinderkardiologischen Intensiveinheit: • Gesundheits- und Kinderkrankenpflege Gesundheits- und Krankenpflege im Pflegedienst wobei deren Anteil maximal 20 % (gemessen an Vollzeitäquivalenten)	40 % der Mitarbeiterinnen und Mitarbeiter des Pflegedienstes (bezogen auf Vollzeitäquivalente) müssen die benannten Kriterien erfüllen

Tab. 2.14: Übersicht Pflege G-BA-Richtlinien (eigene Zusammenstellung) – Fortsetzung

Richtlinie (aktuelle Version der Richtlinie mit Stand Oktober 2024)	Kurzform	Erforderliche Weiterbildungen (in Version der Richtlinie mit Stand September 2023)	Umsetzung/Voraussetzungen
Versorgung bei Kindern und Jugendlichen gemäß § 136 Abs. 1 Nummer 2 SGB V zuletzt geändert am 21.12.2023; in Kraft getreten am 01.01.2024		Gesundheits- und Krankenpflege die im Pflegedienst auf der fachgebundenen kinderkardiologischen Intensiveinheit tätig ist, muss eine Weiterbildung in den pflegerischen Fachgebieten: – »Päd. Intensivpflege«, »Päd. I + A«, »I + A« gemäß DKG-Empfehlung zur Weiterbildung Intensivpflege« vom 11. Mai 1998 – DKG-Empfehlung zur Weiterbildung Intensivpflege, Funktionsdienste, Pflege in der Onkologie, Nephrologie und Psychiatrie« vom 20. September 2011 – DKG-Empfehlung Weiterbildung Pflege in der Endoskopie, Intensiv- und Anästhesiepflege, Nephrologie, Onkologie, Operationsdienst, Pädiatrische I+A, Pflege in der Psychiatrie, Psychosomatik und Psychotherapie« vom 29. September 2015 – oder einer gleichwertigen landesrechtlichen Regelung abgeschlossen haben. Alternativ dürfen GKP auch dann im Pflegedienst auf der fachgebundenen kinderkardiologischen Intensiveinheit tätig sein, wenn sie • über mindestens fünf Jahre Berufstätigkeit seit Ausbildungsabschluss auf kardiochirurgischen oder kardiologischen Intensivstationen in der direkten Patientenversorgung, davon mindestens drei Jahre auf einer fachgebundenen kinderkardiologischen Intensiveinheit (in Vollzeit, Teilzeit wird jeweils anteilig angerechnet), verfügen.	

2.9 Personalvorgaben für die Pflegefachberufe in den GBA-Richtlinien

Tab. 2.14: Übersicht Pflege G-BA-Richtlinien (eigene Zusammenstellung) – Fortsetzung

Richtlinie (aktuelle Version der Richtlinie mit Stand Oktober 2024)	Kurzform	Erforderliche Weiterbildungen (in Version der Richtlinie mit Stand September 2023)	Umsetzung/Voraussetzungen
Richtlinie zur Kinderonkologie Richtlinie über Maßnahmen zur Qualitätssicherung für die stationäre Versorgung von Kindern und Jugendlichen mit hämato-onkologischen Krankheiten gemäß § 136 Abs. 1 Satz 1 Nr. 2 SGB V für nach § 108 SGB V zugelassene Krankenhäuser zuletzt geändert am 01.11.2023; in Kraft getreten am 01.01.2024	KiOn-RL	Pflegedienst: • Gesundheits- und Kinderkrankenpflege • Pflegefachfrau/Pflegefachmann mit Vertiefungseinsatz »pädiatrische Versorgung« • +1260 Stunden in der direkten neonatologischen bzw. pädiatrischen Akutversorgung absolviert • Zeiten in der direkten neonatologischen bzw. pädiatrischen Akutversorgung während der praktischen Berufsausbildung als auch nach Abschluss der Berufsausbildung können berücksichtigt werden • gilt nicht für GKKP die ihre Ausbildung auf der Grundlage der Vorschriften des Krankenpflegegesetzes abgeschlossen haben oder bis zum 31. Dezember 2024 noch abschließen werden Gesundheits- und Krankenpflege, wenn: • sie am 1. Januar 2022 über mindestens 5 Jahre Berufstätigkeit seit Ausbildungsabschluss in Vollzeit in einem Zentrum für die pädiatrisch-hämato-onkologische Versorgung in der direkten Patientenversorgung verfügen (Teilzeittätigkeit wird entsprechend angerechnet) • Von den geforderten 5 Jahren Berufstätigkeit müssen mindestens 3 Jahre in der Zeit von 1. Januar 2015 bis 1. Januar 2022 absolviert worden sein Pflegefachfrauen und Pflegefachmänner auch unabhängig von ihrem Vertiefungseinsatz mit Weiterbildung nach: • DKG-Empfehlung zu Weiterbildung Krankenpflegepersonen in der Intensivpflege« vom 11. Mai 1998	• Der Anteil der jeweils eingesetzten GKP darf maximal 15 % (gemessen an Vollzeitäquivalenten) betragen. • In jeder Schicht ist im Zentrum die Besetzung von mindestens zwei GKKP zu gewährleisten

189

Tab. 2.14: Übersicht Pflege G-BA-Richtlinien (eigene Zusammenstellung) – Fortsetzung

Richtlinie (aktuelle Version der Richtlinie mit Stand Oktober 2024)	Kurzform	Erforderliche Weiterbildungen (in Version der Richtlinie mit Stand September 2023)	Umsetzung/Voraussetzungen

		• DKG-Empfehlung zur Weiterbildung von GKP/GKKP Intensivpflege, Funktionsdienste, Pflege in der Onkologie, Nephrologie und Psychiatrie« vom 20. September 2011
		• DKG-Empfehlung zur Weiterbildung in den Fachgebieten Pflege in der/im:
		  – Endoskopie
		  – I + A
		  – Nephrologie
		  – Onkologie
		  – Operationsdienst
		  – Pädiatrische I + A
		  – Psychiatrie, Psychosomatik und Psychotherapie vom 29. September 2015
		  – gleichwertige Weiterbildung nach landesrechtlicher Regelung
		  – mindestens zwei Pflegepersonen mit Weiterbildung in der Onkologie	

Richtlinie zur Versorgung der hüftgelenknahen Femurfraktur	QsFFX-RL	Für die Notfallversorgung verantwortliche Pflegefachkraft mit der Weiterbildung	• fachlich und organisatorisch eindeutig der Versorgung von Notfällen zugeordnet
Richtlinie zur Versorgung der hüftgelenknahen Femurfraktur *zuletzt geändert am 20.06.2024; in Kraft getreten am 20.09.2024*			Pflegefachkraft verfügt über die Weiterbildung »Notfallpflege« Diese RL bezieht sich auf die Notfallstrukturen-RL (Regelung zu einem gestuften System von Notfallstrukturen an KH)

2.9 Personalvorgaben für die Pflegefachberufe in den GBA-Richtlinien

Tab. 2.14: Übersicht Pflege G-BA-Richtlinien (eigene Zusammenstellung) – Fortsetzung

Richtlinie (aktuelle Version der Richtlinie mit Stand Oktober 2024)	Kurzform	Erforderliche Weiterbildungen (in Version der Richtlinie mit Stand September 2023)	Umsetzung/Voraussetzungen
Regelungen zu einem gestuften System von Notfallstrukturen in Krankenhäusern	»Notfallstufenregelung« (Anm. der Autorin)	Für die Notfallversorgung verantwortlicher Pflegefachkraft:	
Regelungen zu einem gestuften System von Notfallstrukturen in Krankenhäusern gemäß § 136c Abs. 4 SGB V		• fachlich und organisatorisch eindeutig der Versorgung von Notfällen zugeordnet • Pflegefachkraft verfügt über die Weiterbildung »Notfallpflege«	
zuletzt geändert am 20.11.2020; in Kraft getreten am 01.11.2020			
ATMP-Qualitätssicherungs-Richtlinie	ATMP-QS-RL	Pflegefachpersonal und weitere Professionen:	
Richtlinie zu Anforderungen an die Qualität der Anwendung von Arzneimitteln für neuartige Therapien gemäß § 136a Abs. 5 SGB V		• Fachweiterbildungen wie Intensivpflege, Personalschlüssel	
zuletzt geändert am 20.06.2024; in Kraft getreten am 27.09.2024			

Tab. 2.14: Übersicht Pflege G-BA-Richtlinien (eigene Zusammenstellung) – Fortsetzung

Richtlinie (aktuelle Version der Richtlinie mit Stand Oktober 2024)	Kurzform	Erforderliche Weiterbildungen (in Version der Richtlinie mit Stand September 2023)	Umsetzung/Voraussetzungen
Personalausstattung Psychiatrie und Psychosomatik-Richtlinie Richtlinie über die Ausstattung der stationären Einrichtungen der Psychiatrie und Psychosomatik mit dem für die Behandlung erforderlichen therapeutischen Personal gemäß § 136a Abs. 2 Satz 1 SGB V zuletzt geändert am 21.03.2024; in Kraft getreten am 01.07.2024	PPP-RL	Gemäß § 8 Abs. 5 PPP-RL können Fach- und Hilfskräfte im begrenzten Umfang angerechnet werden, soweit diese gemäß Anlage 4 der PPP-RL Regelaufgaben der Berufsgruppe, bei der die Anrechnung erfolgen soll, erbringen. Es muss dann eine Qualifikation zur Erfüllung der jeweiligen Regelaufgaben gemäß Anlage 4 vorliegen, die mindestens eine vergleichbare pflegerische oder therapeutische Behandlung der Patient*innen sicherstellt. Die Qualifikationserfordernisse zur Übernahme der Regelaufgaben und Anrechenbarkeit nach § 8 Abs. 5 PPP-RL können auch durch eine mindestens fünfjährige praktische Tätigkeit in der stationären psychiatrischen oder psychosomatischen Krankenhausbehandlung nachgewiesen werden. Bei den Angaben zur Qualifikation des tatsächlichen Personals sind in den Nachweisen Angaben zur pflegerischen Teilgruppe b1 zu machen Die Qualifikation der tatsächlichen Personalausstattung wird unter der Berufsgruppe a aufgeführt nachgewiesen Nachweise zur Pflegepersonalausstattung im Nachtdienst ab dem Erfassungsjahr 2023: insbesondere in § 6 Abs. 7 und 8 sowie § 7 Abs. 5 und 6 PPP-R	

Ähnlichkeiten zur Pflegepersonaluntergrenzenverordnung sind beispielsweise in der Richtlinie zur Kinderonkologie zu beobachten, die Mindestbesetzungen für Gesundheits- und Kinderkrankenpfleger festlegt, während diese lediglich zu 15 % anerkannt werden. Diese Regelung impliziert, dass Fachpersonen ohne spezifischen pädiatrischen Schwerpunkt faktisch als Hilfskräfte eingestuft werden. Hierbei ist Kritik am G-BA angebracht, da solche Vorgaben den bestehen Pflegepersonalmangel verschärfen und wenig Raum für Onboarding-Konzepte und Übergangslösungen bieten.

Eine generelle Herausforderung, die nicht ausschließlich in der Verantwortung des G-BA liegt, ist der in Deutschland kaum wissenschaftlich untersuchte Zusammenhang zwischen Weiterbildung im Pflegebereich und Patientenoutcomes. Bei den Regelungen zum gestuften System von Notfallstrukturen ist zwar die Fachweiterbildung in Notfallpflege notwendig zu erfüllen, jedoch fehlt die empirische Untersuchung, ob diese Weiterbildung tatsächlich mit besseren Pflege- und Behandlungsergebnissen korreliert.

Zusammenfassend lässt sich sagen, dass die Vielzahl der Weiterbildungsvorgaben sowohl kritisiert als auch befürwortet werden kann. Es liegt der Verdacht nahe, dass weitergehende Bildung in spezifischen pflegerischen Tätigkeitsbereichen zu besseren bzw. zu einem höheren Patienten-Outcome führt, doch ein entsprechender Nachweis steht aus. Daher könnte man die Hypothese aufstellen, dass Pflegekräfte ohne Fachweiterbildung in der Intensiv- und Anästhesiepflege nach angemessener Einarbeitung ähnliche und gleichwertige Outcomes von vollbeatmeten Patient*innen erzielen könnten wie Pflegefachpersonen mit Fachweiterbildung in der Intensiv- und Anästhesiepflege. Im Gegensatz dazu ist der Fokus auf Weiterbildungen im Rahmen der Bundesgesetze oft unspezifisch und wenig klar definiert.

Es wäre übertrieben zu behaupten, dass die G-BA-Richtlinie eine umfassende Risikoadjustierung in Form von Qualifikations- und Mengenvorgaben für Pflegepersonal in Abhängigkeit von der Patientenklientel vornehmen. Zwar gibt es Indikatoren, wie das Geburtsgewicht, doch es fehlt ein integriertes Instrument, dass an diese Richtlinie anschließt.

Zu kritisieren ist ebenfalls, dass viele Regelungen auf nicht ausreichend geprüften Annahmen basieren. So empfiehlt es sich, hier die Expertise von Pflegefachpersonen einzuholen. Diese Kritik müsste jedoch auch an den Gesetzgeber gerichtet werden, der es versäumt hat, klare Rollenprofile und Tätigkeitsbeschreibungen zu entwickeln, um die verschiedenen Bildungswege im Pflegebereich abzugrenzen. Studienabschlüsse in der Pflege werden vom G-BA nicht berücksichtigt, und das Pflegekompetenz-Gesetz in seiner aktuellen Form wird diese Lücke nicht zeitnah schließen können, wenn auch die Vorbehaltsaufgaben weiterhin unspezifisch bleiben.

2.9.3 Fazit

Die G-BA Richtlinien stellen eine alternative Form der Pflegepersonalbemessung dar. Sie sind nicht einfach ein Instrument zur Dateneingabe zur Bestimmung des erforderlichen Pflegepersonals, sondern fordern die Einhaltung bestimmter Vorgaben, die letzlich eine angemessene Qualität der Patientenversorgung sicherstellen sollen. Die G-BA-Richtlinien haben daher einen gegenwärtigen Charakter, während die Pflegepersonaluntergrenzen ausschließlich retrospektiv agieren. Sie sind weniger als Prozess-Instrument, sondern als verbindliche Vorgabe zu verstehen, dies verleiht ihnen jedoch nicht notwendigerweise einen geringeren Wert.

Die Einführung von Mindestvorgaben für Qualifikationen und Strukturen ist grundsätzlich zu befürworten, jedoch erweisen sich diese Vorgaben oft als schwer umsetzbar und höchst bürokratisch, was wiederum zu Versorgungsengpässen führen kann.

Kritisch anzumerken ist aus der Perspektive der Krankenhäuser, dass es überschneidende Vorgaben gibt, wie beispielsweise zwischen der QFR-RL und der Pflegepersonaluntergrenzenverordnung oder den PPR-2.0-Vorgaben. Diese verfolgen alle dasselbe Ziel: Den Schutz der Patienten, die Sicherstellung einer hohen Versorgungsqualität und die Unterstützung des Personals bei der angemessenen Versorgung.

Es ist jedoch unangemessen, mehrere, stark divergierende Systeme parallel zu führen, insbesondere vor dem Hintergrund der hohen bürokratischen Belastungen für die Krankenhäuser. Wie kommt das in der Pflegeberufsgruppe an? Es ist die Auffassung zu vertreten, dass mit der Einführung neuer Pflegepersonalvorgaben bestehende Regelungen abgeschafft werden sollten.

Insgesamt tragen die Qualitätsrichtlinien und die sich daraus ergebenden Qualitätskontrollen des MD Bund effektiv zur Qualitätssicherung in den Krankenhäusern bei. Die Verfahrensschritte und Rechtsfolgen dieser Kontrollen müssen jedoch klar geregelt sein. Sie sollten gezielt und in einem angemessenen erforderlichen Umfang durchgeführt werden, wobei der Aufwand für die Krankenhäuser ressourcenschonend und im Sinne einer Entbürokratisierung so gering wie möglich gehalten werden sollte. Letztendlich muss die Gestaltung der Qualitätskontrollen darauf abzielen, die Qualität zu verbessern, wobei der Schutz der Patientinnen und Patienten im Vordergrund stehen muss.

2.9.4 Literatur

Gemeinsamer Bundesausschuss (Hrsg.) (o. J.). *Richtlinien des Gemeinsamen Bundesausschusses*. Zugriff am 25.02.24 unter https://www.g-ba.de/richtlinien/.

Deutsche Krankenhausgesellschaft e. V. (DKG) (2024). *Qualitätskontrolle – Kontrollen des Medizinischen Dienstes*. Zugriff am 31.10.2024 unter https://www.dkgev.de/themen/qualitaet-hygiene-sicherheit/qualitaetskontrolle/

Deutsche Krankenhausgesellschaft e. V. (DKG) (2024a). *Bewertung der DKG zum Begutachtungsleitfaden des MD Bund »Begutachtungen des Medizinischen Dienstes gemäß der MD-Qualitätskontroll-Richtlinie (Version 2024.1)*. Stand 08.08.2024. Zugriff am 31.10.2024 unter https://www.dkgev.de/fileadmin/default/Mediapool/2_Themen/2.6._Qualitaet_Hygiene_und_Sicherheit/2.6.8._Qualitaetskontrolle/DKG_Begutachtungsleitfaden_GB_IV-2024-08-08.pdf

Gemeinsamer Bundesausschuss (G-BA) (2024). *Bericht über die im Jahr 2023 durchgeführten Qualitätskontrollen Bericht des Medizinischen Dienstes Bund gemäß § 16 Teil A der Richtlinie des Gemeinsamen Bundesausschusses nach § 137 Abs. 3 SGB V zu Kontrollen des Medizinischen Dienstes nach § 275a SGB V*. Stand 08.08.2024. Zugriff am 31.10.2024 unter https://www.g-ba.de/downloads/17-98-5774/2024-08-08_Bericht_MD-Bund_QK_2023.pdf

Gemeinsamer Bundesausschuss (G-BA) (2024a). *Qualitätskontrollen des Medizinischen Dienstes*. Zugriff am 31.10.2024 unter https://www.g-ba.de/themen/qualitaetssicherung/weitere-bereiche/qualitaetskontrollen/

Medizinischer Dienst Bund (MD Bund) (2024). *Begutachtungsleitfaden. Begutachtungen des Medizinischen Dienstes gemäß der MD-Qualitätskontroll-Richtlinie. Richtlinie des Gemeinsamen Bundesausschusses nach § 137 Abs. 3 SGB V zu Kontrollen des Medizinischen Dienstes nach § 275a SGB V. Version 2024.1*. Zugriff am 31.10.2024 unter https://md-bund.de/fileadmin/dokumente/Publikationen/GKV/Begutachtungsgrundlagen_GKV/BGL_G-BA_MD-QK-RL_2024-1_240604.pdf

Medizinischer Dienst Bund (MD Bund) (2024a). *Qualitätskontrollen laut MD-Qualitätskontroll-Richtlinie. Kontrolle der Qualitäts-Vorgaben des Gemeinsamen Bundesausschusses*. Zugriff am 31.10.2024 unter https://md-bund.de/themen/krankenhaus/md-qualitaetskontrollen-im-krankenhaus.html

Spitzenverband Bund der Krankenkassen (GKV-Spitzenverband) (2024). *Adressen der Landesverbände der Krankenkassen und der Ersatzkassen*. Zugriff am 31.10.2024 unter https://www.gkv-spitzenverband.de/krankenversicherung/krankenhaeuser/qualitaet_1/kh_ansprechpartner/kh_qs_ansprechpartner.jsp

3 Pflegepersonalbemessung in der Langzeitpflege

3.1 Personalfragen in der ambulanten Pflege

Andreas Büscher & Eva-Maria Gruber

Der größte Teil pflegebedürftiger Menschen wird in Deutschland seit langem in der häuslichen Umgebung und vor allem durch ihre eigenen Angehörigen versorgt. Trotz der zentralen Bedeutung pflegender An- und Zugehöriger spielen aber auch ambulante Pflegedienste eine wichtige Rolle. Sie erbringen Sachleistungen im Rahmen der Pflegeversicherung und ärztlich verordnete Leistungen der häuslichen Krankenpflege in den Haushalten kranker und pflegebedürftiger Menschen. Entsprechend sind Fragen des Personaleinsatzes und der Personalbedarfsplanung in ambulanten Pflegediensten allgegenwärtig. Sie konkretisieren sich bei der Tourenplanung eines ambulanten Pflegedienstes, bei der zu entscheiden ist, welche Person mit welcher Qualifikation zu welcher Zeit und wie lange bei welchen Personen die pflegerische Versorgung übernimmt. Anders als in der institutionellen Versorgung sind für die Personalplanung auch An- und Abfahrtszeiten und zum Teil auch die Parkplatzsuche zu berücksichtigen. Aufgrund der Bedeutung der Personalplanung für die ambulante Pflege wurde im Rahmen der Entwicklung eines wissenschaftlich fundierten Verfahrens zur einheitlichen Bemessung des Personalbedarfs in stationären Pflegeeinrichtungen nach qualitativen und quantitativen Maßstäben nach § 113c SGB XI ein Unterauftrag zur Erarbeitung von Empfehlungen zur Entwicklung von personellen Vorgaben für ambulante Pflegedienste durch den Qualitätsausschuss Pflege vergeben. Die Hintergründe und Ergebnisse dieser Untersuchung zu Personalfragen in der ambulanten Pflege sind im folgenden Kapitel zusammengefasst.

3.1.1 Einführende Überlegungen zu Personalfragen in der ambulanten Pflege

Überlegungen zur Personalbemessung in der ambulanten Pflege unterscheiden sich sehr grundsätzlich von Herangehensweisen in stationären Einrichtungen, unabhängig davon, ob es sich dabei um Krankenhäuser oder stationäre Pflegeeinrichtungen handelt. Ausschlaggebend dafür sind mehrere Aspekte:

- Ambulante Pflegedienste werden in der Regel ergänzend zur Unterstützung informeller, oftmals familialer Hilfen in Anspruch genommen. Art und Ausmaß der Hilfen richten sich daher vor allem danach, welche Hilfen in einem Pflegehaushalt für wichtig und relevant erachtet werden, nicht notwendigerweise nach einem objektiv feststellbaren Bedarf. Zudem erstreckt sich der Versorgungsauftrag der ambulanten Dienste in der Regel nicht auf den gesamten Tagesverlauf, sondern um-

fasst lediglich einen kleinen Ausschnitt davon.
- Ambulante Pflegedienste sind sehr viel stärker als stationäre Pflegeeinrichtungen von einer nur bedingt zu kalkulierenden Nachfrage betroffen, da sowohl die Anzahl der betreuten pflegebedürftigen Menschen als auch der Umfang der nachgefragten Hilfen stark variieren kann.
- Das Leistungsgeschehen in der ambulanten Pflege orientiert sich an den zwischen dem pflegebedürftigen Menschen und dem Pflegedienst vereinbarten Leistungen. Diese Vereinbarungen können sich trotz gleicher Pflegegrade und vergleichbarer objektiver Parameter eines Pflegearrangements aufgrund subjektiver Präferenzen unterscheiden. Zudem gibt es Unterschiede in den Rahmenvereinbarungen zu den Leistungen der ambulanten Pflege zwischen den einzelnen Bundesländern, durch die Inhalt und Ausmaß der zu vereinbarenden Leistungen voneinander abweichen können.
- Da die meisten ambulanten Pflegedienste nicht nur Leistungen im Rahmen der Sozialen Pflegeversicherung, sondern auch der Häuslichen Krankenpflege im SGB V – oftmals zeitgleich während eines Einsatzes in einem Haushalt – erbringen, spielen weitere unterschiedliche vertragliche Rahmenbedingungen bei der Personalbemessung eine Rolle.

Vor diesem Hintergrund bestand die Zielsetzung der Untersuchung darin, zunächst ein fachlich begründetes Verständnis pflegerischen Handelns in der ambulanten Pflege zu entwickeln, von dem ausgehend Personalfragen weiter diskutiert werden können und das eine Grundlage zur Einschätzung erforderlicher Qualifikationsniveaus der Beschäftigten in der ambulanten Pflege sowie zur Ermittlung für die Pflege erforderlicher Aufwände und Zeiten bietet. Zu diesem Zweck wurde im ersten Schritt eine Literatur- und Materialrecherche zu internationalen Ansätzen zur Bestimmung von Personalaufwänden, Personalbemessung und Personalvorhaltung in der ambulanten Pflege durchgeführt. Diesem Schritt folgten eine Befragung von 30 Expertinnen und Experten zu bestehenden Ansätzen zur Personalplanung in ambulanten Pflegediensten in Deutschland und eine empirische Erhebung von Zeitaufwänden in 129 Pflegehaushalten. Die empirischen Erhebungen wurden zwischen Sommer 2018 und Mai 2019 durchgeführt.

3.1.2 Personalentwicklungen in der ambulanten Pflege

Um einen Überblick über die Personalentwicklung in der ambulanten Pflege zu erhalten, wurden die Pflegestatistiken seit 1999 dahingehend ausgewertet. Die Auswertungen unterstreichen die kontinuierlich steigende Bedeutung des ambulanten Sektors in der pflegerischen Versorgung. Der Anteil im häuslichen Umfeld versorgter pflegebedürftiger Menschen ist kontinuierlich gestiegen und durch die Einführung des neuen Pflegebedürftigkeitsbegriffs in Relation zu stationär versorgten Pflegebedürftigen noch einmal größer geworden. So hat sich zwischen 2015 und 2021 die Anzahl der zuhause versorgten pflegebedürftigen Menschen von etwas mehr als 2 Mio. auf 4,17 Mio. mehr als verdoppelt, während die Zahl vollstationär versorgter Personen demgegenüber deutlich geringfügiger um lediglich 10.000 Personen gestiegen ist (Statistisches Bundesamt, 2022a).

Als heterogen ist die Situation der Beschäftigten ambulanter Pflegedienste zu bezeichnen. Grundsätzlich nimmt die Anzahl der Beschäftigten zu. Es zeigt sich im Bundesdurchschnitt, dass sowohl der Anteil der Teilzeitkräfte (Beschäftigungsumfang mehr als 50 %) wie auch der Vollzeitbeschäftigten steigt. Es bestehen hinsichtlich des Beschäftigungsumfangs Unterschiede zwischen den Bundesländern. Die größten Unterschiede der Vollzeitbeschäftigten liegen zwischen Berlin mit 40,4 % und Bremen mit 17,2 %. Mit Ausnahme von Sachsen (26,2 %) weisen die ostdeutschen Bundesländer einen höheren Anteil (jeweils über 30 %) an Vollzeitbeschäftigten auf als die westdeutschen Bundesländer (Statistisches Bundesamt, 2022a).

Auch die Kapazität des ambulanten Sektors, gemessen anhand der Relation Vollzeitäquivalenter (VZÄ) je 100 Pflegebedürftiger, hat deutschlandweit von 1999 bis 2015 um 2,3 VZÄ zugenommen und nimmt seit 2015 bis 2021 um 2,1 VZÄ ab. Gleichzeitig zeigen sich deutliche Unterschiede zwischen den Bundesländern. Demnach besteht 2021 eine hohe Anzahl vollzeitäquivalent Beschäftigter je 100 Pflegebedürftiger in den Stadtstaaten Berlin (9,9) und Hamburg (9,6) sowie in Brandenburg (8,4), die deutlich über dem Bundesdurchschnitt mit 6,0 VZÄ liegen. Der geringste Anteil besteht mit 3,8 VZÄ je 100 Pflegebedürftige im Saarland. Die Spannweite der Zu- bzw. Abnahmen der VZÄ zwischen 1999 und 2021 reicht von -0,6 in Baden-Württemberg bis +3,3 in Brandenburg, wobei seit 2015 nicht nur der Bundesdurchschnitt um 2,1 VZÄ gesunken ist, sondern auch alle Bundesländer eine Abnahme verzeichnen mussten (Statistisches Bundesamt, 2002; 2017; 2022a).

Das Personal ambulanter Pflegedienste ist überwiegend weiblich (84 %) und zwischen 40 und 60 Jahren alt. Das Qualifikationsspektrum des Personals hat sich zwischen 1999 und 2021 verändert: der Anteil der Altenpfleger*innen steigt um 9,1 %, während der Anteil der Gesundheits- und Krankenpfleger*innen um 15 % sinkt. Eine weitere Zunahme von 8,5 % stellt sich bei dem Anteil sonstiger Berufsabschlüsse dar, die in der Pflegestatistik nicht näher definiert werden (Statistisches Bundesamt, 2001; 2022b)

Neben den Entwicklungen im Bereich der Pflegeversicherung zeigen die ansteigenden Ausgaben (Statistisches Bundesamt, 2023) und Fallzahlen der häuslichen Krankenpflege im SGB V (Gesundheitsberichterstattung des Bundes, 2024) ebenfalls einen deutlichen Bedeutungsanstieg, der einen weiteren Personalbedarf bei ambulanten Pflegediensten begründet.

3.1.3 Ansätze zur Personalbedarfsplanung und -bemessung in der ambulanten Pflege

Die Auseinandersetzung mit der internationalen Literatur verdeutlicht, dass zwar einerseits Fragen der Personalbedarfsplanung in der ambulanten Pflege als hoch relevant betrachtet werden, andererseits jedoch bislang kaum tragfähige oder übertragbare Ansätze zur Personalbemessung entwickelt wurden. Der inhaltliche Schwerpunkt der identifizierten Studien lag primär auf der Darstellung der Personalbelastung und -planung in den Bereichen Community und District Nursing. Bei beiden handelt es sich um Ausprägungen der ambulanten Versorgung, für die in Deutschland eine Entsprechung fehlt. Neben Studien, in denen einzelne Tools sowie deren Entwicklung und methodische Testung beschrieben werden, liegen auch einige Übersichtsarbeiten zu verschiedenen Instrumenten vor, welche vorrangig verschiedene Systematiken und Strategien zur Workload-/Caseloadbemessung beschreiben.

Bei Betrachtung der verschiedenen Tools zur Personalbedarfsmessung in der ambulanten Pflege konnten Jackson et al. (2015) neben dem festgestellten Mangel an entsprechenden Instrumenten verdeutlichen, dass diese sehr unterschiedlich in Bezug auf die Einbindung der Mitarbeitenden sowie die Qualität und Konsistenz der erhobenen Daten sind. Sie stellen fest, dass die Grundannahme der bestehenden Methoden, Pflege als lineare Reihenfolge von Aufgaben zu betrachten, dazu führt, pflegerische Tätigkeiten vereinfacht und lediglich als Aktivitätsanalyse zu erfassen. Ein solcher Ansatz bildet die Komplexität der ambulanten Pflege jedoch nicht ausreichend differenziert ab. Laut Jackson et al. (2015) zeigt die Messung der Arbeitsbelastung anhand der alleinigen Zählung der Patientenkontakte nicht eindeutig die volle Arbeitsbelastung Pflegefachpersonen. Der größte Teil der Arbeit bleibt dabei »unsichtbar«.

Hinsichtlich der Übertragbarkeit internationaler Ansätze bestehen große Unterschiede in Bezug auf Organisationsstrukturen und Akteure in der ambulanten Pflege. Dennoch ist die Mehrzahl der Einflussgrößen, die in den identifizierten Studien zur Workloadbemessung verwendet wurden, auch in Deutschland von Relevanz. Am häufigsten wurden direkte und indirekte Pflegetätigkeiten sowie Wege- und Organisationszeiten eingeschlossen. Im Folgenden sind alle im Rahmen der Recherche identifizierten Faktoren zusammengefasst:

- Netto-Pflegezeit (Art und Umfang/zu erwartende Menge der Pflegeleistungen), beeinflusst durch:
  – Anzahl an zu betreuenden Klienten, Pflegesituation (Alter, Geschlecht, Krankheiten, Ausmaß an Hilfe-/Pflegebedürftigkeit, Beratungsbedarf, Fallmanagement),
  – Häusliches Umfeld (Wohnsituation und -ausstattung, häusliche Arbeitsbedingungen – räumliche Verhältnisse, Verfügbarkeit und Einsatz technischer Hilfsmittel)
  – Mitwirkung weiterer Personen (An- und Zugehörige) bei der Leistungserbringung,
  – Maßnahmen der personenbezogenen Qualitätsentwicklung und -sicherung;
- Organisationszeiten/Indirekte Pflegetätigkeiten, z. B.
  – Dienstbesprechung, Übergabe, Qualitätsentwicklung und -sicherung, Verwaltungsarbeiten (Administration, Dokumentation, Fortbildung, Verordnungsmanagement, Telefonate und Koordination, Auto waschen, tanken);
- Fahrt-/Wegezeit;

- Merkmale des Pflegedienstes, z. B.
  – Betriebsgröße, Dienstleistungsspektrum, Trägerschaft, Rechtsform, Organisationsstrukturen, Sachmittelausstattung, Unternehmensziele,
  – Personelle Aspekte wie Leistungsfähigkeit und Leistungsbereitschaft/Arbeitsverhalten der Mitarbeiter*innen (MA), Interessen/Bedürfnisse der MA, Qualifikation/Skill Mix (Bedarf an Fach-, Hilfs- und sonstigem Personal), fachliche und persönliche Kompetenz, Erfahrung der MA, Beschäftigungsumfang, Fehlzeitenquote, Fluktuation,
  – Wöchentlich verfügbare Arbeitszeit (Urlaub, Krankheit, Feiertage, Fortbildungstage, sonstiges),
  – Anzahl Neuaufnahmen, Entlassungen in bestimmten Zeiträumen;
  – Externe Determinanten, wie z. B. gesetzliche und finanzielle Rahmenbedingungen, Bevölkerungsstruktur im Einzugsgebiet, Geografische Lage sowie Infrastruktur gesundheitlicher und pflegerischer Angebote und Einrichtungen.

Die Aufzählung verdeutlicht die Vielfalt an Einflussfaktoren auf den Personalbedarf und die Komplexität seiner Bestimmung. Für die pflegefachlich relevanten Parameter kann die Nutzung von Klassifikationssystemen zur Bestimmung von Abhängigkeiten, funktionellen Beeinträchtigungen oder anderen Aspekten, die einen Hilfebedarf nach sich ziehen, hilfreich dabei sein, den Arbeitsaufwand in der ambulanten Pflege zu quantifizieren und auf dieser Basis den Personalbedarf zu bestimmen. Im niederländischen Buurtzorg-Ansatz findet dazu das Omaha-Home-Healthcare-Classification-System Anwendung bei der Planung und Dokumentation der Pflege. Für den deutschen Kontext empfiehlt sich zunächst eine Orientierung am Begriff der Pflegebedürftigkeit, der fachlich verschiedene pflegewissenschaftliche Systematisierungsansätze integriert (s. Wingenfeld et al. 2007; 2008).

Die Orientierung am gesetzlich festgeschriebenen Begriff der Pflegebedürftigkeit zur Beschreibung pflegerisch relevanter Bedarfslagen, die zur Inanspruchnahme ambulanter Pflegedienste führen können, bietet zudem den nicht zu unterschätzenden Vorteil, ein weitgehend einheitliches Verständnis der individuellen Beeinträchtigung der Selbständigkeit bundesweit zu gewährleisten.

3.1.4 Zusammenfassende Betrachtung der Erkenntnisse der Expert*inneninterviews

Vor dem Hintergrund der sehr überschaubaren, gleichzeitig aber auch heterogenen und komplexen Befundlage in der internationalen Literatur, wurde eine Befragung von Expert*innen mit dem Ziel durchgeführt, Einblick in die etablierte Praxis der Personalplanung in der ambulanten Pflege in Deutschland zu erhalten. Als Expert*innen wurden Personen angesprochen, die in einzelnen Pflegediensten, bei den freigemeinnützigen oder privaten Verbänden der Leistungserbringer oder als Unternehmensberater*innen mit Fragen des Personalmanagements in der ambulanten Pflege befasst sind. Ergänzend wurden Personen befragt, die über eine Expertise zu Fragen des Personalmanagements in anderen Bereichen verfügen. Von den 30 interviewten Expert*innen machten mit 21 Personen die Pflegedienstleiter*innen und Mitglieder von Verbänden die größte Gruppe aus. Sechs Personen waren der Gruppe der Berater*innen und drei der Gruppe der Expert*innen im Personalmanagement zuzuordnen.

Die Befragung hat eine Vielzahl von vertiefenden Einsichten zu verschiedenen Fragen des Personalmanagements in der ambulanten Pflege hervorgebracht. Im Vordergrund stand jedoch die nahezu von allen Expert*innen zum Ausdruck gebrachte Gefährdung der Versorgungssicherheit. Diese konkretisiert sich in weit verbreiteten Aufnahmestopps neuer Pflegehaushalte, weil die Kapazitäten der ambulanten Pflegedienste dafür nicht mehr ausreichen. Die gefährdete Versorgungssicherheit konkretisiert sich darüber hinaus in Verkleinerungstendenzen der ambulanten Pflegedienste hinsichtlich ihres Einzugsgebiets. Einige Dienste verkleinern ihren Radius, andere fahren einzelne Stadtteile in Großstädten oder bestimmte Dörfer in ländlichen Regionen nicht mehr an. Als dritter Indikator einer gefährdeten Versorgungssicherheit wurde die Kündigung bestehender Verträge mit Pflegehaushalten genannt. Letztere kann aufgrund der Interviews nicht als flächendeckendes Phänomen bezeichnet werden, kommt aber offensichtlich nicht nur in Einzelfällen vor.

Vor dem Hintergrund dieser grundsätzlichen Einschätzung zur Situation in der ambulanten Pflege beurteilten viele der Expert*innen die Entwicklung eines Personalbemessungsverfahrens als nicht möglich, zum Teil auch als nicht sinnvoll. Zur Begründung wurde angeführt, dass zum einen die Personalgewinnung, nicht die Personalbemessung das zentrale Thema sei, zum anderen, dass die Steuerung des Personaleinsatzes immer vor dem Hintergrund der jeweils geltenden Rahmen- und Refinanzierungsbedingungen erfolgt, die in Deutschland sehr heterogen sind. Möglichkeiten zu weiteren Effizienzsteigerungen werden kritisch gesehen, da diese in den letzten Jahren bis an den Rand der Möglichkeiten der Beschäftigten bereits ausgeschöpft wurden. Im Falle einer noch größeren Verdichtung der Arbeit in der ambulanten Pflege wird die Gefahr einer weiteren Verschärfung der ohnehin bereits als angespannt bezeichneten Personalsituation befürchtet. In der Praxis scheinen sich somit die vielfältigen Einflussfaktoren auf die Personalplanung in der ambulanten Pflege insbesondere auf den Aspekt der monetären bzw. vertraglichen Rahmenbedingungen zu fokussieren.

Betont wurde, dass eine Personalbedarfsplanung nicht stattfindet, sondern vielmehr eine Planung, wie viele Personen mit dem vorhandenen Personal versorgt werden können. Die Nachfrage nach Pflegeleistungen wurde als deutlich größer als das Angebot geschildert und so wird in nahezu allen Pflegediensten jede verfügbare, geeignete Arbeitskraft eingestellt. Hinsichtlich der Planung beschreiben Expert*innen ein erlösorientiertes Vorgehen, nach dem die produktive Zeit, also die effektiv beim pflegebedürftigen Menschen verbrachte Pflegezeit, bestimmt wird. Diese entspricht der gesamten Arbeitszeit abzüglich der Nichtpflegezeiten wie z. B. Urlaub oder Koordinations- und Organisationszeiten. Anhand der Informationen über die produktive Arbeitszeit lässt sich dann ein Stundenumsatz bestimmen, der an effektiver Pflege geleistet werden muss, um alle Kosten eines Dienstes abzudecken. Mit dem Stundenumsatz kann dann kalkuliert werden. Wichtig ist zudem, dass teils ein Spannungsfeld zwischen der wirtschaftlichen Planung und der Planung nach dem Bedarf besteht, mit dem jeder Pflegedienst anders umgeht. Möglichkeiten, um bei unveränderten Preisen wirtschaftlicher zu werden, sind beispielsweise eine niedrigere Qualifikation anzusetzen oder die Versorgungszeiten zu kürzen.

Für eine einheitliche Personalbemessung erschwerend kommt hinzu, dass regional und zum Teil trägerspezifisch sehr heterogene Vergütungsvereinbarungen für die ambulante Pflege bestehen. Heiber und Nett (2018a; 2018b) können aufzeigen, dass es erhebliche Unterschiede zwischen den Bundesländern hinsichtlich der Preise für gleiche Leistungen, der Wegepauschalen und anderer Aspekte gibt. Sie legen dar, dass bis zu 28 unterschiedliche Preise für gleiche Leistungen in Deutschland bestehen. Angesichts eines bundesgesetzlich vorgesehenen Sachleistungsspektrums nach § 36 SGB XI ist diese Variabilität weder nachvollziehbar noch zu rechtfertigen, sie zeigt jedoch, dass ambulante Pflegedienste ihre Personalplanung vor dem Hintergrund unterschiedlicher Bedingungen durchführen müssen, selbst wenn die Bedarfslagen der versorgten pflegebedürftigen Menschen ähnlich sind.

Insgesamt wurde zur Personalbedarfsplanung in den Interviews ausgeführt, dass diese in der Praxis häufig weniger geplant erfolgt, sondern aus Rahmenbedingungen wie Vorgaben zu Personalmindestmengen und erforderlichen Qualifikationen sowie dem verfügbaren Personal resultiert. Die Entwicklung eines Personalbemessungsinstruments sehen einige Expert*innen vor dem Hintergrund der großen Heterogenität und geringen Vorausplanungsmöglichkeiten als problematisch bis unmöglich an.

3.1.5 Zusammenfassende Erkenntnisse aus der Zeiterfassung

Unabhängig von den geschilderten Anforderungen bei der Bestimmung des Personalbedarfs in der ambulanten Pflege wurde in dem Projekt der Versuch unternommen, sich den erforderlichen Aufwänden für bestimmte pflegerische Handlungen empirisch zu nähern und Hinweise für die Weiterentwicklung der ambulanten pflegerischen Versorgung zu erhalten. Eine Herausforderung bestand darin, dass nicht lediglich eine Erhebung zur bestehenden Praxis erfolgen sollte, sondern hinsichtlich eines moderneren Verständnisses von ambulanter Pflege, das nicht nur Unterstützung bei der Durchführung von Alltagsverrichtungen in den Bereichen Körperpflege, Mobilität und Ernährung beinhaltet, sondern sich – der Intention des neuen Pflegebedürftigkeitsbegriffs entsprechend – auf pflegerisches Handeln bei beeinträchtigter Selbständigkeit eines pflegebedürftigen Menschen fokussiert und einen Beitrag zur Erhaltung oder Wiedererlangung dieser Selbständigkeit leistet. Es war daher erforderlich, eine Annahme über ein zukünftig notwendiges Leistungsspektrum in der ambulanten Pflege zu treffen. Als Grundlage für ein fachlich begründetes Leistungsgeschehen in der ambulanten Pflege, das dem Inhalt und der Intention des neuen Pflegebedürftigkeitsbegriffs entspricht, wurde die für das Bundesministerium für Gesundheit verfasste Expertise »Strukturierung und Beschreibung pflegerischer Aufgaben [...]« (Wingenfeld & Büscher, 2017) genutzt, auf deren Basis eine Leistungsbeschreibung vorgenommen wurde, die den an der Zeiterfassung beteiligten ambulanten Pflegediensten im Vorfeld übersandt wurde.

Darüber hinaus war es erforderlich, dass die Pflegedienste, bei denen Zeiterhebungen stattfinden sollten, über eine verlässliche Grundlage zur Leistungserbringung und deren Finanzierung verfügen. Diese musste zudem geeignet sein, ein erweitertes Leistungsspektrum im o. g. Sinne abzubilden. Entsprechend wurde aus pragmatischen Gründen entschieden, nur mit Pflegediensten zusammenzuarbeiten, die bereits die Möglichkeit einer Zeitvergütung mit den Pflegekassen vereinbart hatten. Die Zeitvergütung bietet die Möglichkeit einer flexibleren Vereinbarung von Leistungen mit dem Pflegehaushalt, die sich nicht allein auf verrichtungsorientierte Tätigkeiten beziehen, wie sie in den bestehenden Rahmenvereinbarungen vorrangig beschrieben sind, sondern die auch eine Vereinbarung von Leistungen im Sinne der Aufgaben aus der BMG-Expertise ermöglichen. Somit wurde die Erhebung in den Bundesländern Bayern, Bremen, Hamburg und Niedersachsen sowie bei einzelnen Pflegediensten in Nordrhein-Westfalen durchgeführt, die entsprechende Vereinbarungen mit den Pflegekassen abgeschlossen hatten. Insgesamt nahmen 14 ambulante Pflegedienste an der Erhebung teil – einer aus Bayern, fünf aus Niedersachsen, drei aus Bremen, zwei aus Hamburg und drei aus Nordrhein-Westfalen.

Die Erhebung von Zeitaufwänden wurde bei 129 pflegebedürftigen Menschen durchgeführt. Bei 89 Personen (69 %) war mit dem Pflegedienst eine Zeitvergütung oder eine Kombination aus Zeitvergütung und Leistungskomplexen/SGB V Leistungen vereinbart. 23 Personen (17,8 %) erhielten ausschließlich Leistungen der häuslichen Krankenpflege nach dem SGB V und bei 17 Personen (13,2 %) erfolgte die Vergütung nach Leistungskomplexen. Die Vielfalt der Konstellationen erklärt sich dadurch, dass bei der Organisation der Zeiterhebung eine Zuordnung zu festen Touren des ambulanten Pflegedienstes erfolgte. Im Rahmen dieser Touren wurden Zeiterhebungen in allen Haushalten durchgeführt, die der Erhebung zugestimmt hatten, unabhängig davon, ob Zeitvergütung oder eine andere Vergütungsform vereinbart war.

69 % der Teilnehmer*innen waren weiblich und das Durchschnittsalter lag bei 79 Jahren. Hinsichtlich der Pflegegrade entsprach die Stichprobe in etwa der Verteilung, die auch in der Pflegestatistik ausgewiesen wird. 56,6 % der pflegebedürftigen Menschen wurden durch Angehörige bei der Versorgung unterstützt. Bei etwa 43 % konnte eine Zeiterfassung an zwei aufeinanderfolgenden Tagen realisiert werden, 57 % wurden lediglich an einem Tag begleitet.

Entsprechend der vorgenommenen Leistungsbeschreibungen standen im Fokus der Zeiterfassungen:

- grundsätzliche pflegerische Aufgaben:
  - Gestaltung und Steuerung des Pflegeprozesses
  - Beobachtung spezifischer Aspekte der Pflegesituation
  - Abwehr von gesundheitlichen Risiken
  - Kommunikation im Sinne von Absprachen und Aushandlungen
- Aufgaben im Zusammenhang mit den Aktivitäten und Lebensbereichen, die für die Bestimmung der Pflegebedürftigkeit maßgebend sind:
  - Hilfen, Aufklärung, Beratung und Anleitung sowie zielgerichtete Ressourcenförderung bei beeinträchtigter Mobilität
  - Hilfen, Aufklärung, Beratung und Anleitung sowie zielgerichtete Ressourcen-

förderung hinsichtlich kognitiver und kommunikativer Fähigkeiten
- Umgebungsbezogene Maßnahmen, unmittelbar verhaltensbezogene Maßnahmen und Alltagsgestaltung bei psychischen Problemlagen und Verhaltensweisen sowie die Aufklärung, Beratung und Anleitung von Angehörigen in diesem Zusammenhang
- Hilfen, Aufklärung, Beratung und Anleitung sowie zielgerichtete Ressourcenförderung im Bereich der Selbstversorgung bei der Ernährung, Körperpflege, Ausscheidung und des Sich-Kleidens
- Unterstützung im Bereich des Umgangs mit krankheits-/therapiebedingten Anforderungen und Belastungen (darunter fallen Maßnahmen zur Unterstützung des Selbstmanagements ebenso wie viele verordnungsfähige Maßnahmen der häuslichen Krankenpflege)
- Hilfen sowie Beratung und Anleitung bei der Gestaltung des Alltagslebens und sozialer Kontakte
- Hilfen sowie Beratung und Anleitung bei der Haushaltsführung
• Unterstützung pflegender Angehöriger zur Verbesserung der Pflegekompetenz und Reduzierung pflegebedingter Belastungen
• Indirekte Leistungen (z. B. interne Arbeitsbesprechungen wie Übergaben und Besprechungen)

In Bezug auf die durchschnittlichen Zeitwerte der einzelnen Leistungsbereiche zeigte sich eine große Spannweite, die die Individualität der benötigten Versorgung unterstreicht. Beispielsweise variierte die Kommunikation zwischen einer Dauer von 17 Sekunden und 53 Minuten, die Unterstützung bei der Selbstversorgung reichte ebenfalls von wenigen Sekunden bis zu 44 Minuten. Die gesamte Dauer der Besuche betrug im Mittel 28 Minuten mit einer Spannweite von 4 Minuten und einer Stunde und 19 Minuten. Hinsichtlich der benötigten Dauer zeigte sich keine eindeutige Abstufung nach Pflegegraden.

Einige der definierten Leistungsbereiche kamen in der Erfassung nicht oder lediglich vereinzelt vor. In diesen Fällen handelte es sich teils um Leistungen, die vorwiegend gesondert von den normalen Besuchen durchgeführt werden, wie Maßnahmen der Pflegeplanung und -evaluation. Der Großteil der Besuche umfasste Maßnahmen, die sich vor allem auf die Unterstützung bei Alltagsverrichtungen im Bereich der Selbstversorgung bezogen.

Für 45 Personen lagen auswertbare Informationen für zwei aufeinanderfolgende Tage vor. Die durchschnittliche Abweichung zwischen Tag 1 und Tag 2 betrug 3 Minuten und 46 Sekunden. Diese Ergebnisse zeigen, dass sich die Besuche selbst bei der gleichen Person intraindividuell unterscheiden und schwer exakt im Voraus planbar sind. In den verschiedenen Leistungsbereichen lag die durchschnittliche Abweichung zwischen 15 Sekunden und 4 Minuten und 2 Sekunden.

Als weiterer Bestandteil der Erhebung wurden auch indirekte Leistungen erfasst. Ein besonderer Fokus lag dabei auf den Fahrtzeiten. Hier zeigte sich eine durchschnittliche Dauer von 55 Minuten und 34 Sekunden an Tag 1 und 58 Minuten und 47 Sekunden an Tag 2 mit einer Spannweite zwischen den Pflegediensten von 18 Minuten bis 2 Stunden und 12 Minuten. Das Verhältnis der Dauer von Fahrtzeit zur Pflegezeit betrug im Durchschnitt 1:3.

Bei allen während der Erhebung erfassten pflegebedürftigen Menschen wurden über beide Datenerhebungstage 157 Leistungen der häuslichen Krankenpflege (SGB V) mit einer Durchschnittsdauer von 3 Minuten und 52 Sekunden erbracht. Die häufigsten Leistungen fanden im Bereich Medikamente und Verbände statt, der auch die Versorgung mit Kompressionsstrümpfen umfasst. Neben den verordneten Maßnahmen wurde durch die Pflegekräfte teils noch weitere Unterstützung bei krankheitsbedingten Anforderungen und Belastungen, wie beispielsweise Schmerzen, geleistet. Die Dauer dieser weiteren Unterstützungsmaßnahmen lag am ersten Erhebungstag zwischen 15 Sekunden und 4 Minuten, 5 Sekunden.

Zusammenfassend ist bei der Betrachtung der Ergebnisse zu beachten, dass einige der Leistungen gleichzeitig stattfanden und eine separate Zeiterfassung dadurch nicht möglich war. Beispiele sind die Unterstützung bei der Körperpflege und die Beobachtung des Hautzustandes, die Kommunikation oder auch hauswirtschaftliche Leistungen, wie das Aufbacken von Brötchen. Die Gesamtzeit entspricht demnach nicht der Summe der einzelnen gemessenen Leistungsbereiche, sondern der Zeit des gesamten Einsatzes im Haushalt des pflegebedürftigen Menschen. Zudem gibt es einige Maßnahmen, die nur in dem Moment sichtbar und zeitlich messbar sind, in dem die Pflegefachkraft sich aktiv dazu äußert, wie beispielsweise eine Hautbeobachtung. Diese findet vor dem Hintergrund bisheriger Beobachtungen und Feststellungen des Hautzustandes statt. Solange keine explizite Äußerung dazu erfolgt, ist eine Zeiterfassung nicht möglich, weil nicht erkennbar ist, dass eine Hautinspektion parallel zu einer Unterstützung bei der Körperpflege erfolgt.

Bei 10 pflegebedürftigen Menschen (8,9 %) gaben die Pflegekräfte auf Nachfrage an, dass mehr Zeit für die Pflege benötigt würde. Gründe waren mehr Zeit für Pflegetätigkeiten, die Kommunikation/Absprachen mit Angehörigen und Pflegebedürftigen, die Motivation und Beruhigung psychisch erkrankter Personen, die Mobilitätsförderung oder der Verbandwechsel. Teils besteht auch die Situation, dass aus Sicht der Pflegeperson mehr Betreuung oder auch eine Entlastung der Angehörigen erforderlich wäre, diese das aber – häufig aufgrund mangelnder verfügbarer finanzieller Mittel – ablehnen, sodass Leistungen möglichst begrenzt gehalten werden bzw. gehalten werden müssen.

Weiterhin wurde benannt, dass auch ein höherer Zeitaufwand erforderlich wäre, um die Pflegebedürftigen im Sinne des Erhalts und der Förderung der Selbstständigkeit besser anzuleiten und zur selbstständigen Ausführung anzuregen. Aus Zeitmangel werden Tätigkeiten wie die Körperpflege stattdessen vollständig durch die Pflegefachkraft übernommen. Weiterhin wurde häufig angegeben, dass sich die benötigte Zeit je nach Allgemeinzustand ändern kann. Insbesondere bei dementiell, an Parkinson oder psychisch erkrankten Menschen, kann sich die Situation täglich ändern und es werden je nach Tagesform mehr oder weniger Zeit oder auch ganz andere pflegerische Maßnahmen benötigt. Akute Situationen wie Notfälle können den Zeitbedarf ebenfalls beeinflussen. Teils kommt es auch zur Ablehnung von Leistungen durch den pflegebedürftigen Menschen.

3.1.6 Integration der Ergebnisse

In der Gesamtbetrachtung können die Erkenntnisse folgendermaßen zusammengefasst werden:

- Fragen des Personaleinsatzes in der ambulanten Pflege werden auch international diskutiert. Bislang lässt sich kein Verfahren oder Instrument identifizieren, das über spezifische lokale Bedingungen hinaus für die Personalbemessung Anwendung gefunden hätte.
- Wenig Einfluss auf Personalfragen scheinen Entwicklungen auf Seiten der Empfänger*innen pflegerischer Leistungen zu nehmen, seien es die Veränderungen des Krankheitsspektrums und die gestiegene Bedeutung chronischer Erkrankungen, die besonderen Bedarfslagen neuer Nutzer*innengruppen wie Menschen mit Migrationshintergrund, alleinlebende Menschen und einer Reihe anderer möglicher Bedarfslagen. Die Diskussion fokussiert

sich im Wesentlichen auf einheitlich beschreibbare Leistungen und ist nicht auf fachliche Weiterentwicklungen ausgerichtet, die angesichts der Veränderungen bei den Nutzer*innen wünschenswert wären.
- Der Einsatz von Personal in der ambulanten Pflege in Deutschland erfolgt vorrangig durch eine monetäre und vertragliche Steuerung. Das bedeutet, dass die ambulanten Pflegedienste im Rahmen der für sie geltenden vertraglichen Grundlagen vor dem Hintergrund der regionalen Bedingungen in ihrem Einsatzbereich ermitteln, wie viel und welches Personal sie einsetzen können, um insgesamt wirtschaftlich zu arbeiten. Die oftmals sehr kleinteiligen Leistungsbeschreibungen in den Rahmenvereinbarungen und die Vorgaben der jeweils geltenden Verträge nach § 132a SGB V über die Erbringung häuslicher Krankenpflege erhöhen die Komplexität der Personalplanung erheblich und stellen eine sehr große Herausforderung im Management ambulanter Pflegedienste dar.
- Der Entwicklung eines »Personalbemessungsverfahrens« für die ambulante Pflege wurde aus unterschiedlichen Perspektiven sehr kritisch begegnet. Die genannte monetäre Steuerung wurde als Hauptargument dafür genannt, dass ein Personalbemessungsverfahren als nicht sinnvoll, als nicht realisierbar oder als überflüssig bezeichnet wurde. Erforderlich sei demgegenüber eine Vorstellung der erwünschten pflegerischen Maßnahmen zur Unterstützung der häuslichen Pflege und der dafür auskömmlichen Vergütungen.
- Zentrales Thema der ambulanten Pflege ist nicht die Personalbemessung, sondern die Personalgewinnung. Sowohl im Rahmen der Expert*innenbefragung wie auch in Ansätzen während der Zeiterfassung wurde sehr deutlich, dass derzeit die Gewinnung und der Verbleib von Pflegepersonal die größte Aufmerksamkeit der ambulanten Pflegedienste verlangen. Das Ausmaß des Personalmangels hat Formen angenommen, die die Versorgungssicherheit mit ambulanter Pflege insgesamt als stark gefährdet erscheinen lassen. Dies drückt sich aus in Verkleinerungstendenzen bei den ambulanten Pflegediensten, Ablehnungen von Anfragen weiterer und neuer Pflegehaushalte sowie die Kündigung bestehender Pflegeverträge.
- Die Touren in der ambulanten Pflege sind sehr eng getaktet und die Mitarbeiter*innen sind sich der zeitlichen Dimensionen und Begrenzungen ihrer Arbeit bewusst. Größere Abweichungen vom vorgesehenen Zeitplan können sich problematisch auswirken. Weitere Effizienzsteigerungen sind nicht zu erwarten.
- Die Variabilität der Zeiten für unterschiedliche pflegerische Handlungen verdeutlicht die Schwierigkeit, verlässliche Durchschnittswerte für die Personaleinsatzplanung zu bilden. Einzelne pflegerische Tätigkeiten müssen immer im Zusammenhang mit der individuellen Situation des pflegebedürftigen Menschen gesehen werden und weisen daher eine hohe Variabilität auf.
- Die Zeiterhebungen innerhalb dieses Projekts müssen als Ist-Erhebungen des aktuellen Pflegegeschehens angesehen werden. Sie haben verdeutlicht, dass es innerhalb eines sehr eng gesteckten Zeitraums trotz vorliegender Leistungsbeschreibungen für ein erweitertes und dem neuen Pflegebedürftigkeitsbegriff entsprechendes Pflegeverständnis kaum möglich ist, eine bestehende Praxis kurzfristig zu verändern, die sich seit Jahren als eng getaktete Realität etabliert hat. Das angestrebte Ziel, die Zeiterhebungen auch im Sinne von Soll-Erhebungen verwenden zu können, konnte somit nicht erreicht werden.

3.1.7 Diskussion und Schlussfolgerungen

Ein zentrales Ergebnis des Projekts waren die Hinweise auf eine zunehmende Gefährdung der Versorgungssicherheit in der ambulanten pflegerischen Versorgung. Die im Rahmen des Projekts befragten Personen waren sich darin einig, dass die vorhandenen Kapazitäten der ambulanten Pflege weitgehend ausgeschöpft sind. Um dem unverändert bestehenden Wunsch pflegebedürftiger Menschen und ihrer An- und Zugehörigen nach einer Versorgung in der eigenen häuslichen Umgebung zu entsprechen, bedarf es somit intensiver Anstrengungen hinsichtlich der Personalgewinnung, die – und davor sollten die Augen nicht verschlossen werden – vermutlich in Konkurrenz zur Personalgewinnung für die Pflege in stationären Pflegeeinrichtungen oder Krankenhäusern erfolgen wird. Neben der Gewinnung von Personal ist es für die ambulante Pflege jedoch erforderlich, eine Vorstellung eines modernen Pflegeverständnisses zu entwickeln, in dem die oftmals sehr technisch verstandene Unterstützung bei Alltagsverrichtungen abgelöst wird von einer pflegerischen Unterstützung, die

a. der Förderung und Wiedererlangung der Selbständigkeit pflegebedürftiger Menschen Priorität einräumt und
b. die Unterstützung des gesamten Pflegehaushalts in den Blick nimmt und sich nicht allein auf die Alltagsverrichtungen pflegebedürftiger Menschen konzentriert.

Ansätze eines solchen Pflegeverständnisses wurden im beschriebenen Projekt entwickelt. Es hat sich jedoch gezeigt, dass entsprechende Veränderungen nicht auf Knopfdruck zu haben sind, sondern sowohl leistungsrechtlich vereinbart wie auch qualifikatorisch angelegt sein müssen. Erst vor dem Hintergrund einer klareren Vorstellung dessen, was ambulante Pflege leisten soll, ist es möglich, Vorstellungen und Zahlen über damit verbundene Aufwände und erforderliche Zeiten zu entwickeln. Dazu wäre ein größer angelegter Ansatz erforderlich als der in dem beschriebenen Projekt beschritten.

Die Entwicklung eines Personalbemessungsverfahrens für die ambulante Pflege analog der Erfahrungen und Vorgehensweisen in der stationären Altenhilfe oder für den Krankenhausbereich ist nicht ohne Weiteres möglich. Die Ausgangslage ist eine vollständig andere und neben der fachlich-inhaltlichen Komplexität wird die Personalbemessung vor allem vertraglich und monetär gesteuert. Angesichts der fachlichen und personellen Herausforderungen für die ambulante pflegerische Versorgung in Deutschland ist dieser Befund ernüchternd. Die Abkehr von einer erzwungenermaßen auf Einzelverrichtungen reduzierten Pflege und die Entwicklung adäquater Konzepte einer zukunftsorientierten ambulanten pflegerischen Versorgung ist ein langer Weg. Die fachliche Herausforderung, nicht in einem professionell gestalteten Umfeld, sondern in der Lebenswelt pflegebedürftiger Menschen tätig zu sein, stellt ebenfalls Anforderungen an Personalbemessung und Personaleinsatzkonzepte.

Art und Umfang der pflegerischen Unterstützung richten sich in der ambulanten Pflege nach den Präferenzen pflegebedürftiger Menschen und ihrer Angehörigen sowie ihrer Fähigkeit und Bereitschaft, selbst einen Teil der Pflege zu übernehmen oder die entsprechende Unterstützung in Anspruch zu nehmen und zu bezahlen. Auch die nicht direkt im Haushalt pflegebedürftiger Menschen erfolgenden Aktivitäten und indirekten Leistungen wären in weiterführenden Überlegungen einzubeziehen. Im abgeschlossenen Projekt ergab sich in der Zusammenschau der Literaturstudie, der Expert*innenbefragung und der durchgeführten Zeiterfassung der interessante Befund, dass der Anteil der Wegezeit ähnlich umfangreich eingeschätzt wird (Expert*innenbefragung: 20-25 %; Literatur: 30 %; Zeiterfassung: etwa ein Drittel). Dieser Aspekt ist insbesondere für Fragen der Versorgungssicherheit von Bedeutung. Aber auch für andere wichtige Aspekte, die den indirekten Leistungen zuzuordnen wären (z. B. Ausbildung, bestimmte Maßnahmen der Qualitätsentwicklung und -sicherung u. a.), wäre die Verfügbarkeit weiterer Anhaltswerte sinnvoll.

Es ist daneben dringend notwendig, sich analytisch den bestehenden Rahmenvereinbarungen für die ambulante Pflege im SGB XI, aber auch derjenigen für die Durchführung von Maßnahmen der häuslichen Krankenpflege nach § 37 SGB V auf Basis der HKP-Richtlinie zuzuwenden. Für den Bereich des SGB XI zeigen die Arbeiten von Heiber und Nett (2018a; 2018b) die große Heterogenität bestehender Vereinbarungen zu gleichen und gleichartigen Leistungen auf, die nur schwerlich mit regionalen Unterschieden erklärt werden können, die aber stattdessen zu unnötig produzierten und nicht begründbaren Ungleichheiten in der pflegerischen Versorgung führen. So produzieren die Vergütungsregelungen strukturell eine ungleiche Bezahlung von Pflegekräften. Auch die in den einzelnen Bundesländern beziehungsweise auf der Ebene einzelner Verbände oder gar einzelner ambulanter Dienste abgeschlossenen Verträge nach § 132a Abs. 4 SGB V zur Erbringung häuslicher Krankenpflege legen sehr unterschiedliche Bedingungen für die Pflegedienste fest. Diese Bedingungen beziehen sich auf die Anzahl zu beschäftigender Pflegefachkräfte, Fortbildungsverpflichtungen und die Frage, welche Personen mit welcher Qualifikation welche Leistungen erbringen dürfen. Für die Empfänger*innen von Leistungen der häuslichen Krankenpflege wäre es überaus wünschenswert und unabdingbar, dass nicht nur monetäre Erwägungen und in der Regel von fachfremden Personen getroffene Vereinbarungen darüber entscheiden, wer welche Leistungen zu welchen Bedingungen erbringen darf. Auch der Gemeinsame Bundesausschuss wird sich den verschiedenen Problemstellungen im Bereich der häuslichen Krankenpflege auf Dauer nicht verschließen können. Anzuraten ist daher eine eingehende Analyse bestehender vertraglicher Rahmenbedingungen im SGB V und SGB XI mit dem Ziel, bestehende Ungleichheiten in der pflegerischen Versorgung aufgrund heterogener Verträge zu identifizieren und Vorschläge zu ihrer Überwindung für die zuständigen Vertragspartner zu entwickeln.

Sehr wenig wird bei Diskussionen um Personalbemessungsverfahren der Aspekt der gesundheitsförderlichen Arbeitsgestaltung in den Blick genommen. Die diskutierten Verfahren beziehen sich in der Regel auf Ansätze, in denen Aufwände erhoben und mit benötigtem Personal in Beziehung gesetzt werden. Wichtige Aspekte der Pflegearbeit wie die Interaktionsarbeit (Schwerdt & Becke, 2020), der Umgang mit Emotionen und Gefühlen, aber auch die Kooperationsarbeit (Wirth et al., 2022) spielen darin kaum oder bestenfalls eine nachgeordnete Rolle, was vermutlich der bedingten Planbarkeit entsprechender Arbeitsinhalte in der Pflege geschuldet ist. Für die zukünftige Diskussion wird auch zu berücksichtigen sein, wie es gelingen kann, dass Konzepte zur Personalbemessung tatsächlich zu einer gesundheitsförderlichen und sinnstiftenden Arbeit in der Pflege – ambulant wie stationär – beitragen können (Wirth et al.- 2022; 2023).

3.1.8 Literatur

Gesundheitsberichterstattung des Bundes (2024). *Häusliche Krankenpflege/Behandlungspflege der Versicherten der gesetzlichen Krankenversicherung, Leistungsfälle, Leistungstage und Tage je Fall. Gliederungsmerkmale: Jahre, Deutschland, Geschlecht, Leistungsart, Kassenart, Versichertengruppe.* Zugriff am 13.02.2024 unter https://www.gbe-bund.de/gbe/pkg_isgbe5.prc_menu_olap?p_uid=gast&p_aid=73353438&p_sprache=D&p_help=0&p_indnr=300&p_indsp=&p_ityp=H&p_fid=

Heiber, A., Nett, G. (2018a). *Chaos statt System. Die Vergütung in den einzelnen Bundesländern. Teil 2 des Beitrages.* Häusliche Pflege, 9, 40–45.

Heiber, A., Nett, G. (2018b). *Föderales Stückwerk. Die Vergütung in den einzelnen Bundesländern.* Häusliche Pflege, 08, 18–24.

Jackson, C., Leary, A., Wright, T. et al. (2015). *The Cassandra Project. Recognising the multidimensional complexity of community nursing for workforce development.* Canterbury: England Centre for

Practice Development, Canterbury Christ Church University.

Schwerdt, C.; Becke, G. (2020). *Das Teilvorhaben, Interaktionsarbeit in der stationären Langzeitpflege.* In: Anlagenband zum Abschlussbericht im Projekt: Entwicklung und Erprobung eines wissenschaftlich fundierten Verfahrens zur einheitlichen Bemessung des Personalbedarfs in Pflegeeinrichtungen nach qualitativen und quantitativen Maßstäben gemäß § 113c SGB XI (PeBeM). Zugriff am 09.02.2024 unter https://www.gs-qsa-pflege.de/wp-content/uploads/2022/10/Anlagenband_Abschlussbericht_PeBeM.pdf

Statistisches Bundesamt (Hrsg.) (2001). *Kurzbericht: Pflegestatistik 1999 - Pflege im Rahmen der Pflegeversicherung - Deutschlandergebnisse.* Bonn: Statistisches Bundesamt.

Statistisches Bundesamt (Hrsg.) (2002). *Pflegestatistik 1999. Pflege im Rahmen der Pflegeversicherung. 3. Bericht: Ländervergleich – ambulante Pflegedienste.* Wiesbaden: Statistisches Bundesamt.

Statistisches Bundesamt (Hrsg.) (2017). *Pflegestatistik 2015. Pflege im Rahmen der Pflegeversicherung Ländervergleich – Ambulante Pflegedienste.* Wiesbaden: Statistisches Bundesamt.

Statistisches Bundesamt (Hrsg.) (2022a). *Pflegestatistik 2021. Pflege im Rahmen der Pflegeversicherung. Ländervergleich - Ambulante Pflege- und Betreuungsdienste.* Wiesbaden: Statistisches Bundesamt.

Statistisches Bundesamt (Hrsg.) (2022b). *Pflegestatistik 2021. Pflege im Rahmen der Pflegeversicherung. Ländervergleich. Deutschlandergebnisse.* Wiesbaden: Statistisches Bundesamt.

Statistisches Bundesamt (Hrsg.) (2023). *Gesundheitsausgaben nach Einrichtungen. Gesundheitsausgaben in Millionen Euro.* Zugriff am 13.02.205 unter https://www.destatis.de/DE/Themen/Gesellschaft-Umwelt/Gesundheit/Gesundheitsausgaben/Tabellen/einrichtungen.html

Wingenfeld, K.; Büscher, A. (2017). *Strukturierung und Beschreibung pflegerischer Aufgaben auf der Grundlage des neuen Pflegebedürftigkeitsbegriffs. Expertise im Auftrag des Bundesministeriums für Gesundheit.* Bielefeld/Osnabrück: Universität Bielefeld. Zugriff am 11.02.2025 unter https://www.bundesgesundheitsministerium.de/fileadmin/Dateien/5_Publikationen/Pflege/Berichte/Fachbericht_Pflege.pdf

Wingenfeld, K.; Büscher, A.; Gansweid, B. (2008). *Das neue Begutachtungsassessment zur Feststellung von Pflegebedürftigkeit. Studie im Rahmen des Modellprogramms nach § 8, Abs. 3 SGB XI im Auftrag der Spitzenverbände der Pflegekassen.* Bielefeld. Zugriff am 11.02.2025 unter https://www.hs-osnabrueck.de/fileadmin/HSOS/Homepages/DNQP/Dateien/Buescher/Das_neue_Begutachtungsassessment_zur_Feststellung_von_Pflegebeduerftigkeit_Maerz_2008.pdf

Wingenfeld, K.; Büscher, A.; Schaeffer, D. (2007). *Recherche und Analyse von Pflegebedürftigkeitsbegriffen und Einschätzungsinstrumenten. Studie im Rahmen des Modellprogramms nach § 8, Abs. 3 SGB XI im Auftrag der Spitzenverbände der Pflegekassen.* Bielefeld: GKV-Spitzenverband (Hrsg.).

Wirth, L. M.; Ruppert, N.; Büscher, A.; Hülsken-Giesler, M. (2022). *Arbeitsschutz und Gesundheitsförderung im Kontext von Personalbemessung in der Pflege. Ein Scoping Review.* Pflege 35(3): https://doi.org/10.1024/1012-5302/a000873

Wirth, L.-M., Büscher, A., Hülsken-Giesler, M. (2023). *Gesundheitsorientierter Personaleinsatz in der ambulanten Pflege – mehr Mut zu strukturellen Veränderungen.* Pflege & Gesellschaft 28 (2), 107–120.

3.2 Das neue Personalbemessungsinstrument in der stationären Langzeitpflege: Ausgangslage, Methodik, Ergebnisse und Umsetzung

Heinz Rothgang

3.2.1 Ausgangslage

In seinem für die Qualitätsdebatte in der gesundheitlichen und pflegerischen Versorgung wegweisenden Artikel hat Donabedian bereits 1966 die Unterscheidung in Struktur-, Prozess- und Ergebnisqualität vorgenommen. Dabei fördert gute Strukturqualität die Chancen auf gute Prozesse und gute Ergebnisse – garantiert diese allerdings nicht. Wichtigstes

Strukturmerkmal in der formellen Langzeitpflege ist in quantitativer und qualitativer Hinsicht die *Personalausstattung*.

Für die Langzeitpflege in Deutschland – speziell für den stationären Sektor – wird diese Personalausstattung durchgängig als zu niedrig beschrieben: Pflegekräfte fühlen sich gehetzt und leiden unter den Folgen einer Arbeitsintensivierung (DGB, 2018). Etwa die Hälfte der befragten Pflegekräfte gibt dabei an, ihr (verdichtetes) Arbeitspensum nur bewältigen zu können, indem sie kompensatorische Abstriche bei der Qualität ihrer Dienstleistung macht (ebd.), so dass eine fachgerechte Erbringung der Pflege systematisch als gefährdet gelten muss. Gesundheitsbezogene Belastungen führen zu erhöhter Krankheitsdauer und vermehrten Krankheitstagen der Pflegefachpersonen (Isfort et al., 2018). Inzwischen ist die Zahl der Arbeitsunfähigkeitstage in der Altenpflege um zwei Drittel höher als bei den anderen Berufen (Rothgang et al., 2020; Klie, 2024). Der hohe Krankenstand verstärkt wiederum die Arbeitsverdichtung. Solche Arbeitsbedingungen werden auch schon seit langem als Hauptgrund für den vorzeitigen Ausstieg von Pflegekräften aus dem Beruf angegeben (Hasselhorn et al., 2005), durch den der Pflegenotstand, also die Schwierigkeiten vorhandene Stellen zu besetzen, weiter verstärkt wird. So nannten die im »Pflexit-Monitor« des Medizinprodukteherstellers Paul Hartmann befragten Pflegekräfte den »permanenten Personalmangel« (72 %) sowie die »generell hohe Arbeitsbelastung« (57 %) als Hauptgründe für ihre berufliche Unzufriedenheit (Winnat, 2018). Eine *bedarfsgerechte* Personalausstattung deutscher Pflegeheime scheint daher nicht gegeben zu sein.

Gleichzeitig ist die aktuelle Situation im besonders personalintensiven Sektor der stationären Langzeitpflege zusätzlich durch erhebliche regionale Ungleichheiten gekennzeichnet. Wie Rothgang & Wagner (2019) zeigen, führen die unterschiedlichen Landesregelungen dazu, dass Ende der 2010er Jahre in Bayern mehr als 40 (Vollzeit)Pflegekräfte für eine Bewohnerschaft vorgesehen sind, für die in Mecklenburg-Vorpommern, dem Saarland oder Sachsen-Anhalt weniger als 35 Vollzeitkräfte zur Verfügung stehen. Da die – mit den Personalmengen korrespondierende – Einstufung der Pflegebedürftigen aber nach bundeseinheitlichen Maßstäben erfolgt, weisen diese Unterschiede auf gravierende Mängel bei der *Verteilungsgerechtigkeit* hin. Um Bedarfs- und Verteilungsgerechtigkeit zu verbessern, erschien die Entwicklung eines bundeseinheitlichen Personalbemessungsverfahrens daher angezeigt.

Frühere Versuche der Einführung einer einheitlichen – und somit homogenisierend wirkenden – Personalbemessung in Deutschland (BMFSFJ 2002; KDA 2003) sind gescheitert. Die wesentliche Lehre, die insbesondere aus dem Scheitern der Umsetzung von PLAISIR gezogen werden kann, ist, dass die Einführung eines Personalbemessungsverfahrens auf transparenten Setzungen und Algorithmen basieren muss, die in direkter Verbindung zu den Rahmenbedingungen in Deutschland entwickelt und abgestimmt wurden.

Der Gesetzgeber hat im Zweiten Pflegestärkungsgesetz daher einen erneuten Anlauf zur Erarbeitung einer einheitlichen Personalbemessung genommen und die gemeinsame Selbstverwaltung in der Pflege beauftragt, bis Juni 2020 ein Personalbemessungsverfahren zu entwickeln und zu erproben und sich dabei wissenschaftlichen Sachverstandes zu bedienen. Der Auftrag der Entwicklung eines wissenschaftlich fundierten Verfahrens zur einheitlichen Bemessung des Personalbedarfs in Pflegeeinrichtungen wurde europaweit ausgeschrieben und schließlich an die Universität Bremen vergeben, die in den Jahre 2017 bis 2020 im Rahmen der PeBeM-Studie ein solches Verfahren entwickelt hat (Rothgang & PeBeM-Team 2021).

3.2.2 Methodik zur Entwicklung des Personalbemessungsinstruments für vollstationäre Pflegeeinrichtungen

Ausgangspunkt bei der Entwicklung des Personalbemessungsverfahrens waren die beiden beschriebenen Problemlagen: Zum einen soll das bundeseinheitliche Verfahren die regionalen und einrichtungsindividuellen Ungleichheiten der Personalausstattung beseitigen, soweit sie nicht auf einem unterschiedlichen Pflegegradmix beruhen. Hierzu wäre ein *empirisch-vergleichender Ansatz* ausreichend, der etwa auf bundesdeutsche Durchschnittswerte oder auf die Werte des Landes mit den höchsten Pflegeschlüsseln abstellt. Damit wäre aber noch nicht gewährleistet, dass die entstehenden Personalziffern bedarfsdeckend sind. Um die »richtigen« Personalmengen zu ermitteln, wird vielmehr ein *analytischer Ansatz* benötigt, der von normativen Setzungen ausgeht, die konsentiert werden müssen. Bei der Entwicklung der Projektkonzeption wurden daher ein empirisch-vergleichender mit einem normativ-analytischen Ansatz verknüpft.

Um zu ermitteln, welche Personalmengen in welchem Qualifikationsmix für eine fachgerechte Leistungserbringung notwendig sind, wurden die drei Dimensionen der Leistungserbringung – die Zahl der bedarfsnotwendigen Interventionen pro pflegebedürftiger Person, die bedarfsgerechte Zeit pro Interventionserbringung für die entsprechenden Bewohner*innen und das bedarfsgerechte Qualifikationsniveau der leistungserbringenden Person für diese Intervention – analytisch unterschieden. Die Projektkonzeption sah dabei vor, jeweils interventionsbezogen das IST zu messen und simultan zu prüfen, inwieweit für eine bedarfsgerechte Versorgung hierbei Zu- oder Abschläge (bei Mengen, Zeit und/oder Qualifikationsniveau) notwendig waren. Durch Addition dieser Zu- und Abschläge zu den gemessenen IST-Werten werden die SOLL-Werte einer bedarfsgerechten Versorgung ermittelt.

Nachstehend werden die normativen Setzungen, die Konzeption und Durchführung der empirischen Studie sowie die Konstruktion des Personalbemessungsinstruments aus den erhobenen Daten dargestellt.

Normative Setzungen

Um überhaupt vergleichend beobachten zu können, wurde zunächst ein studienspezifischer *Interventionskatalog* entwickelt, der es erlaubt, alle in der Leistungserbringung schon unter den Anforderungen des neuen Pflegebedürftigkeitsbegriffs und des damit verbundenen Pflegeverständnisses (Wingenfeldt & Büscher, 2017) auftretende Intervention zu erfassen. Der normative Teil bestand dann darin festzulegen, welche Teilschritte und Anforderungen bei der fachgerechten Erbringung dieser Interventionen aus pflegefachlicher und pflegewissenschaftlicher Perspektive notwendig sind und dies in einem *Handbuch zum Interventionskatalog* niederzulegen. Zusätzlich wurde im Rahmen eines neu entwickelten Qualifikationsmixmodells festgelegt, welches Qualifikationsniveau (Fachkraft, Assistenzkraft mit mindestens einjähriger Ausbildung, Hilfskraft) für jede Intervention angemessen ist (Darmann-Finck, 2021). Insbesondere bei den körpernahen Pflegetätigkeiten wurde das hinterlegte Niveau dabei von der Komplexität der Pflegesituation abhängig gemacht. Die entsprechenden Definitionen und Zuordnungsregelungen wurden im *Katalog der Qualifikationsanforderungen* normiert. Die dabei vorgenommenen normativen Setzungen wurden – vor der Feldphase – in einem dreitägigen Workshop mit Vertretern der Auftraggeber fachlich konsentiert und vom Auftraggeber als Zwischenergebnisse abgenommen. Der Interventionskatalog, das Handbuch zum Interventionskatalog und der Katalog der Qualifikationsanforderungen wurden später als Anlage zum Abschlussbericht veröffentlicht (Rothgang & PeBeM-Team, 2020).

Konzeption und Durchführung der Beobachtungsstudie

Von April bis Oktober 2018 wurden Datenerfassungen in insgesamt 62 vollstationären Erhebungseinheiten unter der Beteiligung von insgesamt 1.387 Bewohnenden durchgeführt[11]. Um Art und Ausmaß der individuellen Pflegebedürftigkeit der Pflegebedürftigen zu erfassen, wurde für jeden Studienteilnehmer und jede Studienteilnehmerin durch den zuständigen MDK bzw. durch die MEDICPROOF GmbH ein aktuelles *Assessment mittels des Begutachtungsinstruments* durchgeführt. Basierend auf diesem Gutachten und allen weiteren in den Einrichtungen vorliegenden Informationen wurde von wissenschaftlichen Mitarbeitenden und Study Nurses des Studienteams gemeinsam mit einer Pflegefachkraft der jeweiligen Einrichtungen für jeden Pflegebedürftigen eine *Pflegeplanung* erstellt, die die bedarfsnotwendigen Interventionen tagesstrukturiert enthielt. Diese Planung wurde dann in der Erhebung als Erfassungsraster genutzt und zu diesem Zweck auf Tablet-Computer übertragen, die den Datenerhebenden zur Verfügung gestellt wurden.

Die Datenerhebung erfolgte durch speziell auf die Erhebungsinstrumente geschulte Pflegefachkräfte, die je zur Hälfte von den Prüfdiensten und von den Verbänden der Pflegeeinrichtung benannt wurden. Die Daten wurden mittels einer »Beschattung«, also einer eins-zu-eins-Zuordnung zwischen den leistungserbringenden Pflegekräften der Einrichtungen und den Datenerhebenden, erhoben. Ausgerüstet mit diesen Tablets haben insgesamt 242 datenerhebende Pflegefachkräfte über jeweils fünf Tage alle in den vollstationären Erhebungseinheiten eingesetzte Pflegekräfte begleitet und dabei alle erbrachten Interventionen dokumentiert. Neben den geplanten Interventionen fallen in Einrichtungen immer auch ungeplante Interventionen in großer Zahl an, die ebenfalls erfasst wurden. Dabei haben die Schatten nicht nur die *Erbringung* der Interventionen sekundengenau erfasst, sondern gleichzeitig auch deren Notwendigkeit beurteilt und anhand der Teilschritte und Anforderungen, die für jede Intervention bei einem Bewohner oder einer Bewohnerin individualisiert auf dem Tablet vorlagen, eine *Bewertung der Notwendigkeit und der fachgerechten Durchführung der einzelnen Intervention* vorgenommen. Wurde festgestellt, dass notwendige Teilschritte ausgelassen oder Anforderungen nicht beachtet wurden, haben die Schatten entsprechende *Zeitzuschläge* vergeben. Analog hierzu wurden zeitliche Abschläge vergeben, wenn eine Intervention ineffizient erfolgte oder einzelne fachlich nicht erforderliche Teilschritte erbracht wurden. Ebenso wurden bedarfsnotwendige, aber nicht erbrachte Interventionen als solche erfasst und bei den Berechnungen in Form von *Mengenzuschlägen* berücksichtigt. Umgekehrt konnten erbrachte Interventionen als nicht notwendig bewertet werden, so dass sie bei der Auswertung aus der Menge der erforderlichen Leistungen ausgeschlossen werden konnten. Entscheidend für die Bewertung als »bedarfsnotwendig« sind dabei die Urteile der Schatten und die Pflegeplanung. Der Vergleich der SOLL-Qualifikationsniveaus und des Qualifikationsniveaus der Pflegefachkraft, die die Intervention tatsächlich erbracht hat, erlaubt SOLL-Zu- und Abschläge auch beim Qualifikationsniveau.

Die ▶ Abb. 3.1 fasst die Konzeption der Datenerhebung noch einmal grafisch zusammen: Für jede der drei Dimensionen der Leistungserbringung (Zeilen in der Abbildung) werden aus den gemessenen IST-Werten mittels Zu- und Abschlägen, die auf der Anwendung der konsentierten Instrumente

---

11 Von den 62 vollstationären Einheiten hatten sechs gesonderte Versorgungsverträge abgeschlossen. Diese Erhebungseinheiten und die dort versorgten 163 Bewohner wurden aufgrund des besonderen Klientels und den damit verbundenen unterschiedlichen Erbringungsanforderungen aus den Auswertungen zu den allgemein vollstationären Einheiten ausgeschlossen.

(Interventionskatalog und Pflegeplanung, Katalog der Qualifikationsanforderungen, Handbuch zum Interventionskatalog) durch die als Schatten fungierenden und in Bezug auf diese Instrumente geschulten Pflegefachkräfte beruhen, SOLL-Werte generiert.

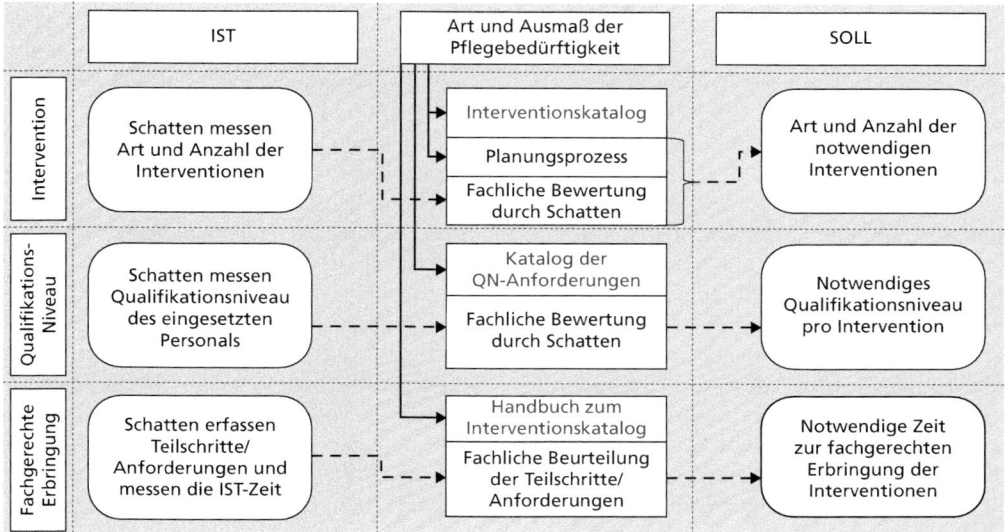

Abb. 3.1: Konzeption der Datenerhebung auf einen Blick (Rothgang & PeBem-Team, 2020, S. 150)

Insgesamt wurden in der Datenerhebung in 56 vollstationäre Einrichtungen ohne gesonderten Versorgungsvertrag in 420 beschatteten Schichten, in denen 1.743 Pflegekräfte[12] beschattet wurden, Daten zu 134.298 Interventionen an insgesamt 1.380 versorgten Pflegebedürftigen erfasst, die ausgewertet werden konnten (Rothgang & PeBeM-Team, 2020).

Konstruktion des Personalbemessungsinstruments aus den empirischen Werten

Als Ergebnis der Datenerhebung lagen somit SOLL-Werte für bedarfsgerechte Interventionsmengen, Interventionszeiten und Qualifikationsniveaus für 1.380 Pflegebedürftige vor. Um damit ein Personalbemessungsinstrument zu parametrisieren, müssen diese Pflegebedürftigen zunächst zu *aufwandsgleichen Gruppen* zusammengefasst werden. Hierzu wurden in der Studie mehrere Modelle erprobt. Dabei zeigte sich, dass die Pflegegrade eine geeignete Klasseneinteilung darstellen. Schon in der EVIS-Studie konnte gezeigt werden, dass der IST-Pflegeaufwand im Status quo monoton (und in den Pflegegraden 2–4 sogar annähernd linear) mit den Pflegegraden ansteigt (Rothgang et al., 2015). Die Daten der PeBeM-Studie zeigen, dass dieser Zusammenhang auch für die SOLL-Zeitmengen gilt. Allein der Pflegegrad erklärt in einer einfachen linearen Regression dabei mehr als die Hälfte der Varianz in der pro bewohnender Person notwendigen Zeitmenge (Rothgang et al., 2020). Dieser Wert hebt sich positiv von

---

12 Da die Pflegekräfte in der Regel mehr als einmal beschattet wurden, handelt es sich hierbei nicht um 1.743 verschiedene Personen.

den Werten ab, die Brühl und Planer (2013; 2019) ermittelt haben. Allerdings konnten Brühl und Planer nicht auf tatsächliche Einstufungen durch die Prüfdienste zurückgreifen, sondern haben die Einstufung durch Studierende vornehmen lassen müssen. Weiterhin mussten sie sich zum Teil auf Selbst- und Fremdaufschriebe verlassen, die eine geringere Validität und Reliabilität erwarten lassen, als das in PeBeM angewendete Beschattungsverfahren.

Für jeden Pflegegrad konnten dann basierend auf den Erhebungsdaten durchschnittliche IST-Werte für direkte und indirekte Pflege und SOLL-Werte für die direkte Pflege ermittelt werden. Bei Pflegeleistungen, die nicht einer pflegebedürftigen Person zugerechnet werden können und die unter dem Begriff der indirekten Pflege subsummiert werden, wurden die IST-Wert auch als SOLL-Werte verwendet, da hier keine Beurteilung erfolgt ist, ob diese – meist administrativen – Tätigkeiten mit dem notwendigen, aber nicht mit zu großem Zeitaufwand erledigt wurden. Da die Messungen in unterschiedlichen Schichten vorgenommen wurden, wurden diese für die weiteren Berechnungen auf einen »synthetischen Tag« hochgerechnet, der zu zwei Siebtel aus Wochenendtagen und zu fünf Siebtel aus Wochentagen besteht und zudem jeweils eine Früh-, eine Spät- und eine Nachtschicht enthält. Im Ergebnis sind so für Bewohnende der fünf Pflegegrade *bedarfsgerechte Zeitmengen für notwendige und fachgerecht erbrachte Interventionen pro Durchschnittstag* entstanden. Die Summe dieser Bedarfszeiten über alle Bewohner*innen hinweg ergibt den *Gesamtzeitbedarf* der Einrichtung für Pflegekräfte für einen »Normtag« bzw. für ein Jahr, wenn der resultierende Wert mit 365 multipliziert wird. Unter Berücksichtigung der Nettojahresarbeitszeit wurden diese Minutenwerte in Vollzeitstellen umgerechnet.

3.2.3 Ergebnisse

Als Ergebnis des Gesamtprojektes liegt für den vollstationären Bereich ein *Personalbemessungsverfahren* – vor, das auf Basis der Anzahl versorgter Pflegebedürftiger und ihres Pflegegradmix nach Qualifikationsstufen differenzierte Personalmengen errechnet. Im Vordergrund sind dabei lediglich einige Setzungen vorzunehmen, die insbesondere die Nettojahresarbeitszeit für die jeweilige Einrichtung betreffen, die u. a. von der Zahl der gesetzlichen Feiertage, der regelmäßigen wöchentlichen Arbeitszeit und der angesetzten Zahl der Arbeitsunfähigkeitstage abhängt, sowie die Angabe der Zahl der Pflegebedürftigen, differenziert nach den fünf Pflegegraden. Für diese Konstellation werden sodann Pflegepersonalmengen in Vollzeitäquivalenten differenziert nach drei Qualifikationsniveaus (Hilfskräfte, Assistenzkräfte und Fachkräfte) errechnet. Im Hintergrund greifen die Berechnungen auf die mehr als 100.000 Parameterwerte zurück, die im Rahmen der Datenerhebung erzeugt wurden und in den Hintergrundtabellen des Instruments abgelegt sind.[13] Die konkrete Rechenvorschrift wird als Algorithmus 1.0 bezeichnet, um deutlich zu machen, dass die Parameterwerte im Rahmen des Verfahrens durch neue empirische Studien verändert werden können.

Die Anwendung dieses Algorithmus 1.0 führt zu Pflegepersonalmehrbedarfen und einem veränderten Pflegepersonalmix. Die Dimension dieser Veränderung kann gut an einer Referenzeinrichtung mit 100 Bewohnenden deutlich gemacht werden, die über die bundesdurchschnittliche Pflegegradverteilung, wie sie die Pflegestatistik für Dezember 2017 (Statistisches Bundesamt 2018) angeben hat, verfügt.

---

13 Ein Großteil dieser Parameterwerte ist im Anlagenband zum Abschlussbericht veröffentlicht und damit einsehbar.

Personalmehrbedarfe

Im Vergleich zu den Stellenschlüsseln wie sie Rothgang & Wagner (2019) erhoben haben, ergibt sich bei Anwendung des Algorithmus 1.0, Wipp & Sausen (2018) folgend, ein Wert von 1.560 Stunden für die Nettojahresarbeitszeit und ein Pflegepersonalmehrbedarf von insgesamt 36%. Interessanterweise entsteht dieser Mehrbedarf aber fast ausschließlich bei den Hilfs- und Assistenzkräften – nicht aber bei den Fachkräften (▶ Abb. 3.2).

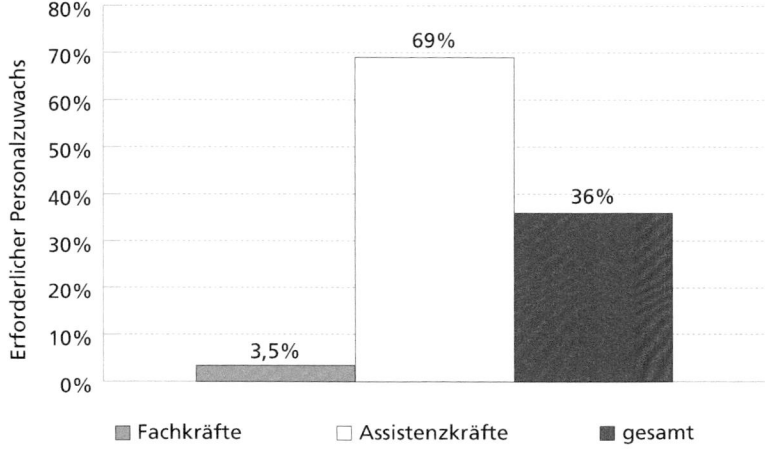

Abb. 3.2: Pflegepersonalmehrbedarf im Vergleich zum Status quo ante (Rothgang & das PeBeM-Team, 2020, S. 258)

Angesichts des wahrgenommenen Fachkräftemangels erscheint dieser Befund zunächst überraschend, wird aber verständlich, wenn betrachtet wird, welche Aufgaben die Pflegekräfte in den jeweiligen Qualifikationsniveaus derzeit übernehmen. Dabei zeigt sich, dass Hilfs- und Assistenzkräfte etwa ein Viertel ihrer Zeit mit Tätigkeiten verbringen, für die eigentlich ein Fachkraftniveau notwendig ist, während Fachkräfte sogar die Hälfte ihrer Zeit für Aufgaben aufwenden, die auch von Hilfskräften und Assistenzkräften erledigt werden können. Wird die Zahl insbesondere der Assistenzkräfte deutlich erhöht, so können diese die Fachkräfte entlasten. Im Ergebnis verdoppelt sich bei einer vollständigen Übertragung der jeweiligen Aufgaben auf das passende Qualifikationsniveau daher die Zeit, die Fachkräfte für Fachkrafttätigkeiten haben, obwohl sich deren Zahl kaum erhöht (Rothgang und das PeBeM-Team 2020).

Der notwendige Personalaufbau stellt sich dabei nach Pflegegrad differenziert unterschiedlich dar: Während sich die bedarfsnotwendige Personalmenge für eine pflegebedürftige Person in Pflegegrad 2 um 18% erhöht, steigt sie für eine heimbewohnende Person in Pflegegrad 5 um 64% (▶ Abb. 3.3). Als Ergebnis dessen unterscheidet sich die sich ergebende relative und absolute Mehrpersonalisierung in Pflegeeinrichtungen nicht nur nach der Zahl der Pflegebedürftigen, sondern auch nach deren Pflegegradmix. Für Einrichtungen mit einem höheren Pflegegradmix zeigen sich ausgeprägtere Personalmehrbedarfe als für Einrichtungen mit einem niedrigeren Pflegegradmix.

3 Pflegepersonalbemessung in der Langzeitpflege

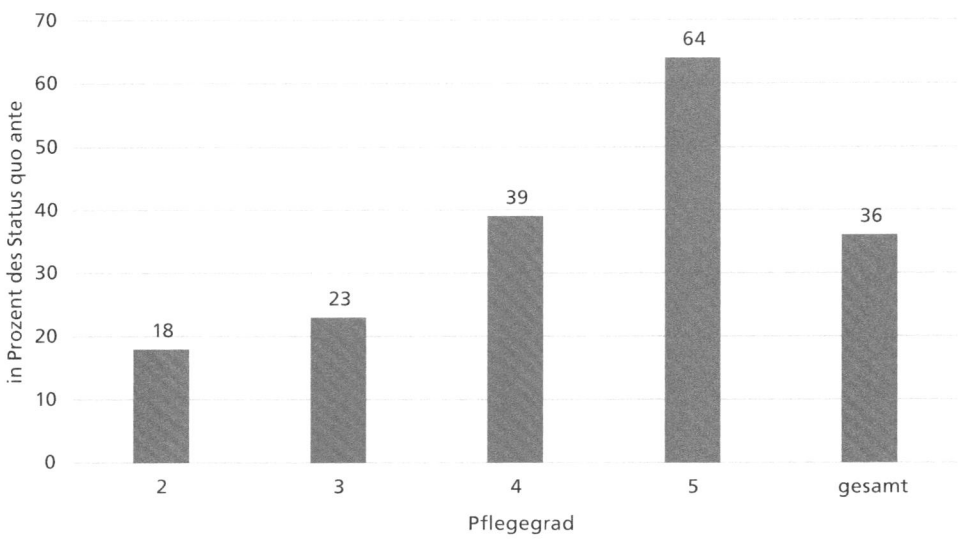

Abb. 3.3: Pflegepersonalmehrbedarf nach Pflegegraden im Vergleich zum Status quo ante (eigene Darstellung in Anlehnung an Rothgang & das PeBeM-Team 2020, S. 258)

Pflegepersonalmix

Nach Pflegegradmix differenzierte Pflegepersonalbedarfe ergeben sich aber nicht nur in Bezug auf das Personal*volumen*, sondern auch auf die Personal*struktur*, d. h. den Qualifikationsmix der Pflegekräfte. Ist für die Versorgung eines Pflegebedürftigen in Pflegegrad 2 nur ein Fachkräfteanteil an der gesamte Versorgungszeit von 17 % erforderlich, erhöht sich dieser Anteilswert bei höheren Pflegegraden bis zu 64 % im Pflegegrad 5 (▶ Abb. 3.4).

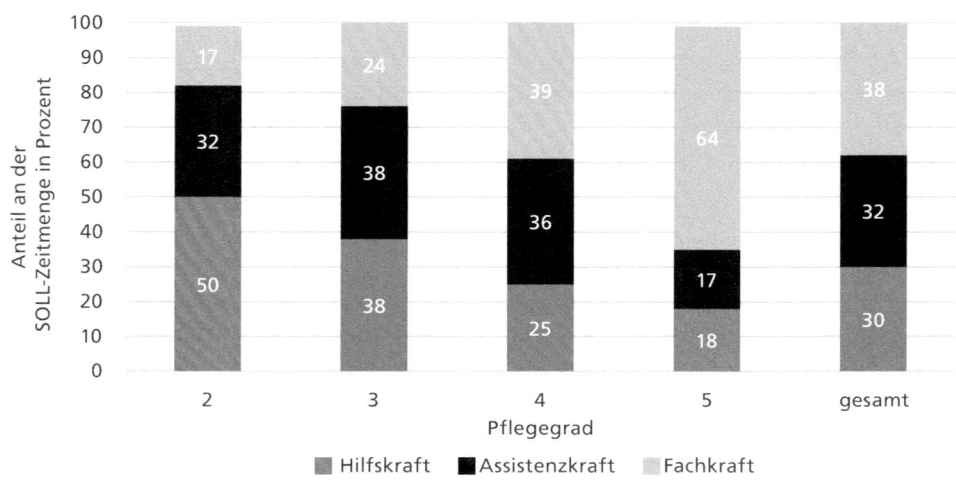

Abb. 3.4: SOLL-Pflegepersonalmix nach Pflegegrad der zu Pflegenden (eigene Darstellung in Anlehnung an Rothgang & das PeBeM-Team, 2020, S. 256)

Einrichtungen mit einem höheren Pflegegradmix benötigen daher nicht nur mehr Personal pro pflegebedürftige Person, so wie es in den Pflegeschlüsseln auf Landesebene bereits festgeschrieben ist, sondern auch einen höheren Qualifikationsmix. Tatsächlich war vor Umsetzung des Personalbemessungsverfahrens aber in praktisch allen entsprechenden Regelungen auf Landesebene eine einheitliche Fachkraftquote von 50 % vorgesehen – unabhängig von der Bewohnendenschaft. Diese einheitliche Fachkraftquote erweist sich vor den Ergebnissen der PeBeM-Studie als nicht sachgerecht. Vielmehr ist es erforderlich, für jede Einrichtung individuell die Qualifikationsniveaustruktur festzulegen, die in Bezug auf die jeweilige Pflegegradverteilung in der Einrichtung angemessen ist. Kurz gesagt: *Der Care-Mix sollte dem Case-Mix folgen*.

Effekte für eine Referenzeinrichtung

Die Effekte der Umsetzung des Algorithmus 1.0 für eine Referenzeinrichtung mit 100 Bewohnenden und einer Pflegegradstruktur, die dem Bundesdurchschnitt gemäß Pflegestatistik 2017 entspricht (Statistisches Bundesamt, 2018), zeigt ▶ Abb. 3.5. Anstelle von 41 Vollzeitäquivalenten ergibt sich für diese Einrichtung ein Pflegepersonalbedarf von 55 Vollzeitäquivalenten. Während sich bei den Fachkräften (+ 1 Vollzeitstelle) und den Hilfskräften (+2 Vollzeitstellen) nur geringer Veränderungen ergeben, ist bei den Assistenzkräften mit mindestens einjähriger Ausbildung ein Zuwachs von 11 Vollzeitstellen zu verzeichnen. Damit zeigt sich das zentrale Ergebnis der Anwendung des Algorithmus 1.0: die Mehrpersonalisierung bei den Assistenzkräften, die es wiederum den Fachkräften erlaubt, mehr Zeit für Fachkrafttätigkeiten aufzubringen, wenn sie Aufgaben an Assistenzkräfte abgeben.

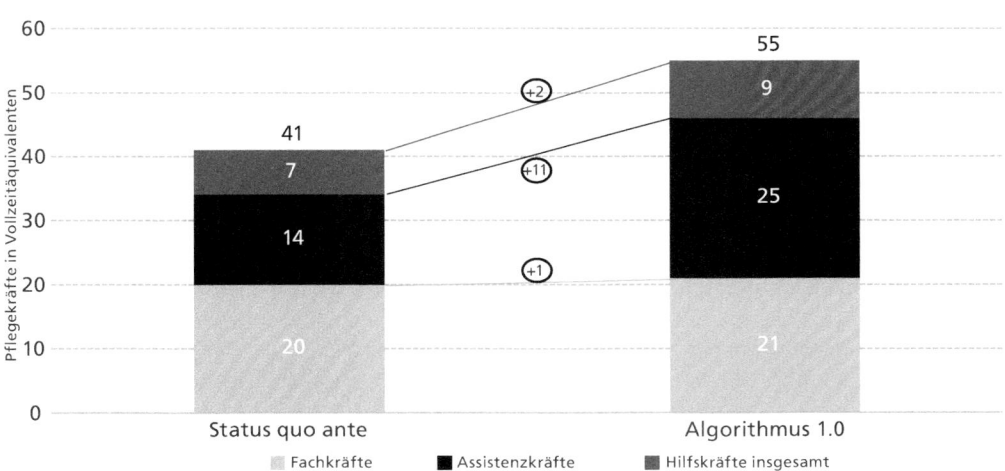

Abb. 3.5: Refinanzierbares Mehrpersonal für eine Eirichtung mit 100 Bewohnenden und bundesdurchschnittlicher Pflegegradverteilung gemäß Pflegestatistik 2017 (eigene Darstellung nach Statistisches Bundesamt 2018)

3.2.4 Gesetzliche Umsetzung

Als Sofortmaßnahme zur Umsetzung des Personalbemessungsverfahrens hat der Gesetzgeber Pflegeheimen im *Gesundheitsversorgungs- und Pflegeverbesserungsgesetz* (GVPG) ab dem 01.01.2022 die Möglichkeit eingeräumt, bis zu 20.000 zusätzliche Stellen für Pflegeassistenzkräfte zu besetzen und diese Personalkosten außerhalb des Pflegesatzes zu finanzieren. Obwohl sich dieses Angebot nicht nur auf ausgebildete Assistenzkräfte beschränkt hat, sondern auch auf in Ausbildung bezogene Pflegekräfte und solche Hilfskräfte, die eine Assistenzkräfteausbildung binnen zwei Jahren antreten wollten, wurde dieses Kontingent – auch aufgrund der Umsetzungsregelungen, die von den Einrichtungen als zu bürokratisch kritisiert wurden – bis zum Inkrafttreten der einschlägigen Regelungen des Gesundheitsversorgungsweiterentwicklungsgesetzes (GVWG) zum 1. Juli 2023 allerdings bei weitem nicht ausgeschöpft.

Im *Gesundheitsversorgungsweiterentwicklungsgesetz* hat der Gesetzgeber 15 Personalziffern festgelegt, nämlich für jede der drei Personalkategorien (Fachkraft, Assistenzkraft, Hilfskraft) je eine Pernonalziffer pro pflegebedürftige Person in Pflegegrad 1 bis 5 (▶ Tab. 3.1).

Tab. 3.1: Obergrenzen für Pflegekräfte pro heimbewohnender Person nach Pflegegraden (§ 113c Abs. 1 SGB XI, Fassung ab dem 01.07.2023)

	Hilfskräfte	Assistenzkräfte	Fachkräfte	Nachrichtlich: Summe
Pflegegrad 2	0,0872	0,0564	0,0770	0,2206
Pflegegrad 2	0,1202	0,0675	0,1037	0,2914
Pflegegrad 3	0,1449	0,1074	0,1551	0,4074
Pflegegrad 4	0,1627	0,1413	0,2463	0,5503
Pflegegrad 5	0,1758	0.1102	0,3842	0,5600

Damit wird der Systematik des Personalbemessungsverfahrens gefolgt und für jedes Qualifikationsniveau getrennte Werte festgesetzt, die sich auf die Zahl der nach Pflegegraden differenzierten Heimbewohnenden beziehen. Bei diesen Werten handelt es sich um Obergrenzen, die die Einrichtungen, die bislang niedrigere Pflegeschlüssel haben, verhandeln können. Bezogen auf den bundesdurchschnittliche Pflegegradmix entspricht dies einer Mehrpersonalisierung im Vergleich zum Status quo ante von rund 45.000 Vollzeitstellen und damit rund 40 % des im PeBeM-Projekt konstatierten Personalmehrbedarfs von rund 115.000 Vollzeitstellen (▶ Abb. 3.6).

Zur vollständigen Umsetzung des Personalbemessungsverfahrens ist daher mindestens noch eine weitere Stufe notwendig, die vom Gesetzgeber ab 2025 geprüft wird (▶ Kap. 3.3).

Sinnvoll erscheint auch die Umsetzung in Form von *Obergrenzen*. Diese ermöglichen den Einrichtungen eine Mehrpersonalisierung, die diese realisieren können – ohne die Einrichtungen, die diesen Schritt (noch) nicht gehen können, in Schwierigkeiten zu bringen. Die Personaluntergrenzen werden nämlich nach wie vor auf Landesebene festgelegt und liegen in aller Regel unterhalb der Obergrenzen. Der so zwischen Ober- und Untergrenze entstehende Korridor schafft Spielraum für einrichtungsindividuelle Weiterentwicklungen (▶ Abb. 3.6). Hierzu müssen die neuen Personalmengen zunächst in den Pflegesatzverhandlungen zwischen Einrichtungsträger und Kostenträgern vereinbart werden.

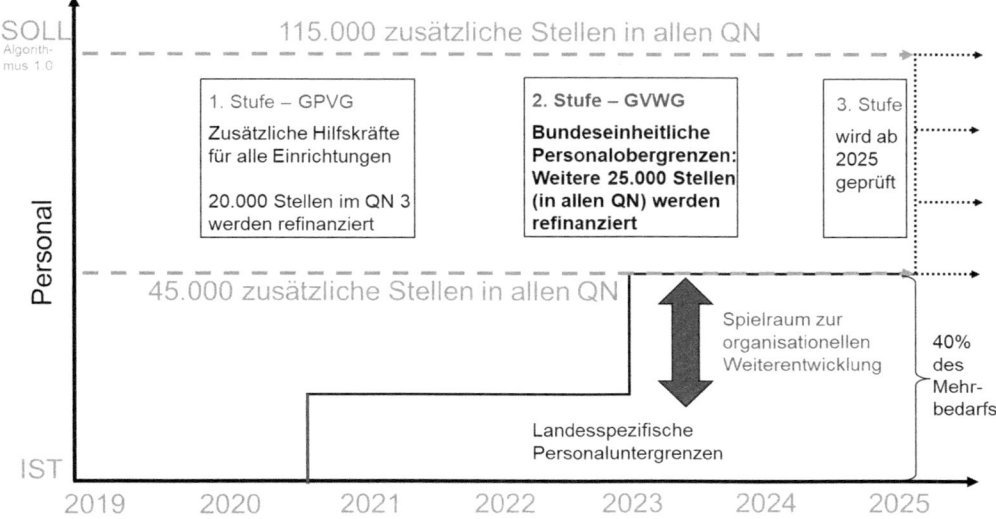

Abb. 3.6: Gesetzgebung zur Umsetzung des Personalbemessungsverfahrens (eigene Darstellung)

Ein entscheidender Grund für die verzögerte Nutzung der Möglichkeiten des GVPG und des GVWG liegt darin, dass auch Pflegeassistenzkräfte auf dem Arbeitsmarkt schwer zu finden sind. Hierfür sind auch die insgesamt 27 verschiedenen Abschlüsse, die in den 16 Bundesländer in diesem Bereich erzielt werden können und die untereinander nur begrenzt anerkannt werden, verantwortlich. Um hier Abhilfe zu schaffen, hat die Bundesregierung inzwischen einen Kabinettsentwurf für ein *Pflegefachassistenzeinführungsgesetz* (2024) vorgelegt, das die Einführung einer neuen 18-monatigen bundeseinheitlichen Pflegefachassistenzausbildung als Heilberuf beinhaltet. Damit vereinfacht sich die Anerkennung ausländischer Abschlüsse ebenso wie die Mobilität inländischer Pflegekräfte gefördert wird, was wiederum die Attraktivität dieser Ausbildung erhöht. Insgesamt dürfte dieses Gesetz daher mittelfristig das Angebot an Pflegeassistenzkräften auf dem Arbeitsmarkt weiter erhöhen.

3.2.5 Modellprojekt im Rahmen des Modellprogramms nach § 8 Abs. 3b SGB XI

Ursprünglich zielte das PeBeM-Projekt lediglich auf die Ermittlung von neuen Personalziffern ab. Im Projektverlauf ist aber deutlich geworden, dass diese neuen Personalziffern nur dann die gewünschten Effekte, nämlich eine Steigerung der gesundheitsbezogenen Lebensqualität der Pflegebedürftigen und der Arbeitszufriedenheit der Pflegekräfte erreichen kann, wenn sie mit umfangreichen Maßnahmen der *Personal- und Organisationsentwicklung* begleitet sind. Insbesondere die

Mehrpersonalisierung bei den Assistenzkräften kann nur dann positive Effekte hervorrufen, wenn Pflegefachkräfte einen Teil ihrer Arbeiten an diese abgeben. Notwendig sind daher neue Rollenverständnisse sowohl für Fach- als auch für Assistenz- und Hilfskräfte. Vor diesem Hintergrund hat der Gesetzgeber den GKV-SV in § 8 Abs. 3b SGB XI (in der Fassung des GVWG) verpflichtet, ein Modellprogramm aufzulegen, in dessen Rahmen eine Erprobung entsprechender organisatorischer Maßnahmen erfolgen soll. § 113c Abs. 3 SGB XI schreibt sogar vor, dass eine Mehrpersonalisierung über die Mindestpersonalmengen hinaus nur vereinbart werden soll, wenn »die Pflegeeinrichtung Maßnahmen der Personal- und Organisationsentwicklung durchführ[t], die nach § 8 Abs. 3b entwickelt und erprobt wurden«.

In diesem Modellprogramm hat der GKV-Spitzenverband die Universität Bremen (Konsortialführung) gemeinsam mit der Hochschule Bremen, der contec GmbH und dem aQua-Institut im Dezember 2022 mit einem *Modellprojekt* beauftragt, das dazu dienen soll

1. ein Konzept zu entwickeln, wie bei Mehrpersonalisierung qualifikationsgerecht gepflegt werden kann,
2. dieses Konzept zu erproben und weiterzuentwickeln,
3. ein Roll-Out-Konzept für eine flächige Einführung abzuleiten und
4. den Personalbedarf *nach* entsprechenden Organisations- und Personalentwicklungsprozessen zu bestimmen (Algorithmus 2.0) (vgl. Kalwitziki & Rothgang, 2022).

Hierzu wird in 10 Einrichtungen eine Mehrpersonalisierung in Anlehnung an Algorithmus 1.0 umgesetzt. In diesen Einrichtungen werden Konzepte zur Personal- und Organisationsentwicklung partizipativ und iterativ entwickelt und umgesetzt und es werden prototypische Umsetzungskonzepte, Umsetzungsmaßnahmen und Implementationsstrategien entwickelt (Burfeindt et al., 2024).

Bezogen auf eine Referenzeinrichtungen mit 100 Bewohnenden ergibt sich somit in Bezug auf die Personalausstattung das in der folgenden Abbildung (▸ Abb. 3.7) enthaltene Bild: Der für alle Einrichtungen geltende § 113c SGB XI erlaubt gegenüber dem Status quo ante bereits eine Mehrpersonalisierung insbesondere im Bereich der Pflegeassistenzkräfte.[14] Allerdings wird flächendeckend so nur rund 40 % des im Algorithmus 1.0 konstatierten Mehrbedarfes refinanziert, im Modellprojekt dagegen 95 %.

Im Modellprojekt wird daher zum einen entwickelt und in den 10 Einrichtungen erprobt, welche Maßnahmen zielführend sind, um die Pflege bei (annähernd) vollständiger Mehrpersonalisierung optimal zu organisieren. Zum anderen muss aber auch geprüft werden, welche Schritte geeignet sind, um bei der unvollständigen Umsetzung des Personalbemessungsverfahrens entlang der Regelungen des § 113c SGB XI Verbesserungen in Pflegequalität und Arbeitszufriedenheit zu erreichen.

Ziel der Reorganisation ist dabei das Leitbild der *»kompetenzorientierten Bezugspflege«*, das zwei Konzepte zusammenzwingt, die nicht spannungsfrei sind: Bei einer Qualifikationsorientierung sollen die pflegerischen Interventionen von Pflegepersonen erbracht werden, die über die passgenauen Kompetenzen verfügen und weder über-, noch unterqualifiziert sind. Die Kompetenzorientierung beinhaltet die Qualifikationsorientierung, geht aber noch darüber hinaus, indem nicht nur an die formalen Qualifikationen, sondern auch an die Fähigkeiten der Pflegefachperso-

---

14 Im Gegensatz zu Abbildung 3.5 (▸ Abb. 3.5) bezieht sich die Abbildung 3.7 (▸ Abb. 3.7) in Bezug auf die bundesdurchschnittliche Pflegegradverteilung auf die Pflegestatistik 2021 und nicht mehr auf die Pflegestatistik 2017. Daraus ergeben sich geringfügige Verschiebungen im Status quo ante und auch in Bezug auf die Personalausstattung gemäß Algorithmus 1.0.

nen angeschlossen wird. Bezugspflege ist dagegen ein Organisationsprinzip, das Beziehungspflege ermöglichen soll und dazu auf persönliche Beziehung zwischen Pflegebedürftigen und Pflegekräften abstellt. Bezugspflege begrenzt daher die Qualifikations- und Kompetenzorientierung und umgekehrt (GKV-SV, 2024).

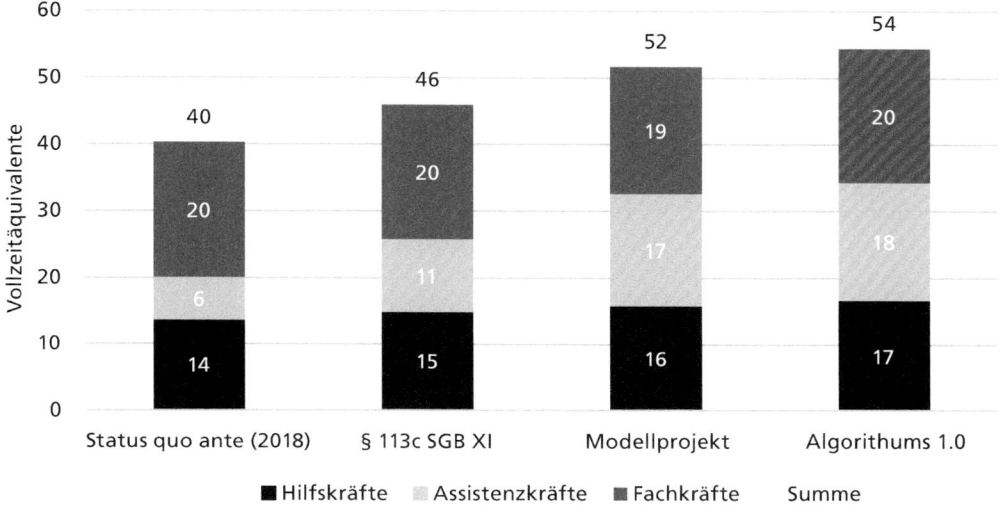

Abb. 3.7: Refinanzierbare Pflegepersonalausstattung für eine Einrichtung mit 100 Bewohnenden und bundesdurchschnittlicher Pflegegradverteilung (eigene Darstellung nach Statistisches Bundesamt, 2022)

Das Leitbild der kompetenzorientierten Bezugspflege darf dabei nicht mit Funktionspflege verwechselt werden: Funktionspflege sucht sich ausgehend von einem Organisationsprinzip passende Bedarfe, qualifikationsdifferenzierte Arbeitsorganisation setzt bei den Bedarfen der Bewohnenden an und richtet die Organisationabläufe an diesen aus; kompetenzorientierte Bezugspflege bedeutet daher nicht, dass Pflege taylorisiert wird, sondern dass eine professionell differenzierte Ganzheitlichkeit entsteht.

Eine kompetenzorientierte Leistungserbringung, das heißt die Zuordnung von Qualifikationsniveaus zu geplanten Maßnahmen und die qualifikationsorientierte Arbeitsorganisation unter Berücksichtigung von Bezugspflegekonzepten kann dabei grundsätzlich bei jeder Personalmenge optimiert werden – auch bei den Personalmengen nach § 113c SGB XI. Die in der PeBeM-Studie ermittelte Notwendigkeit von Mengenzuschlägen und Zeitzuschlägen, die sich auf die Erbringung der »richtigen Leistungen« bzw. auf die »richtige Erbringung« der Leistungen beziehen, erfordern dagegen eine Mehrpersonalisierung, so dass sie bei Personalmengen unterhalb des Algorithmus 1.0 nur ansatzweise umgesetzt werden können.

Die Umsetzung kompetenzorientierter Bezugspflege erfordert das Durchlaufen von vier Schritten:

1. Der IST-Analyse der vorhandenen Qualifikationsniveaus, Kompetenzen und Potenziale, um dann identifizierte Kompetenzlücken soweit wie möglich durch Bildungsangebote aufzufrischen und in Per-

sonalentwicklungsgesprächen Potentiale für Weiterqualifikationen zu identifizieren.
2. Die IST-Analyse der Arbeitsorganisation, um zu erkennen, an welchen Stellen der Einstieg in eine qualifikations- und kompetenzorientierte Arbeitsorganisation erfolgen kann.
3. Die partizipative Entwicklung der einrichtungsindividuellen SOLL-Vision, die partizipativ mit allen Mitarbeitenden durchgeführt werden sollte.
4. Den Change-Prozess als den Weg vom IST zum SOLL.

In den vom Projektteam erstellten »ersten Hinweisen zur Umsetzung qualifikations- und kompetenzorientierter Arbeitsorganisation in der vollstationären Langzeitpflege (GKV-SV 2024) wird auf diese vier Schritte vertiefend eingegangen.

Im Ergebnis sollte der Pflegeprozess durch eine Personaleinsatzplanung ergänzt werden, die eine qualifikations- und kompetenzorientierte Organisation der Bezugspflege beinhaltet. Abb. 3.8 zeigt dies ausgehend vom vierschrittigen Pflegeprozess des Strukturmodells, in den der Personaleinsatzprozess als neues Element integriert ist.

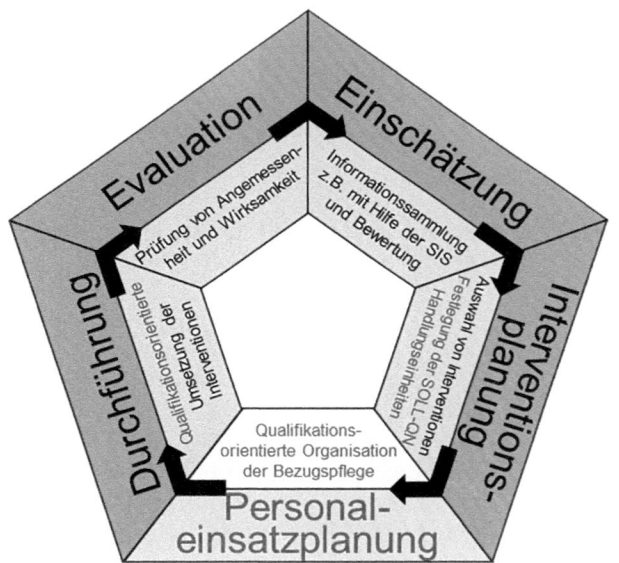

Abb. 3.8: Kompetenzorientierter Personaleinsatzplanungsprozess aufbauend auf dem Pflegeprozess (eigene Darstellung)

Ergebnisse des Modellprojektes werden Ende 2025 vorliegen. Diese Ergebnisse beinhalten prototypische Umsetzungskonzepte basierend auf den Erfahrungen der zehn Modelleinrichtungen, ein Rollout-Konzept für den ganzen Heimsektor und die Parametrisierung eines Algorithmus 2.0, der unter den Bedingungen der durchgeführten Personal- und Organisationsentwicklungen die bedarfsorientierten Personalmengen erneut berechnet.

3.2.6 Fazit

In dem von 2017 bis 2020 durchgeführten Projekt zur Entwicklung eines Personalbemessungsverfahrens in der vollstationären Langzeitpflege wurde ein normativ-empirischer Ansatz verwendet, der grundsätzlich in der Lage ist, normativ begründet Personalmengen auf Basis empirischer Erhebungen zu generieren. Dieser Ansatz ist grundsätzlich auch auf andere Felder anwendbar – etwa die Entwicklung eines Personalbemessungsverfahrens in der Krankenhauspflege.

Als zentraler Erfolgsfaktor hat sich dabei die Festlegung normativer Vorstellungen über fachgerechte Pflegehandlungen bereits vor der empirischen Erhebung herausgestellt. Da zu diesem Zeitpunkt noch unklar war, welche Resultate aus bestimmten Festlegungen folgen, war die fachliche Konsentierung auch durch Akteure mit antagonistischen Interessen möglich.

Bewährt hat sich auch die Methode der eins-zu-eins-Beschattung und der elektronischen Dokumentation der Beobachtungen in Echtzeit. So war es den Datenerhebenden möglich, nicht nur die IST-Werte zu erfassen, sondern diese auch in SOLL-Werte zu transformieren.

Als zentrale Ergebnisse der Studie zeigte sich nicht nur, dass eine Mehrpersonalisierung notwendig ist, um fachgerechte Pflege nach dem aktuellen Pflegeverständnis, das sich aus dem neuen Pflegebedürftigkeitsbegriff ableiten lässt, zu ermöglichen, sondern auch, dass dazu andere Personalmixe notwendig sind, die sich – jenseits einer starren, fachlich nicht begründbaren Fachkraftquote – einrichtungsindividuell nach der Pflegegradstruktur der Pflegebedürftigen in der Einrichtung richten.

Zur Umsetzung dieses Personalbemessungsverfahrens, das bei seiner Vorstellung sowohl von Einrichtungs- als auch Kostenträgern und den beteiligten Bundesministerien begrüßt wurde, hat der Gesetzgeber mit dem GPVG und dem GVWG bereits erste Schritte unternommen, die eine Mehrpersonalisierung ermöglichen. Allerdings ist gleichzeitig auch klar, dass weitere Schritte folgen müssen, soll das Verfahren vollständig umgesetzt werden. Ein entsprechender Prüfauftrag ist bereits im Gesetz enthalten. Zur Förderung der Implementation des Personalbemessungsverfahren kann auch das Pflegefachassistenzeinführungsgesetz beitragen, für das im September 2024 ein Kabinettsentwurf vorgelegt wurde. Die Schaffung eines bundeseinheitlichen Pflegeassistenzberufs kann so das Nebeneinander von 27 Ausbildungsordnungen in 16 Bundesländern beenden.

Positive Ergebnisse können neue Pflegepersonalmengen und -mixe nur bei gleichzeitiger Personal- und Organisationsentwicklung zeitigen – auch dies war bereits ein Ergebnis des PeBeM-Projekts. Um hierfür entsprechende Grundlagen zu schaffen, hat der GKV-Spitzenverband in Umsetzung eines Gesetzesauftrags ein Modellprojekt vergeben, in dem derzeit das Konzept für eine kompetenzorientierte Bezugspflege entwickelt wird. Erste Hinweise zur Umsetzung qualifikations- und kompetenzorientierter Arbeitsorganisation in der vollstationären Langzeitpflege wurden bereits veröffentlicht. Der Abschlussbericht, in dem prototypische Umsetzungskonzepte, ein Rollout-Konzept für den ganzen Heimsektor und die Neu-Parametrisierung des Personalbemessungsverfahrens zu einem Algorithmus enthalten sind, wird Ende 2025 vorliegen.

3.2.7 Literatur

Brühl, A., Planer, K. (2013). *PiSaar. Pflege im Saarland. Abschlussbericht.* Vallendar: Philosophisch-Theologische Hochschule Vallendar. Zugriff am 15.04.2025 unter http://opus.bsz-bw.de/kidoks/volltexte/2013/117/pdf/PiSaar_Abschlussbericht_2013.pdf.

Brühl, A., Planer, K. (2019). *PiBaWü. Zur Interaktion von Pflegebedürftigkeit, Pflegequalität und Personalbedarf.* Freiburg im Breisgau: Lambertus.

Bundesministerium für Familie, Senioren, Frauen und Jugend (BMFSFJ) (Hrsg.). (2002). (2002). *Qualitative und quantitative Erfassung des erforderlichen Pflegezeit- und Personalbedarfs in deutschen Altenpflegeheimen. Erprobung des Verfahrens PLAISIR in elf Einrichtungen der Arbeiterwohlfahrt. Abschlussbericht der KDA Beratungs- und Forschungsgesellschaft für Altenhilfe mbH.* 225 der Schriftenreihe des Bundesministeriums für Familie, Senioren, Frauen und Jugend. Stuttgart: Verlag W. Kohlhammer.

Burfeindt, C., Darmann-Finck, I., Stammann, C. et al. (2024). *Study protocol for the development,* trial, and evaluation of a strategy for the implementation of qualification-oriented work organization in nursing homes, BMC Nursing 23(1), 201; https://doi.org/10.1186/s12912-024-01883-3.

Darmann-Finck, I. (2021). *Entwicklung eines Qualifikationsmixmodells (QMM) für die stationäre Langzeitpflege als Grundlage für Personalbemessungsinstrumente.* Zeitschrift für Evidenz, Fortbildung und Qualität im Gesundheitswesen (ZEFQ), 164, 61–69. https://doi.org/10.1016/j.zefq.2021.05.005.

Deutscher Gewerkschaftsbund (DGB) (2018). *Arbeitsbedingungen in der Alten- und Krankenpflege. So beurteilen die Beschäftigten die Lage. Ergebnisse einer Sonderauswertung der Repräsentativumfragen zum DGB-Index Gute Arbeit.* Zugriff am 11.02.2025 unter https://index-gute-arbeit.dgb.de/++co++df07ee92-b1ba-11e8-b392-52540088cada.

Donabedian, A. (1966). *Evaluating the Quality of Medical Care.* The Milbank Memorial Fund Quarterly, 44(3), 166–203.

GKV-Spitzenverband (GKV-SV) (Hrsg.). *Erste Hinweise zur Umsetzung einer qualifikations- und kompetenzorientierte Arbeitsorganisation in der vollstationären Langzeitpflege.* Zugriff am 11.02.2025 unter https://www.gkv-spitzenverband.de/media/dokumente/pflegeversicherung/forschung/Erste_Hinweise_zur_Umsetzung_einer_qualifikations-_und_kompetenzorientierten_Arbeitsorganisation.pdf

Hasselhorn, H.-M., Müller, B. H., Tackenberg, P. (2005). *Die Untersuchung des vorzeitigen Ausstiegs aus dem Pflegeberuf in Europa – die europäische NEXT-Studie.* In: H.-M., Müller, B. H., Tackenberg, P. et al. (Hrsg.) *Berufsausstieg bei Pflegepersonal. Arbeitsbedingungen und beabsichtigter Berufsausstieg bei Pflegepersonal in Deutschland und Europa* (S. 11–20). Bremerhaven: Wirtschaftsverlag.

Isfort M., Rottländer, R., Weidner, F. et al. (2018). *Pflege-Thermometer 2018. Eine bundesweite Befragung von Leitungskräften zur Situation der Pflege und Patientenversorgung in der stationären Langzeitpflege in Deutschland.* Deutsches Institut für angewandte Pflegeforschung e. V. (Hrsg.). Zugriff am 11.02.2025 unter https://katho-nrw.de/fileadmin/media/foschung_transfer/forschungsinstitute/dip/Pflege_Thermometer_2018.pdf

Kalwitzki, T., Rothgang, H. (2022). *Personalbemessung – auf dem Weg zu einem kompetenzorientierten Personaleinsatz?* WSI-Mitteilungen, 5, 411-414. https://doi.org/10.5771/0342-300X-2022-5-411.

KDA Beratungs- und Forschungsgesellschaft für Altenhilfe mbH (KDA) (2003). *Analyse und Transfer des Verfahrens PLAISIR©. Vorbereitung und Dokumentation der Überprüfungsprozesse des Verfahrens PLAISIR© zur Anwendung auf Landesebene.* Köln: KDA.

Klie, T. (2024). *DAK Pflegereport 2024: Die Baby-Boomer und die Zukunft der Pflege – Beruflich Pflegende im Fokus. Beiträge zur Gesundheitsökonomie und Versorgungsvorschung.* Pflegereport 47. Heidelberg: Medhochzwei. Zugriff am 11.02.2025 unter https://caas.content.dak.de/caas/v1/media/64750/data/42a02e597e07646cc80c0ddbd1382a8f/dak-pflegereport-2024-ebook.pdf.

Pflegefachassistenzeinführungsgesetz (2024). *Entwurf eines Gesetzes über die Einführung einer bundeseinheitlichen Pflegefachassistenzausbildung.* Kabinettsentwurf vom 4. September 2024. Zugriff am 11.02.2025 unter https://www.bundesgesundheitsministerium.de/fileadmin/Dateien/3_Downloads/Gesetze_und_Verordnungen/GuV/P/Kabinettvorlage_Pflegefachassistenzeinfuehrungsgesetz.pdf.

Rothgang, H. und das PeBeM-Team (2020). *Entwicklung und Erprobung eines wissenschaftlich fundierten Verfahrens zur einheitlichen Bemessung des Personalbedarfs in Pflegeeinrichtungen nach qualitativen und quantitativen Maßstäben gemäß § 113c SGB XI (PeBeM). Abschlussbericht.* https://doi.org/10.26092/elib/294.

Rothgang, H. und das PeBeM-Team (2021). *Personalbemessung für stationäre Pflegeeinrichtungen – Projektergebnisse und Perspektiven für die Zukunft.* In: GKV-Spitzenverband (Hrsg.) *Forschung für die Pflege – Impulse zur Weiterentwicklung der Pflegeversicherung.* Schriftenreihe Modellprogramm zur Weiterentwicklung der Pflegeversicherung, 19 (S. 177-187). Berlin: GKV-Spitzenverband. Zugriff am 11.02.2025 unter https://www.gkv-spitzenverband.de/media/dokumente/service_1/publikationen/schriftenreihe/211220_Schriftenreihe_Pflege_Band19_bf.pdf.

Rothgang, H., Fünfstück, M., Neubert, L. et al. (2015). *Versorgungsaufwände in stationären Pflegeeinrichtungen.* Schriftenreihe Modellprogramm zur Weiterentwicklung der Pflegeversicherung, 13. Berlin: GKV-Spitzenverband. Zugriff am 11.02.2025 unter https://www.gkv-spitzenverband.de/media/dokumente/service_1/publikationen/schriftenreihe/GKV_Schriftenreihe_Pflege_Band_13.pdf.

Rothgang, H., Müller, R., Preuß, B. (2020). *BARMER Pflegereport 2020: Belastungen der Pflegekräfte und ihre Folgen.* Schriftenreihe zur Gesundheitsanalyse 26. Barmer (Hrsg.). Zugriff am 11.02.2025 unter https://www.barmer.de/resource/blob/1025982/6b0313d72f48b2bf136d92113ee56374/barmer-pflegereport-2020-band-26-bifg-data.pdf.

Rothgang, H., Wagner, C. (2019). *Quantifizierung der Personalverbesserungen in der stationären Pflege* im Zusammenhang mit der Umsetzung des Zweiten Pflegestärkungsgesetzes. Expertise für das Bundesministerium für Gesundheit. Zugriff am 11.02.2025 unter https://www.bundesgesundheitsministerium.de/fileadmin/Dateien/5_Publikationen/Pflege/Berichte/Abschlussbericht_Quantifizierung_der_Personalverbesserungen.pdf.

Statistisches Bundesamt (Destatis) (2022). *Pflegestatistik. Pflege im Rahmen der Pflegeversicherung – Ländervergleich – Pflegebedürftige – 2021.* Zugriff am 31.01.2025 unter https://www.destatis.de/DE/Themen/Gesellschaft-Umwelt/Gesundheit/Pflege/Publikationen/Downloads-Pflege/laender-pflegeheime-5224102179004.pdf?__blob=publicationFile&v=5

Statistisches Bundesamt (Destatis) (Hrsg.) (2018). *Pflegestatistik 2017. Pflege im Rahmen der Pflegeversicherung. Ländervergleich – Pflegeheime.* Zugriff am 05.10.24 unter https://www.destatis.de/DE/Themen/Gesellschaft-Umwelt/Gesundheit/Pflege/Publikationen/Downloads-Pflege/laender-pflegeheime-5224102179004.pdf?__blob=publicationFile&v=5.

Wingenfeld, K., Büscher A. (2017). *Strukturierung und Beschreibung pflegerischer Aufgaben auf der Grundlage des neuen Pflegebedürftigkeitsbegriffs.* Bielefeld: Bundesministeriums für Gesundheit (Hrsg.). Zugriff am 11.02.2025 unter https://www.bundesgesundheitsministerium.de/fileadmin/Dateien/5_Publikationen/Pflege/Berichte/Fachbericht_Pflege.pdf.

Winnat, C. (2018). *Pflexit-Monitor. Viele Pflegekräfte hadern mit der Berufswahl.* Ärzte Zeitung. 16.03.2018. Zugriff am 15.04.2025 unter https://www.aerztezeitung.de/Politik/Viele-Pflegekraefte-hadern-mit-der-Berufswahl-225705.html

Wipp, M., Sausen, P. (2018). *Regelkreis der Einsatzplanung. Dienstpläne sicher und effizient erstellen.* Hannover: Vincentz.

3.3 Das PeBeM in der praktischen Anwendung

Bernhard Bruns

Ein angemessenes Verhältnis von Personaleinsatz und einem bestimmten gewünschten Resultat zu definieren, war für die stationäre Langzeitpflege in der Vergangenheit bereits mehrfach versucht worden. Verschiedene Studien konnten aber letztlich keine Ergebnisse zu einer validen Personalbemessung bereitstellen (Wingenfeld & Schnabel, 2002; Wingenfeld, 2010), da sie sich vornehmlich auf die Erfassung von Zeiten für die direkt an den Bewohner*innen erbrachten Pflegeleistungen bezogen. Zeiten für geplanten und ungeplanten Ausfall wegen Krankheit, Urlaub, Fortbildung oder im Arbeitsalltag einer Pflegeeinrichtung üblicherweise anfallende und für die Pflege notwendige Tätigkeiten (»indirekte Pflegezeiten«) wie Organisation, Dokumentation, Übergabe/Dienstbesprechungen, Angehörigen- und Arztgespräche, Bereitstellungs- und Beschaffungsvorgänge wurden nicht oder nicht ausreichend berücksichtigt. Auch die für die Durchführung der Aufgaben benötigten Qualifikationen der Pflegekräfte wurden nicht angemessen einbezogen.

Ein ausgewogenes Verhältnis von Ressourceneinsatz und einem gewünschten Ergebnis liegt im ökonomischen Interesse eines jeden Unternehmens und gilt selbstredend auch für den Dienstleistungssektor, somit auch für die Pflege. Hier stellt der Faktor der »menschlichen Arbeitskraft« die wichtigste Ressource dar. Die dadurch entstehenden Personalkosten stellen i. d. R. den größten Anteil der Betriebskosten einer Pflegeeinrichtung dar.

Eine »bedarfsgerechte und wirtschaftliche« Angemessenheit[15] wurde und wird üblicherweise in Personalstellen bezogen auf die Anzahl der zu versorgenden Pflegebedürftigen

---

15 § 29 (1) SGB XI : »Die Leistungen müssen wirksam und wirtschaftlich sein; sie dürfen das Maß des Notwendigen nicht übersteigen.«

ausgedrückt und durch den Begriff »Personalschlüssel« konkretisiert.

Die in der Vergangenheit zwischen Leistungserbringern und Kostenträgern auf Landesebene vereinbarten Personalschlüssel waren dabei nicht durch eine tatsächliche Zeit- und Leistungsmessung zustande gekommen, sondern vielmehr das Resultat von Aushandlungsprozessen und wurden in der Folgezeit in vergleichbarer Weise fortgeschrieben (Wingenfeld, 2010).

Pflegeeinrichtungen standen also schon immer vor der Herausforderung, die an sie gerichteten Anforderungen hinsichtlich der Erbringung von »Qualität« einerseits und der Bereitstellung von Pflegepersonal und dessen Refinanzierung andererseits in Übereinstimmung bringen zu müssen.

Im Unterschied zu privatwirtschaftlichen Aktivitäten handelt es sich bei der Versorgung von pflegebedürftigen Menschen in einer vollstationären Einrichtung um einen »Kundenkreis«, der als besonders schutzbedürftig gilt und daher besondere gesellschaftliche Aufmerksamkeit genießt. Neben Ansprüchen an Qualität der Dienstleistung haben sowohl Pflegebedürftige als auch die Gesellschaft ein berechtigtes Interesse an der Regulierung entstehender Kosten, da sie unmittelbar über eigene Zahlungen oder mittelbar über eine Beitragszahlung in die gesetzliche oder private Pflegeversicherung und die Bereitstellung von Steuermitteln daran beteiligt sind.

Auf Bundesebene liegen durch das Wohn- und Betreuungsvertragsgesetz (WBVG) übergeordnete rechtliche Vorschriften vor, die diesem besonderen Schutzinteresse Genüge tun sollen (u. a. Vorgaben zur Vertragsgestaltung, Leistungs- und Informationspflicht des Einrichtungsbetreibers). Die Bundesländer haben darüber hinaus eigene Vorschriften erlassen, die Qualitätsvorgaben für den Betrieb eines Pflegeheimes zur Versorgung von Pflegebedürftigen in stationären Einrichtungen machen, deren Einhaltung dann durch die kommunalen Heimaufsichten überprüft werden.

Es wird klar, dass eine Preisfestlegung allein durch den Pflegeanbieter nicht möglich ist. Eine Regulierung ist nicht ungewöhnlich, beispielsweise greift auch die Bundesnetzagentur zum Schutz von Verbrauchern regulierend in Tarifgestaltungen ein.

Ein deutlich hoher Personalbestand führt unweigerlich auch zu höheren Kosten. In Vergütungsverhandlungen früherer Jahre waren Kostenträger (Pflegekassen und Örtliche Sozialhilfe) schon nicht bereit, für einen aus ihrer Sicht unangemessen hohen Personalbestand die Kosten zu übernehmen. Die maximal zu refinanzierenden Stellen waren durch die Landesregelungen gem. § 75 SGB XI festgelegt.

Die Anerkennung von Tariflöhnen bzw. die Verpflichtung zur Anwendung eines regional üblichen Entgelts sind in Pflegesatzverhandlungen zwischen Leistungserbringern und Kostenträgern mittlerweile weniger umstritten. Damit ist aber noch nicht die Frage beantwortet, wie viele Stellen notwendig sind, um den pflegerischen und betreuerischen Bedürfnissen der Bewohnerinnen und Bewohner unter Vermeidung einer Überlastung von Pflegefachpersonen zu entsprechen.

Aus der Pflege selbst und auch aus der Öffentlichkeit wurden bereits in der Vergangenheit dringliche Appelle an die Politik gerichtet, mehr Personalstellen zu refinanzieren. Im Rahmen des Pflegepersonalstärkungsgesetzes (PpSG) sollten für die Altenhilfe ab dem 01.01.2019 13.000 Stellen zusätzlich über die Pflegekassen (und nicht auf Kosten von Bewohnerinnen und Bewohnern) refinanziert werden können (§ 8 Abs. 6 SGB XI, sog. »Spahn-Kräfte«, BMG Sofortprogramm Kranken- und Altenpflege). Dies galt jedoch nur, wenn eine stationäre Einrichtung die maximalen Personalschlüssel bereits erfüllte. Zunächst hatten Einrichtungen und Verbände den Umfang der zusätzlich bewilligten Stellen als viel zu gering kritisiert. Die Erfahrung zeigte aber bald, dass diese Stellen nicht annähernd besetzt werden konnten. Es dürfte dabei weder Unwissenheit noch Bequemlichkeit ursächlich dafür gewesen sein, dass 16

Monate später tatsächlich nur ca. 2600 Stellen über das Angebot einer derartigen Personalmehrung abgerufen waren (carecloud.de). Es ist vielmehr davon auszugehen, dass bereits damals zu wenig Personal verfügbar war. Auch die mit dem GPVG ermöglichten 20.000 zusätzlichen Hilfskraftstellen gem. § 84 Abs. 9 SGB XI werden nicht annähernd in dieser Größenordnung abgerufen worden sein.

3.3.1 Entwicklung eines neuen Personalbemessungsverfahrens und Festlegung von Maximalschlüsseln im § 113c SGB XI

Es sind wohl zwei Gründe wesentlich, die zu einer neuen Sollstellenplanung geführt haben: die öffentliche Forderung nach einer verbesserten Personalbesetzung und der Paradigmenwechsel in der Bestimmung von Pflegebedürftigkeit. Wenn vor 2017 eine Pflegestufe durch Zugrundelegung von festgelegten Minutenwerten für einzelne Verrichtungen von Alltagshandlungen zustande kam, so wurde durch eine Neudefinition des Pflegebedürftigkeitsbegriffes und die Einteilung in fünf Pflegegrade auch eine Neubestimmung von Personalstellen notwendig. Zu einem neuen Personalbemessungsverfahren (PeBeM) wurde vom Gesetzgeber eine wissenschaftliche Studie unter Federführung von Prof. Heinz Rothgang (Universität Bremen) in Auftrag gegeben.

Neben einem generell bestehenden Personalmehrdarf wurde in der Rothgang-Studie besonders ein hoher Mehrbedarf an qualifizierten Hilfskräften des Qualifikationsniveaus 3 (QN3) festgestellt.

Die Begrifflichkeit eines Qualifikationsniveaus entstammt der Einordnung von Qualifikationen im Deutschen Qualifikationsrahmens (DQR).

Für die Pflege ergeben sich folgende Qualifikationsniveaus:

- QN 1: ohne Zertifikate, nach 4 Monaten angeleiteter Tätigkeit
- QN 2: 2–6-monatiger Pflegebasiskurs und insgesamt 1 jähriger angeleiteter Tätigkeit; hierzu gehören auch Betreuungskräfte § 43b und 53c SGB XI
- QN 3: Pflegehelferin mit mindestens 1jähriger Ausbildung nach Landesrecht
- QN 4: Pflegefachperson nach 3jähriger Ausbildung
- QN 5: Pflegefachperson nach 3jähriger Ausbildung plus 2 Jahre Berufserfahrung plus Fachweiterbildung > 200 Stunden, z. B. für Palliativpflege, Intensivpflege, Geronto-Psychiatrie oder Leitungsaufgaben
- QN 6: Pflegefachperson mit Bachelorabschluss (primär qualifizierendes Pflege-Studium)
- QN 7: Pflegefachperson mit Masterabschluss
- QN 8: Pflegefachperson mit Promotion

Auf Basis der Studie wurden zum 01.07.2023 in § 113c SGB XI dann bundeseinheitlich festgelegte Maximal-Personalschlüssel gesetzlich geregelt. Wenn zuvor in den Bundesländern unterschiedliche Maximalschlüssel mit daraus resultierenden Personalmengen vereinbart worden waren, gelten seitdem für alle Bundesländer dieselben Vorgaben.

Die Schlüsselung beziffert den Zeitbedarf eines Bewohners oder einer Bewohnerin eines bestimmten Pflegegrades, der durch Pflegepersonen unterschiedlichem Qualifizierungsprofils abgedeckt werden soll (Pflegefachkraft QN 4, Pflegehilfskraft QN 3 und Pflegehilfskraft QN 1-2). Sehr zu beachten ist, dass im Gesetz zunächst nur die *maximale Personalausstattung mit* Pflegekräften pro Bewohner*in festgeschrieben ist. In der ▶ Abb. 3.9 werden exemplarisch die kumulierten Werte für die Pflegegrade 2 und 5 berechnet.

Die Addition der einzelnen Qualifikationswerte pro Pflegegrad ergeben den maximalen Zeitbedarf, dieser ist verteilt auf die verschiedenen Qualifikationsniveaus. So ist für einen Bewohner mit dem Pflegegrad 2 insgesamt Personal in einem Umfang von 0,2914 Vollzeitäquivalenten (VZÄ) vorzuhalten, für den Bewohner im Pflegegrad 5 ergeben sich 0,6702 VZÄ.

3 Pflegepersonalbemessung in der Langzeitpflege

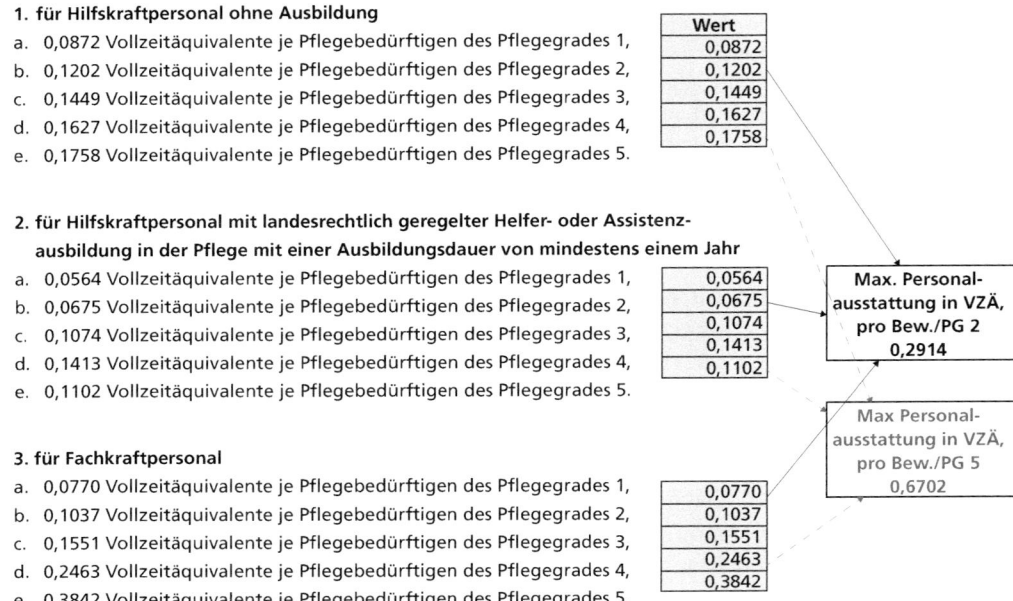

Maximalwert lt. § 113c SGB XI

1. **für Hilfskraftpersonal ohne Ausbildung**
   a. 0,0872 Vollzeitäquivalente je Pflegebedürftigen des Pflegegrades 1,
   b. 0,1202 Vollzeitäquivalente je Pflegebedürftigen des Pflegegrades 2,
   c. 0,1449 Vollzeitäquivalente je Pflegebedürftigen des Pflegegrades 3,
   d. 0,1627 Vollzeitäquivalente je Pflegebedürftigen des Pflegegrades 4,
   e. 0,1758 Vollzeitäquivalente je Pflegebedürftigen des Pflegegrades 5.

2. **für Hilfskraftpersonal mit landesrechtlich geregelter Helfer- oder Assistenzausbildung in der Pflege mit einer Ausbildungsdauer von mindestens einem Jahr**
   a. 0,0564 Vollzeitäquivalente je Pflegebedürftigen des Pflegegrades 1,
   b. 0,0675 Vollzeitäquivalente je Pflegebedürftigen des Pflegegrades 2,
   c. 0,1074 Vollzeitäquivalente je Pflegebedürftigen des Pflegegrades 3,
   d. 0,1413 Vollzeitäquivalente je Pflegebedürftigen des Pflegegrades 4,
   e. 0,1102 Vollzeitäquivalente je Pflegebedürftigen des Pflegegrades 5.

3. **für Fachkraftpersonal**
   a. 0,0770 Vollzeitäquivalente je Pflegebedürftigen des Pflegegrades 1,
   b. 0,1037 Vollzeitäquivalente je Pflegebedürftigen des Pflegegrades 2,
   c. 0,1551 Vollzeitäquivalente je Pflegebedürftigen des Pflegegrades 3,
   d. 0,2463 Vollzeitäquivalente je Pflegebedürftigen des Pflegegrades 4,
   e. 0,3842 Vollzeitäquivalente je Pflegebedürftigen des Pflegegrades 5.

Tabelle 1, Berechnung VZÄ nach Pflegegraden, eigene Darstellung

Abb. 3.9: Kumulierte maximale Personalausstattung Pflegegrad 2 und 5

Die Anhaltszahlen des § 113c zur Maximalausstattung stellen also eine Obergrenze dar, bis zu der eine Einrichtung entsprechend ihrer Bewohnerzahl und deren Pflegegradverteilung eine Vereinbarung mit den Kostenträgern abschließen kann.

Über die zugrunde gelegte Jahresnettoarbeitszeit sind Ausfallzeiten bereits berücksichtigt.

Aus diesen Angaben lassen sich Personalschlüssel berechnen (zunächst unabhängig von der Qualifikation):

Tab. 3.2: Berechnete Personalschlüssel (eigene Zusammenstellung)

Pflegegrad	*Max.* möglicher VK-Bedarf pro Pflegegrad	Daraus folgt ein *maximaler* Personalschlüssel von 1 :
1	0,2206	4,53
2	0,2914	3,43
3	0,4074	2,45
4	0,5503	1,82
5	0,6702	1,49

Für eine Einrichtung mit 100 Bewohnerplätzen und einem an die durchschnittliche Pflegegradverteilung 2021 angelehnten Pflegegradmix ergibt sich folgende Berechnung und Verteilung der Qualifikationen:

Tab. 3.3: Mengenberechnung und Verteilung der Qualifikationsniveaus in Abhängigkeit von Anzahl und Pflegegrad bei Anwendung von Maximalschlüsseln gem. § 113c, eigene Berechnung

	Berechnung *maximaler* Personaleinsatz (bei 38,5 Wochenstunden)			
Pflegegrad	Anzahl Bewohner*innen	VK Hilfskräfte QN1/QN2	VK Pflegeassistenz, Ausb. mind. einjährig, QN3	VK Pflegefachkräfte, QN 4
1	1	0,0872	0,0564	0,077
2	20	2,404	1,350	2,074
3	37	5,361	3,9738	5,739
4	29	4,7183	4,0977	7,1427
5	13	2,2854	1,4326	4,9946
Summen:	100	14,86	10,91	20,03
Max. Personalmenge in VZÄ: 45,79			Fachkraftquote: 43,73 %	

Die maximal zu vereinbarende Personalmenge für ein Pflegeheim ist abhängig von Anzahl der Bewohner*innen und deren Pflegegradmix (»Case-Mix«) sowie der zur Verfügung stehenden Arbeitszeit. Die maximal möglichen Vollzeitäquivalente verändern sich, wenn sich die vertraglich vereinbarte Wochenarbeitszeit ändert: Bei 39 Stunden würde sich die maximal mögliche Personalmenge verringern, da die einzelnen Mitarbeitenden länger arbeiten, eine Vollzeitstelle also mehr Arbeitsstunden umfasst. Umgekehrt würde es sich gegenteilig verhalten: Bei geringerer Arbeitszeit müssen rechnerisch und tatsächlich mehr Stellen besetzt werden, die Gesamtmenge an VZÄ würde ansteigen.

Wie sich in o. g. Beispielrechnung zeigt, beträgt die Fachkraftquote 43,73 %. Dies ist nur folgerichtig und entspricht dem Grundgedanken der Rothgang-Studie, da dort von einem höheren Bedarf an QN3-Kräften ausgegangen und zudem eine kompetenzorientierte Verlagerung pflegerischer Tätigkeiten gefordert wird. Problematisch sind derzeit ordnungsrechtliche Regelungen in einigen Bundesländern, die noch die bisherige »50-Prozent-Fachkraftquote« zur Grundlage für Überprüfungen z. B. durch die Heimaufsicht machen.

Ein Vergleich zu bisher angewandten Maximalschlüsseln und daraus resultierenden Personalmengen zeigt, dass durch das Personalbemessungsverfahren tatsächlich ein höheres Personalvolumen ermöglicht wird. Die meisten Pflegeeinrichtungen werden in heutiger Zeit jedoch weniger die Sorge haben, die maximal vereinbarungsfähige Personalmenge zu überschreiten. Ihre Problematik liegt vielmehr darin, dass bei bestehendem Arbeits- und Fachkräftemangel die bisher festgelegten Mindestmengen nicht bereitgestellt werden können.

Dies hätte zur Folge, dass ein Ungleichgewicht zwischen Anzahl und Pflegegradverteilung (»Case-Mix«) von Bewohner*innen auf der einen Seite und dem vorhanden Personal auf der anderen Seite entsteht. Um das mit Bewohner*innen/Pflegekassen/Sozialhilfe vertraglich festgelegte Gerüst aus Case-Mix und vorzuhaltenden Personalmengen einhalten zu können müsste ggfs. darauf verzichtet werden, zusätzliche Bewohner*innen aufzunehmen. Die Folge einer Unterbelegung wären ungedeckte Kosten, die den Weiterbetrieb einer Einrichtung langfristig gefährden. Insofern dürften die Einrichtungen mit Spannung auf die Veröffentlichung von Mindestschlüsseln gewartet haben.

Wenn die Maximalschlüssel bereits Gesetzescharakter haben, so sind die vom BMG im August 2024 gem. § 113 c Abs. 8 SGB XI veröffentlichten »Zielwerte« (Banz AT 13.08.2024 B4) nicht als solche zu verstehen. Maßgeblich für die erforderliche Mindestpersonalausstattung sind weiterhin die landesrahmenvertraglichen Regelungen.[16]

Für die Pflegefachpersonen im Qualifikationsniveau 1-2 und QN 4 weisen die Werte 80% dessen aus, was an Maximalwerten festgelegt wurde. Beim Qualifikationsniveau QN 3 wurde der Wert auf 75% reduziert. Dies wird ausdrücklich begründet mit der unzureichenden Verfügbarkeit von Assistenzkräften QN 3.

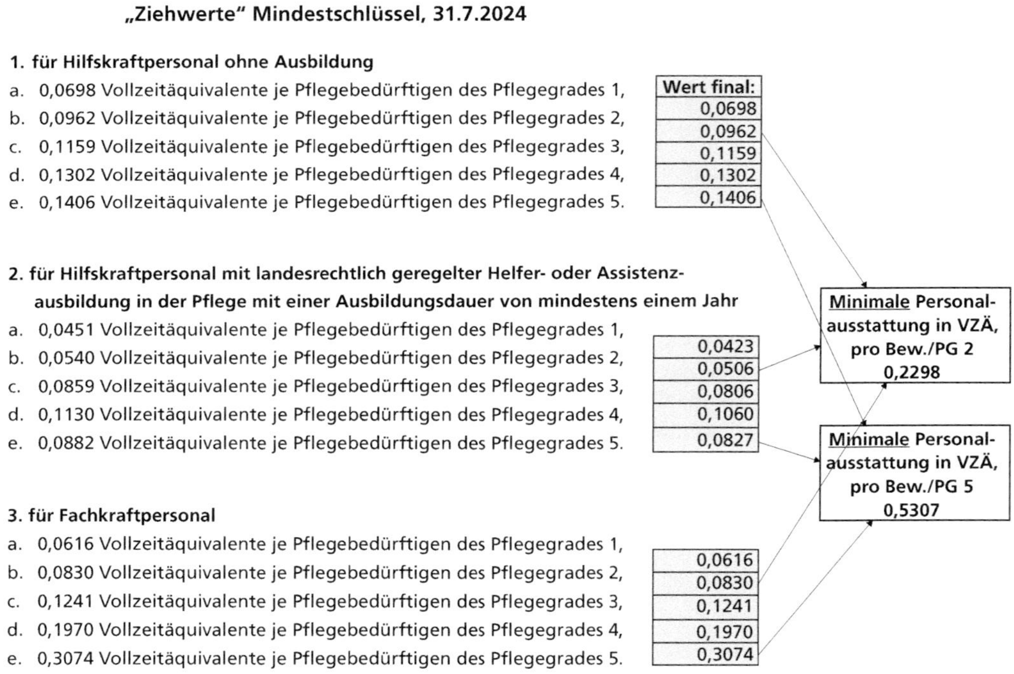

„Ziehwerte" Mindestschlüssel, 31.7.2024

1. für Hilfskraftpersonal ohne Ausbildung
a. 0,0698 Vollzeitäquivalente je Pflegebedürftigen des Pflegegrades 1,
b. 0,0962 Vollzeitäquivalente je Pflegebedürftigen des Pflegegrades 2,
c. 0,1159 Vollzeitäquivalente je Pflegebedürftigen des Pflegegrades 3,
d. 0,1302 Vollzeitäquivalente je Pflegebedürftigen des Pflegegrades 4,
e. 0,1406 Vollzeitäquivalente je Pflegebedürftigen des Pflegegrades 5.

Wert final:
0,0698
0,0962
0,1159
0,1302
0,1406

2. für Hilfskraftpersonal mit landesrechtlich geregelter Helfer- oder Assistenzausbildung in der Pflege mit einer Ausbildungsdauer von mindestens einem Jahr
a. 0,0451 Vollzeitäquivalente je Pflegebedürftigen des Pflegegrades 1,
b. 0,0540 Vollzeitäquivalente je Pflegebedürftigen des Pflegegrades 2,
c. 0,0859 Vollzeitäquivalente je Pflegebedürftigen des Pflegegrades 3,
d. 0,1130 Vollzeitäquivalente je Pflegebedürftigen des Pflegegrades 4,
e. 0,0882 Vollzeitäquivalente je Pflegebedürftigen des Pflegegrades 5.

0,0423
0,0506
0,0806
0,1060
0,0827

Minimale Personalausstattung in VZÄ, pro Bew./PG 2
0,2298

Minimale Personalausstattung in VZÄ, pro Bew./PG 5
0,5307

3. für Fachkraftpersonal
a. 0,0616 Vollzeitäquivalente je Pflegebedürftigen des Pflegegrades 1,
b. 0,0830 Vollzeitäquivalente je Pflegebedürftigen des Pflegegrades 2,
c. 0,1241 Vollzeitäquivalente je Pflegebedürftigen des Pflegegrades 3,
d. 0,1970 Vollzeitäquivalente je Pflegebedürftigen des Pflegegrades 4,
e. 0,3074 Vollzeitäquivalente je Pflegebedürftigen des Pflegegrades 5.

0,0616
0,0830
0,1241
0,1970
0,3074

Abb. 3.10: Minimale Personalausstattung Pflegegrad 2 und 5 (eigene Darstellung)

Aus den »Zielwerten« (Mindestschlüssel) können nun ebenfalls Personalschlüssel berechnet werden:

Diese führen in der o.g. Beispieleinrichtung zu einer neuen Mindestmenge.

---

16 Anschreiben BMG vom 12.08.24 an die »nach § 113 c Abs. 8 anzuhörende Landesministerien und Organisationen«.

Tab. 3.4: Mindestschlüssel Personalbedarf (eigene Zusammenstellung)

Pflegegrad	Mindestbedarf VK pro Pflegebedürftigem	Mindestschlüssel 1:
1	0,1737	5,76
2	0,2298	4,35
3	0,3206	3,12
4	0,4332	2,31
5	0,5307	1,88

Tab. 3.5: Mengenberechnung und Verteilung der Qualifikationsniveaus in Abhängigkeit von Anzahl und Pflegegrad bei Anwendung von »Zielwerten«, eigene Berechnung.

	Berechnung *minimale* Personalmenge (38,5 h Wochenarbeitszeit)			
Pflegegrad	Anzahl Bewohner*innen	VK Hilfskräfte QN 1/QN 2	VK Pflegeassistenz, Ausb. mind. einjährig, QN 3	VK Pflegefachkräfte, QN 4
1	1	0,0698	0,0423	0,0616
2	20	1,9240	1,0120	1,6600
3	37	4,2883	2,9822	4,5917
4	29	3,7758	3,0740	5,7130
5	13	1,8278	1,0751	3,9962
Summen:	100	11,89	8,19	16,02
Max. Personalmenge in VZÄ: 36,09		Fachkraftquote: 44,39 %		

Von Seiten des BMG wird eine Konvergenzphase angestrebt, in der die Einrichtungen die Möglichkeit haben sollen, die Umsetzung der neuen Personalanhaltszahlen einüben zu können. Falls in den Ländern bereits höhere Mindestschlüssel gelten, sollen diese nicht auf die Zielwerte abgesenkt werden. Bei der Vereinbarung von höheren Mindestschlüsseln soll die Situation am Arbeitsmarkt berücksichtigt werden, die »pflegerische Versorgung ist dabei jedoch sicherzustellen«.

3.3.2 Anmerkungen zur Rothgang-Studie

Es war überfällig, dass eine auf wissenschaftlichen Kriterien basierende Zeitbedarfserfassung durchgeführt und somit eine objektivierbare Grundlage für benötigte Personalstellen in der Langzeitpflege geschaffen wurde. Neben dem (unter Berücksichtigung von Korrekturfaktoren bezüglich einer fachgerechten Versorgung) ermittelten Zeitbedarf, der direkt für pflegerische Leistungen *am* Pflegebedürftigen benötigt wird, wurden auch Leistungen und Zeiten erfasst, die nicht einem Einzelnen zugerechnet werden können, gleichwohl aber im Rahmen der pflegerischen Versorgung notwendig sind.

Inwiefern berücksichtigt wurde, ob bauliche oder räumliche Verhältnisse in den Einrichtungen (lange Wege, ungünstige Lage von Funktionsräumen) zu einer Optimierung oder einem Mehrbedarf von Versorgungszeiten geführt haben, kann hier nicht beurteilt werden. Die Fragestellung träfe auch für die technische Ausstattung oder den Grad der Digitalisierung einer Einrichtung zu. Vorstellbar wäre auch, dass die persönliche Leistungsfähigkeit oder -bereitschaft und das Lebensalter der beobachteten Pflegekräfte zu zeitlichen Abweichungen führen könnten: Ältere Mitarbeitende sind körperlich tendenziell eingeschränkt und langsamer oder bedächtiger, haben dafür aber vielleicht einen anderen persönlichen Anspruch an ihre Tätigkeit und sind sorgfältiger in der Art der Hilfestellung.

Wenn die Studie auch auf dem Erkenntnisstand der Jahre 2017 bis 2019 aufbaut und relevante Parameter in den Berechnungsweg (Algorithmus 1.0) integriert, so wird zumindest beim relevanten Faktor der Nettojahresarbeitszeit noch von einem sehr hohen Wert ausgegangen, der für das Jahr 2025 sicher nicht mehr zutreffend ist: Unter Berücksichtigung von durchschnittlich 33,4 (Sonder-)Urlaubstagen und nur 15 Krankheitstagen wurde bei einer Wochenarbeitszeit von 38,5 Stunden von einer Nettoarbeitszeit von 1560 Stunden pro Jahr ausgegangen (Rothgang 2020, S. 282). Die Jahresnettoarbeitszeit gibt den Zeitumfang an, in dem die Beschäftigten tatsächlich in der Einrichtung anwesend sind.

Nach Mitteilung der AOK (AOK, 2023) weist deren Statistik für das Jahr 2022 für Beschäftigte in der Pflege 32 gemeldete Krankheitstage aus. Die Techniker Krankenkasse gibt für 2023 für denselben Personenkreis 29,8 AU-Tage an (Techniker Krankenkasse, 2024). Beide Krankenkassen stellen fest, dass Beschäftigte in der Pflege damit 30 bzw. 60 % mehr Fehltage aufweisen als der Durchschnitt der Versicherten. Der BKK Dachverband gibt für das Jahr 2023 nur für Altenpflegekräfte durchschnittlich 39 AU-Tage an (BKK, 2024).

Weitere Krankheitstage, die nicht über eine AU der Krankenversicherung gemeldet wurden, sind in die Auswertung naturgemäß nicht eingeflossen.

Selbst wenn (bei Annahme einer sechs-Tage-Woche) lediglich 15 weitere Krankheitstage berücksichtigt werden würden, entspräche das einer zusätzlichen Ausfallzeit von 2,5 Wochen, entsprechend 96 Stunden. Die neu zu berücksichtigende Zeit läge bei 1463 Stunden Nettojahresarbeitszeit. Ob die Veränderung von 6,2 % im selben Umfang eine Auswirkung auf die Personalschlüssel hätte, kann hier nicht abgeleitet werden. Das Spannungsfeld zwischen *Qualität* (Zeitbedarf von Pflegebedürftigen) – *Arbeitsbelastung* (der Mitarbeitenden) – *Wirtschaftlichkeit* (mit Auswirkung auf den Fortbestand einer Einrichtung) dürfte jedenfalls weiter unter Druck geraten. Dies umso mehr, weil – der Systematik entsprechend – auch Mindestschlüssel angepasst werden müssten.

Die durchschnittliche Verteilung der Pflegegrade, als ein weiterer Faktor, der dem Algorithmus 1.0 zugrunde lag, wurde bereits durch die Zahlen des Statistischen Bundesamtes für 2021 angepasst.

3.3.3 Ergebnisse des Personalbemessungsverfahrens – Auswirkungen auf die Stationäre Langzeitpflege

Nach Veröffentlichung der ersten Ergebnisse war die Fachöffentlichkeit wenig überrascht über einen festgestellten Mehrbedarf an Pflegekräften insgesamt. Aufmerksamkeit erregte jedoch die Feststellung, dass es an QN3-Kräften mangele und eine notwendige Anpassung der Qualifikationen daraus abgeleitet wurde.

Tatsächlich lässt sich aus der Studie eine Kritik zur Effektivität des Arbeitseinsatzes in

Pflegeheimen ableiten: Es wurde beobachtet, dass pflegerische Tätigkeiten auch von dafür »überqualifizierten« Pflegefachkräften erbracht wurden, anstatt sie von Mitarbeitenden mit einer weniger hohen Qualifikation ausführen zu lassen. Die Studienergebnisse verlangen also eine optimierte Zuordnung von Aufgaben zu den dafür qualifizierten Personen. Damit greift die politische Umsetzung der Ergebnisse in bislang bestehende Organisationsprinzipien der Pflege ein und fordert eine Anpassung. Diese besteht in der Abkehr vom Prinzip »Jeder macht alles« hin zu einer passgenauen, qualifikationsbezogenen Durchführung. Für Pflegefachkräfte ist neben einzelnen Vorbehaltstätigkeiten besonders die Steuerung des Pflegeprozesses als wesentliche Aufgabe definiert.

Wenn Einrichtungen in Pflegesatzverhandlungen sich auf die Anwendung des Personalbemessungsverfahrens beziehen, um darin eine Fachkraftquote von < 50 % vereinbaren zu können, so müssen sie gleichzeitig bedenken, dass sie damit mittelfristig auch einer Veränderung ihrer Ablauforganisation zustimmen.

Da für eine richtige Aufgabenzuordnung derzeit insbesondere QN 3-Kräfte benötigt werden, so gilt es also, diesen Bestand schnell aufzubauen. Möglicherweise haben langjährig tätige Hilfskräfte bereits einmal eine mindestens einjährige Ausbildung absolviert. Ein Blick in die Personalakte könnte sich daher lohnen.

Herausforderungen für Einrichtungen

Der in der Studie festgestellte Mehrbedarf an Pflegefachpersonen untermauert die von Pflegefachpersonen häufig artikulierten Aussagen, man habe keine Zeit mehr für Bewohner*innen und werde ihnen nicht gerecht, man fühle sich überlastet, müsse häufig einspringen und verliere insgesamt dadurch die Freude am Beruf.

Von Projektbeginn bis zur Veröffentlichung der Anhaltszahlen lagen fünf Jahre, die im Wesentlichen dominiert waren von den unmittelbaren und Folgewirkungen der Corona-Pandemie sowie den Auswirkungen des Russland-Krieges in der Ukraine. Dies hat den Einrichtungen die volle Aufmerksamkeit abverlangt und auch die Mitarbeitenden körperlich und psychisch extrem gefordert. Für die Beschäftigung mit dem Personalbemessungsinstrument bestand wenig Raum.

Erst seit kurzer Zeit können sich Verantwortliche in den Einrichtungen wieder damit befassen, welche Auswirkungen nach innen und nach außen mit dem Personalbemessungsverfahren und der Einführung des § 113c SGB XI verbunden sind.

Unterstützung dabei können die FAQ des Pflege-Netzwerk Deutschland bieten (BMG und Pflegenetzwerk Deutschland). Interessant ist die Antwort auf die Frage, ob seit dem 1. Juli 2023 in allen Pflegeeinrichtungen Maßnahmen zur Personal- und Organisationsentwicklung durchgeführt werden müssen: Ja, sie sollen Maßnahmen durchführen. Als Maßnahmen jedoch werden solche genannt, »die im Rahmen des Modellprogramms nach § 8 Abs. 3b SGB XI entwickelt und erprobt wurden.« (§ 113c Abs. 3 Nr.) Sie werden voraussichtlich erst in 2025 vorliegen, mindestens bis dahin ist ein Nachweis einer Durchführung von Maßnahmen nicht gefordert.

Es erscheint jedoch notwendig, sich bereits jetzt mit der Thematik und deren Umsetzung zu befassen und dabei auch best-practice-Konzepte zu nutzen.

Bislang gibt es kaum Studien, die bereits Erfahrungen zur Umsetzung von Personalbemessungsinstrumenten aus der Praxis der Altenhilfe beschreiben.

Allerdings befasste sich Kröher (Kröher, 2023) mit »Herausforderungen für die Führungskräfte vollstationärer Pflegeeinrichtungen« nach Einführung eines neuen Personalbemessungsverfahrens. Dazu wurden 12 Leitungspersonen von 7 stationären Pflegeeinrichtungen eines Verbundes befragt. Zusammengefasst führt die auf Interviews basierende Studie zu folgenden Ergebnissen:

Die Einführung des Personalbemessungsverfahrens wird allgemein als sinnvoll empfunden. Begrüßt wird die Aufteilung auf Qualifikationsniveaus. Notwendige Veränderungen werden als Chance gesehen, zudem erhoffe man sich einen Zuwachs an Personal.

Kritisch wird gesehen, dass ein bereits bestehender Personalmangel die Umsetzung von Anpassungsmaßnahmen gefährden würde. Befürchtet wird von zwei Befragten, dass »vor allem die Fachkräfte den Bezug zu den Bewohner*innen verlieren werden und nicht mehr bezugsbezogen gepflegt wird« (Kröher 2023, S. 26), dies könne Auswirkungen auf zwischenmenschliche Beziehungen haben und den Verlust einer ganzheitlichen Sichtweise mit sich bringen. Der bestehende Personalmangel führe schon jetzt dazu, dass die Versorgung von Pflegebedürftigen mit hohen Pflegegraden abgelehnt werden müssen.

Heimleitungen sehen ihre Aufgabe darin, Mitarbeitende zum Hintergrund des PebeM zu informieren und sie bei der Einführung einer neuen Ablauforganisation einzubeziehen. Die Pandemiezeit habe gezeigt, dass Mitarbeitende auch in anderen Wohnbereichen tätig sein konnten.

Gleichzeitig wurde von Heim- und Pflegedienstleitungen jedoch befürchtet, dass Mitarbeitende sich eher schwer damit tun, auf Veränderungen zu reagieren. Auch bestehe auf Mitarbeiterseite eine Ablehnung der Verantwortung, die mit der wohnbereichsübergreifenden Arbeit verbunden sei, man befürchte eine Überforderung. Eine Einschätzung ging dahin, dass jüngere Mitarbeitende eher bereit sein könnten, sich auf Veränderungen einzulassen.

Die Rückmeldungen zu mitarbeiterbezogenen Hürden bei der Einführung standen im Vordergrund, des Weiteren wurden Problemstellungen durch eine geänderte Dienstplanung und Neuorganisation von Arbeitsabläufen erwartet.

Diese Hinweise aus der Praxis beruhen zwar auf einer sehr kleinen Gruppe von Befragten, deren Einschätzungen können gleichwohl wertvolle Impulse für Umsetzungsprojekte in anderen Einrichtungen darstellen. Der Projektauftrag besteht darin, Maßnahmen für einer Re-Organisation von Zuständigkeiten und Prozessabläufen zu planen und umzusetzen.

Einrichtungsleitungen sind daher gehalten, sich bereits jetzt mit einer angemessenen Einbindung ihrer Mitarbeitenden zu beschäftigen. Die Vermittlung einer neuen Sichtweise i. S. eines Change-Managements darf nicht dazu führen, dass Mitarbeitende sich instrumentalisiert fühlen, um ein neues, ihnen befremdlich erscheinendes Konzept umsetzen zu müssen.

Dabei wird zu berücksichtigen sein, dass Pflegefachpersonen zwar pflegen wollen, dies jedoch nicht mehr »unter allen Umständen«. Dies kann grade jüngere Pflegekräfte betreffen, deren Haltung zur Arbeitswelt möglicherweise eine andere ist als die von erfahrenen Kräften. Umsetzungsschritte müssen also behutsam erfolgen.

Es ist denkbar, dass Pflegehilfskräfte sich benachteiligt fühlen könnten, wenn sie die »schwere Arbeit« machen und Pflegefachkräfte sich auf andere Aufgaben konzentrieren. Die Steuerung des Pflegeprozesses und deren Monitoring ist als Vorbehaltsaufgabe[17] den Fachkräften zugewiesen. Eine nicht adäquate Umsetzung (durch Macht- oder Dominanzgebaren) kann ein Unterlegenheitsgefühl bei hierarchisch nachgeordneten Personen auslösen. Gleiches kann auftreten in der Relation QN 3-Kräfte zu Hilfskräften ohne mindestens einjährige Ausbildung. Dementsprechend umsichtig müssen sich Pflegefachkräfte in der Kommunikation und Beziehungspflege mit Hilfskräften zeigen, möglicherweise ist auch hier ein Schulungsprozess notwendig.

Voraussetzung für eine erfolgreiche Implementierung ist immer, dass ein solides Projektkonzept entwickelt wird, das dann behut-

---

17 Weitere Vorbehaltsaufgaben werden diskutiert bei Rothgang, 2020b.

sam, aber zielstrebig umgesetzt wird. Mitarbeitende müssen sich eingebunden fühlen, zu erwartende Schwierigkeiten bei der Umsetzung müssen offen benannt werden. Für dessen Ingangsetzen ist immer die oberste Lenkungsebene verantwortlich. Halbherzigkeit würde den Projekterfolg gefährden, ohne Unterstützung und Förderung »von ganz oben« wird eine erfolgreiche Umsetzung nicht möglich sein.

Es ist zu begrüßen, dass im September 2024 im Rahmen des Modellprojekts nach § 8 (3b) SGB XI »Erste Hinweise zur Umsetzung (einer) qualifikations- und kompetenzorientierten Arbeitsorganisation in der vollstationären Langzeitpflege« durch die GKV veröffentlicht wurden (GKV-Spitzenverband, o. J.).

> »Dabei wird auch die im Projekt PeBeM entwickelte qualifikationsorientierte Aufgabenverteilung in der Langzeitpflege unter Berücksichtigung von Maßnahmen der Digitalisierung und des Technikeinsatzes erprobt. Die Umsetzung der veränderten Aufgabenverteilung erfordert Maßnahmen zur Organisations- und Personalentwicklung. Daher sind die Entwicklung und Erprobung dieser Maßnahmen ebenfalls Gegenstand des aktuellen Modellprojekts. Damit im Anschluss an das Modellprojekt die erprobten Konzepte flächendeckend umgesetzt werden können, wird zudem eine Implementationsstrategie entwickelt.« (GKV-Spitzenverband, o. J., S. 3)

Die auf dem Algorithmus beruhenden Berechnungen definieren zwar die verschiedenen Personalmengen, »der Einsatz und die Koordination des Personals obliegen (jedoch) nach wie vor dem Aufgabenbereich der jeweiligen Einrichtung« (Rothgang 2020b, S. 404). Einrichtungen werden sich der großen Herausforderung stellen müssen, den Begriff der »kompetenzorientierten Bezugspflege« in Alltagshandeln zu überführen. Nach Rothgang soll es zwar zu keiner kleinteiligen Arbeitsaufteilung kommen (ebd.), es wird aber wohl großes Geschick notwendig sein, um durch Maßnahmen der Personal- und Organisationsentwicklung eine Rückkehr zur Funktionspflege zu vermeiden und eine (letztlich durch Bewohnerinnen und Bewohner zu bewertende) Beziehungs- und Pflegequalität zu erreichen.

Die Tatsache eines allgemeinen Personalmangels erfordert von einer jeden Geschäftsführung auch weiterhin (pro-)aktives Handeln. Es muss zwingend darum gehen, bestehendes Personal zu halten und neues zu gewinnen. Ein Schwerpunkt muss dabei auch auf der Gewinnung von Auszubildenden liegen.

Forderungen zur Verbesserung der Personalsituation wurden von Rothgang bereits benannt (Rothgang, 2020b), exemplarisch seien hier Maßnahmen wie Ausweitung von Teilzeitstellen, innerbetriebliche Verbesserungen von Arbeitsprozessen und -bedingungen sowie die Chancen durch Zuwanderung benannt.

Aus heutiger Sicht sind die Vorschläge allen bekannt, die sich mit Personalarbeit beschäftigen. Einiges hat sich bereits erfolgreich etabliert, zu nennen ist hier die Anhebung der Vergütung auf Tariflohnniveau. Andere Maßnahmen lassen sich nur langsam umsetzen, so die erleichterte Zuwanderung ausländischer Pflegekräfte oder der Ausbau der Digitalisierung.

Die Zahl von sozialversicherungspflichtig beschäftigen Mitarbeitenden in der Altenhilfe hat sich in den letzten Jahren – insbesondere durch zusätzliche Pflegekräfte aus dem Ausland – zwar leicht erhöht (Institut für Arbeitsmarkt- und Berufsforschung, 2024), zu bedenken ist jedoch, dass in den nächsten Jahren viele Beschäftigte altersbedingt aus dem Beruf ausscheiden und Nachrückende nicht in ausreichender Zahl zur Verfügung stehen. Die Anzahl der Pflegebedürftigen wird zukünftig in einem wesentlich höheren Umfang steigen, die Folge ist eine Verschlechterung der Zahlenrelation von Pflegefachpersonen zu Pflegebedürftigen.

Erwartungen an den Gesetzgeber

Die Ergebnisse der Rothgang-Studie haben enorme Auswirkungen auf die Aufbau- und Ablauforganisation in stationären Pflegeeinrichtungen. Sie zwingen Führungskräfte und Beschäftigte im pflegerischen Kontext zu einer Neudefinition von Rollen und deren Akzeptanz. Die Entwicklung eines neuen Selbstverständnisses bedarf einer angemessenen personalen Unterstützung und wird nur über einen längeren Entwicklungsprozess möglich sein. Dazu benötigen die Einrichtungen Zeit, die der Gesetzgeber ihnen einräumen muss. Dies wird in der angekündigten »Implementierungsstrategie« zu berücksichtigen sein.

Es ist zu begrüßen, dass mit der Konzeptentwicklung und -erprobung gem. § 8 Abs. 3b SGB XI, deren Beforschung noch bis 2025 angelegt ist, auch der Gesetzgeber zunächst lernen will, in welcher Weise eine Re-Organisation gelingen kann.

Die »ersten Hinweise zur Umsetzung« und auch nachfolgende Überlegungen müssen anwenderbezogen gedacht und umsetzbar gemacht werden. Wünschenswert wäre die Entwicklung eines webbasierten Schulungsprogramms sowie die Entwicklung eines Tools, mit dem Einrichtungen individuell ihre Situation erfassen und notwendige Veränderungsprozesse generieren können.

Gesetzliche Anforderungen an Einrichtungen müssen zukünftige demographische Rahmenbedingungen und den Ausbildungs- und Arbeitsmarkt berücksichtigen, so wie es bei der Bemessung von QN 3-Kräften bei den vorgeschlagenen Mindestschlüsseln bereits der Fall war.

Es muss bedacht werden, dass auch der Auf-/Umbau einer Ausbildungsinfrastruktur für die Pflegeassistenz Zeit benötigt, Ausbildungsstätten müssen sich vorbereiten können. Erste Schritte sind mit dem bundeseinheitlichen Pflegeassistenzgesetz getan, auch wenn dieses erst 2027 in Kraft tritt.

3.3.4 Ausblick

Der durch das Personalbemessungsverfahren ermittelte Personalmehrbedarf allein führt weder zur Verbesserung der Qualität noch zur nachhaltigen Zufriedenheit von Mitarbeitenden. Die Ergebnisse des Personalbemessungsverfahrens haben anhand der ermittelten Soll-Besetzung aber aufgezeigt, dass auch schon in der Vergangenheit eine ausreichende Personalbesetzung in der stationären Langzeitpflege nicht gegeben war.

Das Berechnungsverfahren sei darauf vorbereitet, veränderte Rahmenbedingungen zukünftig mit abbilden zu können. Die derzeitigen Stellenberechnungen dürften bei verringerter Jahresnettoarbeitszeit bereits heute überholt sein, eine Anpassung im Algorithmus 2.0 wäre notwendig. Diese könnte sich hinsichtlich der einzuhaltenden Mindestmengen allerdings auch zum Nachteil von Pflegeeinrichtungen entwickeln, da vielfach bereits heute die Mindestschlüssel nur knapp eingehalten werden können. Einrichtungen werden strategische Entscheidungen treffen müssen, z. B., ob man sich auf die Versorgung von niedrigeren Pflegegraden konzentrieren will, für die zum einen weniger Personal benötigt wird und darüber hinaus bei höherer Bewohnerzahl eine bessere Deckung von Fixkosten ermöglicht wird. Oder aber werden sie – aus einem mitfühlenden Verständnis für den höheren Unterstützungsbedarf – vornehmlich Menschen mit Pflegegrad 4 und 5 versorgen und in Kauf nehmen, dass sie dafür weniger Plätze belegen können.

Das Konzept eines auf wissenschaftlicher Basis durchgeführte Personalbemessungsverfahrens für die stationäre Langzeitpflege ist leider viele Jahre zu spät umgesetzt worden. In Zeiten eines größeren Personalangebots hätte es notwendige Veränderungsprozesse frühzeitig anstoßen können, Einrichtungen und Mitarbeitende hätten sich in angemessener Weise darauf vorbereitet.

Die weitere Entwicklung der beiden demographischen Ströme (zurückgehende Zahl von Pflegefachpersonen bei gleichzeitiger Zunahme von Pflegebedürftigen) werden zu einer Versorgungslücke führen. Nichtsdestotrotz ist es aber notwendig, unverzüglich Maßnahmen zu ergreifen, die wenigstens eine Verschlechterung zumindest in den nächsten Jahren aufhalten sollen.

Einrichtungen können nur selbst durch proaktives Handeln ihre Lage stabilisieren. Für die Zukunft wird es auch darum gehen, ein Bewusstsein für die Bedürfnisse von Mitarbeitenden weiterzuentwickeln und sie in Veränderungsnotwendigkeiten angemessen einzubeziehen sowie Bedingungen zu schaffen, die die Arbeitszufriedenheit erhalten. Gesetzgeberische Anforderungen an die Einrichtungen müssen sich an der Realität des Arbeitsmarktes orientieren und von den Leistungserbringern erfüllbar sein.

Für eine angemessene Versorgung von zukünftig Pflegedürftigen ist ein Umdenken aber nicht nur von der Pflege gefordert. Sie wird eine große gesamtgesellschaftliche Herausforderung sein.

3.3.5 Literatur

AOK, Pressemitteilung vom 26.04.2023, Zugriff am 04.02.2025 unter https://www.aok.de/pp/bv/pm/krankenstand-pflege-2022/

BKK Dachverband e. V. (Hrsg.) (2024). *Mehr Begleitung und weniger Burnout – Seelische Gesundheit von Pflegekräften muss politische Chefsache werden.* Zugriff am 11.02.2025 unter https://www.bkk-dachverband.de/presse/pressemitteilungen/pressemitteilung/mehr-begleitung-und-weniger-burnout-seelische-gesundheit-von-pflegekraeften-muss-politische-chefsache-werden

Bundesministerium der Justiz (Hrsg.) (2024). *Bekanntmachung über die Zielwerte für eine bundeseinheitliche, mindestens zu vereinbarende personelle Ausstattung für vollstationäre Pflegeeinrichtungen nach § 113c Absatz 8 des Elften Buches Sozialgesetzbuch – Soziale Pflegeversicherung –.*Bundesanzeiger BAnz AT 13.08.2024 B4. Zugriff am 15.04.2025 unter https://www.bundesanzeiger.de/pub/de/amtlicher-teil?1&year=2024&edition=BAnz+AT+13.08.2024

Bundesministerium für Gesundheit (BMG). (2019). *Sofortprogramm Pflege. Gesetz zur Stärkung des Pflegepersonals (Pflegepersonal-Stärkungsgesetz - PpSG).* Zugriff am 11.02.2025 unter https://www.bundesgesundheitsministerium.de/sofortprogramm-pflege.html

Bundesministerium für Gesundheit und Pflege-Netzwerk Deutschland (Hrsg.). (o. J.). *Einführung und Weiterentwicklung des Personalbemessungsverfahrens in der Pflege (Modellprogramm nach § 8 Abs. 3b SGB XI).* Zugriff am 15.04.2025 unter https://gkv-spitzenverband.de/pflegeversicherung/forschung/modellprogramm__8_abs__3b_sgb_xi/modellprogramm_8_abs_3b.jsp

Carstensen, J., Seibert, H., Wiethölter, D. (Hrsg.) (2024). *Internationalisierung der Pflege – Pflegekräfte mit ausländischer Staatsangehörigkeit und ihr Beitrag zur Fachkräftesicherung.* Institut für Arbeitsmarkt- und Berufsforschung, Bundesagentur für Arbeit (Hrsg.). Zugriff am 11.02.2025 unter https://doku.iab.de/forschungsbericht/2024/fb2224.pdf

GKV-Spitzenverband (Hrsg.) (o. J.). *Erste Hinweise zur Umsetzung. Qualifikations- und kompetenzorientierte Arbeitsorganisation in der vollstationären Langzeitpflege.* Zugriff am 10.3.2025 unter https://www.gkv-spitzenverband.de/media/dokumente/pflegeversicherung/forschung/Erste_Hinweise_zur_Umsetzung_einer_qualifikations-_und_kompetenzorientierten_Arbeitsorganisation.pdf

Kröher, M. (2023). *Einführung eines neuen Personalbemessungsverfahrens - Herausforderungen für die Führungskräfte vollstationärer Pflegeeinrichtungen der Diakonie Leipziger Land und der Heimverbund gGmbH.* Zwickau: Westsächsische Hochschule Zwickau. Zugriff am 11.02.2025 unter https://libdoc.fh-zwickau.de/opus4/frontdoor/index/index/searchtype/collection/id/16230/start/21/rows/20/yearfq/2023/docId/16413

Rothgang, H. (2020a). *Zweiter Zwischenbericht – Finale Version zur Abnahme durch den Auftraggeber – im Projekt Entwicklung eines wissenschaftlich fundierten Verfahrens zur einheitlichen Bemessung des Personalbedarfs in Pflegeeinrichtungen nach qualitativen und quantitativen Maßstäben gemäß § 113c SGB XI (PeBeM).* Zugriff am 10.03.2025 unter https://media.suub.uni-bremen.de/handle/elib/4386

Rothgang, H. (2020b). *Abschlussbericht im Projekt Entwicklung und Erprobung eines wissenschaftlich fundierten Verfahrens zur einheitlichen Bemessung des Personalbedarfs in Pflegeeinrichtungen nach qualitativen und quantitativen Maßstäben gemäß § 113c SGB XI (PeBeM).* Zugriff am 10.03.2025 unter https://media.suub.uni-bremen.de/handle/elib/4497

Techniker-Krankenkasse (2024). *Zum Tag der Pflegenden: Krankenstand auf neuem Höchstwert*. Pressemitteilung vom 12.05.2024. Zugriff am 11.02.2025 unter https://www.tk.de/presse/themen/pflege/pflegepolitik/krankenstand-bei-pflegekraeften-auf-rekordhoch-2149302

Wingeld, K. & Schnabel, E. (2002). *Pflegebedarf und Leistungsstruktur in vollstationären Einrichtungen.* Bielefeld: Institut für Pflegewissenschaft IPW.

Wingenfeld, K. (2010). *Grundlagen der Personalbemessung in vollstationären Einrichtungen*. Bielefeld: Institut für Pflegewissenschaft IPW.

4 Pflegepersonalbemessung in der Psychiatrie

4.1 Die Richtlinie des Gemeinsamen Bundesausschusses zur Personalausstattung in psychiatrischen und psychosomatischen stationären Einrichtungen (PPP-RL)

Thomas Brobeil

Die PPP-RL ist in direkter Nachfolge zur Psychiatrie Personalverordnung (PsychPV) zu sehen und hat seine Grundlage im Gesetz zur Weiterentwicklung der Versorgung und der Vergütung für psychiatrische und psychosomatische Leistungen (PsychVVG) aus dem Jahr 2016.

Die schon in den Jahren 1990–1995 entwickelte PsychPV war ein jahrelang angewandtes Instrument zur Personalbemessung, allerdings ohne konkrete Finanzierungsverpflichtung durch die Kostenträger. Dies hatte zur Konsequenz, dass sowohl auf Leistungserbringerseite als auch auf Seiten der Kostenträger die Umsetzung der PsychPV im Rahmen der Pflegesatzverhandlungen immer wieder untergraben wurde. Letztendlich führte dieser Umstand zu großer Unzufriedenheit in allen Bereichen über die vorhandene Personalausstattung in den psychiatrischen Einrichtungen. Dieses Problem wurde nun im PsychVVG, das aus dem Jahr 2016 stammt, aufgegriffen und der Gemeinsame Bundesausschuss (GBA) wurde beauftragt, eine Richtlinie zur Mindestpersonalausstattung in der Psychiatrie zu erarbeiten, die dann im Oktober 2019 in Gestalt der PPP-RL das Licht der Welt erblickte.

Entgegen der PsychPV, die im Wesentlichen eine unverbindliche Grundlage zur Budgetermittlung war, stellt die Richtlinie des GBA nun eine verbindliche personelle Mindestvorgabe dar, die von den Einrichtungen eingehalten werden muss. Sie umfasst das gesamte therapeutisch und pflegerisch tätige Personal in den einzelnen Einrichtungen.

Der Weg zur PPP-RL, der sich hier so einfach liest und ein konsistentes Vorgehen vermuten lässt, war ein anderer. Den meisten Beteiligten war bewusst, dass sich die Behandlungssettings, die Tätigkeiten des Personals usw. gegenüber den in der PsychPV verorteten Grundlagen verändert hatten. Schließlich stammt die PsychPV aus dem Jahr 1991. Also machte man sich auf den Weg, im internationalen Kontext nach Studien zu suchen und parallel eine Studie in Deutschland (Wittchen Studie) in Auftrag zu geben. Im Ausland wurde nichts Verwertbares gefunden und die deutsche Studie hat einen der größten Forschungsskandale ausgelöst und keine Ergebnisse zur Verbesserung der Personalbemessung geliefert. Trotzdem wurde an dem von der Politik vorgegeben ambitionierten Zeitplan festgehalten und so blieb nichts weiter übrig, als die in die Jahre gekommene PsychPV etwas aufzuarbeiten, um zumindest ein Ergebnis vorlegen zu können. Grundlage für die Anpassungen waren Themenbereiche der PsychPV, bei denen im Rahmen von Anhörungen und Expertengesprächen Probleme benannt wurden. So erfolgten Erhöhungen z. B. in der psychologischen Betreuung bei intensivbehandlungsbedürftigen Patientinnen und Patienten. Die Tätigkeitsstrukturen in den einzelnen Berufsgruppen wurden nicht bzw. kaum angepasst. Parallel dazu wurde ein verbindlicher Zeitplan zur inhaltlichen Weiterentwicklung und Anpassung der Richtlinie vereinbart. Es war allen an der Entwicklung Beteiligten klar, dass die Erstfassung nur eine erste Stufe zu einer zukunftsorientierten Personalvorgabe sein konnte.

4.1.1 Inhalte und Funktionsweise der PPP-RL

An dieser Stelle sei darauf hingewiesen, dass hier keine vollständige Abhandlung der PPP-RL erfolgen kann, dazu hat der GBA in vielen Verlautbarungen und Beschlüssen umfangreiche Unterlagen bereitgestellt. Empfehlenswert sind für das Verständnis des Richtlinientextes die Lektüre der dazu veröffentlichten »Tragenden Gründe«, in denen die Feinheiten, Berechnungsmethoden usw. explizit dargestellt sind. In diesem Beitrag soll es darum gehen, zu den einzelnen Regelungsinhalten die grundsätzliche Funktionsweise, den derzeitigen Diskussionsstand und die in der Praxis damit verbundenen Probleme zu beleuchten. Ebenso wird in den Ausführungen schwerpunktmäßig auf die Erwachsenpsychiatrie abgestellt. Die Entwicklung in der Psychosomatik läuft zeitversetzt und erfährt im Lauf der Entwicklung der Richtlinie noch andere Schwerpunktsetzungen.

Zweck, Ziele und Anwendungsbereich

Wie bereits dargestellt, handelt es sich bei der PPP-RL um kein Personalbemessungssystem, sondern lediglich um ein System zur Ermittlung von Mindestvorgaben zur Personalausstattung. Wichtig ist in diesem Zusammenhang der klare Hinweis in der Richtlinie, dass der sich aus der Richtlinie ergebende Mindestpersonalbedarf lediglich zu einer leitliniengerechten Behandlung beitragen soll. Daraus folgt automatisch, dass die sich aus PPP-RL ergebenden Personalmengen nur zum Teil eine leitliniengerechte Behandlung abbilden können. Eine besondere Brisanz entsteht, wenn man sich klar macht, dass die Personalmengen in der Richtlinie gegenüber der alten PsychPV bereits erhöht wurden und damit postuliert wird, dass bereits mit der PsychPV keine leitliniengerechte Behandlung möglich war. Ein Schritt in die richtige Richtung war die Erhöhung der Personalvorgaben im Bereich des psychotherapeutischen und ärztlichen Personals, um psychotherapeutische Verfahren im Rahmen eines neu eingeführten Behandlungsbereichs A7 umsetzen zu können.

Da sich der Anwendungsbereich der PPP-RL nicht nur auf den stationären, sondern, unter Anderem, auch auf den teilstationären Bereich erstreckt, lohnt sich der Blick auf die doch sehr unterschiedlichen Strukturen im teilstationären Bereich. Je nach Struktur der zu versorgenden Regionen haben sich unterschiedliche Angebotsstrukturen im teilstationären Bereich herausgebildet. Es gibt integrierte Tageskliniken, also integrierte Plätze in den stationären Bereichen, oder solitäre Tageskliniken, die in einem Versorgungsgebiet die psychiatrische Versorgung zu einem Teil mit sicherstellen. In der Richtlinie erfolgte hierzu bisher keine Differenzierung, was die »stand-alone-Tageskliniken« im Zusammenhang des vorzuhaltenden Personalmix vor große Probleme stellt. Dem wurde zumindest vorübergehend Rechnung getragen, indem es eine befristete Ausnahmeregelung für die »stand-alone-Tageskliniken« gibt. Inhaltlich erfolgte keine Anpassung. Die nächste reguläre Anpassung der PPP-RL soll im Jahr 2025 erfolgen.

Grundsätze

In den Grundsätzen wird noch einmal klargestellt, dass die Einrichtungen jederzeit das für die Sicherstellung einer leitliniengerechten Behandlung der Patientinnen und Patienten erforderliche Personal vorzuhalten hat und die Behandlung grundsätzlich nur zulässig ist, wenn die in der Richtlinie geregelten, verbindlichen Mindestvorgaben erfüllt werden.

Aus dieser Regelung ergeben sich vielfältige rechtliche Fragestellungen, die auch bereits Gegenstand gerichtlicher Auseinandersetzungen waren und sind.

Ein Punkt soll hier speziell herausgegriffen werden, da er auch im Rahmen der Pflegesatzverhandlung und der Thematik über das notwendige Personal an vielen Stellen diskutiert wird:

Viele Psychiatrische Einrichtungen sind sogenannte Pflichtversorger, auch wenn dies in den Bundesländern unterschiedlich geregelt ist. Mit der Pflichtversorgung geht eine sogenannte Aufnahmeverpflichtung einher, die je nach Bundesland noch um die Patient*innen mit einem Unterbringungsbeschluss erweitert ist. Das Problem entsteht dann, wenn das vorhandene Personal gerade für die aktuell zu behandelnden Patientinnen und Patienten ausreicht, durch die Aufnahmeverpflichtung aber weitere Patient*innen aufgenommen werden müssen. Nicht selten ist die Einrichtung das einzige Versorgungsangebot, das in der Lage ist, entsprechende Aufnahmen sicherzustellen. In diesem Kontext entstehen im Rahmen der Pflegesatzverhandlungen Forderungen nach dem Vereinbaren einer Schwankungsreserve, die über die Personal Mindestvorgaben hinausgehen, um der Erfüllung der Vorgaben in den Grundsätzen gerecht werden zu können.

Auch das Thema »Pflichtversorgung« wird derzeit heftig diskutiert, da die Richtlinie vorsieht, die Personalvorgaben um 10 % zu kürzen, falls keine Pflichtversorgung vorliegt. In welchem Fall jedoch eine Pflichtversorgung vorliegt, ist derzeit nicht klar definiert und ist oft Gegenstand von Diskussionen im Rahmen der Pflegesatzverhandlungen.

Neu ab dem Jahr 2024 ist der Erweiterung der Mindestvorgaben nun auch auf den Nachtdienst. Bisher galten die Vorgaben für den Regeldienst am Tag und wurden nun auf den Nachtdienst erweitert. Diese Erweiterung führt zu einer weiteren Einschränkung in Bezug auf einen flexiblen Personaleinsatz in den Kliniken. Es bleibt abzuwarten, ob in Zeiten des Fachkräftemangels immer unflexiblere Lösungen und Engführungen tatsächlich die Versorgungsprobleme lösen können. Grundlage für die Nachtwachen Berechnung sind die auf 18 Betten normierten Stationsgrößen sowie der Anteil der Intensivpatientinnen und Intensivpatienten, multipliziert mit einem, je nach Anteil von Intensivpatientinnen und Intensivpatienten, gestaffelten Faktor. Verschiebungen im Bereich der Nachtwachenbesetzungen werden zu erwarten sein. Als nicht unerheblich wird die Gefahr eingeschätzt, dass bisherig verhandelte Nachtwachenplätze wegfallen werden.

Weiter wird in den Grundsätzen geregelt, dass Patientinnen und Patienten nach Art und Schwere der Krankheit sowie nach den Behandlungszielen und -mitteln unterschiedlichen Behandlungsbereichen zugeordnet werden. Dies hat derzeit noch in einem 14-tägigen Abstand zu erfolgen. Die Umstellung auf eine Zuordnung aufgrund von Routinedaten ist ab 2025 geplant. Diesen Behandlungsbereichen liegen für jede Berufsgruppe wiederum Minutenwerte je Patientin und Patient und Woche zugrunde, die dann quartalsdurchschnittlich auf Einrichtungsebene einzuhalten sind.

Die Nachweise sind entsprechend quartals- und einrichtungsbezogen sowie monats- und stationsbezogen zu führen. Es lässt sich erahnen welchen bürokratischen Schub diese Regelung nach sich gezogen hat.

Da viele Einrichtungen nicht in der Lage sind oder waren, diesen monatlichen stationsbezogen Nachweis zu erbringen, wurde im Jahr 2022 die Anwendung der stations- und monatsbezogenen Nachweise nur auf eine repräsentative, jährlich wechselnde Stichprobe von fünf Prozent der Einrichtungen für die nächsten drei Jahre beschränkt. Da aber niemand weiß, ob er in diesem Zeitraum in die Stichprobe wandert, müssen die Vorbereitungen bzw. die technische Einführung eines entsprechenden Nachweißsystems trotzdem forciert werden.

Neben den rein technischen Umsetzungsproblemen sind in den vorgegebenen Minutenwerten in den einzelnen Behandlungsbereichen verschieden Sachverhalte nicht enthalten und somit gesondert zu berücksichtigen. Dies sind unter anderem

- die Ausfallzeiten, die inzwischen bei den Berufsgruppen bis zu 30 % der normalen Arbeitszeit ausmachen können,
- die strukturellen und organisatorischen Besonderheiten einer Einrichtung
- Leitungskräfte, Bereitschaftsdienste, Konsiliardienste, usw.
- notwendiges Personal zur Erbringung einer leitliniengerechten Behandlung
- usw.

Es lässt sich erahnen, wie viel Konfliktpotential im Rahmen der Budgetverhandlungen in diesen Themen schlummert und regelhaft zum Scheitern der Verhandlungen führt.

Behandlungsbereiche

Die Behandlungsbereiche sind den meisten psychiatrischen Einrichtungen noch aus den PsychPV-Zeiten geläufig, aber nicht zwangsweise eins zu eins zu diesen deckungsgleich und wurden auch im Rahmen der Weiterentwicklung der PPP-RL bereits erweitert. Da Patient*innen im Laufe Ihrer Behandlung die Behandlungsbereiche durchlaufen können, sind für die Ermittlung der Mindestvorgaben die entsprechenden Behandlungstage in den einzelnen Behandlungsbereichen ausschlaggebend. Hierzu gibt es eine detaillierte Berechnungslogik, die in den »Tragenden Gründen« umfassend beschrieben ist. Die fortlaufende 14-tägige Einstufung hat allerdings zur Folge, dass die entsprechende Personalplanung zur Einhaltung der Mindestvorgaben just in time zu erfolgen hat, was nicht in Einklang mit den derzeit praktizierten Dienstplanverfahren zu bringen ist.

Um hier Abhilfe zu schaffen, wurde in der Richtlinie eine Regelung aufgenommen, dass sich die Behandlungstage je Behandlungsbereich, an den im jeweiligen Quartal des Vorjahres behandelten Patientinnen und Patienten und der Einstufung in die Behandlungsbereiche orientiert. Weichen diese (Quartals-)Behandlungstage im laufenden Quartal um mehr als 2,5 % vom Vorjahresquartal ab, sind die Behandlungstage des laufenden Quartals als Grundlage zur Ermittlung der Mindestvorgaben zu verwenden. Diese Regelung verkompliziert die Berechnung noch, da zusätzlich in jedem Behandlungsbereich das Vorjahrquartal mit dem laufenden Quartal verglichen werden muss. Hier braucht es noch eine Klarstellung zur Formulierung »in den Behandlungsbereichen« im Richtlinientext. Bei einer engen Auslegung kann es passieren, dass in einem Behandlungsbereich das laufende Quartal verwendet werden muss, in anderen Behandlungsbereich die entsprechenden Vorjahreszahlen. Erschwerend kommt hinzu, dass inzwischen drei verschiede Definitionen von »Behandlungstagen« verwendet werden. In der Bundespflegesatzverordnung, der PEPP-Ermittlung und PPP-RL.

Auf Betreiben des GKV-Spitzenverbands wurde am 15.02.22 beschlossen, ab dem 01.01.2024 die Ermittlung der Behandlungstage je Behandlungsbereich auf Routinedaten umzustellen. Damit soll die 14-tägige Einstufung entfallen. Übergangsweise haben die Einrichtungen die Möglichkeit, bis zum 31.12.2024 die Behandlungstage je Behandlungsbereich nach der bisherigen Methode zu ermitteln.

Ab 2025 soll die Ermittlung der Behandlungstage je Behandlungsbereiche nicht mehr durch die Durchführung der 14-tägigen Stichtagserhebungen erfolgen, sondern auf Grundlage der kontinuierlichen OPS-Kodierung in den Routinedaten. Die PPP-RL Behandlungsbereiche werden hierfür einzelnen OPS-Codes zugeordnet.

> Beispiel: A1=9-607 Regelbehandlung Erwachsene & vollstationäre Behandlung

Ein Problem ergibt sich z. B. durch die geplante Eingruppierung dadurch, dass zukünftig alle über 65-Jährigen in den Bereich der Gerontopsychiatrie zugeordnet werden sollen. Damit würden auch Suchtpatienten, die älter als 65 Jahre sind, in der Gerontopsychiatrie auftauchen. Die Probleme sind adressiert und warten auf eine sachgerechte Lösung.

Neben dem Nachweis über die Einhaltung der Mindestvorgaben sind die Einrichtungen auch verpflichtet, die Regelaufgaben je Berufsgruppe entsprechend der Anlage 4 der PPP-RL zu erfassen. Diese Vorgabe hätte eine Einzelleistungserfassung in den Berufsgruppen nach sich gezogen, die den bürokratischen Aufwand noch weiter in schwindelerregende Höhen getrieben hätte. Um das System nicht endgültig zu blockieren, wurde auf die Erfassung der Regelaufgaben bis zum 31.12.2023 verzichtet. Ab dem Jahr 2024 erfolgt die Übermittlung der Regelaufgaben durch die Übermittlung der entsprechenden OPS-Codes 9-60 bis 9-98. Damit konnte zumindest eine aufwändige händische Dokumentation vermieden werden.

4.1.2 Berufsgruppen, Ermittlung der Mindestvorgaben, Umsetzungsgrad für die Personalausstattung

Die in der PPP-RL angegeben Berufsgruppen entsprechen im Wesentlichen den Berufsgruppen, die bereits in der PsychPV zur Versorgung eingesetzt wurden. Ergänzt wurden diese durch die Psychotherapeutinnen und Psychotherapeuten und die Erweiterungen um die inzwischen neuen Abschlüsse in den einzelnen Berufsfeldern. In diesem Zusammenhang müssen auf die in der Richtlinie enthaltenen Anrechnungsmöglichkeiten hingewiesen werden. Die Regelungen beinhalten klar definierte Anrechnungsmöglichkeiten von Berufsgruppen untereinander, aber auch in begrenztem Umfang von nicht in der PPP-RL genannten Berufsgruppen. Hierfür gelten aber definierte Höchstgrenzen. Voraussetzung ist immer, dass die angerechneten Fachkräfte und Hilfskräfte, Regelaufgaben in der Berufsgruppe erbringen, bei der sie angerechnet werden.

Neben dem rechnerischen Nachweis, der technisch noch relativ einfach zu erbringen ist, stellt dieser Sachverhalt, im Rahmen der Überprüfung der Einhaltung der Richtlinie durch den Medizinischen Dienst, die Einrichtungen vor größere Probleme. Die Dokumentation der Regelaufgaben erfolgt wie bereits dargestellt durch die entsprechenden OPS-Codes. Eine entsprechende patientenbezogene Dokumentation lässt sich nur aus den Behandlungsverläufen und deren Dokumentation ableiten, in denen aber nicht jede Regelaufgabe explizit dokumentiert ist. Regelhaft führt dies dazu, dass im Rahmen der Überprüfung durch den Medizinischen Dienst angerechnete Fach- und Hilfskräfte nicht akzeptiert werden und daraus Beanstandungen resultieren.

An dieser Stelle kann man nur dafür plädieren, die Sichtweise auf starre Berufsgruppengrenzen aufzulösen und die psychiatrische Versorgung wieder mehr als Teamleistung zu verstehen, ohne damit die Vorbehaltsaufgaben der einzelnen Berufsgruppen auszuhöhlen. Zudem existieren in vielen Bereichen noch keine klar definierten Vorbehaltsaufgaben, die eine sinnvolle Abgrenzung von Regel- und Vorbehaltsaufgaben ermöglichen würden.

In Anbetracht der Situation, dass in den kommenden Jahren viele erfahrene Mitarbeiter*innen in den Ruhestand gehen werden, ist fraglich, ob man mit der bisherigen Politik der Abgrenzung den erforderlichen Personalkörper und den entsprechenden Qualifikationsmix überhaupt noch vorhalten kann. Wenn nicht, ist bei Beibehaltung der starren Berufsgruppentrennung, ein Leistungsabbau unumgänglich. Es existieren auch Beispiele, bei denen der starre Personal- bzw. Qualifikationsmix der PPP-RL sogar eine Qualitätsverschlechterung bewirkt.

Ein Beispiel sind »stand-alone-Tageskliniken«. In diesen Fällen sind oft mehr qualifizierte Ärztinnen und Ärzte, Psychotherapeutinnen und Psychotherapeuten usw. eingesetzt, um einen verantwortungsvollen solitären Betrieb überhaupt aufrecht erhalten zu können. Würde man die Mindestvorgaben, die für alle Berufsgruppen einzeln gelten, tatsächlich umsetzen, wäre eine Verschiebung im Personalmix unumgänglich, mit dem dann aber wiederum eine solitäre Tagesklinik nicht führbar ist. Die ersten solitären Tageskliniken haben aufgrund dieser Tatsache bereits geschlossen.

Die Ermittlung der Mindestvorgaben ist vordergründig eine reine Rechenaufgabe deren Beschreibung in den Tragenden Gründen mehrere Seiten umfasst. Diese Beschreibung umfasst aber nur die theoretische Vorgehensweise, die dann entsprechend des Detaillierungsgrades der PPP-RL umgesetzt werden muss. So sind die Mindestvorgaben monatlich und stationsbezogen zu berechnen, da ansonsten die entsprechenden Umsetzungsgrade nicht ermittelt werden können und die vom Institut für Qualitätssicherung und Transparenz im Gesundheitswesen (IQTIQ) geforderten Formulare nicht entsprechend befüllt werden können. Ebenso muss bei der Mindestvorgabenberechnung der bereits erwähnte Vergleich, Vorjahresquartal zum Ist, berücksichtigt werden, der sich bei starken Belegungsschwankungen zum Ende des Quartals hin sogar noch einmal komplett verändern kann. Eine ständige Neuberechnung ist die Konsequenz.

Die Nachweisführung ist ohne ein entsprechendes Dienstplanungsprogramm nicht möglich. Grundvoraussetzung dafür ist, dass alle in der PPP-RL benannten Berufsgruppen im Dienstplan geführt werden, um eine automatische Ausleitung zu gewährleisten. Die notwendigen Anrechnungen von Berufsgruppen tauchen im Dienstplan nicht auf und sind nachträglich händisch zu erstellen. In der Regel ist erst am Ende eines Quartals ersichtlich, welche Berufsgruppen auf andere Berufsgruppen angerechnet werden müssen. Ein ständiger Iterationsprozess ist dafür notwendig, der zudem sehr viele Kapazitäten bindet.

Es entsteht der Eindruck einer Scheingenauigkeit, die mit der Qualität der Leistungserbringung nur rechnerisch in Verbindung gebracht werden kann. Kernstück dieser Richtlinie ist das korrekte Vorhalten und Nachweisen von Vollkraftstunden je Berufsgruppe und Behandlungsgruppe. Die Qualität wird gleichgesetzt mit dem Vorhandensein von Vollkraftstunden. Die Dokumentation muss dementsprechend lückenlos erfolgen, da sich der Medizinische Dienst bei seinen Kontrollen zur Einhaltung der Richtlinie immer zuerst auf den vertraglichen Nachweis des ausgewiesenen Personals stützt und danach auf den dokumentierten Dienstplan, in dem die erbrachten Personalstunden enthalten sind.

Ausnahmetatbestände

Keine Regelung ohne Ausnahmen. Dieser Grundsatz ist auch hier beherzigt worden.

Allerdings ist der Katalog der möglichen Ausnahmetatbestände sehr überschaubar. Ein Tatbestand bezieht sich auf die »standalone-Tageskliniken«, da erkannt wurde, dass ansonsten womöglich diese Versorgungsform aus der Versorgungslandschaft verschwinden könnte.

Der Tatbestand, dass bei gravierenden strukturellen und organisatorischen Veränderungen in der Einrichtung die Mindestvorgaben ausgesetzt werden können, ist selbstredend, da bei Stationsschließungen oder -umstrukturierungen auch keine Patient*innen auf den entsprechenden Stationen behandelt werden können und damit das Vorhalten von Personal nicht sehr sinnhaft erscheint.

Der Ausnahmetatbestand, der bei einem Personalausfall von mehr als 15 % des vorzuhaltenden Personals greift, ist bei einer vernünftigen Unternehmensplanung viel zu risikobehaftet. Ein Nichteinhalten bis zur Grenze von 15 % würde nach den derzeit geltenden Regelungen gravierende Sanktionen nach sich ziehen. Entweder wird rechtzeitig die Patientenversorgung eingeschränkt, um Sanktionen zu entgehen oder aber der Personalausfall müsste sich schnell über 15 % entwickeln. Beides kann nicht im Sinne einer vernünftigen Versorgung von psychisch kranken Menschen sein. Aus diesem Grund wird dieser Ausnahmetatbestand bei Einsetzen der endgültigen Sanktionsregeln so gut wie nie zum Tragen kommen.

Nachweispflichten und Folgen bei Nichteinhaltung der Mindestvorgaben

Die Nachweispflichten der Einrichtungen sind im § 11 und seinen 14 Absätzen der Richtlinie geregelt. Gemessen am Umfang stellt dieser Paragraf den prominentesten Paragrafen der Richtlinie dar. Daneben werden alle an das IQTIQ zu liefernden Anlagen in der Anlage 3 zur Richtlinie auf insgesamt weiteren 40 Seiten dargestellt. Dies wird hier explizit benannt, da sich in dieser Vorschrift das bürokratische Ausmaß dieser Richtlinie endgültig Bahn bricht. An dieser Stelle kann auf die diversen Probleme, die es beim Befüllen der vom IQTIQ geforderten Anlagen gibt, nicht eingegangen werden. Aber ohne ein gut funktionierendes IT-gestütztes Controlling jeglicher Couleur sind die Anforderungen nicht zu bewerkstelligen.

Die Mindestvorgaben sind quartalsbezogen in den Einrichtungen einzuhalten. Innerhalb eines Quartals kann ausgeglichen werden. Die Nichterfüllung liegt vor, wenn für eine Berufsgruppe der PPP-RL der Umsetzungsgrad unter 100 % liegt. Hierbei sind die derzeit geltenden Übergangsregelungen noch nicht berücksichtigt. Die Konsequenzen aus dieser Regelung sind drastisch, da damit bei einer endgültigen Umsetzung der Richtlinie der Vergütungsanspruch des Krankenhauses entfällt. Dieser Vergütungswegfall bezieht sich, etwas verkürzt dargestellt, auf alle Leistungen des Krankenhauses, auch wenn hierfür z. T. keine Mindestvorgaben gelten. Fehlen im nachzuweisenden Personal z. B. 3 %, dann wird nach der derzeitigen Regelung auch neben den Instandhaltungen z. B. die Verwaltung, Technik, Hauswirtschaft mitsanktioniert.

Um den Effekt noch zu verstärken, wurde ein »Bestrafungsfaktor« in Höhe vom 1,7-fachen hinzugenommen. Abgemildert wird diese Vorgabe im Moment durch eine Übergangsregelung, die bis Ende 2027 in verschiedenen Stufen angewandt wird. Spätestens zum 31.10.2027 muss der G-BA eine Entscheidung über weitergehende Sanktionsregelungen treffen.

Mit Beschluss im Oktober 2023 wurde neu geregelt, dass die Mindestvorgaben erst ab dem 01.01.2024 zu 95 % eingehalten werden müssen, da zu viele Einrichtungen noch nicht in der Lage waren, entsprechende Nachweise zu erbringen. Parallel dazu finden die Vorgaben (Vergütungswegfall) bei Nichterfüllung der Mindestvorgaben und der nicht vollständigen Erfüllung der Mitwirkungspflichten erst ab 2026 Anwendung. Bei nicht fristgerechter Erfüllung der Mitwirkungspflicht droht weiterhin ein Abschlag. Insgesamt soll die Verschiebung der Sanktionsregelung den Einrichtungen die Möglichkeit verschaffen, die Zeit zum Personalaufbau zu nutzen.

Im Bericht zum 2. Quartal 2023 führt das IQTIQ aus, dass in der Erwachsenenpsychiatrie, bei einem vorgegebenen Umsetzgrad von 90 %, lediglich ein Anteil von unter 50 % der Einrichtungen der Erwachsenpsychiatrie die Mindestvorgaben erfüllen konnten. Grund hierfür ist die Tatsache, dass bereits das Abweichen in einer Berufsgruppe von der Vorgabe dazu führt, dass die Mindestvorgaben für die Einrichtung als nicht erfüllt gelten.

Setzt man diese Erkenntnis in das Verhältnis zu den drohenden Sanktionen bei Nichterfüllung, so lässt sich verstehen, warum die Sorge um die psychiatrische Versorgung in den Einrichtungen um sich greift. Zumal die Nichterfüllung der Umsetzung, nicht wie vom GKV-Spitzenverband gebetsmühlenhaft vorgetragen, aus dem bewussten Vorenthalten von Personal resultiert, sondern unter anderem ein Abbild des realen Fachkräftemangels ist und parallel dazu aus der enormen Erhöhung der Fehlzeiten der letzten Jahre resultiert.

Anpassung der Richtlinie

Erfreulich ist, dass sich der G-BA eine Überprüfung von Bereichen der PPP-RL auferlegt hat, um sie gegebenenfalls anzupassen oder auch neu zu definieren. Dies betrifft im Wesentlichen die

- Psychosomatik,
- die Minutenwerte in den Behandlungsbereichen,
- die Pflichtversorgungsproblematik
- die Nachtdienstmindestbesetzung,
- die Regelaufgaben im Bereich der Psychotherapeutinnen und Psychotherapeuten und der Psychologinnen und Psychologen,

- die Mindestausstattung in den Bereichen der Gerontopsychiatrie und Intensivversorgungs sowie
- die monatliche Dokumentation usw.

Es bleibt zu hoffen, dass die Überprüfungen zu guten Lösungen führen werden.

4.1.3 Schlussbemerkung

Die PPP-RL wurde als Ersatz für die PsychPV auf den Weg gebracht, was grundsätzlich zu begrüßen ist, da Personalvorgaben in bestimmten Bereichen ein Versorgungssystem auch stabilisieren und verlässlich machen können. Sei es inhaltlicher, aber auch finanzieller Art.

Leider ist es in der Selbstverwaltung nicht gelungen die seit Jahren bestehende Misstrauenskultur zu überwinden, was sich auch in den sehr detaillierten Regelungen dieser Richtlinie wiederfindet. Überdeutlich wird dies in der Tatsache, dass bei jeder Überarbeitung der Richtlinie, der Detaillierungsgrad und die damit verbundene Regelungswut zunimmt. Dies wird zwangsweise dazu führen, dass sich die Verhandlungsfronten (inhaltlich wie finanziell) weiter verhärten und praktikable Lösungen immer weiter in den Hintergrund gedrängt werden. Wären die Sanktionsregelungen in den vergangenen Jahren nicht immer wieder ausgesetzt worden, hätten sich die Auswirkungen der Richtlinie noch viel schneller in der Verhandlungsrealität der Partner auf Ortsebene niedergeschlagen, ohne tatsächliche Verbesserungen zu ermöglichen. Diese Problematik ist der Versorgungssituation vorgelagert.

Sobald die Sanktionsmechanismen in Kraft treten, ist die Zeit vorüber, in der man sich mit den Verhandlungspartnern vor Ort auf die Fortschreibung von Vorjahresbudgets einigen kann, um die Verhandlungen auf Basis der PPP-RL noch nicht führen zu müssen. Dies betrifft beide Verhandlungsseiten gleichermaßen. Bisherige Verhandlungen haben deutlich gezeigt, dass die PPP-RL zu einem massiven Personalaufbau und damit zu höheren Kosten führt als die ehemalige Psych-PV. Der limitierende Faktor sind lediglich die am Markt verfügbaren Fachkräfte. Falls der Personalaufbau nicht gelingt, hat dies zur Folge, dass die Einrichtungen Ihre Leistungen auf das durch die Richtlinie vorgegebene Maß reduzieren müssen, was wiederum zu Versorgungsengpässen führen kann, bzw. bereits geführt hat. Grund hierfür sind unter anderem die starren Vorgaben der Richtlinie, die am Ende von beiden Seiten eingefordert werden.

Ob dieses restriktive Regelwerk mit einem gewissen Anteil an schwarzer Pädagogik, das auf Bestrafung setzt, die Versorgungssituation psychisch kranker Menschen langfristig verbessern hilft, wage ich im Moment noch nicht abzuschätzen.

Hilfreich wäre es, wenn die Verantwortlichen für diese Richtlinie, im Hinblick auf die uns in den nächsten Jahren ereilenden personalpolitischen Schwierigkeiten, einen Schwerpunkt auf eine Flexibilisierung bei der Ausgestaltung der Arbeit für psychisch kranke Menschen legen würden. Gerne auch mit flexiblen Nachweisen über die geleistete Arbeit. Davon ist diese Richtlinie leider weit entfernt.

4.1.4 Literatur

IQTIQ (2024). *Strukturabfrage zur Personalausstattung in Psychiatrie und Psychosomatik. Quartalsbericht gemäß PPP-RL, 2023-3*.

Gemeinsamer Bundesausschuss (Hrsg.) (2020). *Richtlinie des Gemeinsamen Bundesausschusses über die Ausstattung der stationären Einrichtungen der Psychiatrie und Psychosomatik mit dem für die Behandlung erforderlichen therapeutischen Personal gemäß § 136a Abs. 2 Satz 1 des Fünften Buches Sozialgesetzbuch (SGB V) (Personalausstattung Psychiatrie und Psychosomatik Richtlinie/PPP-RL)*, zuletzt geändert am 20. Juni 2024. Zugriff am 30.09.2024 unter https://www.g-ba.de/downloads/62-492-3666/PPP-RL_2024-06-20_iK-2025-01-01.pdf

Technische Universität Dresden (Hrsg.) (2023). *Statement der TU Dresden zur PPP-Studie (2021)*. Zugriff am 11.02.2025 unter https://tu-dresden.de/tu-dresden/newsportal/presse/statement-der-tu-dresden-zur-ppp-studie

4.2 Pflege in der PPP-RL

Martin Holzke

In der Richtlinie des Gemeinsamen Bundesausschusses über die Ausstattung der stationären Einrichtungen der Psychiatrie und Psychosomatik (PPP-RL) werden spezifische Vorgaben für die Berufsgruppe der Pflege festgelegt. Nach § 1 Abs. 1 legt die Richtlinie grundsätzlich geeignete Maßnahmen zur Sicherung der Qualität in der psychiatrischen, kinder- und jugendpsychiatrischen und psychosomatischen Versorgung fest. Dazu werden verbindliche Mindestvorgaben für die Ausstattung der stationären Einrichtungen mit dem für die Behandlung erforderlichen Personal für die psychiatrische und psychosomatische Versorgung bestimmt. Die Mindestvorgaben sollen einen Beitrag zu einer leitliniengerechten Behandlung leisten. Für das Gesamtverständnis der PPP-RL ist es von zentraler Bedeutung, dass die darin definierten Mindestvorgaben keine Anhaltszahlen zur Personalbemessung darstellen.

§ 2 Abs. 3 führt weiter aus, dass die verbindlichen Mindestvorgaben für den Regeldienst am Tag (Tagdienst) und in der Nacht (Nachtdienst) gelten. Dieser umfasst alle diagnostischen, therapeutischen und pflegerischen Tätigkeiten, die einen Bezug zur Behandlung der Patientinnen und Patienten haben. Die Regelaufgaben der Pflegefachpersonen im Sinne der PPP-RL sind in Anlage 4 der Richtlinie beschrieben und werden in diesem Beitrag im Verlauf diskutiert. § 2 Abs. 7 legt fest, dass psychiatrische Krankenhäuser einen Nachweis über die Einhaltung der Mindestvorgaben differenziert nach Berufsgruppe zu führen haben. Ein großer Unterschied des Vorgehens zu anderen Bereichen der Krankenhausversorgung, in denen Personaluntergrenzen festgelegt wurden, ist, dass diese gemäß § 11 quartals- und einrichtungsbezogen sowie monats- und stationsbezogen zu führen sind. Konkret bedeutet dies, dass im Bereich der psychiatrischen Kliniken, eine Unterschreitung der Mindestvorgaben nach PPP-RL nicht tagesaktuell gemeldet werden müsste, sondern innerhalb eines Quartals. Die maßgebliche Einheit ist zudem nicht die einzelne Station, sondern die gesamte Klinik, beispielsweise für alle Bereiche der Erwachsenenpsychiatrie. Der Soll-Ist-Abgleich bezieht sich zudem häufig nicht auf die reale Belegung des Quartals, sondern auf das Vorjahr (► Kap. 4.2.1).

§ 5 der PPP-RL definiert die Berufsgruppen, die zur Ermittlung der Mindestvorgaben für die Personalausstattung berücksichtigt werden. Als Pflegefachpersonen werden demnach definiert: Pflegefachfrauen und Pflegefachmänner, Gesundheits- und Krankenpflegerinnen und Gesundheits- und Krankenpfleger, Gesundheits- und Kinderkrankenpflegerinnen und Gesundheits- und Kinderkrankenpfleger, Altenpflegerinnen und Altenpfleger, Heilerziehungspflegerinnen und Heilerziehungspfleger. Explizit wird angeführt, dass auch Pflegefachpersonen mit einer Weiterbildung im Bereich Pflege in der Psychiatrie, Psychosomatik und Psychotherapie sowie Personen mit Hochschulabschluss Bachelor bzw. Master Psychiatrische Pflege dazu zählen.

Die PPP-RL beinhaltet in ihren Mindestvorgaben für den Regeldienst am Tag und in der Nacht keine Ausfallzeiten (Wochenfeiertage, Urlaub, Arbeitsunfähigkeit, Schutzfristen, Kur- und Heilverfahren, Wehrübungen, externe Fort- und Weiterbildungsmaßnahmen, Tätigkeiten im Personalrat, im Betriebsrat, in der Mitarbeitervertretung, in der Vertretung ausländischer, schwerbehinderter oder suchtkranker Beschäftigter, als Sicherheitsbeauftragte oder Sicherheitsbeauftragter, als Beauftragte oder Beauftragter für Arbeitssicherheit, als Hygienebeauftragte oder Hygienebeauftragter, als Gleichstellungsbeauftragte oder Gleichstellungsbeauftragter und weitere relevante Ausfallzeiten). Zudem sind die Besonderheiten der durch den Nachtdienst zu begleitenden und betreuenden Patientinnen und Patienten, die durch den Anteil der Intensivbehandlung nach § 6 Abs. 7 nicht abgedeckt werden, nicht in den Mindestvorgaben enthalten. Weiter sind Leitungskräfte, Bereitschaftsdienste außerhalb des Regeldienstes, ärztliche Rufbereitschaft, pflegerische (Ruf-)Bereitschaftsdienste in der Nacht, ärztlicher Konsiliardienst, Tätigkeiten in Nachtkliniken, Genesungsbegleitung sowie – die gegebenenfalls über die Mindestvorgaben hinausgehende Personalausstattung, die zur Sicherstellung einer leitliniengerechten Versorgung erforderlich ist – nicht in der Richtlinie berücksichtigt. Diese Punkte sind daher bei der Budgetvereinbarung auf der Ortsebene zu berücksichtigen. Im Rahmen der Personalplanung hat das Krankenhaus sicherzustellen, dass über die Mindestvorgaben hinaus auch entsprechendes Personal zur Abdeckung dieser Zeiten vorgehalten wird. Die Verhandlung dieses Personals findet in psychiatrischen Kliniken nach den Vorgaben der Bundespflegesatzverordnung (BPflV) statt, wobei genau genommen damit kein Personal verhandelt wird, sondern das Gesamtbudget, welches den Kliniken zur Verfügung steht.

Ein Grundproblem der Zusammensetzung der Budgets für psychiatrische Kliniken lässt sich wie folgt zusammenfassen: Es bestehen Mindestvorgaben der Personalausstattung nach PPP-RL. Dazu müssen Ausfallzeiten, Leitungspersonen und Personal zur Umsetzung leitliniengerechter Behandlung im Rahmen der Budgetverhandlungen mit den Krankenkassen ausgehandelt werden. Diese setzen dabei in der Regel als Mindestvorgabe eine neunzigprozentige Erfüllungsquote der PPP-RL als Grundlage an, da aktuell Übergangsvorschriften gelten. Erst im Jahr 2027 müssen 95 % und ab 2029 100 % der Mindestvorgaben aus der PPP-RL erfüllt sein. Zudem wird bei den Budgetverhandlungen in der Regel aktuell lediglich ein Inflationsausgleich als Budgetsteigerungsrate veranschlagt. Demgegenüber stehen reale Tarifsteigerungen im Bereich der Pflege von ca. 10 % (TV-L) und eine Zunahme der Ausfallzeiten um ca. 5 %. In der aktuellen Logik bedeutet dies, dass die Kliniken eine per Richtlinie definierte Anzahl an Pflegefachpersonen vorhalten müssen, es in den vergangenen Jahren eine beachtliche Steigerung der damit verbundenen Realkosten gab und diese demgegenüber jedoch nicht annähernd durch die an der Inflation orientierten Budgetsteigerungsrate abgedeckt wird. Ein zumindest interessantes Vorgehen.

4.2.1 Mindestvorgaben für den Tag und Nachtdienst

In der PPP-RL wird zwischen den Mindestvorgaben für den Tag und den Vorgaben für den Nachtdienst unterschieden. Die Mindestvorgaben für den Tagdienst werden gemäß § 6 festgelegt. Für jeden Behandlungsbereich gemäß § 3 in Verbindung mit Anlage 2 und jede Berufsgruppe gemäß § 5 werden Minutenwerte je Patientin und je Patient und Woche gemäß Anlage 1 der PPP-RL vorgegeben. Die Mindestvorgaben für den Tagdienst sind quartalsdurchschnittlich auf Einrichtungsebene, differenziert nach Erwachsenenpsychiatrie, Psychosomatik sowie Kinder- und Jugendpsychiatrie, einzuhalten. Konkretisierend führt § 5 Abs. 1 dazu aus, dass die Mindestvorgaben für die Personalausstattung im Tagdienst ermittelt werden, indem für jede Berufsgruppe gemäß § 5 die Minutenwerte der Behandlungsbereiche gemäß Anlage 1 mit der Anzahl der Behandlungswochen je Behandlungsbereich multipliziert werden.

Die Behandlungsbereiche werden in der Erwachsenenpsychiatrie aufgegliedert in die Bereiche Allgemeine Psychiatrie (A), Abhängigkeitskranke (S), Gerontopsychiatrie (G) und Psychosomatik (P). Bis auf den Bereich der Psychosomatik wird die durchgeführte Behandlung einem Behandlungsbereich entsprechend der ▶ Tab. 4.1 zugeordnet. Die Zuordnung erfolgt aus den durchgeführten Prozeduren des Operationen- und Prozedurenschlüssel (OPS), in dem die Merkmale der unterschiedlichen Behandlungsintensitäten und Arten definiert sind, beispielsweise der OPS 9-60: Regelbehandlung bei psychischen und psychosomatischen Störungen und Verhaltensstörungen bei Erwachsenen. Wird diese OPS dokumentiert, führt dies je nach Bereich A/S/G in die Einstufung der Regelbehandlung und hat für den Tagdienst zur Folge, dass pro Patientin oder Patient und Woche nach Anlage 1 der PPP-RL mindestens 856 Minuten Pflege vorhanden sein müssen. Bei einer Stationsgröße von 18 Patient*innen entspricht dies praktisch sieben VK-Pflege für den Bereich der Allgemeinpsychiatrie (exkl. Ausfallzeiten).

Für die Berechnung der Behandlungswochen werden die Behandlungstage je Quartal durch 7 geteilt. Bei teilstationärer Behandlung werden die Behandlungstage abweichend von Satz 1 durch 5 geteilt. Die Behandlungstage je Behandlungsbereich ergeben sich für das jeweilige Krankenhaus aus der Anzahl der im jeweiligen *Quartal des Vorjahres* behandelten Patientinnen und Patienten und deren Einstufung in die Behandlungsbereiche gemäß § 3 anhand der Eingruppierungsempfehlungen gemäß Anlage 2 zu Beginn der Behandlung und bei jedem Wechsel der Behandlungsart. Als Behandlungstage zählen der Aufnahmetag und jeder weitere Tag des Krankenhausaufenthaltes bzw. bei stationsäquivalenter Behandlung Tage mit direktem Patientenkontakt. Entlassungs- oder Verlegungstage, die nicht

Tab. 4.1: Zeitwerte von Pflegefachpersonen pro Behandlungsbereich der psychiatrischen Einrichtungen für Erwachsene nach PPP-RL (eigene Zusammenstellung)

Behandlung	Behandlungsbereiche (Minuten/Pat./Woche)		
Regelbehandlung	A1 (856)	S1 (835)	G1 (1270)
Intensivbehandlung	A2 (1536)	S2 (1562)	G2 (1645)
Tagesklinische Behandlung	A6 (329)	S6 (318)	G6 (372)
Stationsäquivalente Behandlung	--	--	--

zugleich Aufnahmetag sind, sowie Tage, an denen eine über Mitternacht hinausgehende Beurlaubung oder Abwesenheit beginnt, werden nicht berücksichtigt. Bei teilstationärer Behandlung ist der letzte Tag des Aufenthaltes als Behandlungstag zu berücksichtigen. Liegt in einem Quartal des laufenden Jahres die tatsächliche Anzahl der Behandlungstage in den Behandlungsbereichen um mehr als 2,5 % über oder mehr als 2,5 % unter der nach Abs. 3 ermittelten Anzahl der Behandlungstage, erfolgt die Berechnung der Behandlungswochen abweichend von Abs. 3 auf der Basis der tatsächlichen Anzahl der Behandlungstage des laufenden Quartals. Diese Regelung hat zur Folge, dass die Mindestvorgaben des Quartals sich häufig auf Grundlage der Belegung des Vorjahres bemessen, es sei denn, massive Belegungsschwankungen führen zu einer abweichenden Belegungssituation.

§ 4 Abs. 3 definiert, dass die Minutenwerte bei Pflegefachpersonen gemäß § 5 für Tagdienste von täglich 14 Stunden zuzüglich einer halben Stunde Übergabezeit mit dem Personal des Nachtdienstes sowie bei einer gleichbleibenden Personalbesetzung im Pflegedienst an Wochenenden und Feiertagen gelten. Bei Tageskliniken gelten die Minutenwerte in der Erwachsenenpsychiatrie und Psychosomatik für einen Tagdienst von acht Stunden und in der Kinder- und Jugendpsychiatrie von zehn Stunden. Die Minutenwerte gelten bei Tageskliniken für fünf Wochentage.

Neben den Vorgaben für den Tagdienst werden für die Berufsgruppe der Pflegefachpersonen ebenso Mindestvorgaben für den Nachtdienst definiert. Nach § 4 Abs. 4 umfasst der Nachtdienst bei Pflegefachpersonen zehn Stunden inklusive 30 Minuten Übergabezeit mit dem Tagdienst. Anfangs- und Endzeiten können variieren.

Die Regelungen für den Nachtdienst werden in § 6 Abs. 7 weiter konkretisiert. Hier wird ausgeführt, dass für den Nachtdienst der Erwachsenenpsychiatrie gemäß § 4 Abs. 4 Mindestvorgaben für die Anzahl der in einer Einrichtung im Nachtdienst tätigen Pflegefachpersonen gemäß § 5 Abs. 1b, also allen Pflegefachpersonen nach dem PflBG, sowie Heilerziehungspflegerinnen und Heilerziehungspfleger festgelegt werden.

Die Festlegung erfolgt über die Anzahl von Nachtdienstplätzen, die in einer Einrichtung in Abhängigkeit vom Anteil der Intensivpatient*innen für die jeweilige Anzahl von vollstationären Betten der empfohlenen Stationsgröße von 18 Behandlungsplätzen in der Erwachsenenpsychiatrie einzusetzen sind. In der Zeit vom 01.01.2023 bis zum 31.12.2023 wurde keine Mindestvorgabe für die Anzahl der in einer Einrichtung im Nachtdienst tätigen Pflegefachpersonen festgelegt. In der Zeit vom 01.01.2024 bis 31.12.2025 gelten folgende Mindestvorgaben:

1. In Einrichtungen mit einem Anteil Intensivpatient*innen von über 35 % sind mindestens 1,6 Nachtdienstplätze je 18 Behandlungsplätzen zu besetzen.

2. In Einrichtungen mit einem Anteil Intensivpatient*innen von über 20 % und bis einschließlich 35 % sind mindestens 1,4 Nachtdienstplätze je 18 Behandlungsplätzen zu besetzen.
3. In Einrichtungen mit einem Anteil Intensivpatient*innen von über 0 % und bis einschließlich 20 % sind mindestens 1,2 Nachtdienstplätze je 18 Behandlungsplätzen zu besetzen.
4. Für Einrichtungen der Psychosomatik und Einrichtungen ohne Intensivpatient*innen werden keine Mindestvorgaben festgelegt.

Weiter führt § 6 Abs. 8 dazu aus, dass die Mindestvorgabe für den Nachtdienst ermittelt wird, indem in einem ersten Schritt für die Erwachsenenpsychiatrie die Anzahl der vollstationären Betten der Einrichtung durch 18 geteilt wird. Der so berechnete Wert wird in einem zweiten Schritt in Abhängigkeit vom Anteil an Intensivpatientinnen und Intensivpatienten der Einrichtung mit dem entsprechenden Faktor nach Abs. 7, also 1,6 bei über 35 %, 1,4 bei über 20 und bis zu 35 % und 1,2 bei bis zu 20 % multipliziert. Der Anteil an Intensivpatient*innen einer Einrichtung der Erwachsenenpsychiatrie wird berechnet, indem die Anzahl der Behandlungstage in den Behandlungsbereichen A2, G2 und S2 durch die Anzahl der Behandlungstage in allen vollstationären Behandlungsbereichen geteilt und mit 100 multipliziert wird. Grundlage der Berechnungen sind jeweils die Behandlungstage in den ersten drei Quartalen des Vorjahres.

Zur Ermittlung der Vollkraftstunden (VKS) für den Nachtdienst wird der nach den Vorgaben ermittelte Wert mit zehn multipliziert und damit in Stunden umgerechnet. Bei der Ermittlung der tatsächlichen Personalausstattung bzw. des realen Umsetzungsgrads werden für die Pflegepersonalausstattung in der Nacht alle Pflegefachpersonen, die im Nachtdienst tätig waren, berücksichtigt. Dabei sind Pflegefachpersonen, die an einem Arbeitstag im Tagdienst und im Nachtdienst tätig waren, anteilig zuzuordnen.

Für eine kleine psychiatrische Klinik mit 24 vollstationären Behandlungsplätzen und einem Anteil von Intensivpatientinnen und Intensivpatienten über 35 % bedeutet dies, dass sie den Vorgaben folgend zunächst 24 (Plätze) / 18 * 1.6 (Multiplikator da > 35 % Intensiv) = 2,1 ermitteln würden. Dieser Wert wird mit 100 multipliziert, um die Vollkraftstunden für den Nachtdienst zu ermitteln, was 210 ergibt. Es müssten demnach 210 Minuten Pflegefachpersonen im Nachtdienst vorhanden sein. Da für den Nachtdienst zehn Stunden angerechnet werden, ergibt dies bei einer Doppelnachtwache lediglich 200 Stunden und führt zu einer regelhaften Unterschreitung der Mindestvorgaben. In der Praxis ist in den Pflegesatzverhandlungen eine Forderung nach einer dritten Nachtwache, die den Vorgaben der PPP-RL entspricht, für eine solche Einrichtung utopisch und wird regelhaft abgewiesen.

4.2.2 Anrechnungsmöglichkeiten anderer Berufsgruppen (Multiprofessionelle Teams in der psychiatrischen Versorgung)

Multiprofessionelle Behandlungsteams sind in der psychiatrischen Versorgung von besonderer Bedeutung. Das Zusammenwirken der unterschiedlichen Professionen bei der Begleitung von Menschen mit psychischen Erkrankungen bei ihrem Genesungsprozess kann diese bei der Erreichung ihrer individuellen Ziele unterstützen. Eine starre Festlegung auf konkrete, berufsgruppenspezifische Mindestvorgaben entspricht zum einen nicht den Erfordernissen einer individuellen, flexiblen Begleitung der Patient*innen und zum anderen ist sie weit entfernt von der Berücksichtigung regionaler oder einrichtungsbezogener Besonderheiten, die sich mitunter in einer gewachsenen Struktur der unterschiedlichen Berufsgruppen in Kliniken darstellt.

Die PPP-RL beinhaltet in § 8 Regelungen zur gegenseitigen Anrechnung von Berufsgruppen. Abs. 3 ermöglicht es, bei der tatsächlichen Personalausstattung gemäß § 7 Fachkräfte der Berufsgruppen nach § 5 auf andere Berufsgruppen nach § 5 anzurechnen, soweit diese gemäß Anlage 4 Regelaufgaben der anderen Berufsgruppe, bei der die Anrechnung erfolgen soll, erbringen. Eine Anrechnung nach Satz 1 ist bei psychiatrischen und psychosomatischen Einrichtungen für Erwachsene gemäß § 5 Abs. 1 nur zwischen den in Gruppen dargestellten Berufsgruppen (▶ Tab. 4.2) möglich.

Tab. 4.2: Anrechnungsmöglichkeiten zwischen den Berufsgruppen (eigene Zusammenstellung)

Gruppe 1	Gruppe 2
Ärztinnen und Ärzte Psychotherapeutinnen und Psychotherapeuten Psychologinnen und Psychologen	Pflegefachpersonen Spezialtherapeutinnen und Spezialtherapeuten Bewegungstherapeutinnen und Bewegungstherapeuten, Physiotherapeutinnen und Physiotherapeuten Sozialarbeiterinnen und Sozialarbeiter, Sozialpädagoginnen und Sozialpädagogen, Heilpädagoginnen und Heilpädagogen

Des Weiteren wird den Einrichtungen in Abs. 5 ermöglicht, bei der tatsächlichen Personalausstattung gemäß § 7 Fachkräfte und Hilfskräfte aus nicht in § 5 genannten Berufsgruppen im begrenzten Umfang anzurechnen, soweit diese gemäß Anlage 4 Regelaufgaben der Berufsgruppe, bei der die Anrechnung erfolgen soll, erbringen, solange eine Qualifikation zur Erfüllung der Regelaufgaben vorliegt. Die Qualifikation muss eine mindestens vergleichbare pflegerische oder therapeutische Behandlung der Patientinnen und Patienten sicherstellen. Die Qualifikationserfordernisse können auch durch eine mindestens fünfjährige praktische Tätigkeit in der stationären psychiatrischen oder psychosomatischen Krankenhausbehandlung nachgewiesen werden. Eine Anrechnung anderer in § 5 nicht genannter Berufsgruppen auf die Berufsgruppe gemäß § 5 Abs. 1a – Ärztinnen und Ärzte – ist ausgeschlossen. Das bedeutet beispielsweise, dass der sich mittlerweile auch in Deutschland ausbreitende Abschluss Physician Assistant nicht mit der Berufsgruppe der Ärztinnen und Ärzte, zu deren konkreten Entlastung diese Qualifikation international bereits seit Jahrzehnten beiträgt und deren Regeltätigkeiten sie in begrenztem Umfang übernehmen, verrechnet werden kann. Gleiches gilt für die bereits gut etablierte Gruppe der medizinischen Fachangestellten.

Die Umfänge der angerechneten Fachkräfte und Hilfskräfte sind im Nachweis gesondert auszuweisen und zu erläutern. Bei der Anrechnung von Fachkräften und Hilfskräften aus anderen Berufsgruppen sind folgende Höchstgrenzen zu beachten:

- Pflegefachpersonen: 10 % der VKS-Mind
- Psychotherapeutinnen und Psychotherapeuten, Psychologinnen und Psychologen: 10 % der VKS-Mind
- Spezialtherapeutinnen und Spezialtherapeuten (z. B. Ergotherapeutinnen und Ergotherapeuten und Künstlerische Therapeutinnen und Künstlerische Therapeuten): 10 % der VKS-Mind
- Bewegungstherapeutinnen und Bewegungstherapeuten, Physiotherapeutinnen

und Physiotherapeuten: 5 % der VKS-Mind
- Sozialarbeiterinnen und Sozialarbeiter, Sozialpädagoginnen und Sozialpädagogen, Heilpädagoginnen und Heilpädagogen: 5 % der VKS-Mind.

Diese Regelungen zur Möglichkeit der Anrechnung gelten in der Erwachsenenpsychiatrie und Kinder- und Jugendpsychiatrie. Der Umfang der Anrechnungsmöglichkeiten in psychosomatischen Einrichtungen gemäß diesem Absatz wird bis zum 30. September 2024 festgelegt.

Für die Anrechnung von Auszubildenden in der Pflege wird festgelegt, dass diese bei der tatsächlichen Personalausstattung gemäß § 7 entsprechend des in § 27 Abs. 2 des Pflegeberufegesetzes vorgegebenen Verhältnisses anzurechnen sind. Dies bedeutet, dass sie in Krankenhäusern im Verhältnis 9,5 zu 1 auf die Stelle einer voll ausgebildeten Pflegefachkraft anzurechnen sind.

Die Frage der Möglichkeit der Anrechnung unterschiedlicher Berufsgruppen in Abhängigkeit der definierten Regelaufgaben in der psychiatrischen Versorgung ist letztlich auch eine Thematik, die unter dem Aspekt der vorbehaltenen Tätigkeiten nach § 4 des PflBG beleuchtet werden sollte. Daher sei an dieser Stelle auf die Veröffentlichung des Think Tank Vorbehaltsaufgaben (TT VA) und der Deutschen Gesellschaft für Pflegewissenschaft e. V. (DGP) (2024) verwiesen, die sich auch mit dem Tätigkeitsfeld der psychiatrischen Pflege beschäftigt hat. Im Kern wird, wie oben eingeleitet, deutlich, dass eine strikte Abgrenzung zwischen den Berufsgruppen im psychiatrischen Kontext nicht zielführend ist und es um die spezifische Beteiligung der unterschiedlichen Berufsgruppen an einem Gesamtbehandlungsplan gehen sollte (Think Tank Vorbehaltsaufgaben (TT VA) & Deutsche Gesellschaft für Pflegewissenschaft e. V. (DGP), 2024).

4.2.3 Pflegerischer Skill- und Grade-Mix in der PPP-RL

Wie in allen Sektoren, in denen Pflegefachpersonen an der Versorgung teilnehmen, werden auch in der psychiatrischen Versorgung Modelle der Zusammenarbeit unterschiedlicher Ausbildungs- und Kompetenzniveaus benötigt, um moderne Versorgungsangebote vorhalten zu können.

In der PPP-RL werden unterschiedliche Qualifikationsniveaus der Pflegefachpersonen benannt, die im Rahmen der Mindestvorgaben berücksichtigt werden können. Das heuristische Rahmenmodell von Scheydt und Holzke (Scheydt & Holzke, 2018) bildet die unterschiedlichen Qualifikationsniveaus ab, die als Anhaltspunkt dienen können.

Auf Ebene des DQR 1-3, also bei (ungelernten) pflegerischen Hilfskräften oder Assistenzkräften im pflegerischen Bereich, bietet die PPP-RL die Möglichkeit, dass diese bis zu 10 % der VKS-Mind. angerechnet werden können. Die Ebene des DQR 4, dreijährig examinierte Pflegefachpersonen, bildet zahlenmäßig die größte Gruppe in der psychiatrischen Versorgung ab und ist auch in der PPP-RL die Gruppe, von der das Kernprofil der Pflegefachpersonen abgeleitet wurde. Dies wird insbesondere an den eher klassischen bzw. überholten Regelaufgaben, welche im folgenden Absatz beschrieben werden, deutlich. Eine erfreuliche Tatsache ist, dass die Ebene des DQR 6, Pflegefachpersonen mit einer Fachweiterbildung Psychiatrische Pflege oder einem Bachelorabschluss, explizit in der Richtlinie aufgeführt werden. Dies zeigt, dass es dem G-BA zumindest bekannt ist, dass es diese Gruppe gibt und sie selbstverständlich berücksichtigt werden muss. Auf Ebene der Regelaufgaben wurde eine weitere Differenzierung, die auch dieses Qualifikationsniveau abbildet, jedoch nicht vorgenommen. Dies trifft analog auf das DQR 7 Niveau für Pflegefachpersonen mit einem Masterabschluss zu. Auch hier ist es sehr erfreulich, dass diese Gruppe explizit erwähnt wird.

Grundsätzlich besteht daher auf Grundlage der in der PPP-RL definierten Qualifikationsniveaus die Möglichkeit, moderne Skill- und Grade-Mix-Modelle umzusetzen. So könnten unter Berücksichtigung der unterschiedlichen Niveaus spezifische Tätigkeitsfelder für Pflegefachpersonen mit Fachweiterbildung bzw. Bachelorabschluss (Pflegespezialist*innen) definiert werden, welche sich z. B. auf die Bewältigung unterschiedlicher Pflegephänomene wie Angst, Suizidalität, Stimmenhören, etc. spezialisieren. Des Weiteren bietet die Berücksichtigung der DQR 7-Ebene die Möglichkeit zum Einsatz von Pflegeexpert*innen (APN) auf Masterniveau. Diese Gruppe der Pflegefachpersonen könnte sich z. B. auf eine spezifische Gruppe von Patient*innen spezialisieren, welche dann durch alle Sektoren der psychiatrischen Versorgung begleitet werden kann. Hier wären Menschen mit Demenz beispielsweise eine Gruppe, die dann settingübergreifend von einer Pflegefachperson auf DQR 7-Niveau begleitet werden könnte.

Letztlich reicht eine Nennung von möglichen Qualifikationsniveaus und Gruppen im Sinne einer Mindestvorgabe und einer fehlenden Differenzierung von Rollenprofilen nicht aus, um diese Entwicklung innerhalb der PPP-RL abzubilden oder gar zu fördern.

4.2.4 Das Tätigkeitsprofil der Pflegefachpersonen in der PPP-RL

Die Regelaufgaben des Pflegepersonals im Sinne der PPP-RL sind in Anlage 4 der Richtlinie aufgeführt. Diese sind strukturiert in Allgemeine Pflege, Spezielle Pflege und Mittelbar patientenbezogene Tätigkeiten. Im Folgenden werden die Regelaufgaben des Pflegepersonals zunächst dargestellt, um anschließend einen Abgleich mit aktuellen Veröffentlichungen und Themenfeldern der psychiatrischen Pflege vorzunehmen. Die in Anlage 4 der PPP-RL angeführten Regelaufgaben bilden die Bemessungsgrundlage der in Anlage 1 ersichtlichen Minutenwerte der unterschiedlichen Behandlungsbereiche für die jeweiligen Berufsgruppen. Es ist daher im Grunde der zentrale Mechanismus der Bemessung der Mindestvorgaben. Dahinter steht die Annahme, dass in den unterschiedlichen Behandlungsbereichen und den damit verbundenen Intensitäten der Behandlung je nach Berufsgruppe spezifische Zeitaufwände durch die damit verbundenen Tätigkeiten entstehen.

Zum Tätigkeitsfeld der Allgemeinen Pflege in der psychiatrischen Versorgung gehören im Verständnis der PPP-RL demnach:

- Aufstellung der individuellen Pflegeplanung im Rahmen des Therapieplans einschließlich der Pflegeanamnese (Pflegeprozess)
- Pflegedokumentation
- Regelmäßige Vitalzeichenkontrolle (z. B. Temperatur, Puls, Blutdruck, Atmung, Ausscheidungen)
- Durchführung prophylaktischer Maßnahmen (z. B. Pneumonie-, Kontraktur-, Soor-, Dekubitus-, Thromboseprophylaxe)
- Mobilisation von Kranken (z. B. Lagern bettlägeriger Kranker; Unterstützung beim Gehen, bei der Benutzung von Gehhilfen und Rollstühlen)
- Anleitung und Hilfe bei der Eigenhygiene (z. B. Aufstehen, Körperpflege, Waschen, Urin- und Stuhlentleerung)
- Sicherstellung der Nahrungsaufnahme (z. B. Vorbereiten und Verteilen der Mahlzeiten, Anleitung und Hilfe beim Essen)
- Bettenmachen und Anleitung der Patient*innen zum Beziehen von Betten
- Sicherstellung hygienischer Maßnahmen (z. B. Bett, Nachttisch)
- Betreuung Sterbender
- Versorgung Verstorbener

Es wird deutlich, dass die hier enthaltenen Tätigkeiten des Pflegepersonals entsprechend der Bezeichnung »Allgemeine Pflege« keine Spezifität zu den eigentlichen Inhalten der psychiatrischen Versorgung aufweisen. Sie sind damit unspezifisch und im Grunde übertragbar auf jedes weitere Handlungsfeld der Pflegefachpersonen in den unterschiedlichen Versorgungssystemen.

Der Bereich der »Speziellen Pflege« wird in der PPP-RL in drei Bereiche differenziert. Somatische Pflege, Psychiatrische Pflege und Visiten der Ärztin oder des Arztes.
Zu den Regelaufgaben im Bereich der somatischen Pflege zählt die PPP-RL folgende Inhalte:

- Mitwirkung bei Blutentnahmen, Injektionen und Infusionen, Durchführung von Einläufen, Katheterismus und anderen medizinischen
- Verordnungen
- Vor- und Nachbereiten von Untersuchungen
- Wundversorgung
- Richten und Ausgeben von Medikamenten
- Begleitung zu diagnostischen und therapeutischen Maßnahmen (z. B. Labor, Konsiliarärzte, Arbeits- und Ergotherapie)
- Mitwirkung bei der Notfallversorgung und Durchführen von Maßnahmen der Ersten Hilfe

Die Tätigkeit »Richten und Ausgeben von Medikamenten« eignet sich besonders gut, um darzustellen, warum das Pflegeverständnis der PPP-RL grundsätzlich weit von einem modernen psychiatrischen Pflegeverständnis entfernt ist und die Zeitaufwände damit nicht der Realität entsprechen. Schirmer (2020) konnte nachweisen, dass es durch individuelle Medikamententrainingsprogramme gelingt, Menschen mit psychischen Erkrankungen zu empowern, deren Genesungsprozess zu fördern und zu zielführenden Vereinbarungen zu kommen (Schirmer, 2020). Es geht damit im Kern nicht darum, dass Pflegefachpersonen irgendwelche Medikamente richten und zum Zeitpunkt X ausgeben, sondern dass genau dieser Prozess partizipativ und gemeinsam mit den Patientinnen und Patienten durchgeführt wird, um sie bei ihrer Genesung zu begleiten und Hilfestellungen anzubieten. Bereits Hoffmann und Rieger (2010) konnten in ihrer Multimomenterhebung nachweisen, dass sich die Ist-Situation beim Themenfeld »Richten und Ausgeben von Medikamenten« als doppelt so umfangreich darstellt wie die Soll-Vorgabe (Hoffmann & Rieger, 2010).

Der Kernbereich der Pflegefachpersonen in der Psychiatrie, die Psychiatrische Pflege, wird weiter aufgeteilt in die Bereiche der Einzelfallbezogenen Behandlung und Betreuung sowie der Gruppenbezogenen Behandlung und Betreuung.
Unter dem Punkt der einzelfallbezogenen Behandlung und Betreuung versteht die PPP-RL:

- Fortwährende Betreuung und ständige Beobachtung von Kranken mit der jeweils im Pflegeplan vorgesehenen Intensität; tageweise
- Einzelbetreuung in Krisensituationen; Krisenintervention in Gefährdungssituationen
- Entlastende und orientierungsgebende Gesprächskontakte: Gespräche mit Angehörigen; Anlaufstelle für Patientinnen und Patienten,
- Angehörige und andere außenstehende Personen, einschließlich telefonischer Kontakte
- Trainingsmaßnahmen im Rahmen des Pflegeprozesses und Mithilfe bei der Bewältigung des Tagesablaufes
- Mitwirkung bei Einzel- und Familientherapien
- Begleitung bei Hausbesuchen, Vorstellungsterminen in sonstigen Einrichtungen und Institutionen
- Maßnahmen im Zusammenhang mit Aufnahme, Verlegung und Entlassung
- Mitwirkung an speziellen psychotherapeutischen Maßnahmen

- Hilfe beim Umgang mit persönlichem Eigentum

Ein wesentlicher Teil der (teil-)stationären psychiatrischen Behandlung sind Therapiegruppen. Bei den pflegerischen Regelaufgaben zählen zur gruppenbezogenen Behandlung und Betreuung:

- Durchführung von Stationsversammlungen, einschließlich »Morgenrunden«
- Training lebenspraktischer Fähigkeiten, Sozialtraining, Aktivitätsgruppen im Rahmen des therapeutischen Stationsmillieus; Planung,
- Gestaltung und Durchführung von Aktivitäten außerhalb der Station (z. B. Spaziergänge, Ausflüge, Freizeitangebote)
- Mitwirken in speziellen Therapiegruppen (z. B. Gesprächspsychotherapie, Rollenspiel, Bewegungstherapie, Ergotherapie)

Ganz im Sinne der gelebten Multiprofessionalität in der psychiatrischen Versorgung gehört die Vorbereitung, Teilnahme und Ausarbeitung der Visiten der Ärztin oder des Arztes ebenfalls zu den Regelaufgaben der speziellen psychiatrischen Pflege.

Ein nicht zu vernachlässigender Teil der Aufgaben psychiatrischer Pflegefachpersonen besteht aus mittelbar patientenbezogenen Tätigkeiten. Diese werden in der PPP-RL aufgeteilt in Therapie- und Arbeitsbesprechungen sowie den Bereich der Stationsorganisation.

Zu den Tätigkeiten unter dem Punkt Therapie- und Arbeitsbesprechungen zählt die PPP-RL:

- Dienstübergaben, Teilnahme an Therapiekonferenzen, Konzeptbesprechung im Team
- Teilnahme an stationsübergreifenden Dienstbesprechungen
- Teilnahme an stationsbezogener Supervision, Balintgruppen
- Hausinterne Fort- und Weiterbildung

Wie in allen Bereichen der pflegerischen Versorgung, fallen auch in psychiatrischen Einrichtungen vielfältige Aspekte der Stationsorganisation an, die regelhaft durch Pflegefachpersonen geleistet werden. Dazu zählen:

- Koordination der Arbeitsabläufe, Einsatz der pflegerischen Mitarbeiterinnen und Mitarbeiter, Dienstplanung; Anlaufstelle für Mitarbeiterinnen und Mitarbeiter
- Externe und interne Terminplanung und Koordination diagnostischer und therapeutischer Leistungen
- Interne Disposition, Bevorratung von Medikamenten, Pflegehilfsmitteln und sonstigen Materialien und andere Verwaltungsaufgaben, Statistiken etc.
- Anleitungs- und Unterweisungsaufgaben, z. B. von neuen Mitarbeiter*innen, externen Krankenpflegeschülerinnen oder externen Krankenpflegeschülern, Praktikantinnen oder Praktikanten und Zivildienstleistenden

Die in Anlage 4 der PPP-RL aufgeführten Regeltätigkeiten zeichnen insgesamt ein überholtes Bild der Aufgaben- und Tätigkeitsbereiche psychiatrischer Pflege. Der Grund dafür ist simpel. Letztlich wurde in der PPP-RL lediglich die aus den 1990er Jahren stammende Psychiatrie-Personalverordnung (PsychPV) als Grundlage verwendet, samt der darin enthaltenen Beschreibung der Regelaufgaben der unterschiedlichen Berufsgruppen. Es überrascht daher nicht, dass die Entwicklungen der letzten 30 Jahre sich nicht in den Rollenzuschreibungen der PPP-RL widerspiegeln. Warum nicht zumindest das für Deutschland grundsätzlich novellierte und breit differenzierte Verständnis des Pflegeberufs, welches sich im Pflegeberufegesetz (PflBG) und der damit verbundenen Ausbildungs- und Prüfungsordnung (PflAPrV) ausdrückt berücksichtig wurde, bleibt unverständlich.

In den vergangenen 10 Jahren wurden zudem mehrere Untersuchungen durchgeführt, die sich explizit mit den Tätigkeiten der Pflegefachpersonen in der voll- und teilstationären psychiatrischen Versorgung auseinandersetzen (Sauter et al., 2020; Scheydt et al., 2019). Das Ergebnis dieser Entwicklungen wird in der Veröffentlichung des *Verbändedialog Psychiatrische Pflege* zusammengefasst, welche eine aktuelle, konsentierte Übersicht über die Pflegetätigkeiten in der klinischen Erwachsenenpsychiatrie darstellt (Verbändedialog Psychiatrische Pflege, 2024). Die darin aufgeführten Pflegetätigkeiten bauen zum Großteil auf der in der PPP-RL dargestellten Liste auf, überführen diese jedoch in ein modernes Verständnis des Pflegeberufs und sollten in einem neu zu entwickelndem Instrument zur Personalbemessung in der Psychiatrie Berücksichtigung finden.

4.2.5 Alternative Überlegungen zur PPP-RL

Bereits in den Jahren vor der Veröffentlichung der PPP-RL und der darin enthaltenen moderaten Veränderungen in Bezug auf die bis dahin gültige Psych-PV gab es unterschiedliche Initiativen für eine veränderte Form der Bemessung der Personalausstattung in der psychiatrischen Versorgung (Deister et al., 2021; Hauth et al., 2019; Löhr et al., 2016; Löhr & Sauter, 2020; Trüg et al., 2018).

Da in diesem Kapitel die pflegerische Perspektive der Personalbemessung in der Psychiatrie beleuchtet wird, wird im Folgenden ein alternatives Modell der Personalberechnung für diese Berufsgruppe skizziert. Es wird der Ansatz der Pflege-Patienten-Relationen in Psychiatrie und Psychosomatik (PPR-PP) von Löhr et al. (2016) als neuer Ansatz einer Personalbemessung für den Bereich der Psychiatrischen Pflege beschrieben. Das Plattform-Modell (▶ Kap. 4.3) wird an anderer Stelle in diesem Buch ausführlich dargestellt.

Pflege-Patienten-Relationen in Psychiatrie und Psychosomatik (PPR-PP)

In Ihrer Veröffentlichung aus dem Jahr 2016 beschreiben Löhr et al. die Entwicklung eines Instruments zur Basisbesetzung einer Pflege-Patienten-Relation in der teilstationären und stationären Behandlung Erwachsener in der Psychiatrie und Psychosomatik in Deutschland. Zentrales Ziel des Vorgehens ist es, Patientensicherheit durch die Sicherstellung einer grundsätzlichen Pflege-Patienten-Relation zu gewährleisten. Dazu wurden zunächst auf Grundlage der in der Psych-PV beschriebenen Basispflegeleistungen, die im Wesentlichen den oben dargestellten Regelaufgaben der Pflegefachpersonen in der PPP-RL entsprechen, berechnet und um Ergebnisse interner sowie externer Evidenz, die sich aus den Entwicklungen seit der Entstehung der Psych-PV ergeben haben, als Mehraufwand ergänzt. Diese Ergebnisse wurden schließlich in die PPR-PP-Level-Struktur überführt, welche die unterschiedlichen Settings und Behandlungsbereiche der klinischen psychiatrischen Versorgung abbildet.

Die Relationen im Tagdienst beziehen sich auf 16 (2 × 8) Stunden und sind Netto-Besetzungen. Das bedeutet, dass Fehlzeiten aufgrund von Krankheit, Mutterschutz, externer Bildungsgänge, Urlaub etc. noch zu berücksichtigen sind. Der Ansatz macht deutlich, dass insbesondere in den Bereichen der Akutaufnahmestationen ein deutlicher Zuwachs an Pflegepersonal im Vergleich zur Bemessungsgrundlage der Psych-PV und damit auch der PPP-RL entstehen würde. So ist in diesem Bereich von einer Differenz von ca. zwei VK-Stellen im Tagdienst auszugehen. Am deutlichsten wird der Unterschied der berechneten Personalbesetzung im Bereich einer Alterspsychiatrischen Spezialstation für Menschen mit Demenz. Hier beträgt die abgeleitete Differenz der pflegerischen Basisbesetzung annähernd vier VK-Stellen im Tagdienst (Löhr et al., 2016).

Im Folgenden wurde die Fachhochschule der Diakonie in Bielefeld durch die Bundesvereinigung Leitender Krankenpflegepersonen der Psychiatrie e. V. (BFLK) beauftragt, den Personalbedarf der Pflege für die Krankenhausbehandlung in der Erwachsenenpsychiatrie zu ermitteln. Grundlage dafür war die Vorarbeit von Löhr et al. (2016). In der von Löhr und Sauter (2020) durchgeführten Studie wurden die Aufgaben und Tätigkeiten in Form von Sollprozessen festgelegt und in Aufwandsgruppen gebündelt. Diese wurden anschließend quantifiziert. Die Quantifizierung erfolgte durch eine Einschätzung von Expert*innen aus den unterschiedlichen Aufwandsgruppen, die im Rahmen einer Expertenbefragung die »Soll-Zeiten«, welche für die Sollprozesse anfallen, einschätzten. Aus den erhobenen Daten wurden schließlich, wie in der Vorarbeit aus dem Jahr 2016, Patienten-Pflegefachpersonen-Relationen berechnet. Die Ergebnisse bestätigen den Befund, dass je nach Versorgungsbereich eine deutlich höhere VK-Zahl an Pflegefachpersonen notwendig wäre, um den veränderten Anforderungen gerecht werden zu können und zum einen primär die Basisversorgung und damit im Kern die Sicherheit der Patientinnen und Patienten gewährleisten zu können und zum anderen Teil des therapeutischen Prozesses und der damit verbundenen Aufgaben und Tätigkeiten zu sein (Löhr & Sauter, 2020).

4.2.6 Das Problem der PPP-RL am Beispiel der Personalvorgaben in der Alterspsychiatrie

Die in der PPP-RL hinterlegten Minutenwerte zur Berechnung der Mindestvorgaben sind für die Berufsgruppe der Pflege in allen Bereichen zu gering. Selbstverständlich handelt es sich dem Sinn nach um Mindestvorgaben und es besteht die theoretische Möglichkeit, diese in den Budgetverhandlungen nach BPflV zu überschreiten. In der Praxis ist dies aufgrund der restriktiven Haltung der Krankenkassen jedoch nahezu nicht möglich. Gelebte Praxis ist Minimum = Maximum. Häufig wird gegen dieses Argument angeführt, dass es den Kliniken gar nicht gelingen würde, über die Mindestvorgaben hinaus Personal einzustellen. Insbesondere im Pflegebereich sei dies der Fall. Warum aufgrund dieses Arguments jedoch gerade die Kliniken limitiert und damit bestraft werden, denen es aus welchen Gründen auch immer gelingt, das Personal zu gewinnen und moderne leitliniengerechte psychiatrische Versorgungskonzepte umzusetzen, erscheint wenig schlüssig. Womöglich wäre es sinnhafter, genau diese Kliniken genauer zu beleuchten und die Faktoren herauszuarbeiten, warum es dort diese Entwicklungen gibt. Empfehlenswert könnte der Blick nach Amerika sein, wo es bereits in den 1980er Jahren des letzten Jahrhunderts eine sehr vergleichbare Entwicklung in Bezug auf das Thema des Fachkräftemangels im Bereich der Pflege gab. Die Folge davon war die Entwicklung des Konzepts der Magnetspitäler (Kleine et al., 2023).

Mitunter am deutlichsten wird die Diskrepanz der Mindestvorgaben aus der PPP-RL und des eigentlichen Bedarfs an Pflegepersonal im Bereich der Alterspsychiatrie. Hinweise dazu, dass das Pflegepersonal-Patienten-Verhältnis in diesem Bereich und im Speziellen im Bereich der Stationen mit einem Schwerpunkt für Menschen mit Demenz, welches aus den Minutenwerten der PPP-RL abgeleitet werden kann, nicht zeitgemäß ist, waren bereits in der Veröffentlichung von Löhr et al. (2016) enthalten. In der Definition der Behandlungsbereiche für den Bereich der Alterspsychiatrie wird deutlich, dass, wie in allen anderen Bereichen, die Akuität und damit die Differenzierung zwischen Regel- und Intensivbehandlung lediglich aus dem psychischen Befund der Patient*innen abgeleitet wird. Diese Differenzierung mag für die meisten Bereiche der psychiatrischen Versorgung und insbesondere für die meisten Berufsgruppen zumindest teilweise nachvollziehbar sein. Für die Berufsgruppe der Pflege und den Bereich der Alterspsychiatrie ist sie dies nicht, da sich gerade in diesem Bereich der Zeitaufwand der Berufsgruppe häufig – im Bereich der Pflege von Menschen mit Demenz sogar regelhaft – nicht an der Akuität der psychiatrischen Behandlungsbedürftigkeit bemisst, sondern durch grundlegende Pflegebedarfe, die unabhängig von der psychiatrischen Frage der Regel- oder Intensivbehandlung unverändert fortbestehen. Die PPP-RL versucht dem insofern Rechnung zu tragen, dass die Minutenwerte im Bereich der Alterspsychiatrie auch im Bereich der Regelbehandlung grundsätzlich höher sind als in den Bereichen der Allgemeinpsychiatrie oder im Bereich der Suchterkrankungen. Die folgende Tabelle (▶ Tab. 4.3) zeigt, dass die Differenz pro Patient und Woche 375 Minuten beträgt.

Tab. 4.3: Unterschiede in der Definition von Regel- und Intensivbehandlung in der Alterspsychiatrie (eigene Zusammenstellung)

G1 Regelbehandlung	G2 Intensivbehandlung
Akut psychisch Kranke im Alter von ≥ 65 Jahren (meist Multimorbidität), die in psychiatrischen Einrichtungen für Erwachsene vollstationär behandelt werden und bei denen die Voraussetzungen des OPS-Kodes 9-607 (Regelbehandlung bei psychischen und psychosomatischen Störungen und Verhaltensstörungen bei Erwachsenen) erfüllt sind.	Psychisch Kranke im Alter von ≥ 65 Jahren, manifest selbstgefährdet, fremdgefährdend und somatisch vitalgefährdet, die in psychiatrischen Einrichtungen für Erwachsene vollstationär behandelt werden und bei denen die Voraussetzungen des OPS-Kodes 9-61 (Intensivbehandlung bei psychischen und psychosomatischen Störungen und Verhaltensstörungen bei Erwachsenen) erfüllt sind.
1270 Minuten pro Patient pro Woche	1645 Minuten pro Patient pro Woche

Dies bedeutet, dass extrapoliert auf zehn Patientinnen und Patienten, aufgrund der in der Regel restriktiven Prüfungen des medizinischen Dienstes und der damit verbundenen Abschreibungen bzw. dem Damoklesschwert der erhöhten Prüfquoten und der daher rasch vorgenommenen Eingruppierung in die Regelbehandlung, einer Station über das Jahr ca. zwei Vollkräfte (ohne Ausfallzeiten) weniger zur Verfügung stehen. In einem Bereich, der geprägt ist von der Kombination herausfordernder Verhaltensweisen, hoher Pflegebedürftigkeit und Multimorbidität – ein dramatischer Effekt. Hinzu kommt, dass insbesondere in diesem Bereich der psychiatrischen Pflege die Umsetzung von Expertenstandards, Leitlinien etc. Zeitwerte nach sich ziehen, von denen die Urheber*innen der Psych-PV nicht im Entferntesten ausgehen konnten. Eine Mindestvorgabe kann daher gerade in diesem Bereich nicht einmal annähernd den eigentlichen Personalbedarf abbilden und darf damit keine Grundlage für die Budgetverhandlungen nach BPflV sein.

4.2.7 Gesamtbewertung der PPP-RL aus pflegerischer Perspektive

Es sei an dieser Stelle nochmals betont. Die PPP-RL ist kein Instrument der Personalbemessung, sondern gibt Mindestvorgaben für die Ausstattung der stationären Einrichtungen mit dem für die Behandlung erforderlichen Personal für die psychiatrische und psychosomatische Versorgung vor. Dennoch ist sie der Rahmen, der in den Budgetverhandlungen der Kliniken nach BPflV aktuell maßgeblich über das refinanzierte Personal bestimmt.

Aus einer globalen Perspektive, in der es um die Verbesserung der Versorgung für Menschen mit psychischen Erkrankungen geht und in der berufsgruppenspezifische, insbesondere berufsgruppenpolitische Sichtweisen keinen Stellenwert bekommen sollten, kann durchaus das Fazit gezogen werden, dass die PPP-RL gescheitert ist, bevor sie überhaupt jemals vollständig zur Anwendung gekommen ist. Ausgehend von rund 30 Jahren alten Anhaltszahlen zur Mindestpersonalausstattung kann von moderner leitliniengerechter Behandlung keine Rede sein. Die ursprünglich angedachten und folgend immer wieder verschobenen Sanktionsmechanismen waren von Beginn an undurchdacht und gefährden mitunter Konzepte wie kleine, dezentrale Versorgungsstrukturen. Ob die reale strukturelle Gefährdung von Einrichtungen, die im schlimmsten Fall zu einem Wegfall regionaler klinischer Versorgungsstrukturen führen kann, dem flexiblen Einsatz von allen Berufsgruppen und der damit verbundenen flexiblen Ausübung der Tätigkeiten tatsächlich überlegen ist, bleibt zumindest fraglich.

Die Bedeutung des Aufbaus von pflegerischem Personal ist für viele Einrichtungen von zentraler Bedeutung, insbesondere angesichts der Abschaffung der Verrechnungsoptionen zwischen den unterschiedlichen Berufsgruppen der psychiatrischen Versorgung, wie sie im Abschnitt zu Anrechnungsmöglichkeiten anderer Berufsgruppen beschrieben ist. Das Institut für Qualitätssicherung und Transparenz im Gesundheitswesen (IQTIG) hat in seinen quartalsweisen Berichten die Einhaltung der Mindestanforderungen gemäß der Personaluntergrenzen-Regelung (PPP-RL) analysiert. Die Ergebnisse für das dritte Quartal 2022 zeigen, dass die Mehrheit der Krankenhäuser die geforderte Gesamtpersonalstärke gemäß der PPP-RL erreichen konnte. Allerdings erfüllt mehr als jede zweite Einrichtung nicht die spezifischen Mindestvorgaben für jede Berufsgruppe. Besonders betroffen sind die Berufsgruppen der Pflege, der Spezialtherapien und der Sozialen Arbeit. Diese Ergebnisse stimmen mit weiteren Berichten überein, darunter die jährliche Umfrage des Deutschen Krankenhausinstituts. Laut dieser Umfrage konnten 96 % der Krankenhäuser, die 2021 nicht kontinuierlich die Vorgaben für jede Berufsgruppe und jedes Quartal erfüllten, die benötigten Stellen aufgrund des Fachkräftemangels nicht besetzen (Plattform Entgelt, 2023).

Interessanterweise führt eine berufsgruppenspezifische Betrachtung desselben Sachverhalts, insbesondere aus Perspektive der Pflegeverbände, zu einer sehr differenzierten Einschätzung, die auch positive Entwicklungen seit der Einführung der PPP-RL beleuchtet. Ein wesentlicher Punkt der Bewertung dabei ist, dass in der Zeit vor der PPP-RL das Einrichtungsbudget und die damit zur Verfügung stehenden Vollkräfte der Berufsgruppen vollständig gegenseitig verrechnet werden konnten. Dies könnte in manchen Einrichtungen dazu geführt haben, dass andere Berufsgruppen aus dem eigentlichen Pflegebudget quersubventioniert wurden und den Stationen damit weniger Pflegefachpersonen zur Verfügung standen, als dies nach der damals gültigen Psych-PV der Fall hätte sein sollen. Dies ist nun nicht mehr möglich.

Letztlich lässt sich festhalten, dass mit Personalmindestvorgaben, Untergrenzen, oder welche Bezeichnung auch immer gewählt wird, keine leitliniengerechte Versorgung möglich ist. Es ist daher unerlässlich, dass zeitnah eine Novellierung der Vorgaben für psychiatrische Einrichtungen vorgenommen wird, die auf einem Zusammenhang von den Versorgungsbedarfen der Patientinnen und Patienten und damit verbundenen Personalrelationen beruht. Da Leitlinien keine Anhaltspunkte für Personalbemessung beinhalten, müssen entsprechende Überlegungen in das Verfahren einfließen. Wenn die PPP-RL bei einer 100-prozentigen Ausstattung das Mindestniveau definiert, muss nach Trüg et al. 2018 die künftige Personalausstattung mindestens 20% darüber liegen. Ein aktuell breit diskutierter Ansatz zur Weiterentwicklung der Finanzierung der psychiatrischen Versorgung ist das Global-, Träger- oder Regionalbudget. Damit bestünde für Einrichtungen die Möglichkeit, Menschen mit psychischen Erkrankungen flexibel in dem Setting zu behandeln, das tagesaktuell die besten Rahmenbedingungen der Genesung bietet. Ob damit die Frage der Personalbemessung bzw. Mindestpersonalvorgaben ad acta gelegt werden können und ob diese Option überhaupt zeitnah flächendeckend außerhalb von Modellprojekten in Form einer Regelfinanzierung mit Rechtsanspruch zur Verfügung stehen wird, ist derzeit offen, jedoch absolut wünschenswert und im Grunde sogar essentiell.

4.2.8 Literatur

Löhr, M., Liekenbrock, A., Vilsmeier, F. (2016). *Die Pflege-Patienten-Relationen in Psychiatrie und Psychosomatik (PPR-PP) – die pflegerische Basisbesetzung in der Behandlung Erwachsener.* 62(2), 150–166. https://doi.org/10.13109/zptm.2016.62.2.150

Löhr, M., & Sauter, D. (2020). *Personalbedarf der Pflege in unterschiedlichen Settings der Erwachsenenpsychiatrie und Psychosomatik. Eine Studie der Bundesfachvereinigung Leitender Krankenpflegepersonen der Psychiatrie e.V.* Zugriff am 11.02.2025 unter https://www.researchgate.net/profile/Dorothea_Sauter/publication/343892741_PERSONALBEDARF_DER_PFLEGE_IN_UNTERSCHIEDLICHEN_SETTINGS_DER_ERWACHSENPSYCHIATRIE_UND_PSYCHOSOMATIK_Eine_Studie_der_Bundesfachvereinigung_Leitender_Krankenpflegepersonen_der_Psychiatrie_eV/links/5f761210a6fdcc00864fc9e7/PERSONALBEDARF-DER-PFLEGE-IN-UNTERSCHIEDLICHEN-SETTINGS-DER-ERWACHSENPSYCHIATRIE-UND-PSYCHOSOMATIK-Eine-Studie-der-Bundesfachvereinigung-Leitender-Krankenpflegepersonen-der-Psychiatrie-eV.pdf

Plattform Entgelt (Hrsg.) (2023). *Positionspapier der Plattform Entgelt. Klinik-Sanktionen: Psychiatrische Versorgung in Gefahr.* Zugriff am 11.02.2025 unter https://www.dgppn.de/_Resources/Persistent/18bf2a18f74fba26064758d22df722cebf476223/20230628_Positionspapier_PPP-RL_Langversion_web.pdf

Gemeinsamer Bundesausschuss (GBA) (2020). *Richtlinie des Gemeinsamen Bundesausschusses über die Ausstattung der stationären Einrichtungen der Psychiatrie und Psychosomatik mit dem für die Behandlung erforderlichen therapeutischen Personal gemäß § 136a Abs. 2 Satz 1 des Fünften Buches Sozialgesetzbuch (SGB V) (Personalausstattung Psychiatrie und PsychosomatikRichtlinie/PPP-RL).* Zugriff am 11.02.2025 unter https://www.g-ba.de/downloads/62-492-3666/PPP-RL_2024-06-20_iK-2025-01-01.pdf

Sauter, D., Löhr, M., Scheydt, S. et al. (2020). *Die Tätigkeiten der Pflege in der klinischen Erwachsenpsychiatrie und Psychosomatik – ein Update.* Beltz Juventa. Pflege& Gesellschaft 25(4), 293–357.

Scheydt, S., & Holzke, M. (2018). *Erweiterte psychiatrische Pflegepraxis. Entwicklung und Diskussion eines heuristischen Rahmenmodells der pflegerischen Expertise in der Psychiatrie.* Pflegewissenschaft 3/4, 146–154.

Scheydt, S., Holzke, M., Sauter, D. (2019). *Aufgaben und Tätigkeiten der Pflege in der stationären Allgemeinpsychiatrie – Ergebnisse einer Delphi-Studie.* Psychiatrische Praxis, 46(06), 324–329. https://doi.org/10.1055/a-0853-0187

Schirmer, U. B. (2020). *Psychopharmakotherapie und Empowerment: Ein Trainingsprogramm zum selbstständigen Medikamentenmanagement.* Köln: Psychiatrie Verlag GmbH.

Think Tank Vorbehaltsaufgaben (TT VA) & Deutsche Gesellschaft für Pflegewissenschaft e. V. (DGP) (2024). *Vorbehaltsaufgaben der Pflege – Pflegewissenschaftliche und pflegerechtliche Grundlegung und Einordnung,* Deutsche Gesellschaft für Pflegewissenschaft (Hrsg.). Zugriff am 11.02.2025 unter https://dg-pflegewissenschaft.de/wp-content/uploads/2024/03/Vorbehaltsaufgaben-_Broschuere-DGP-1.pdf

Trüg, E., Albani, C., Holzke, M., Längle, G. (2018). *Medizinisch leistungsgerechte Personalbemessung in der Psychiatrie und Psychosomatik. Kalkulationshilfe für die Budgetverhandlungen 2018/19.* Zugriff am 11.02.2025 unter https://www.zfp-web.de/fileadmin/zfp-web.de/forschung_und_bildung/schussenrieder-tabellen/erlaeuterungen-schussenrieder-tabelle.pdf

Verbändedialog Psychiatrische Pflege (Hrsg.) (2024). *Pflegetätigkeiten in der klinischen Erwachsenenpsychiatrie.* https://dfpp.de/pflegetaetigkeiten-in-der-klinischen-erwachsenenpsychiatrie/

Verordnung zur Regelung der Krankenhauspflegesätze (Bundespflegesatzverordnung - BPflV) (1995).

4.3 Die Abbildung des Pflegefachpersonals im Plattform-Modell – nach den Erkenntnissen aus dem EPPIK-Projekt

Christian Hoellger & Peter Brückner-Bozetti

4.3.1 Einleitung

Die psychiatrische Pflege gilt als die personenstärkste Berufsgruppe in der psychiatrischen Versorgung. Die Tätigkeiten dieser Berufsgruppe sind durch eine immense Aufgabenvielfalt gekennzeichnet (Kocks et al., 2014). Zu diesen Aufgaben zählen die Unterstützung der Patient*innen bei Alltagsanforderungen, dem Umgang mit Bedürfnissen und der Erhaltung psychischer, physischer und sozialer Funktionen (Abderhalden et al., 2011). In den letzten Jahrzehnten hat sich das Aufgabenfeld der psychiatrischen Pflege enorm vergrößert (Sauter et al., 2020).

Die Aufgaben der psychiatrischen Pflegefachpersonen lassen sich in vier Aufgabenbereiche unterteilen:

1. *Mitwirkung an der Behandlung*
   Darunter ist zu verstehen, dass Pflegefachpersonen therapeutische Aufgaben übernehmen, Screenings sowie Assessments durchführen, Medikamente verabreichen und Nebenwirkungen überwachen (Wabnitz et al., 2019).
2. *Rund-um-die-Uhr-Präsenz*
   Pflegefachpersonen sind die Einzigen, die ständig für Patient*innen und Angehörige ansprechbar sind. Sie bieten Sicherheit und Entlastung, insbesondere in Krisensituationen, und übernehmen die Betreuung von Patient*innen auch außerhalb der festen Therapiezeiten – inklusive an Wochenenden und in den Nächten (Simon & Mehmecke, 2017).
3. *Management von Funktionseinschränkungen*
   Pflegefachpersonen unterstützen Patient*innen mit dauerhaftem Hilfebedarf und akuten funktionalen Einschränkungen durch kompensierende und übende Verfahren. Dazu zählen sowohl psychische, physische sowie psychosoziale Funktionseinschränkungen (Sauter et al., 2022).
4. *Stations- und milieubezogene Aufgaben*
   Die Pflege ist für die Gestaltung des therapeutischen Milieus sowie für die Organisation des Stationsbetriebs (mit-)verantwortlich und sorgt für die Einhaltung der Hygieneanforderungen (Sauter et al., 2022).

Die Aufgabenvielfalt sowie die Komplexität der Aufgaben und der Zuwachs an pflegerischen Aufgabenbereichen über die letzten Jahre hinweg stellt die Personalbedarfsermittlung von Pflegefachpersonen insbesondere in der psychiatrischen Versorgung vor besondere Herausforderungen. Die Personalausstattung in der Psychiatrie und Psychosomatik wird durch die Personalausstattung Psychiatrie und Psychosomatik-Richtlinie (PPP-RL) geregelt, die seit dem 01.01.2020 in Kraft ist. Diese Richtlinie wurde vom Gemeinsamen Bundesausschuss (GBA) auf der Grundlage des § 136a Abs. 2 SGB V umgesetzt und legt Personaluntergrenzen für stationäre Einrichtungen in der Erwachsenenpsychiatrie sowie Kinder- und Jugendpsychiatrie fest (GBA, 2019; 2024).

Die Einführung der PPP-RL hat zu intensiven Diskussionen über eine bedarfs- und leitliniengerechte Personalausstattung in der Psychiatrie und Psychosomatik geführt. Die Richtlinie basiert auf der Psychiatrie-Personalverordnung (Psych-PV) für die Erwachsenenpsychiatrie sowie Kinder- und Jugendpsychiatrie (KJP), da dies der einzige empirisch hergeleitete Standard war. Allerdings stammt die Psych-PV aus dem Jahr 1991 und wird als nicht mehr zeitgemäß angesehen, da sich die stationäre Behandlung psychisch Kranker seitdem erheblich verändert hat.

Zwar führte die Einführung der Psych-PV in den ersten Jahren zu einer verbesserten Strukturqualität, jedoch fehlt es an einer umfassenden Evaluation hinsichtlich leitlinienadhärenter Therapieangebote (Deister et al., 2022).

Die aktuellen Zeitwerte stellen lediglich Personaluntergrenzen dar und berücksichtigen nicht vollständig die notwendigen Minutenwerte zur Sicherstellung einer leitliniengerechten Behandlung. Es bedarf einer Prüfung der Evidenzbasierung und einem Beitrag zur leitliniengerechten Behandlung. Unklar ist, ob die Personalvorgaben der Psych-PV und der PPP-RL tatsächlich eine leitliniengerechte Behandlung ermöglichen. Es besteht die Notwendigkeit einer differenzierten Personalbemessung, die die Intensität der therapeutischen Leistungen und den somatisch-medizinischen Aufwand berücksichtigt (Deister et al., 2022).

In der Psychosomatik (PSM-PT) ist die Festlegung einer Methode zur Personalbemessung besonders herausfordernd. Die Kernleistungen in diesem Bereich sind leitlinienorientierte und qualitätsgesicherte Behandlungscluster. Der Personalbedarf sollte sich danach richten, ob die Klinik die erforderliche Intensität an therapeutischer und medizinischer Versorgung bietet. Therapieeinheiten sind somit ein zentrales Element zur Abbildung der Leistungen bei psychosomatischen Erkrankungen. Eine wöchentliche Eingruppierung der Patient*innen nach Art und Schwere ihrer Erkrankungen erlaubt jedoch keine angemessene Ableitung des notwendigen Personalbedarfs. Darüber hinaus bieten die aktuell für den vollstationären Bereich eingeführten Kategorien P1 und P2 der PPP-RL keine ausreichende Differenzierung für die komplexe psychosomatische Versorgung, weshalb eine erweiterte Unterscheidung erforderlich ist (Cuntz et al., 2022; Friederich et al., 2018).

Zur Verbesserung der Personalbemessung wurde von einer Arbeitsgruppe aus wissenschaftlichen Fachgesellschaften und Fachverbänden ein Plattform-Modell entwickelt. Dieses Strukturmodell dient der Abschätzung des Behandlungsaufwands und berücksichtigt Bedarfs- und Behandlungscluster sowie leitliniengerechte Behandlung. Es definiert drei Hilfebedarfsdimensionen und zwei Ausprägungskategorien, wodurch acht Bedarfscluster entstehen (▶ Tab. 4.4). Dies ermöglicht eine leitlinienorientierte Ableitung des Behandlungsbedarfs und trägt dazu bei, die Personalbemessung genauer und bedarfsgerechter zu gestalten (Brückner-Bozetti, 2022; Hauth et al., 2022).

Tab. 4.4: Übersicht der acht Cluster des Plattform-Modells (eigene Zusammenstellung)

Cluster	Dimension		
	Psychiatrisch (PSY)	Somatisch (SOM)	Psychosozial (SOZ)
1	regelhafter Bedarf	regelhafter Bedarf	regelhafter Bedarf
2	regelhafter Bedarf	**erhöhter Bedarf**	regelhafter Bedarf
3	regelhafter Bedarf	regelhafter Bedarf	**erhöhter Bedarf**
4	**erhöhter Bedarf**	regelhafter Bedarf	regelhafter Bedarf
5	regelhafter Bedarf	**erhöhter Bedarf**	**erhöhter Bedarf**
6	**erhöhter Bedarf**	**erhöhter Bedarf**	regelhafter Bedarf
7	**erhöhter Bedarf**	regelhafter Bedarf	**erhöhter Bedarf**
8	**erhöhter Bedarf**	erhöhter Bedarf	**erhöhter Bedarf**

Das Plattform-Modell soll als Instrument genutzt werden, um das Personal entsprechend dem Patientenbedarf einzusetzen. Der Bedarf eines Patienten/einer Patientin wird für die psychiatrische (PSY), die somatische (SOM) und die psychosoziale (SOZ) Dimension differenziert betrachtet (▶ Tab. 4.4). Für jede dieser Dimensionen wird geprüft, ob Patient*innen einen (stationären) regelhaften Bedarf haben oder ob in den entsprechenden Dimensionen erhöhter Bedarf vorliegt. Regelhafter Bedarf bedeutet nicht, dass Patient*innen keinen oder wenig Versorgungs- beziehungsweise Behandlungsbedarf haben, sondern umfasst den normalen stationären Versorgungsbedarf der Patient*innen. Alles, was über eine regelhafte respektive »normale« Versorgung/Behandlung in den jeweiligen Dimensionen hinaus geht, ist als erhöhter Bedarf zu verstehen. Dabei können Patient*innen in den drei unterschiedlichen Dimensionen jeweils regelhaften oder erhöhten Bedarf aufweisen. Wenn Patient*innen in allen drei Dimensionen regelhaften Bedarf aufweisen, so sind diese zu Cluster 1 zuzuordnen. Sollten Patient*innen in einer der drei Dimensionen erhöhten Bedarf aufweisen, so werden diese Cluster 2-4 zugeordnet, in Abhängigkeit der Dimension, in der erhöhter Bedarf vorliegt (▶ Tab. 4.4). Cluster 5 bis 7 sind dadurch gekennzeichnet, dass in zwei Dimensionen erhöhter Bedarf vorliegt und wenn Patient*innen in allen drei Dimensionen erhöhter Bedarf aufweisen, so sind diese Cluster 8 zugehörig.

Für die Psychosomatik wurden im Plattform-Modell insgesamt vier stationäre Behandlungscluster definiert. Diese unterscheiden sich anhand einer zweistufigen Graduierung der Intensität der psychotherapeutischen Leistungen sowie der notwendigen Struktur- und Leistungsmerkmale für die Versorgung von Patient*innen mit erhöhtem medizinisch-somatischem Aufwand. Die Zuordnung zu den Behandlungsclustern erfolgt wöchentlich nach den Vorgaben des Operationen- und Prozedurenschlüssels (OPS), sodass einzelne Patient*innen im Beobachtungszeitraum verschiedenen Clustern zugeordnet werden können.

Im Zuge des EPPIK-Projektes wurden die Grundlagen des Plattform-Modells in den vergangenen drei Jahren evaluiert. Es wurde untersucht, ob das Plattform-Modell als empirisch fundierte Basis für die Personalbemessung geeignet ist.

4.3.2 Methodik/Vorgehen

Das EPPIK-Projekt konnte für die Erwachsenen- sowie Kinder- und Jugendpsychiatrie im ersten Arbeitsschritt zeigen, dass Patient*innen von geschultem Personal (Ärzte und Ärztinnen, psychologische Psychotherapeut*innen und Pflegefachpersonal) reliabel in die acht Cluster des Plattform-Modells eingestuft werden können. Des Weiteren wurde im ersten Arbeitspaket des Projektes die Clusterverteilung erhoben. Wie in ▶ Tab. 4.5 zu sehen ist, nimmt Cluster 1 mit 71 % in der EP und 70,41 % in der KJP den größten Anteil ein. Den zweitgrößten Anteil verzeichnet Cluster 4 (erhöher psychiatrischer Bedarf) mit 8,79 % (EP) beziehungsweise 12,43 % (KJP). In einem weiteren Arbeitspaket wurden für die acht Bedarfscluster über mehrere Expert*innen- respektive Delphi-Runden hinweg eine leitliniengerechte Behandlung abgeleitet.

Parallel zu den Arbeitspaketen der EP und KJP wurde für die Psychosomatik (PSM-PT) eine Ist-Stand-Erhebung durchgeführt und mittels Faktorenanalyse die Vier-Cluster-Lösung der PSM-PT geprüft. Es zeigte sich, dass das psychosomatische Behandlungsgeschehen besser mit einer Fünf-Cluster-Lösung abgebildet werden kann, wobei ein Cluster 0 hinzugefügt wurde (▶ Tab. 4.5). Cluster 0 bedeutet, dass weniger als drei Therapieeinheiten durch Ärzte und Ärztinnen oder Psycholog*innen pro Woche pro Patient*innen mit normalen somatischen Aufwand durchgeführt wird. Außerdem ist der OPS-Zusatzcode 9-642 nicht erfüllt. Die Ist-Stand-Erhebung lieferte

4.3 Die Abbildung des Pflegefachpersonals im Plattform-Modell

Tab. 4.5: Clusterverteilung (eigene Zusammenstellung)

Cluster	Erwachsenenpsychiatrie				KJP				Psychosomatik		
	PSY	SOZ	SOM	Anteil	PSY	SOZ	SOM	Anteil	PSY	SOM	Anteil
0											10.7 %
1				71 %				70.41 %			38.4 %
2				2.85 %				1.47 %			27.7 %
3				4.21 %				4.14 %			10.7 %
4				8.79 %				12.43 %			12.5 %
5				1 %				0.42 %			
6				3.23 %				2.13 %			
7				5.47 %				6.78 %			
8				3.45 %				2.22 %			

Weiß = Regelbedarf, Hellgrau = erhöhter Bedarf, Dunkelgrau = in diesem Setting nicht existent
PSY= psychiatrische Dimension; SOZ= psychosoziale Dimension, SOM= somatische Dimension.

ebenfalls die Verteilung der Cluster. Wie in der EP und KJP ist das Cluster 1 am häufigsten vertreten (38,4 %, ▶ Tab. 4.25). Für die Psychosomatik (PSM-PT) wurden in einem weiteren Arbeitsschritt unterschiedliche stationsabhängige Behandlungs-/Therapiepläne ausgearbeitet.

Im letzten Arbeitspaket des EPPIK-Projektes wurde getrennt für die EP, die KJP und die PSM-PT die Soll-Minutenschätzung durchgeführt. Unter der Soll-Minutenschätzung ist die Schätzung des Aufwandes zu verstehen, welche für eine ideale Patientenversorgung möglich wäre. Es handelt sich somit nicht um eine Ist-Stand-Schätzung, sondern um eine Schätzung des Aufwandes für eine bestmögliche Patientenversorgung. Diese Soll-Schätzung erfolgte durch jeweils vier Delphi-Runden mit einer vorangegangenen Baseline-Erhebung (▶ Abb. 4.1).

Basierend auf den vorangegangenen Teilprojekten wurde in der letzten Phase des Projekts mittels eines modifizierten Delphi-Verfahrens der Soll-Personalaufwand für die Erwachsenenpsychiatrie (EP), die Kinder- und Jugendpsych-iatrie (KJP) sowie die Psychosomatik (PSM-PT) eingeschätzt. Dabei lagen für die EP und KJP alle notwendigen Behandlungsinhalte vor, was einen interdisziplinären Vergleich des Behandlungsaufwands über verschiedene medizinische Fachrichtungen hinweg ermöglichte. Die Schätzung des Personalaufwands erfolgte durch unabhängige Expert*innen, die aus einem vorab gebildeten Expertenpool zufällig ausgewählt wurden. Zu den Expert*innen zählten ärztlihces Personal, psychologische Psychotherapeut*innen, Pflegefachpersonen, Ergotherapeut*innen, Kreativtherapeut*innen, Bewegungstherapeut*innen und Sozialarbeiter*innen. Insgesamt (EP, KJP und PSM-PT zusammenbetrachtet) nahmen mehr als 70 unterschiedliche Expert*innen an den Delphi-Runden teil. Der iterative Prozess der Delphi-Runden umfasste insgesamt fünf Schritte.

Grundlage für die Baseline-Erhebung (sowie für die erste Delphi-/Experten-Runde) waren umfassende Tätigkeitskataloge (separat für jede Berufsgruppe), Fallbeispiele (Fallvignette) sowie für jedes Fallbeispiel dazugehörige Leitlinien. In der Erwachsenenpsychiatrie

4 Pflegepersonalbemessung in der Psychiatrie

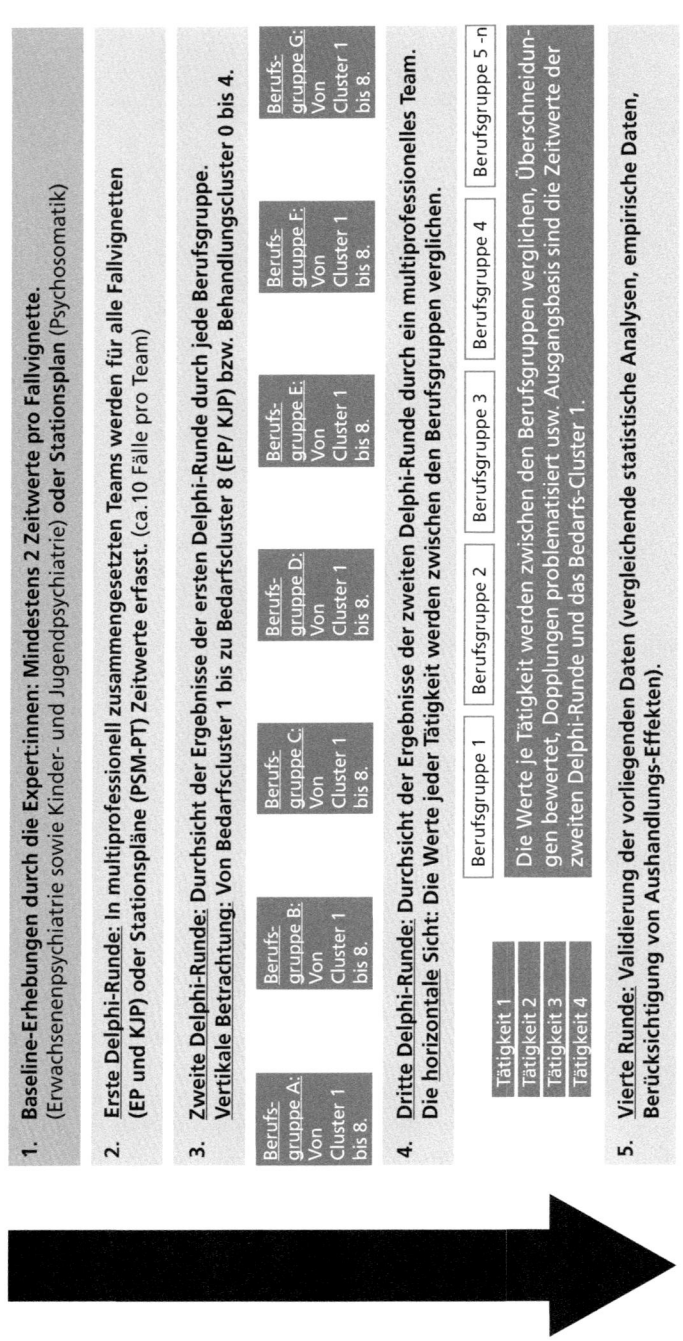

Abb. 4.1: Der iterative Prozess der Delphi-Runden (eigene Darstellung)

lagen für jedes Cluster mindestens fünf Fallbeschreibungen vor. In der Baseline-Erhebung nahmen die Expert*innen die Minutenschätzung allein (unabhängig von anderen Expert*innen) für die Fallbeispiele vor. Dabei wurden für jede im Tätigkeitskatalog aufgeführte Tätigkeit sowie für jedes Fallbeispiel Minutenwerte geschätzt. Die Leitlinien dienten im Zuge dessen als weitere Hilfestellung. Die Aufteilung der Fallbeispiele auf die Expert*innen wurde so vorgenommen, dass nach der Baseline-Erhebung für alle Fallbeispiele jeweils zwei Expertenschätzungen (Zeitwerte) je Berufsgruppe vorlagen.

In der ersten Delphi-Runde wurde dieser Prozess wiederholt. Allerdings schätzten die Expert*innen die Minutenwerte für die Fallbeispiele nicht isoliert voneinander, sondern in multiprofessionellen Teams. In der Erwachsenenpsychiatrie wurden vier Teams gebildet. Jedes Team setzte sich aus jeweils einem/einer Vertreter*in jeder Berufsgruppen sowie je einem/einer Betroffenen- und Angehörigenvertreter*in zusammen. Die Werte aus der Baseline-Erhebung lagen den Expert*innen für die jeweiligen Fallbeispiele als Orientierung vor, durften jedoch vollständig geändert werden. Jedes Team bearbeitete im Zuge der ersten Delphi-Runde jeweils zehn Fallbeispiele, sodass insgesamt 40 Fallbeispiele bearbeitet wurden und somit jeweils fünf pro Cluster vorlagen.

Die Ergebnisse der ersten Runde wurden in der zweiten Delphi-Runde berufsgruppenintern diskutiert, mit Ausnahme der Berufsgruppen der Ärztinnen und Ärzte und psychologischen Psychotherapeut*innen, die ihre Schätzungen aufgrund ihrer engen Zusammenarbeit gemeinsam vornahmen. Dies bedeutet, dass berufsgruppenintern die vorliegenden Ergebnisse aus der ersten Delphi-Runde begutachtet und diskutiert wurden. Aus den fünf vorliegenden Minutenschätzungen der Fallbeispiele je Cluster wurde in dieser Expertenrunde über einen diskursiven Prozess jeweils eine Minutenschätzung für jede Tätigkeit je Cluster abgeleitet.

In der dritten Delphi-Runde wurden die Ergebnisse berufsgruppenübergreifend und unter Einbezug von Betroffenen, Angehörigen sowie weiteren Stakeholdern (Managementvertreter*innen und Kostenträgern) betrachtet und diskutiert. Es wurde diskutiert, ob die Minutenwerte der zweiten Delphi-Runde die jeweiligen Cluster entsprechend widerspiegeln können. Dabei wurden die Minutenwerte auch jeweils im Verhältnis zu den anderen Berufsgruppen diskutiert.

Die vierte und letzte Delphi-Runde diente auch dazu, um mögliche Unstimmigkeiten in den Werten zu diskutieren. Des Weiteren wurden in der Delphi-Runde noch die Erhebung von strukturellen Settingtätigkeiten vorgenommen sowie die Integration der Minutenwerte der 1:1-Betreuung in die Krisensituationen berücksichtigt. Außerdem erfolgte diese Delphi-Runde für die EP, KJP und PSM-PT parallel, sodass die Werte auch noch mal im Vergleich zueinander sowie im Vergleich zur PPP-RL betrachtet und diskutiert wurden.

4.3.3 Ergebnisse

Minutenwerte der Pflegefachpersonen für die einzelnen Tätigkeiten in der Erwachsenenpsychiatrie

Die Expert*innen schätzten somit für alle Tätigkeiten für alle Cluster für jede Berufsgruppe die Soll-Minuten. Die Ergebnisse der Erwachsenenpsychiatrie sind für die Berufsgruppe der Pflege in ▶ Tab. 4.6 aufgeführt. In dieser Tabelle sind die Minutenwerte jeder einzelnen Tätigkeit für jedes Cluster ausdifferenziert dargestellt. Die Tätigkeiten lassen sich zwischen unmittelbaren und mittelbar patientenbezogenen Tätigkeiten (T1-21) sowie strukturellen Settingtätigkeiten unterscheiden. Unter strukturellen Settingtätigkeiten sind patientenferne Tätigkeiten zu verstehen, deren Ausübung nicht von den Patient*innen abhängt. Daher unterscheiden sich die Minutenwerte der strukturellen Settingtätigkeiten auch nicht über die Cluster hinweg. Die Angabe ist dennoch umgerechnet auf einen Patienten/eine Patientin pro Woche. Der Tabelle sind ebenso gewichtete Minuten sowie Vollzeitkräfte zu entnehmen. Die jeweiligen Minutenwerte beziehen sich auf einen Patienten/eine Patientin pro Woche. Die VK-Werte beziehen sich auf eine Station mit einer Stationsgröße von 18 Patient*innen. Die gewichteten Ergebnisse (in der Tabelle in den rechten Spalten aufgeführt) ergeben sich aus dem Gewicht des Clusters, welches die Cluster im vorherigen Arbeitspaket in der Verteilung eingenommen haben. So fließt beispielsweise Cluster 1 mit einer Gewichtung von 71 % in die Berechnung ein (▶ Tab. 4.6).

Insgesamt liegen die Minutenwerte der Pflegefachpersonen über alle Tätigkeiten hinweg zwischen 1424 Minuten in Cluster 1 und 2712 Minuten in Cluster 8. Bei der Betrachtung der gewichteten Ergebnisse liegen die Gesamtminuten bei 1659, was 12,93 Vollzeitstellen netto entspricht. Es ist jedoch zu erkennen, dass kein linearer Zuwachs an Minuten von Cluster zu Cluster zu verzeichnen ist. So sind die Minuten insgesamt von Cluster 2 beispielsweise höher als von Cluster 3. Dies ist jedoch plausibel, da Cluster 2 durch einen höheren somatischen Bedarf charakterisiert ist, während Cluster 3 durch einen höheren psychosozialen Bedarf der Patient*innen gekennzeichnet ist. Insbesondere für die Berufsgruppe der Pflegefachpersonen ist ein erhöhter somatischer Patientenbedarf mit intensiverem Aufwand verbunden. Ein höherer psychosozialer Bedarf der Patient*innen bedeutet jedoch ebenfalls einen höheren Aufwand für die Berufsgruppe der Pflegefachpersonen, wie der Tabelle zu entnehmen. Jedoch ist dieser höhere Aufwand für diese Berufsgruppe geringer einzuschätzen als beim erhöhten somatischen Bedarf. Bei der Berufsgruppe der Sozialarbeiter*innen würde dies jedoch anders aussehen.

Hinsichtlich des Aufwandes der einzelnen Tätigkeiten gibt es große Unterschiede. Den geringsten Aufwand verzeichnen die Tätigkeiten Koordination/Kommunikation mit den Behörden (fünf Minuten) und (Management der) Netzwerkarbeit (sechs Minuten bei den mittelbar patientenbezogenen Tätigkeiten und vier Minuten bei den strukturellen Settingtätigkeiten). Bezüglich der Diagnostik und der Nachsorgeplanung (mit Ausnahme von Cluster 3) verzeichnet die Berufsgruppe der Pflegefachpersonen keinen Aufwand. Die aufwendigsten Tätigkeiten sind für die Pflegefachpersonen das Management psychosozialer und körperlicher Funktionseinschränkungen, (Pflege-)Dokumentation, Herstellung einer haltgebenden therapeutischen Beziehung, medizinische Versorgung, Krisenintervention und die Leitungstätigkeiten. Die Minutenwerte für das Management psychosozialer und körperlicher Funktionseinschränkungen liegen zwischen 260 Minuten (Cluster 1 und 3) und 510 Minuten (Cluster 2, 5, 6, 7 und 8) pro Patient*in pro Woche. Gewichtet bedeutet dies 308 Minuten pro Patient*in pro Woche, woraus sich 2,4 Vollzeitkräfte auf einer Station mit 18 Patient*innen ableiten. Die Werte zur Herstellung einer haltgebenden therapeutischen Beziehung variieren zwischen 150 Minuten und 195 Minuten, woraus sich 160 Minuten für das gewichtete Cluster ergeben und 1,25 VK. Die (Pflege-)Dokumentation nimmt im gewichteten Cluster 153 Minuten pro Patient*in pro Woche – was 1,20 VK entspricht – ein. Die Minutenwerte liegen dabei zwischen 147 Minuten (Cluster 1) und 195 Minuten (Cluster 8). Der Aufwand der medizinischen Versorgung liegt zwischen 110 Minuten und 200 Minuten, sodass sich 120 Minuten (0,93 VK) im gewichteten Cluster ergeben. Der gewichtete Wert der Krisenintervention liegt bei 102 Minuten (0,79 VK). Bei dieser Tätigkeit sind jedoch große Differenzen in Abhängigkeit des Clusters zu erkennen. In Cluster 1 liegt der wöchentliche Aufwand pro Patient*in bei 25 Minuten. Hingegen liegt der Aufwand in den Clustern mit erhöhtem psychiatrischem Bedarf (Cluster 4, 7, 8 und 9) zwischen 362 und 392 Minuten. Dies ist dadurch bedingt, dass in diesen

4.3 Die Abbildung des Pflegefachpersonals im Plattform-Modell

Tab. 4.6: Minutenwerte der Pflegefachpersonen in der Erwachsenenpsychiatrie (eigene Zusammenstellung)

T	Tätigkeit	Cluster 1	2	3	4	5	6	7	8	gewichtet Min pro Patient	gewichtet VK (Station)
1	Aufnahme des/der Patient*in	20	27	25	30	30	35	35	35	23	0,18
2	Herstellung einer haltgebenden therapeutischen Beziehung	150	183	183	183	183	183	183	195	**160**	**1,25**
3	Diagnostik	0	0	0	0	0	0	0	0	0	0,00
4	Durchführung Pflegeprozess (nur Pflege)	50	80	60	60	85	80	70	85	56	0,43
5	Management psychosozialer und körperlicher Funktionseinschränkungen (nur Pflege)	260	510	260	350	510	510	510	510	**308**	**2,40**
6	Aufklärung, partizipative Entscheidungsfindung im Rahmen von … (siehe Tätigkeitskataloge)	40	65	40	50	65	65	70	70	45	0,35
7	Herstellung von Umweltbezug und Einbeziehung des Umfeldes*	20	40	30	20	20	20	20	20	21	0,16
8	Patientenbezogene störungsspezifische Interventionen (leitlinienorientiert, geplant, bezogen auf multiprof. Behandlungsziele)	60	100	70	70	170	170	140	140	74	0,58
9	Medizinische Versorgung (nur Arzt, Pflege)	110	150	110	110	160	190	150	200	**120**	**0,93**
10	Krisenintervention	25	40	50	382	50	362	392	392	**102**	**0,79**
11	Maßnahmen zur Herstellung von Sicherheit (Fremd-/Selbstgefährdung)*	8	10	70	70	20	40	80	80	24	0,18
12	Maßnahmen zur Förderung von Qualität (patientenbezogen)*	8	15	30	15	30	15	30	30	12	0,09
13	Präsenz, Begleitung, Support (nur Pflege)	70	190	70	70	190	190	190	190	89	0,70

Tab. 4.6: Minutenwerte der Pflegefachpersonen in der Erwachsenenpsychiatrie (eigene Zusammenstellung) – Fortsetzung

T	Tätigkeit	Cluster 1	2	3	4	5	6	7	8	gewichtet Min pro Patient	gewichtet VK (Station)
14	Förderung von Gesundheit, Problemlösung, Inklusion und Ressourcen (nur Pflege)	45	50	70	70	90	90	140	140	59	0,46
15	(Pflege-)Dokumentation (patientenbezogen)	147	185	147	147	185	185	185	195	153	1,20
16	Nachsorgeplanung (mit anderen Berufsgruppen) auf der Basis des (fortlaufenden) Assessments	0	0	10	0	0	0	0	0	0	0,00
17	Entlass-Management (nur Pflege)	20	25	25	25	30	30	30	40	22	0,17
18	Interprofessionelle Tätigkeiten (im Zusammenhang mit der Patientenversorgung)	7	7	7	7	7	7	7	7	7	0,05
19	Koordination/Kommunikation mit Behörden und Kostenträgern	5	6	5	5	5	5	5	5	5	0,04
20	Netzwerkarbeit/Zusammenarbeit in regionalen Versorgungsstrukturen (patientenbezogen)	6	7	5	5	5	5	5	5	6	0,04
21	Leitungstätigkeiten (patientenbezogene Fallbesprechungen, Supervisionen u. Ä.)	7	7	7	7	7	7	7	7	7	0,05
	Summe unmittelbar und mittelbar patientenbezogener Tätigkeiten	**1058**	**1697**	**1274**	**1676**	**1842**	**2189**	**2249**	**2346**	**1294**	**10,08**
Strukturelle Settingtätigkeiten	Management von Aufnahme- und Entlassungsprozessen	28	28	28	28	28	28	28	28	28	0,22
	Milieubezogenes Handeln (nur Pflege)	25	25	25	25	25	25	25	25	25	0,19
	Maßnahmen zur Herstellung von Sicherheit (strukturell) (nur Pflege)	25	25	25	25	25	25	25	25	25	0,19

4.3 Die Abbildung des Pflegefachpersonals im Plattform-Modell

Tab. 4.6: Minutenwerte der Pflegefachpersonen in der Erwachsenenpsychiatrie (eigene Zusammenstellung) – Fortsetzung

T	Tätigkeit	Cluster								gewichtet Min pro Patient	gewichtet VK (Station)
		1	2	3	4	5	6	7	8		
	Maßnahmen zur Förderung von Qualität (strukturell)	19	19	19	19	19	19	19	19	19	0,15
	Interprofessionelle Tätigkeiten (Team, Arbeitsorganisation, Führung, Weiterbildung)	33	33	33	33	33	33	33	33	33	0,26
	Management der Netzwerkarbeit/Zusammenarbeit in regionalen Versorgungsstrukturen	4	4	4	4	4	4	4	4	4	0,03
	Stationsorganisation (nur Pflege)	33	33	33	33	33	33	33	33	33	0,26
	Leitungstätigkeiten (Führung und Organisation der Behandlungseinheit)	100	100	100	100	100	100	100	100	100	0,78
	Fort- und Weiterbildungen	50	50	50	50	50	50	50	50	50	0,39
	Serviceleistungen außerhalb der Dienstzeit von Servicekräften (nur Pflege)	47	47	47	47	47	47	47	47	47	0,37
	Summe Strukturelle Settingtätigkeiten	366	366	366	366	366	366	366	366	366	2,85
	Summe gesamt	1424	2063	1640	2042	2208	2555	2615	2712	1659	12,93

Bei den vorliegenden Werten handelt es sich um Netto-Werte. Das bedeutet, dass Ausfallzeiten (z. B. durch Krankheit) nicht in die VK-Berechnung berücksichtigt sind. Bei der Berechnung der VK-Werte ist von einer 38,5- Stunden-Woche sowie einer Station mit 18 Patient*innen ausgegangen worden. Ebenso ist der Nachtdienst nicht berücksichtigt. Die Werte beziehen sich auf ein Zeitfenster von 06:00-22:00 Uhr, 7 Tage die Woche.

Clustern die 1:1-Betreuung mit eingerechnet wurde. Nach den Expertenschätzungen haben Patient*innen, welche eine 1:1- Betreuung benötigen, stets erhöhten psychiatrischen Bedarf, sodass diese Betreuung nur in den entsprechenden Clustern zum Tragen kommt. Bei den strukturellen Settingtätigkeiten stechen die Leitungstätigkeiten mit 100 Minuten (0,78 VK) hervor. Wie bereits erwähnt variieren die Werte der strukturellen Settingtätigkeiten nicht in Abhängigkeit der Patient*innen und dementsprechend nicht in Abhängigkeit der Cluster.

VK-Werte der Berufsgruppen in der Erwachsenenpsychiatrie im Vergleich

Wie bereits beschrieben, weist die Berufsgruppe der Pflegefachpersonen im Falle des gewichteten Clusters einen Personalbedarf von 12,93 Vollzeitkräften auf einer Station mit 18 Patient*innen auf. Dies macht 57,7 % des gesamten Personalbedarfs auf einer gewichteten Station aus (▶ Tab. 4.8) da der Personalbedarf insgesamt bei 22,40 VK liegt (▶ Tab. 4.7). Der Personalaufwand variiert in Abhängigkeit der Cluster und somit in Abhängigkeit des Patientenbedarfs sehr stark. Den geringsten absoluten Personalbedarf weist Cluster 1 sowohl für die Pflege mit 11,09 VK als auch über alle Berufsgruppen hinweg mit 19,75 VK auf. Der größte Personalaufwand ist in Cluster 8 zu finden. Für die Berufsgruppe der Pflege ergibt sich ein personeller Aufwand von 21,13 VK und für alle Berufsgruppen zusammen genommen ergibt sich ein Personalaufwand von 36,55 VK.

Beim Vergleich der Berufsgruppen ist zu erkennen, dass die Berufsgruppe der Pflegefachpersonen über alle Cluster hinweg den größten personellen Aufwand hat. Der prozentuale Anteil variiert leicht in Abhängigkeit des Clusters (▶ Tab. 4.8). In Cluster 3 (erhöhter psychosozialer Bedarf) ist der prozentuale pflegerische Personalbedarf mit 55,5 % am niedrigsten. Den höchsten prozentualen pflegerischen Personalbedarf verzeichnet hingegen Cluster 7 (erhöhter psychiatrischer und erhöhter psychosozialer Bedarf) mit 61,0 %. Im gewichteten Cluster kommt die Pflege auf 57,7 %.

Pflege-VK-Werte: Vergleich zwischen EP, KJP und PSM-PT

Nachdem die Soll-Minutenschätzung und daraus die abgeleiteten VK-Werte für die Erwachsenenpsychiatrie berichtet wurden, sollen diese nun für die Berufsgruppe der Pflegefachpersonen mit denen VK-Werte aus der Kinder- und Jugendpsychiatrie sowie Psychosomatik verglichen werden (siehe Tabelle 22: Vergleich der Vollzeitäquivalente der Pflegefachpersonen zwischen EP, KJP und PSM-PT). Beim Vergleich zwischen EP, KJP und PSM-PT ist anzumerken, dass die VK-Werte in der EP und der PSM-PT auf einer Stationsgröße von 18 Patient*innen basieren, während bei der KJP von einer Stationsgröße von 10 Patient*innen ausgegangen wird.

Bei der Betrachtung der VK-Werte der EP und der KJP sind enorme Übereinstimmungen festzustellen. Cluster 1 stellt für beide Bereiche den geringsten Personalaufwand mit 11,09 VK in der EP und 11,39 VK in der KJP dar, während Cluster 8 für beide Bereiche mit 21,13 VK in der EP und 23,17 VK in der KJP den größten Personalaufwand bedeutet. Im gewichteten Cluster trennen die EP (12,93 VK) und die KJP (13,43 VK) lediglich 0,5 VK. Die größten Auffälligkeiten sind in den Clustern 4 (erhöhter psychiatrischer Bedarf) und Cluster 5 (erhöhter psychosozialer und erhöhter somatischer Bedarf) zu verzeichnen. In Cluster 4 weist die EP 15,91 VK auf, während die KJP 19,35 VK aufweist, sodass sich eine Differenz von 3,44 VK ergibt. Mit 17,20 VK liegt die EP um 2,81 VK über der KJP (14,39 VK) in Cluster 5. Dies lässt darauf schließen, dass der Aufwand bei erhöhtem psychiatrischem Bedarf in der KJP zu einem stärkeren Zuwachs an personellen Aufwand führt als in der EP. Im Gegensatz dazu bewirkt ein höherer psychosozialer Bedarf seitens der Patient*innen in der KJP einen geringeren personellen Aufwand des Pflegefachpersonals als in der EP.

4.3 Die Abbildung des Pflegefachpersonals im Plattform-Modell

Tab. 4.7: Vergleich absolute Minuten und Vollzeitäquivalent der Pflegefachpersonen mit den anderen Berufsgruppen in der Erwachsenenpsychiatrie (eigene Darstellung)

Cluster	PSY	SOZ	SOM	Ärzt*innen		Psy. Psychotherapeut*innen		Pflegefachpersonen		Ergotherapeut*innen		Bewegungstherapeut*innen		Kreativtherapeut*innen		Sozialarbeiter*innen		SUM	
				Min	VK	Min	VK	Min	VK	Min	VK	Min	VK	Min	VK	Min	VK	Min	VK
1				374	2,80	251	1,96	1424	11,09	145	1,13	121	0,94	86	0,67	134	1,05	2534	19,75
2				515	3,86	220	1,72	2063	16,07	188	1,46	215	1,67	153	1,19	159	1,24	3512	27,37
3				371	2,78	258	2,01	1640	12,78	201	1,56	130	1,01	119	0,93	234	1,83	2952	23,00
4				445	3,33	313	2,44	2042	15,91	231	1,80	152	1,18	162	1,26	159	1,24	3504	27,30
5				516	3,87	244	1,90	2208	17,20	189	1,47	304	2,37	122	0,95	314	2,45	3896	30,36
6				563	4,22	328	2,56	2555	19,91	262	2,04	234	1,82	227	1,77	184	1,44	4352	33,91
7				449	3,36	317	2,47	2615	20,37	219	1,71	166	1,29	172	1,34	349	2,72	4286	33,40
8				634	4,75	341	2,66	2712	21,13	218	1,70	297	2,31	150	1,17	339	2,64	4690	36,55
gew. 1-8				403	3,02	265	2,06	1659	12,93	167	1,30	140	1,09	107	0,83	162	1,26	2890	22,40

Anmerkung: Bei den vorliegenden Werten handelt es sich um Netto-Werte. Das bedeutet, dass Ausfallzeiten (z. B. durch Krankheit) nicht in der VK-Berechnung berücksichtigt sind. Ebenso ist der Nachdienst nicht berücksichtigt. Bei der Berechnung der VK-Werte ist bei den Ärzten und Ärztinnen von einer 40-Stunden-Woche und bei den übrigen Berufsgruppen von einer 38,5-Stunden-Woche sowie einer Stationsgröße von 18 Patient*innen ausgegangen worden.
PSY= psychiatrische Dimension; SOZ= psychosoziale Dimension, SOM= somatische Dimension.

4 Pflegepersonalbemessung in der Psychiatrie

Tab. 4.8: Prozentualer Vergleich Pflegefachpersonen mit den anderen Berufsgruppen in der Erwachsenenpsychiatrie

Cluster	PSY	SOZ	SOM	Ärzte	PT	Pflege	Ergo	Bewegung	Kreativ	Soz.
1				14,2 %	9,9 %	**56,2 %**	5,7 %	4,8 %	3,4 %	5,3 %
2				14,1 %	6,3 %	**58,7 %**	5,3 %	6,1 %	4,4 %	4,5 %
3				12,1 %	8,8 %	**55,5 %**	6,8 %	4,4 %	4,0 %	7,9 %
4				12,2 %	8,9 %	**58,3 %**	6,6 %	4,3 %	4,6 %	4,5 %
5				12,7 %	6,3 %	**56,7 %**	4,8 %	7,8 %	3,1 %	8,1 %
6				12,4 %	7,5 %	**58,7 %**	6,0 %	5,4 %	5,2 %	4,2 %
7				10,1 %	7,4 %	**61,0 %**	5,1 %	3,9 %	4,0 %	8,1 %
8				13,0 %	7,3 %	**57,8 %**	4,6 %	6,3 %	3,2 %	7,2 %
gew. 1-8				13,5 %	9,2 %	57,7 %	5,8 %	4,9 %	3,7 %	5,6 %

Anmerkung. PSY= psychiatrische Dimension; SOZ= psychosoziale Dimension, SOM= somatische Dimension; PT= psychologische Psychotherapeut*innen, Ego=Ergotherapeut*innen, Bewegung= Bewegungstherapeut*innen, Kreativ= Kreativtherapeut*innen, Soz.= Sozialarbeiter*innen.

Tab. 4.9: Vergleich der Vollzeitäquivalente der Pflegefachpersonen zwischen EP, KJP und PSM-PT

Cluster	Pflege			
	EP	KJP	PSM	PSM (FK)
0			5,05	1,28
1	11,09	11,39	5,05	1,54
2	16,07	16,73	5,55	2,28
3	12,78	11,35	6,37	2,21
4	15,91	19,35	7,42	2,78
5	17,20	14,39		
6	19,91	22,07		
7	20,37	18,72		
8	21,13	23,17		

Die dunkelgraue Hinterlegung bedeutet, dass das Cluster für dieses Setting nicht existent ist. PSM= Schätzungen von Pflegefachpersonen aus psychosomatischen Abteilungen von Universität- und Allgemeinkliniken; PSM (FK)= Schätzungen von Pflegefachpersonen aus psychosomatischen Fachkliniken.

Bezüglich des Vergleichs mit der Psychosomatik ist anzumerken, dass für die Psychosomatik für die Berufsgruppe der Pflege zwischen Schätzungen von Expert*innen aus Abteilungen von Allgemeinkrankenhäusern sowie Universitätskliniken und Expert*innen aus psychosomatischen Fachkliniken unterschieden wurde. Die psychosomatischen Fachkliniken weisen einerseits andere Strukturen auf und andererseits auch ein anderes Patientenklientel. Die Ist-Stand-Erhebung aus einem vorherigen Arbeitspaket des EPPIK-Projektes zeigt, dass sich Patient*innen aus Cluster 3 und 4 nur in den Allgemeinkrankenhäusern oder Universitätskliniken wiederfinden und nicht in den psychosomatischen Fachkliniken. Dies hat zur Folge, dass die Expertenschätzungen für die Cluster 3 und 4 aus dem Bereich der psychosomatischen Fachkliniken nicht auf direkte Erfahrungen mit diesem Patientenklientel zurückzuführen sind. Die Soll-Schätzungen der Expert*innen aus den psychosomatischen Fachkliniken (1,94 VK im gewichteten Cluster) unterscheiden sich auch stark von denen der Expert*innen aus den Allgemeinkrankenhäusern und den Universitätskliniken (5,62 VK im gewichteten Cluster). Für den weiteren Vergleich mit den anderen Bereichen werden nur die Werte der Expert*innen der psychosomatischen Abteilungen aus den Allgemeinkrankenhäusern und Universitätskliniken herangezogen. Es ist auffällig, dass der Personalaufwand für die Berufsgruppe der Pflegefachpersonen in den psychosomatischen Einrichtungen deutlich niedriger ist als im psychiatrischen Setting (sowohl EP und KJP). Im gewichteten Cluster liegt dieser bei 5,62 VK im psychosomatischen Setting, während er in der EP bei 12,93 VK beziehungsweise bei 13,43 VK in der KJP liegt. Dies unterstreicht, dass das psychosomatische Setting nicht mit dem psychiatrischen Setting zu vergleichen ist. Grundsätzlich lässt sich jedoch für alle Bereiche ein sichtbarer Personalmehraufwand in den höheren Clustern feststellen.

4.3.4 Diskussion

Zur Einordnung der Ergebnisse muss darauf hingewiesen werden, dass es sich bei den Ergebnissen des EPPIK-Projektes um eine Sollschätzung für die ideale Patientenversorgung unter Berücksichtigung von erstellten Leitlinien handelt. Diese Werte sind nicht mit den Minutenwerten der PPP-RL zu vergleichen, da diese eine Personaluntergrenze darstellen, also die minimale Versorgung der Patient*innen beschreiben. Daher ist es nicht verwunderlich, dass sich die ermittelten VK-Werte einer Station deutlich über denen befinden werden, wie es die PPP-RL vorsieht. Die Expertenschätzungen präsentieren eine erste Orientierung, wie der Personalschlüssel für eine ideale Patientenversorgung aussehen könnte. Es zeigte sich, dass die Berufsgruppe der Pflegefachpersonen einen entscheidenden Anteil an der Patientenversorgung hat. Unabhängig der unterschiedlichen Ausprägungen der Patientenbedarfe ist die Berufsgruppe der Pflege, diejenige, die mehr als 55 % des Aufwandes auffangen muss. Dies ist als alarmierend zu betrachten, da insbesondere in dieser Berufsgruppe der Fachkräftemangel gravierend ist. Im EPPIK-Projekt konnten außerdem die Tätigkeitsbereiche aufgezeigt werden, welche bezüglich der Pflegefachpersonen besonders personalintensiv sind. Das Management psychosozialer und körperlicher Funktionseinschränkungen, (Pflege-)Dokumentation, die Herstellung einer haltgebenden therapeutischen Beziehung sowie die medizinische Versorgung zählen zu den aufwendigsten Tätigkeiten bei einer patientenbedarfsorientierten Personalbemessung. Des Weiteren sind die Krisenintervention und die Leitungstätigkeiten ebenfalls Tätigkeiten, die mit besonderem Personalaufwand verbunden sind. Abgesehen von der Dokumentation und der Leitungstätigkeiten handelt es sich um patientennahe Tätigkeiten, was bezüglich einer idealen Patientenversorgung positiv zu bewerten ist. Im Zuge einer idealen Patientenversorgung sollten die Berufsgruppen genügend Zeit für patientennahe Tätigkeiten haben, was die Bewertung der Ergebnisse unterstützt. Die Ergebnisse des EPPIK-Projektes konnten auch die Kritik widerlegen, dass es »sehr unwahrscheinlich scheint, dass das Plattform-Modell den Pflegeaufwendungen bezüglich des Managements von Funktionseinbußen gerecht wird« (Sauter et al., 2022, S. 131). Nach einer ersten pilotierenden Evaluierung des Plattform-Modells – der sogenannten Machbarkeitsstudie – kam diese Kritik auf. Im Zuge der Machbarkeitsstudie zeigte sich, dass das Management psychosozialer und körperlicher Funktionseinschränkungen mit 70 Minuten (Cluster1) bis 105 Minuten (Cluster 8) pro Patient*innen pro Woche einen geringen Stellenwert eingenommen hat (Brückner-Bozetti et al., 2022). Das EPPIK-Projekt – welches auf einer größeren Datenbasis basiert – konnte dies widerlegen und zeigte, dass das Management psychosozialer und körperlicher Funktionseinschränkungen die personalintensivste Tätigkeit mit 260 Minuten (Cluster 1) bis 510 (u. a. Cluster 8) Minuten darstellt. Die starken Unterschiede zwischen Cluster 1 und 8 verdeutlichen, dass der Mehrbedarf bei Funktionseinschränkungen im Plattform-Modell Berücksichtigung findet. Neben dem Aufgabenbereich des Managements von Funktionseinschränkungen lassen sich auch die weiteren Aufgabenbereiche »die Mitwirkung an der Behandlung« sowie »stations- und milieubezogene Aufgaben« gut im Plattform-Modell abbilden. »Die Mitwirkung an der Behandlung« wird durch diverse einzelne unmittelbar patientenbezogene Tätigkeiten im Plattform-Modell abgebildet (z. B. medizinische Versorgung oder Patientenbezogene störungsspezifische Interventionen) und die milieubezogenen Aufgaben lassen sich in den strukturellen Settingtätigkeiten wiederfinden (z. B. Leitungstätigkeiten, milieubezogenes Handeln und Stationsorganisation). Die Abbildung des vierten Aufgabenbereiches »Rund-um-die-Uhr-Präsenz« findet ebenfalls – zumindest teilweise – Berücksichtigung. Bezüglich der präsentierten Werte ist anzumerken, dass der Nachdienst nicht mitberücksichtigt wurde. Allerdings sind Wochenenddienste und Tagesdienste von 06:00 bis 22:00 Uhr berücksichtigt. Da das Plattform-Modell einen patientenorientierten Ansatz darstellt, sollten sich die reinen Präsenzzeiten, in denen die Pflegefachpersonen von den Patient*innen benötigt werden, in den erhobenen Werten wiederfinden lassen. Der Bedarf einer Präsenzperson seitens der Patient*innen sollte durch die Tätigkeiten »Herstellung einer haltgebenden therapeutischen Beziehung«, »Präsenz, Begleitung und Support« sowie »Krisenintervention« Berücksichtigung gefunden haben. Einen isolierten Wert für diesen Aufgabenbereich können die EPPIK-Ergebnisse dazu nicht liefern, jedoch ist das für die übergeordnete Personalbedarfsermittlung auch nicht zwangsweise notwendig.

4.3.5 Limitationen

Eine Einschränkung dieser Ergebnisse ist, dass sich die ermittelten Ergebnisse lediglich auf den vollstationären Bereich beziehen. Vergleichbare Werte für den teilstationären Bereich oder für das ambulante Setting fehlen bisher. Diese sollten in der Zukunft noch evaluiert werden. Des Weiteren ist kritisch anzumerken, dass es sich bei diesen Ergebnissen lediglich um Schätzungen eines Sollwertes handelt und nicht um empirisch gemessene Daten. Allerdings wird dies durch die Schwierigkeit bedingt, dass in der psychiatrischen und psychosomatischen Versorgung akuter Personalmangel herrscht, sodass sich Stationen mit einer idealen Personalbesetzung für die bestmögliche Patientenversorgung nicht finden lassen.

Ein weiterer Kritikpunkt ist, dass sich 70–71 % der Patient*innen aus der Grundgesamtheit in Cluster 1 wiederfinden. Das bedeutet, dass die 8-Clusterlösung des Plattform-Modells für wenig Varianz zwischen den Patient*innen sorgt. Andererseits liegt dies in der

Definition bedingt. Cluster 1 ist als regelhafter Bedarf in allen drei Dimensionen definiert. Dies bedeutet, dass ein Patient dieses Cluster hinsichtlich des psychiatrischen, somatischen und psychosozialen Bedarfs den »normalen/regelhaften« Bedarf eines/einer vollstationären Patient*in aufweist. Dass 70–71 % der Patient*innen dieser Definition entsprechen, ist nicht überraschend. Die Frage, die in diesem Zusammenhang gestellt werden sollte, ist, ob sich diese 70 % in Bezug auf ihren Bedarf und somit auf den damit verbundenen Personalbedarf unterscheiden. Diese Frage konnte in diesem Kontext nicht untersucht werden. Für die Zukunft wäre es interessant zu untersuchen, wie groß die Varianz innerhalb des Clusters 1 hinsichtlich des Patientenbedarfs und dem damit verbundenen Personalbedarf ist. Es könnte sein, dass sich die Patient*innen hinsichtlich ihres Krankheitsbildes und weiterer relevanter Faktoren unterscheiden, jedoch nicht wesentlich in Hinblick auf den Behandlungs- beziehungsweise Versorgungsbedarf. Ein weiterer Kritikpunkt ist, dass die ermittelten Werte nicht qualifikationsbezogen sind. Das bedeutet, dass das einzusetzende Personal innerhalb einer Berufsgruppe stets als gleichwertig betrachtet wird – ungeachtet dessen, dass sich die Qualifikationen stark unterscheiden können. Insbesondere in der Berufsgruppe der Pflegefachpersonen hat sich in den letzten Jahren viel entwickelt. Zukünftig sollten im Zuge der Personalbedarfsermittlung unbedingt die unterschiedlichen Qualifikationen und Berufserfahrungen Berücksichtigung finden. Insbesondere bei der Pflege sollte da noch wesentlich stärker der sogenannte Skill-Grade-Mix verwendet werden.

4.3.6 Fazit

Die Ergebnisse unterstreichen die besondere Bedeutung der Berufsgruppe der Pflegefachpersonen. Unabhängig vom Bedarf der Patient*innen obliegt dieser Berufsgruppe der größte Aufwand. Außerdem liegen erstmals Ergebnisse vor, die eine leitliniengerechte und patientenbedarfsorientierte Personalbemessung wiedergeben. Die Ergebnisse bilden eine Expertenschätzung ab, die eine ideale Patientenversorgung beschreibt. Bis dato gab es dazu keine Anhaltspunkte, wie die Personalausstattung aussehen könnte, damit die Patient*innen bestmöglich versorgt werden können. Da es sich um Expertenschätzung handelt und nicht um empirische Messungen von Stationen mit einer idealen Patientenversorgung, sollten diese Ergebnisse zunächst als Orientierung verstanden werden. Zukünftig sollte geprüft werden, ob die erhobene Personalausstattung die Patientenversorgung beziehungsweise Behandlungsqualität verbessert. Es sollte geprüft werden, ob der Drehtüreffekt reduziert werden kann, respektive die Rückfallquote der Patient*innen reduziert wird und langfristig die Anzahl der zu behandelnden Patient*innen reduziert werden kann.

4.3.7 Literatur

Abderhalden, C., Needham, I., Wolff, S., & Sauter, D. (2011). *Auffassung von Pflege.* In: Sauter, D. (Hrsg.) *Lehrbuch Psychiatrische Pflege,* 3. Aufl. (S. 43–56). Bern: Hans Huber.

Brückner-Bozetti, P. (2022). *Personalbemessung in Psychiatrie und Psychosomatik als Katalysator für eine gute psychiatrische und psychosomatische Versorgung. Das Plattform-Modell.* In: P. Brückner-Bozetti et al. (Hrsg.), *Personalbemessung in Psychiatrie und Psychosomatik – Das Plattform-Modell* (S. 1–7). Berlin: Medizinisch Wissenschaftliche Verlag.

Brückner-Bozetti, P., Deister, A., Hauth, I. et al. (2022). *Personalbemessung in Psychiatrie und Psychosomatik – Das Plattform-Modell.* Berlin: Medizinisch Wissenschaftliche Verlag.

Cuntz, U., Brückner-Bozetti, P., Friederich, H. C. et al. (2022). *Behandlungs-Cluster und Personalbemessung in der psychosomatischen Medizin und Psychotherapie. Ergebnisse einer Machbarkeitsstudie zum Plattform-Modell.* In: P. Brückner-Bozetti et al. (Hrsg.), *Personalbemessung in Psychiatrie und Psychosomatik – Das Plattform-Modell* (S. 79–92). Berlin: Medizinisch Wissenschaftliche Verlag.

Deister, A., Hauth, I., Kölch, M., Löhr, M. (2022). *Personalbemessung in der psychiatrischen und psychosomatischen Versorgung. Personenorientiert – bedarfsorientiert- leitlinienorientiert.* In: P. Brückner-Bozetti et al. (Hrsg.), *Personalbemessung in Psychiatrie und Psychosomatik – Das Plattform-Modell* (S. 9–21). Berlin: Medizinisch Wissenschaftliche Verlag.

Friederich, H. C., Heuft, G., Cuntz, U. et al. (2018). *Personalausstattung: Befragung psychosomatisch-psychotherapeutischer Kliniken und Abteilungen in Deutschland.* Zeitschrift für Psychosomatische Medizin und Psychotherapie, 64(4), 334–349.

GBA, Gemeinsamer Bundesausschuss (2019). *Beschluss des Gemeinsamen Bundesausschusses über eine Personalausstattung Psychiatrie und Psychosomatik-Richtlinie: Erstfassung.* Zugriff am 18.07.2024 unter https://www.g-ba.de/downloads/39-261-4005/2019-09-19_PPP-RL_Erstfassung_BAnz.pdf.

GBA, Gemeinsamer Bundesausschuss (2024). *Richtlinie des Gemeinsamen Bundesausschusses über die Ausstattung der stationären Einrichtungen der Psychiatrie und Psychosomatik mit dem für die Behandlung erforderlichen therapeutischen Personal gemäß § 136a Abs. 2 Satz 1 des Fünften Buches Sozialgesetzbuch (SGB).* Zugriff am 18.07.2024 unter https://www.g-ba.de/downloads/62-492-3494/PPP-RL_2024-03-21_iK-2024-07-01.pdf.

Hauth, I., Brückner-Bozetti, P., Deister, A. et al. (2022). *Personalausstattung in stationären psychiatrischen Einrichtungen. Konzeptionelle Grundlagen des Plattform-Modells.* In P. Brückner-Bozetti et al. (Hrsg.), *Personalbemessung in Psychiatrie und Psychosomatik – Das Plattform-Modell* (S .23–35). Berlin: Medizinisch Wissenschaftliche Verlag.

Kocks, A., Michaletz-Stolz, R., Feuchtinger, J. et al. (2014). *Pflege, Patientensicherheit und die Erfassung pflegesensitiver Ergebnisse in deutschen Krankenhäusern.* Zeitschrift für Evidenz, Fortbildung und Qualität im Gesundheitswesen, 108(1), 18–24.

Sauter, D., Löhr, M., Brückner-Bozetti, P. (2022). *Die Abbildung der Pflege im Plattform-Modell.* In P. Brückner-Bozetti et al. (Hrsg.), *Personalbemessung in Psychiatrie und Psychosomatik – Das Plattform-Modell* (S. 125–132). Berlin: Medizinisch Wissenschaftliche Verlag.

Sauter, D., Löhr, M., Scheydt, S. et al. (2020). *Die Tätigkeiten der Pflege in der klinischen Erwachsenpsychiatrie und Psychosomatik – ein Update.* Pflege & Gesellschaft 4, 293-305.

Simon, M., & Mehmecke, S. (2017). *Nurse-to-Patient Ratios: Ein internationaler Überblick über staatliche Vorgaben zu einer Mindestbesetzung im Pflegedienst der Krankenhäuser* (No. 027). Working Paper Forschungsförderung. Düsseldorf: Hans-Böckler-Stiftung (Hrsg.)

Wabnitz, P., Löhr, M., Schulz, M. et al. (2019). *Perspektiven und Chancen für pflegerisch-psychotherapeutische Interventionen in der stationären psychiatrischen Behandlung.* Psychiatrische Praxis, 46(03), 156–161.

Abbildungsverzeichnis

Abb. 1.1: Entwicklung der Beschäftigung in Pflegeberufen 2013 bis 2023 (Eigene Grafik auf Datengrundlage einer Sonderabfrage bei der Bundesagentur für Arbeit/Statistik-Service) 48

Abb. 1.2: Entwicklung der Anzahl der Pflegefachpersonen nach Berufsgruppen im Pflegedienst 2018 bis 2022 (eigene Grafik nach Destatis, o.J.) 51

Abb. 1.3: Intra- und intersektorieller Wechsel der Pflegefachpersonen in 2022 (eigene Darstellung nach der Statistik der Bundesagentur für Arbeit, Auftragsnummer 349017) 55

Abb. 1.4: Entwicklung der Zulassungen zur Arbeitsaufnahme Krankenpflegender aus Drittstaaten (eigene Grafik auf Datengrundlage der Bundesagentur für Arbeit, Sonderabfrage Statistik-Service, Auftragsnummer 352332) 57

Abb. 1.5: Anteile der Zulassungen zur Arbeitsaufnahme Krankenpflegender aus Drittstaaten an der Gesamtzahl der sozialversicherungspflichtig Beschäftigter Krankenpflegender 2022 (eigene Grafik auf Datengrundlage der Bundesagentur für Arbeit, Sonderabfrage Statistik-Service, Auftragsnummer 352332) ... 59

Abb. 1.6: Neu aufgenommene Auszubildende Pflegefachmann/Pflegefachfrau (eigene Berechnungen nach Statistisches Bundesamt, 2021 & Statistisches Bundesamt, 2024b) 61

Abb. 1.7: Modell der Prognose zur Berufseinmündung und zu Berufsaustritten von Pflegefachpersonen (eigene Berechnungen) 62

Abb. 2.1: Personalschlüssel »weiterer« Patient*innen in den Level 2 PNZ (nach IQTIG, 2023; eigene Darstellung) 90

Abb. 2.2: Personalschlüssel »weiterer« Patient*innen in den Level 1 PNZ (nach IQTIG, 2023; eigene Darstellung) 91

Abb. 2.3: Darstellung Pflegebudget im Übergang 2019 zu 2020 (eigene Darstellung) .. 115

Abb. 2.4: Operating Hours Assistent der Firma Ximes (eigene Abbildung, J. Benter, Software OPA der Fa. Ximes) 176

Abb. 2.5: Besetzungsstärkenanzeige im Dienstplan mit der Gesamtzahl der Beschäftigten für das Tätigkeitsfeld Pflege pro Schicht (eigene Abbildung, J. Benter) 177

Abb. 2.6: Besetzungsstärkenanzeige im Dienstplan mit Zusatzzeilen für die Patientenzahlen in Tag- und Nachtschicht (eigene Abbildung, J. Benter) 178

Abb. 2.7: Besetzungsstärkenanzeige im Dienstplan mit Zusatzzeilen zur Abbildung eines Tarifvertrags Entlastung (eigene Abbildung J. Benter) 180

Abb. 3.1: Konzeption der Datenerhebung auf einen Blick (Rothgang & PeBem-Team, 2020, S. 150) 211

Abb. 3.2: Pflegepersonalmehrbedarf im Vergleich zum Status quo ante (Rothgang & das PeBeM-Team, 2020, S. 258) 213

Abb. 3.3:	Pflegepersonalmehrbedarf nach Pflegegraden im Vergleich zum Status quo ante (eigene Darstellung in Anlehnung an Rothgang & das PeBeM-Team 2020, S. 258)	214
Abb. 3.4:	SOLL-Pflegepersonalmix nach Pflegegrad der zu Pflegenden (eigene Darstellung in Anlehnung an Rothgang & das PeBeM-Team, 2020, S. 256)	214
Abb. 3.5:	Refinanzierbares Mehrpersonal für eine Eirichtung mit 100 Bewohnenden und bundesdurchschnittlicher Pflegegradverteilung gemäß Pflegestatistik 2017 (eigene Darstellung nach Statistisches Bundesamt 2018)	215
Abb. 3.6:	Gesetzgebung zur Umsetzung des Personalbemessungsverfahrens (eigene Darstellung)	217
Abb. 3.7:	Refinanzierbare Pflegepersonalausstattung für eine Einrichtung mit 100 Bewohnenden und bundesdurchschnittlicher Pflegegradverteilung (eigene Darstellung nach Statistisches Bundesamt, 2022)	219
Abb. 3.8:	Kompetenzorientierter Personaleinsatzplanungsprozess aufbauend auf dem Pflegeprozess (eigene Darstellung)	220
Abb. 3.9:	Kumulierte maximale Personalausstattung Pflegegrad 2 und 5	226
Abb. 3.10:	Minimale Personalausstattung Pflegegrad 2 und 5 (eigene Darstellung)	228
Abb. 4.1:	Der iterative Prozess der Delphi-Runden (eigene Darstellung)	264

Tabellenverzeichnis

Tab. 1.1:	Ausgewählte Indikatoren der Arbeitsmarktanalyse (Eigene Berechnungen auf Datengrundlage einer Sonderabfrage bei der Bundesagentur für Arbeit/Statistik-Service)	49
Tab. 2.1:	Zuweisungskriterien und Mindestanforderungen der einzelnen Versorgungsstufen (eigene Zusammenstellung)	83
Tab. 2.2:	Kriterien Intensivtherapie/Intensivüberwachung/Neugeborenenspezialpflege nach S1-Leitlinie (gültig bis 2021) in Anlehnung an den Empfehlungen der BAPM (eigene Zusammenstellung)	89
Tab. 2.3:	Untersuchte PSEIs und ihre Kodierung (Schreyögg/Milstein, 2016 b, 6 f.; vereinfachte Darstellung)	97
Tab. 2.4:	Personaluntergrenzen gemäß § 6 Abs. 1 PpUGV ab 2019 (BMG 2018b)	101
Tab. 2.5:	Regelungen der PpUGV auf der Basis der Pflegepersonaluntergrenzen-Verordnung vom 9. November 2020 und darauffolgenden Änderungen der vierten Verordnung vom 3. November 2023	103
Tab. 2.6:	Umsetzung der PpUG je Bundesland in 2022 (DKG/GKV/PKV, 2024, S. 17)	108
Tab. 2.7:	Beispiel des Pflegelast-Katalog Version 2024 (Auszug aus dem Katalog zur Risikoadjustierung für Pflegeaufwand (Pflegelast-Katalog) Version 2024, InEK, 2023d)	129
Tab. 2.8:	Fiktives Beispiel der Darstellung des Pflegepersonalquotienten (eigene Zusammenstellung)	132
Tab. 2.9:	Tägliche Minutenwerte der Erwachsenen-PPR (eigene Zusammenstellung)	138
Tab. 2.10:	Tägliche Minutenwerte der Erwachsenen-PPR 2.0 (eigenge Zusammenstellung)	143
Tab. 2.11:	Minutenwerte je Patientengruppe (vgl. BeKD & GKinD, 2022, S. 8)	147
Tab. 2.12:	Minutenwerte je Pflegestufe für die Kinder-Intensivstation (vgl. ebd. S. 11)	147
Tab. 2.13:	Arbeitszeitbeispiele zur Abdeckung der Betriebszeit von 07:30 – 19:00 Uhr (eigene Zusammenstellung)	174
Tab. 2.14:	Übersicht Pflege G-BA-Richtlinien (eigene Zusammenstellung)	185
Tab. 3.1:	Obergrenzen für Pflegkräfte pro heimbewohnender Person nach Pflegegraden (§ 113c Abs. 1 SGB XI, Fassung ab dem 01.07.2023)	216
Tab. 3.2:	Berechnete Personalschlüssel (eigene Zusammenstellung)	226
Tab. 3.3:	Mengenberechnung und Verteilung der Qualifikationsniveaus in Abhängigkeit von Anzahl und Pflegegrad bei Anwendung von Maximalschlüsseln gem. § 113c, eigene Berechnung	227
Tab. 3.4:	Mindestschlüssel Personalbedarf (eigene Zusammenstellung)	229
Tab. 3.5:	Mengenberechnung und Verteilung der Qualifikationsniveaus in Abhängigkeit von Anzahl und Pflegegrad bei Anwendung von »Zielwerten«, eigene Berechnung	229

Tab. 4.1:	Zeitwerte von Pflegefachpersonen pro Behandlungsbereich der psychiatrischen Einrichtungen für Erwachsene nach PPP-RL (eigene Zusammenstellung)	248
Tab. 4.2:	Anrechnungsmöglichkeiten zwischen den Berufsgruppen (eigene Zusammenstellung)	250
Tab. 4.3:	Unterschiede in der Definition von Regel- und Intensivbehandlung in der Alterspsychiatrie (eigene Zusammenstellung)	257
Tab. 4.4:	Übersicht der acht Cluster des Plattform-Modells (eigene Zusammenstellung)	261
Tab. 4.5:	Clusterverteilung (eigene Zusammenstellung)	263
Tab. 4.6:	Minutenwerte der Pflegefachpersonen in der Erwachsenenpsychiatrie (eigene Zusammenstellung)	267
Tab. 4.7:	Vergleich absolute Minuten und Vollzeitäquivalent der Pflegefachpersonen mit den anderen Berufsgruppen in der Erwachsenenpsychiatrie (eigene Darstellung)	271
Tab. 4.8:	Prozentualer Vergleich Pflegefachpersonen mit den anderen Berufsgruppen in der Erwachsenenpsychiatrie	272
Tab. 4.9:	Vergleich der Vollzeitäquivalente der Pflegefachpersonen zwischen EP, KJP und PSM-PT	272

Die Autoren und Autorinnen

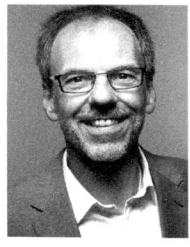

Jörg Benter, Fachkrankenpfleger für Anästhesie und Intensivpflege, Masterstudium Organisationsentwicklung TU Kaiserslautern, 1990 Wechsel in die Stabstelle EDV in der Pflege an der Uniklinik Köln, derzeit Abteilungsleitung des Arbeitszeitmanagements am Universitätsklinikum Düsseldorf, freiberuflicher Dozent für Dienstplanungsseminare.

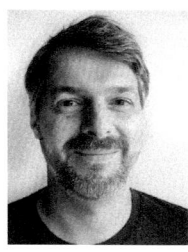

Ingo Böing, Fachgesundheits- und Krankenpfleger für Intensivpflege und Anästhesie, M. Sc. Global Change Management, Referent für Pflege im Krankenhaus im Deutschen Berufsverband für Pflegeberufe (DBfK).

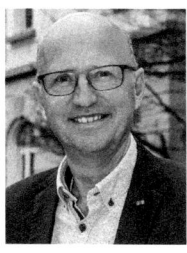

Thomas Brobeil, Dipl. Volkswirt, Geschäftsführer Vinzenz von Paul Hospital gGmbH, Rottweil. Engagement in Gremien & Organen: Vorstandsmitglied Katholischer Krankenhausverband Deutschland (kkvd), Mitglied der Kommission Krankenhauspsychiatrie und Leistungsentgelte der Deutschen Krankenhausgesellschaft, Vorstand/Stv. Vorsitzender der Baden-Württembergische Krankenhausgesellschaft (BWKG) Mitglied im Landeskrankenhausausschuss des Landes Baden-Württemberg, Vorstandsmitglied VKD-Fachgruppe Psychiatrie.

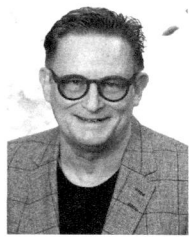

Dr. rer.pol. Peter Brückner-Bozetti, Unternehmensberater im Gesundheitswesen (BAB GmbH, Forum für Gesundheitswirtschaft), Forschungsprojekte zum Personalmanagement und zur Personalbemessung (u. a. Teilprojektleitung EPPPIK).

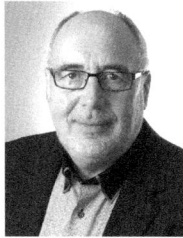

Bernhard Bruns, Dipl-Kfm. (FH)), Ausbildung zum Krankenpfleger, Studium Pflegemanagement FH Osnabrück, langjährige Leitungserfahrung in der ambulanten Pflege, Weiterbildungen zum Case-Manager (DGCC) und Palliative-Care, seit einigen Jahren Referent für Altenhilfe im Landes-Caritasverband für Oldenburg e. V.

Die Autoren und Autorinnen

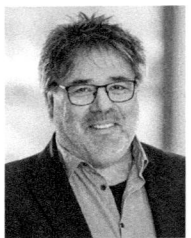

Prof. Dr. Andreas Büscher, Krankenpfleger und Pflegewissenschaftler, Professor für Pflegewissenschaft an der Hochschule Osnabrück, wissenschaftlicher Leiter des Deutschen Netzwerks für Qualitätsentwicklung in der Pflege (DNQP).

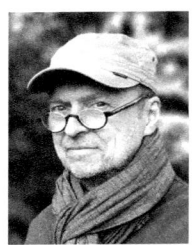

Andreas Fierdag, Dipl.-Pflegewirth (FH), Leiter des Qualitäts- und klinischen Risikomanagements am Ludmillenstift Meppen.

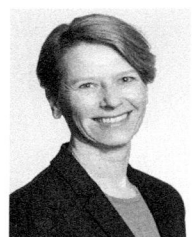

Grit Genster, Gewerkschaftssekretärin, Leiterin des Bereichs Gesundheitswesen/Gesundheitspolitik in der ver.di Bundesverwaltung, Berlin.

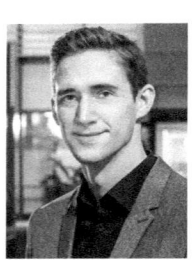

Niklas Gesthüsen, Gesundheits- und Krankenpfleger, M. A., Referent der Pflegedirektion am Universitätsklinikum Münster.

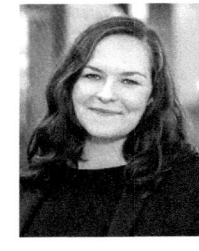

Eva-Maria Gruber, Gesundheits- und Krankenpflegerin, Pflegewissenschaftlerin (M. Sc.), wissenschaftliche Mitarbeiterin Hochschule Osnabrück, Fakultät für Wirtschaft- und Sozialwissenschaften.

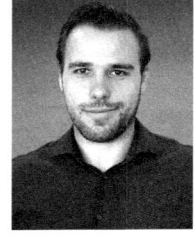

Dr. Christian Hoellger, Psychologe, Head of Operations bei der Forum für Gesundheitswirtschaft gGmbH.

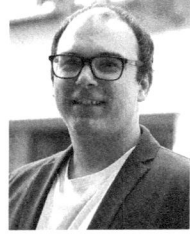

Martin Holzke, Gesundheits- und Krankenpfleger, Bachelor Pflegemanagement sowie Master Pflegewissenschaft. Aktuell Regionaldirektor der Region Ravensburg-Bodensee, Leiter des Zentralbereichs Pflege und Medizin, sowie Pflegedirektor der Klinik I der Universität Ulm des ZfP Südwürttemberg. Er war über mehrere Jahre wissenschaftlicher Mitarbeiter bei der »Enquetekommission Pflege« im Landtag von Baden-Württemberg und besitzt zahlreiche Erfahrungen in der Durchführung von Forschungsprojekten (bspw. AKtiV-Studie, der Studie zur Situation akademisch qualifizierter Pflegefachpersonen in der Psychiatrie uvm.)

Die Autoren und Autorinnen

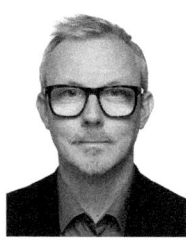 *Prof. Dr. Michael Isfort,* Krankenpfleger, Promotion 2008 an der Universität Witten-Herdecke, seit 2009 Vorstandsmitglied des Deutschen Institut für angewandte Pflegeforschung e. V., Professor für Pflegewissenschaft und Versorgungsforschung an der Katholischen Hochschule Nordrhein-Westfalen, seit 2024 Prorektor für Forschung und Transfer. Ausgezeichnet mit dem Deutschen Pflegepreis 2017 für die Verdienste um die professionelle Pflege.

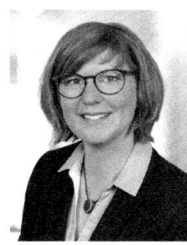 *Heidi Köhler,* Referentin für Qualität, Medizin und Pflege (Hessische Krankenhausgesellschaft e. V.), Pflege - und Gesundheitsmanagement M. A., Fachkrankenschwester für Intensivpflege und Anästhesie.

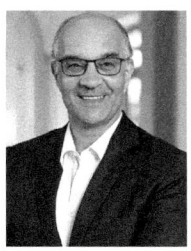 *Dr. rer. cur. Markus Mai,* Krankenpfleger, Pflegemanager, Pflegewissenschaftler, Organisationswissenschaftler, Präsident der Landespflegekammer Rheinland-Pfalz.

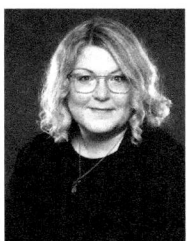 *Sandra Mehmecke,* M. A. Management für Pflege- und Gesundheitsberufe, B. A. Pflege, Geschäftsführerin Deutscher Berufsverband für Pflegeberufe (DBfK) Nordwest e. V.

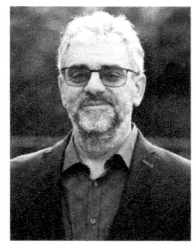 *Prof. Dr. Heinz Rothgang,* Diplom-Volkswirt mit Forschungsschwerpunkt zu Fragen rund um Finanzierung, Qualität und Rahmenbedingungen in der Langzeitpflege, Professor für Gesundheitsökonomie an der Universität Bremen, Leiter der Abteilung Gesundheit, Pflege und Alterssicherung am SOCIUM Forschungszentrum Ungleichheit und Sozialpolitik der Universität Bremen.

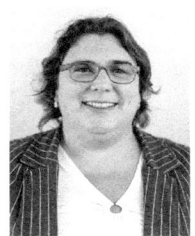 *Regina Thoma,* Fachkinderkrankenschwester für pädiatrische Intensivpflege, M. Sc. ANP.

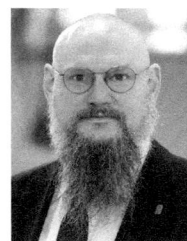 *Thomas van den Hooven,* Fachkrankenpfleger für Anästhesie- und Intensivpflege, Pflegedirektor und Vorstandsmitglied des Universitätsklinikums Münster, Präsidiumsmitglied DIVI, VPU.